国家卫生健康委员会"十三五"规划教材

全国高等学历继续教育（专科起点升本科）规划教材

供护理学类专业用

护理人际沟通

主　　编　刘均娥　孟庆慧

副 主 编　付菊芳　王　涛

人民卫生出版社

图书在版编目(CIP)数据

护理人际沟通 / 刘均娥, 孟庆慧主编. —北京：
人民卫生出版社, 2020

全国高等学历继续教育"十三五"(护理专升本)规
划教材

ISBN 978-7-117-27129-5

Ⅰ. ①护… Ⅱ. ①刘…②孟… Ⅲ. ①护理学－人际
关系学－成人高等教育－教材 Ⅳ. ①R471-05

中国版本图书馆 CIP 数据核字(2020)第 075387 号

| 人卫智网 | www.ipmph.com | 医学教育、学术、考试、健康，
购书智慧智能综合服务平台 |
| 人卫官网 | www.pmph.com | 人卫官方资讯发布平台 |

护理人际沟通

主　　编：刘均娥　孟庆慧
出版发行：人民卫生出版社（中继线 010-59780011）
地　　址：北京市朝阳区潘家园南里 19 号
邮　　编：100021
E - mail：pmph @ pmph.com
购书热线：010-59787592　010-59787584　010-65264830
印　　刷：人卫印务（北京）有限公司
经　　销：新华书店
开　　本：850×1168　1/16　印张：19
字　　数：561 千字
版　　次：2020 年 6 月第 1 版　2020 年 6 月第 1 版第 1 次印刷
标准书号：ISBN 978-7-117-27129-5
定　　价：52.00 元
打击盗版举报电话：010-59787491　E-mail：WQ @ pmph.com
质量问题联系电话：010-59787234　E-mail：zhiliang @ pmph.com

数字负责人　孟庆慧

编　　者（按姓氏笔画排序）

马晓璐 / 中国医科大学护理学院　　　　张召弟 / 长治医学院护理学院

王　涛 / 海南医学院国际护理学院　　　范晓婷 / 山东省淄博市中心医院

方海云 / 中山大学附属第一医院　　　　孟庆慧 / 潍坊医学院护理学院

付菊芳 / 深圳大学总医院　　　　　　　徐东娥 / 浙江省立同德医院

刘均娥 / 首都医科大学护理学院　　　　徐奕旻 / 首都医科大学护理学院

孙海娅 / 济宁医学院护理学院　　　　　黄彩辉 / 郑州大学护理与健康学院

肖宁宁 / 哈尔滨医科大学护理学院　　　韩　静 / 徐州医科大学护理学院

吴　雪 / 北京大学护理学院

编写秘书　韩　静 / 徐州医科大学护理学院

数字秘书　范晓婷 / 山东省淄博市中心医院

第四轮修订说明

随着我国医疗卫生体制改革和医学教育改革的深入推进,我国高等学历继续教育迎来了前所未有的发展和机遇。为了全面贯彻党的十九大报告中提到的"健康中国战略""人才强国战略"和中共中央、国务院发布的《"健康中国 2030"规划纲要》,深入实施《国家中长期教育改革和发展规划纲要(2010—2020 年)》《中共中央国务院关于深化医药卫生体制改革的意见》,落实教育部等六部门联合印发《关于医教协同深化临床医学人才培养改革的意见》等相关文件精神,推进高等学历继续教育的专业课程体系及教材体系的改革和创新,探索高等学历继续教育教材建设新模式,经全国高等学历继续教育规划教材评审委员会、人民卫生出版社共同决定,于 2017 年 3 月正式启动本套教材护理学专业(专科起点升本科)第四轮修订工作,确定修订原则和要求。

为了深入解读《国家教育事业发展"十三五"规划》中"大力发展继续教育"的精神,创新教学课程、教材编写方法,并贯彻教育部印发《高等学历继续教育专业设置管理办法》文件,经评审委员会讨论决定,将"成人学历教育"的名称更替为"高等学历继续教育",并且就相关联盟的更新和定位、多渠道教学模式、融合教材的具体制作和实施等重要问题进行了探讨并达成共识。

本次修订和编写的特点如下:

1. 坚持国家级规划教材顶层设计、全程规划、全程质控和"三基、五性、三特定"的编写原则。

2. 教材体现了高等学历继续教育的专业培养目标和专业特点。坚持了高等学历继续教育的非零起点性、学历需求性、职业需求性、模式多样性的特点,教材的编写贴近了高等学历继续教育的教学实际,适应了高等学历继续教育的社会需要,满足了高等学历继续教育的岗位胜任力需求,达到了教师好教、学生好学、实践好用的"三好"教材目标。

3. 本轮教材从内容和形式上进行了创新。内容上增加案例及解析,突出临床思维及技能的培养。形式上采用纸数一体的融合编写模式,在传统纸质版教材的基础上配数字化内容,以一书一码的形式展现,包括在线课程、PPT、同步练习、图片等。

4. 整体优化,本轮修订增加 3 个品种,包含我国新兴学科以及护理临床操作技能,以满足新形势下的教学培养目标与需求。

本次修订全国高等学历继续教育"十三五"规划教材护理学专业专科起点升本科教材19 种,于 2018 年出版。

第四轮教材目录

序号	教材品种	主编	副主编
1	护理研究（第3版）	陈代娣	肖惠敏 邹海欧
2	护理管理学（第3版）	张振香	刘彦慧 陈翠萍
3	护理心理学（第3版）	史宝欣	唐峥华 孙慧敏
4	护理教育学（第3版）	李小寒 罗艳华	周 芸 马小琴
5	健康评估（第3版）	张彩虹	赵 莉 李雪萍 李雪莉 余丽君
6	内科护理学（第3版）	胡 荣 史铁英	李健芝 游兆媛 朱小平
7	外科护理学（第3版）	张美芬 孙田杰	王爱敏 尹 兵 牟绍玉
8	妇产科护理学（第3版）	张秀平	王爱华 陈 洁 周小兰
9	儿科护理学（第3版）	范 玲 沙丽艳	杨秀玲 李智英
10	急危重症护理学（第3版）	成守珍	桑文凤 甘秀妮 郝春艳
11	老年护理学（第3版）	王艳梅	尹安春 童 莉 石 蕾
12	精神科护理学（第3版）	吕春明	刘麦仙 王秀清 魏钦令
13	临床营养学（第3版）	让蔚清 于 康	施万英 焦凌梅
14	护理伦理学（第3版）	崔香淑 翟晓梅	张 旋 范宇莹
15	护理人际沟通	刘均娥 孟庆慧	付菊芳 王 涛
16	助产学	蔡文智	丁艳萍
17*	基础护理学（第2版）	杨立群 高国贞	崔慧霞 龙 霖
18*	社区护理学（第3版）	涂 英 沈翠珍	张小燕 刘国莲
19*	临床护理技能实训	李 丹	李保刚 朱雪梅 谢培豪

注：1. * 为护理学专业专科、专科起点升本科共用教材。

2. 本套书部分配有在线课程，激活教材增值服务，通过内附的人卫慕课平台课程链接或二维码免费观看学习。

评审委员会名单

前　言

戴尔·卡耐基说:"一个人的成功,只有 15% 由于他的专业技术,而 85% 则要靠人际关系和处事技巧。"《全国护理事业发展规划纲要(2016—2020 年)》指出,要加强护理专业人文教育和职业素质教育,沟通能力培养是护理专业素质教育的重要部分,也是护理大学生必备的核心能力之一。目前市场上系统而实用的相关教材紧缺。《护理人际沟通》是在这种背景下产生的首版专科起点升本科教材。

内容上,主要体现在:①强调实用性。包括沟通的基本理论、基本知识、基本技能。②突出高阶性。沟通技能包括基本的沟通技能、专业的沟通技能,以及临床困难情境的沟通技能。专业的沟通技能,包括治疗性沟通、共情、自我表露、寻求支持的沟通技巧;临床困难情境的沟通技能,包括与愤怒或投诉的病人沟通及医院工作场所暴力、与老年病人的沟通、与患儿及家长的沟通、与急危重症病人及家属的沟通、与癌症病人和照顾者的沟通、与临终病人及丧亲者的沟通等。③富有新颖性。及时跟进临床发展,如与愤怒的病人沟通及医院工作场所暴力、与临终病人和丧亲者的沟通、建立沟通者的信心等内容。

结构上,全书共二十四章。遵循由浅入深、由一般到特殊、由简单到复杂的规律,按照基础篇、典型技能篇、临床困难情境篇(特别选取了具有挑战性的病人群体的沟通情境)的框架展开。首先,介绍沟通的基本理论、基本知识、基本技能及护理人际沟通与礼仪(1~8 章);其次,详细介绍交谈、评估病人的心理问题、治疗性沟通、共情、自我表露、跨文化沟通等典型的沟通方法和技巧,以及建立沟通者的自信(9~17 章);最后,也是最难、最重要的一篇,介绍具有挑战性的临床困难情境的沟通(18~23 章)。

体例上,体现以学生为中心:①每章开篇是学习目标,结尾是学习小结;②以案例或情景的形式提出问题与思考,增强学生分析和解决问题的能力,提高学习的效果和效率;③图文并茂,为了使描述的内容更加清晰,尽量附上图、表,增加内容的直观性。同时,知识链接模块,既活跃了教材风格,又扩展了知识面。

本教材主要供护理学专业专科起点升本科学历继续教育使用,也可供护理学专业全日制本科和研究生学历教育使用,还可供医疗机构护理人员培训及临床护理人员自学使用,并可作为护理人际沟通教师的参考用书。

在教材编写过程中,编委们付出了辛勤劳动,编委所在单位给予了大力支持。在此,编写组对所有关心和支持本教材编写的单位、专家和同行们表示衷心的感谢! 同时,本教材参考和引用了国内外相关文献与最新研究成果,谨向各位作者致以诚挚的谢意!

尽管我们在编写过程中投入许多辛苦和努力,但由于能力和水平所限,教材中难免有不妥之处,敬请广大读者谅察并指正,以期日臻完善。

刘均娥　孟庆慧

2020 年 4 月 26 日

目 录

第一篇 基 础 篇

第一章 绪 论

学习目标	
掌握	护理沟通和有效沟通的概念；工具性沟通和情感性沟通的概念及其作用；病人信息需求的两种类型。
熟悉	护患沟通技巧的评价标准；常见的临床困难的沟通情境；护理、关爱与护患沟通模型。
了解	护理沟通能力的范畴；护理沟通在护理工作中的重要性；多学科团队的沟通与合作。

第一节 沟通的基本概念

一、沟通

沟通是使用语言和行为构建、发送和解释信息的过程。沟通的基本要求是各种信息及其含义的正确表达和被理解。沟通的目的是影响他人的认知和行为，以及建立一定的人际关系。

人际沟通是发生在人与人之间的信息交流，沟通的媒介是人的语言、表情、眼神、声音或动作行为。沟通的内容是参与沟通的人表达或反映出来的各类信息。人际沟通涉及传递和交换各自的意见、观点、思想、情感与愿望。人际沟通可以发生在个人与个人之间，也可以发生在个人与群体或群体与群体之间，还可以发生在大众传播过程中。

二、护理、关爱与护患沟通模型

在整合的护理、关爱与护患沟通模型（图1-1）中，护患沟通是一个双向的、动态的沟通过程。护理工作的宗旨是以病人为中心，满足病人的需要。病人生病后身体上的不舒服、心理上的痛苦、知识上的缺乏会同时存在。所以，病人既会有解除身体不舒适的实际支持需求，如需要解除身体上的疼痛、疲乏、便秘等；也会具有情感支持和信息支持的需求。因此，护士就要通过护理评估确定病人在这三个层面上的需求,并具备提供支持所需的专业知识、态度和技能,才能提供相应的支持和帮助。

护理(nursing)工作是由具有合格专业知识、态度和技能的护士所实施的为病人提供的一系列信息、情感和物质上的支持和帮助。关爱(caring)是病人感知的由护士提供的一系列信息、情感和物质上的支持和帮助。即在理想状态下,我们希望正如南丁格尔所说的那样"Nursing is caring, caring is nursing(护理就是关爱,关爱就是护理)"。然而,在实际工作中可能会出现这样的情况:护士为病人忙忙碌碌地做了许多事务性的护理工作,但由于没有注意自己的工作态度,缺乏对病人的理解、接纳和爱心,或没有关注病人实际的需求,虽然护士工作很辛苦,但病人可能并不领情,因为他可能并没有从护士的工作中感受到被关爱。所以,护患信任关系的建立需要护士同时具备关心病人的态度、提供信息的支持和物质上的支持和帮助三个方面,缺一不可。

护士向病人传递关爱的过程是一个双向的、动态的护患沟通过程。护士评估病人身体上的不舒适、心理上的痛苦和知识上的缺乏,确认病人的身体、心理和信息方面的需求,然后提供相应的身体、心理和信息方面的支持和帮助,并评价护理措施的效果。这是一个使用护理程序进行护患沟通的过程。

护士提供的信息、情感和物质上的支持和帮助是护理工作的三个基本组成部分,能够被病人所感知。护士的专业知识、态度和技能是影响病人能否感知到关爱的决定因素。病人感知到来自护士的支持和帮助有助于建立护患信任关系,并有助于增强支持和帮助的效果。知识、态度、技能及其延伸的信息支持、情感支持和物质上的支持之间都应该是正相关的。因此,病人感知到的关爱是护士具有疾病专业知识、态度和技能,能够为病人提供所需的信息、情感和物质上的支持和帮助。

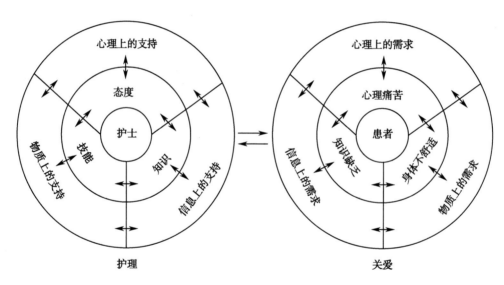

图 1-1　护理、关爱与护患沟通模型

三、沟通过程的基本要素

沟通过程的基本要素有六个,分别是沟通者、信息、渠道、噪音、反馈、背景。

1. 沟通者(communicators)　人际沟通的主体是人。人际沟通的各方既是信息的发出者,又是信息的接收者。

信息发出者是沟通的主动方面,他需要把自己想表达的事物编排成一定的形式,转化成对方能够理解的信息进行传递,如语言、文字、表情、动作等。在人际沟通过程中,对信息的表达和使用信息的能力常受到沟通技巧、知识水平、经验背景和价值观念的影响。当信息发出者与接收者在这些方面存在较大差别时,则易造成无效沟通。所以信息发出者应考虑沟通形式对沟通效果的影响,尽可能用接收者所能理解的"符号"发出信息。

信息发出者以某种方式将信息传递出去,称为"编码",接收信息者解读信息的过程,称为"解码"。一个人若要表达自己的思想、情感,需要通过语言、文字、声音、图像或动作将信息传递出去;接收信息的人需要将这些语言、文字、声音、图像或动作转换成可以识别的思想或情感。沟通双方通过对方信息的消化、评估、认定才能识别,并给予反馈。

信息接收者是指接收信息的对象。信息传递是否成功与信息接收者的接收和理解能力有密切关系。信息接收者的接收和理解能力也同样受到沟通技巧和态度、知识水平、经验背景和价值观念的直接影响。只有当信息接收者对信息的理解与信息发出者的信息含义相同或近似时,才能形成有效沟通。听而不闻,闻而不解都会导致沟通的失败。

2. 信息(message) 包含消息(information)、含义(meanings)、感受(feelings)。信息是在沟通过程中双方传递的具体内容,包括语言和非语言信息。沟通的事物转变成信息需要经过人脑的整理编排和加工处理,因此信息还包含信息的背景色彩及信息发出者的传递风格。信息编排加工的正确与否,直接影响着沟通的有效性。

3. 渠道(channel) 信息传递途径是由信息发出者用于传递信息的渠道,是信息发出者与信息接收者之间的桥梁。需要选择与所传达信息相适宜的感官通路进行信息传递,如听觉、视觉、触觉、味觉和嗅觉等。沟通中通常使用多种途径进行信息传递,例如:护士与病人的沟通可以通过听病人的诉说、看病人的表情姿态和触摸病人的皮肤来观察和判断病情;也可以通过讲述健康知识、帮助病人缓解不舒适、握着病人的手等行为方式来表达支持、帮助和安慰。

4. 噪音(noise) 噪音是指任何干扰沟通的因素,通过扭曲传递的信息,使接收到的信息与发送出的信息不一致。噪音是妨碍理解和准确解释信息的各种因素。沟通过程中充满了噪音。噪音可以划分为不同的种类。

(1)物理上的(physical)/外部的(external)噪音:来源于环境,它阻碍听到信息或理解信息。

(2)心理上的(psychological)/内部的(internal)噪音:发生在沟通者的头脑中,如沟通者的思想和情感集中在沟通以外的事情上。噪音也可以来源于彼此的信念或固有的偏见、沟通者之间的关系、沟通氛围等。

(3)语义上的(semantic)噪音:由人们对词语的反应而引起。尤其是医学术语对于普通病人可能是生疏的。

5. 反馈(feedback) 反馈是信息发出者发出信息后,信息接收者对该信息做出的反应;也是发出者确定信息是否已经被成功接收,并确定信息所产生影响的过程。通过信息反馈,沟通双方修正自己的后续反应,增进沟通效果。

在人际沟通中,信息发出者与接收者的角色是不断转换的,反馈也在持续不断地进行转换。反馈有生理或心理等不同层面,有语言、声音、表情、眼神、动作、不动声色等多种形式。准确细微地把握反馈环节是人际沟通成功的阶梯。

"我(发送者)知道你认为你已经理解了我所说的话。但是,如果我没有接收到你的反馈,我就不能确信你听到的是不是我所说的那个意思。"这句话强调了反馈的重要性。

人际沟通必须是一个双向沟通的过程。在护患沟通过程中,护士希望从病人那里得到反馈;病人也希望从护士那里得到反馈。例如:病人向护士倾诉后,希望护士理解他生病状况下的处境,即病人经历了哪些身体和心理的痛苦,尤其是病人的想法和心理感受。一旦病人知道自己被别人理解了,会有一种放松感。双方相互了解,产生好感,从而建立信任关系。

6. 背景(context) 背景是指沟通发生时处于的情境,包括什么在先、随后说了什么。所有的沟通都发生在一定的背景下,并被当时的背景所影响。所以,沟通发生时的背景信息不容忽视。

信息背景是指引发沟通的理由或情境,包含信息传播的心理背景、环境背景、社会背景和文化背景。如新入院病人为一些无关紧要的小事频繁按呼叫器,反映其焦虑不安的心理背景。信息背景可以是一种态度、观点、想法、情境、经验或行动；也可以是一种潜意识状态下的"直觉"和"下意识"反应。背景因素反映在信息发出者的头脑中，刺激其产生沟通的愿望和需要，而且这种愿望和需要可能是清晰的，也可能是模糊的。背景产生的前提是客观事物的刺激，同时也受信息发出者过去经验对目前环境的领会及未来预期因素的影响。所以，了解一个信息代表的含义，不能只了解信息表面的意思，还必须考虑信息的背景因素，注意其中的真实含义或弦外之音。

第二节　护理沟通能力

一、沟通能力

沟通能力（communication competence）是指沟通者在沟通的情境和人际关系中所表现出的沟通行为，给人的印象是既恰当又有效。构成沟通能力的四个要素是：沟通的知识基础、行为技能、沟通的正向态度和沟通机会。所以，沟通能力的学习和培训需要关注知识、态度和技能，并需要增加实践机会和积累沟通经验。

护士在日常工作中涉及与病人、病人家属、其他护士、医生、营养师、理疗师、检验师、药师、技师、行政管理和后勤服务等整个医疗卫生服务团队成员之间的沟通，不同的沟通对象具有不同的沟通任务和特点。因此，护士需要全面学习、掌握和运用在工作环境中所需要的各种沟通能力和技巧。

二、沟通技巧

护理沟通技巧（communication skills）涉及护士能够进行有效的信息交换、情感支持、建立信任关系和解决临床困难的沟通情境等一系列技巧。例如：主动地倾听、交谈、开放式提问、引出病人的心理顾虑；对病人的线索做出反应、沉默、触摸、共情、自我表露；治疗性沟通、给予支持性的陈述、正确地使用安慰与保证，以及寻求支持的技巧等。

为了方便护理沟通技能的教学与培训，通常将护理沟通技能划分为护理专业的基本沟通技巧和解决临床困难情境中的沟通技巧。

1. 护理专业的基本沟通技巧　护理专业的基本沟通技巧包括交谈、提供信息和给予情感支持等，这些都是护士在每天的临床工作中最经常使用的沟通技巧。

（1）交谈技巧：有助于护士系统地收集病人疾病相关的生理、心理、社会、精神、文化等方面的信息资料，了解病人患病的经历、感受、想法、需求和期望，监测病人对疾病和治疗的适应情况及治疗的效果。

（2）提供信息的技巧：有助于提醒护士通过使用通俗易懂的语言，深入浅出地给病人进行相关疾病的健康教育，传达与治疗和护理有关的信息，建议病人改变不健康的生活方式，增加病人的依从性和疾病的自我管理能力，有助于病人的康复。

（3）给予情感支持的技巧：包括给予病人尊重、理解、接纳、支持、安慰、鼓励、信心、希望和保证等，让病人放心，消除病人的疑虑，缓解病人的心理压力和不舒适，取得病人的信任，以达到病人就医的满意。

基本的沟通意味着听、说、解释和了解病人的特定问题，深层次的沟通则意味着能够分享情感、传递信心和信任。这需要护士真诚地关心病人，并表现出对病人疾病经历和感受的理解和接纳。所以，沟通不只是信息的交换，也包括分享情感、关心、支持、安慰、信任、照顾等其他许多内容。如果病人感受到护士对他们感兴趣或护士对他们是友好的、接纳的、可以共情和可信任的，那么病人就会愿意向护士表达自己的疾病经历和心理感受。所以，通过建立信任关系，护士能够引出病人对疾病的心理感受和顾虑，从而可以达到深层次的治疗性沟通，并提供给病人整体地有针对性地身心护理。

2. 临床困难情境的沟通技巧　临床困难情境的沟通主要包括：与有情绪反应的病人沟通（如否认、愤怒、焦虑、抑郁、烦躁、恐惧、哭泣、悲哀或绝望的病人），向病人传达负性信息，回答比较敏感或难以回答的问题；与感觉缺失的病人沟通；与急危重症、临终病人的沟通；与病人家属的沟通，处理病人及其家属的投诉等。

如果护士只具备基本的沟通技巧，而不具备解决临床困难情境的沟通技巧，说明该护士只具备最基本的日常沟通能力；一旦在临床中遇到比较棘手的沟通困难的情境，该护士将难以有效应对。因此，沟通技能的教学和培训应该包括上述两类沟通技能，才能够使护士具有沟通的自信心。

三、有效的沟通

有效的沟通（effective communication）是医患或护患之间进行了开放式的沟通，告知了病人的诊断和治疗，并鼓励病人表达出他们的焦虑和情感。可见，有效的沟通应该同时具备信息交换和情感支持两个方面。有效的沟通有助于建立信任关系，有助于促进疾病治疗和护理，有助于病人的心理健康和疾病恢复。

有效沟通技能的评价标准，包括以下六个方面：

（1）事件发生在什么地方（Where）？

（2）沟通者是谁（Who）？

（3）沟通者的重要特征是什么（What features）？

（4）在沟通过程中实际发生了什么（What occurs）？

（5）结果是什么（What outcome）？

（6）为什么沟通被认为是有效或无效的（Why effective/ineffective）？

总之，沟通能力是护士应该具备的一种核心能力。沟通不良对病人和护士双方都具有负面的影响。缺乏沟通技巧的护士更有可能出现与工作有关的应激、压力和抑郁，工作的满意度不高，容易导致身心疲惫。这可能会进一步影响他们对病人的管理和护理，从而影响护理的质量，也容易导致护患矛盾和冲突，影响护士队伍的社会形象和稳定性。所以，无论在国外还是国内，针对护理沟通能力或沟通技巧的教学和培训，已越来越受到重视。

第三节　护理沟通的分类

护理沟通是护士在护理工作中与周围人进行的信息传递和交流，它具有一般人际沟通的特点，同时又具有其专业特殊性。护理沟通有多种不同的分类方法，可以根据信息载体的不同，划分为语言沟通与非语言沟通；根据沟通目的的不同，划分为工具性沟通和情感性沟通；也可以根据沟通双方在医院环境中关系和角色的不同，将护理沟通划分为护患沟通、医护沟通和护际沟通。

一、语言沟通与非语言沟通

（一）语言沟通

使用语言、文字或符号进行的沟通称为语言沟通，语言沟通又可细分为书面沟通和口头沟通。随着电子技术的发展，电子沟通也成为一种常见的语言沟通形式，如通过电话、广播、电视、视频、微博、微信、电子邮件等进行的沟通。

1. 书面沟通　是以文字及符号为信息载体的沟通交流方式，一般比较正式，具有标准性和权威性，同时具有备查功能。书面沟通在护理工作中占有十分重要的地位，应用于护理工作中的各个环节，如交班报告、护理记录、体温单、健康教育手册等。临床护理记录以文字、图表等形式记录病人住院期间的病情动态、护理措施、药物治疗效果及反应等，它不仅是对病人进行正确诊疗、护理的依据，同时也是重要的法律文书。

2. 口头沟通　是指采用口头语言的形式进行的沟通，包括听话、说话、交谈和演讲。它一般具有亲切、反馈快、灵活性、双向性和不可备查性等特点。护理工作中的床头交接班、收集病史、健康宣教等多通过口头沟通完成。

3. 电子沟通　是指通过特定的电子设备所进行的信息交换,具有方便、快捷等优点。如医院中普遍使用的网络化医嘱处理系统,它借助于医院信息网络与药房、结算中心等相关部门进行连接,来完成对病人的医疗计费、用药申请及药房摆药、发药、护士执行等事务,可大大提高护理工作的效率和质量。此外,通过电话、电子邮件、微信的方式为病人提供健康服务的沟通方式也在逐渐增加,这就需要当代护理人员掌握必要的电脑操作技术和网络等电子资源的应用技能。

在使用语言沟通时我们可通过选择合适的词语、语速、语调和声调,保证语言的清晰和简洁,适时使用幽默,选择合适的时间和相关的话题等方法来提高语言沟通的有效性。在护理实践活动中,护士应做到与病人交谈时使用其能理解的词汇,忌用医学术语或医院常用的省略语;使用文明和礼貌用语;保证语义准确,避免对病人形成不良刺激。护士的语言既可"治"病,又可"致"病,所以护士用语必须审慎,尽量选择对病人具有治疗性的语言,使病人消除顾虑、恐惧并感到温暖。在传递坏消息时要使用委婉的语言,以免对病人造成刺激或伤害,所以护士要提高自身的语言沟通艺术,力求将信息顺畅、准确地传递,同时又不产生副作用,这是护理沟通应该追求的效果。

(二)非语言沟通

非语言沟通是一种使用非语言行为作为载体,即通过人的身体语言、空间距离、副语言和环境等来进行人与人之间的信息交流。也可以认为凡是不使用语言的信息交流均称为非语言沟通。在沟通过程中,非语言信息比语言信息占有更多的比重。许多对治疗、护理有重大价值的信息都是通过护士对病人非语言行为来观察和理解的。并且,在某些情况下,非语言交流是获得信息的唯一方法。如护理使用呼吸机的病人或婴儿时,护理人员只能从病人的表情、动作、姿势等来判断病人是否存在某些病情变化或有生理需要。在医护人员的相互交往中,对非语言信息的关注也有其重要的意义。如实施抢救时,医护人员常常通过快速交换目光或点头示意等表情动作进行沟通。

常见的身体语言表现形式有仪表、外观、姿势、步态、面部表情、目光交流和触摸等。在医院环境中,护士可以通过病人的各种身体语言得到有关其身体健康状况、情绪状态、文化素养、个性特征、自我概念、宗教信仰等线索,从而洞察他们的内心感受,获得其真实的信息。在病房,护士看到病人双手抱膝、表情痛苦,甚至面色苍白时,就会知道病人可能存在严重的疼痛。在身体语言中面部表情是表达最丰富也最难解读的一种非语言行为,人类的面部表情复杂多样,同时具有文化差异,善于观察并正确解读病人的面部表情是护理人员了解病人真实情况的基础。在医院中,疼痛或痛苦是病人最常有的一种面部表情。触摸是一种最易被误解的非语言行为,护理人员可根据病人的性别、年龄、文化及社会背景,审慎地、有选择性地使用触摸,从而向病人传递关心、理解、安慰、支持和愿意提供帮助等情感。

二、工具性沟通与情感性沟通

1. 工具性沟通(instrumental communication)　主要是将沟通作为一种有形的工具,用于告知病人有关疾病和治疗的信息,以及提供与病人身心有关的医疗和护理,即用于信息交换和提供操作性或干预性的治疗和护理。所以,工具性沟通也可以称之为指导性沟通或有形的沟通。

2. 情感性沟通(affective communication)　主要是指建立信任关系所需要的沟通,达到促进指导性沟通的效果。情感性沟通包括语言上的情感性沟通和非语言上的情感性沟通。语言上的情感性沟通包括使用热情、温暖的语言给病人以尊重、理解、接纳、安慰、支持、信任与鼓励。非语言上的情感性沟通在建立护患关系中也是非常重要的。如交谈时目视着病人、点头表示赞成、面带微笑、身体前倾表示关注与倾听、给予情感支持性的触摸(affective touch)等。这些非语言上的情感性沟通行为能够向病人传递护士的责任心,使病人觉得自己并不是孤立无援的,因为护士始终在关注、陪伴和支持着他们,从而表达了护士对病人的亲密、友好和关心。另外,情感性沟通也指在护理活动中没有特定功能的社交性交谈。如跟病人打招呼、做自我介绍、开玩笑、说笑话等。事实上,情感性沟通在执行护理操作过程中并不是必须的,但是这种沟通行为的确能够促使护患之间的沟通更和谐,沟通氛围更融洽,沟通效果更好。

第四节 护患沟通的概念

一、护患沟通的概念

护患沟通(nurse-patient communication)是指护士与病人之间通过语言和非语言的交流方式分享信息、含义和感受的过程。所以,在护患沟通过程中,护士要用心体会病人沟通的"弦外之音"是什么。如病人在问什么、想什么、病人对疾病的认识和想法是什么、病人生病的经历和感受是什么、病人的需求是什么等。

1. 护患沟通的对象 护患沟通从狭义上讲是指护士与病人的沟通;从广义上讲是指护理人员与病人、病人家属和亲友之间的沟通,它是护士与病人及家属之间的信息交流及相互作用的过程。

2. 护患沟通的内容 护患沟通所交流的内容是与病人的护理和健康直接或间接相关的信息,同时也包括双方的思想、感情、愿望和要求等。由于护理人员和病人之间的特殊关系,护患沟通具有很强的专业性和目的性。其专业性体现为护患之间是一种帮助者与被帮助者的关系,护士在沟通中处于主导地位,双方沟通的内容是属于护理专业范畴内的专业性内容。

3. 护患沟通的目的 护患沟通的特定目的在于护理人员与病人建立良好的护患关系,从而为病人的健康服务,满足病人的需要。病人的家属、亲友是病人有力的精神支柱,是病人的主要照顾者和健康信息的提供者。护士与病人家属保持良好的沟通可有效地调动家属的积极性,共同为病人提供高质量的护理。

作为护理人员,应该清楚护患双方不同的价值观、期望、角色认知程度和需求等都可影响护患间的顺利沟通。当出现沟通障碍时,应准确分析原因,有的放矢地调控护患沟通。

二、病人的信息需求

从病人的角度看,他们需要两种类型的信息:

1. 需要知道和了解(the need to know and understand) 所患的疾病是什么? 不舒服是从哪里来的?

2. 需要感受到被知道和被了解(the need to feel known and understood) 医务人员是否接纳了他们? 是否认真对待了他们?

三、信息交换

1. 信息给予(information giving) 当告知疾病时,医生可能客观地详细说明了医学信息(medical information),包括疾病的名称、分期、治疗手段等。

2. 信息寻求(information-seeking) 病人想要知道与个人密切相关(personal relevance)的信息,例如:我能完全康复吗? 治疗过程需要多长时间? 治疗过程中我会很疼吗? 我需要承担多少医药费? 我和我家属需要如何配合?

可见,医生的信息给予与病人的信息寻求侧重点是错位的。医生觉得已经告知了最准确的相关信息(precise and relevant information),病人却感觉对自己的疾病一无所知(have learned nothing)。所以,信息的进一步解释和咨询对病人来说是非常必要的。

在满足病人的"知道和了解的需求"上,护士能够扮演重要的角色,通过疾病解释(explanation)和病人教育(patient education),满足病人对知识、信息和询问的需求。

(1)疾病的知识层面:知道和了解他们得了什么疾病? 为什么会出现这些不舒服? 这些不舒服是从哪里来的?

（2）疾病与个人相关的层面：我能完全康复吗？我会很疼吗？

（3）整合疾病对他的影响：了解疾病对他们到底意味着什么？在他们身上到底发生着什么？

在满足病人"被知道和被了解的需求"上，护士也能够扮演重要的角色，通过有效地护患沟通行为，如共情（empathy）、关爱（caring）、尊重（respect）和信任（trust）等，使病人感受到被理解、被接纳、被关爱和被体谅。

第五节　护士沟通能力的范畴

一、医学毕业生应该具备的沟通能力

《全球医学教育最低基本要求》中对沟通能力有具体描述。1999 年成立的国际医学教育专门委员会（Institute for International Medical Education，IIME）制定的《全球医学教育最低基本要求》中，将医学毕业生应该具备的能力界定为 7 个宏观的领域，即职业价值、态度、行为和伦理，医学科学基础知识，沟通技能，临床技能，群体健康和卫生系统，信息管理，批判性思维和研究。并对每一个领域的能力提出了具体的要求。其中，沟通技能独立占据一大领域，并位居第三位，指出：医生应当通过有效的沟通创造一个便于与病人、病人亲属、同事、卫生保健队伍其他成员和公众之间进行相互学习的环境。为了提高医疗方案的准确性和病人的满意度，毕业生在沟通技能方面必须能够满足以下 9 个方面的基本要求：

（1）注意倾听、收集和综合与各种问题有关的信息，并能理解其实质内容；

（2）能够运用沟通技巧，对病人及其家属有深入的了解，并使他们能以平等的合作者的身份接受医疗方案；

（3）有效地与同事、教师、社区、其他部门及公共媒体之间进行沟通和交流；

（4）通过有效的团队协作，与涉及医疗保健的其他专业人员合作共事；

（5）具有教别人学习的能力和积极的态度；

（6）对有助于改善与病人及社区之间关系的文化和个人因素的敏感性；

（7）有效地进行口头和书面沟通；

（8）建立和妥善保管医疗档案；

（9）能综合并向听众介绍适合他们需要的信息，与他们讨论关于解决个人和社会重要问题的可达到的和可接受的行动计划。

因为医疗和护理是临床一线沟通最为密切的两个专业，所以护士有必要了解医生工作中的沟通范畴、侧重点和要求，以增强护理与医疗团队之间的相互了解、交流与合作。

二、护理毕业生应该具备的沟通能力

《护理专业高等教育标准》中对沟通能力有具体描述。美国高等护理教育学会（American Association of Colleges of Nursing）于 1986 年制定并于 1998 年完成修订的《护理专业高等教育标准》中界定了护士应该具备的四种核心能力：评判性思维能力、评估能力、沟通能力和技术能力。

对沟通能力的描述中指出：沟通是一种复杂的、持续的互动过程，是建立人际关系的基础。课程和临床实践应使学生获得有关的知识和技能，并做到：

（1）在各种场合用各种媒介有效地表达自己；

（2）在评估、实施、评价、健康教育中表现出沟通的技能；

（3）帮助病人获得和解释健康知识的意义和效度；

（4）与其他专业人员建立和保持有效的工作关系；

（5）对有特殊需求的病人运用不同的沟通方法；

（6）具有清晰、准确、有逻辑的书写能力；

（7）在护患关系中运用治疗性沟通；

（8）能运用多种沟通技巧与不同人群恰当、准确、有效地沟通；

（9）能从广泛的资源中获取和运用数据及信息；

（10）为病人提供咨询和相关的、敏感的健康教育信息；

（11）完全、准确地将护理措施和结果存档；

（12）引导病人澄清喜好和价值观。

上述对护士沟通能力的要求可以归纳为以下几方面具体的沟通能力：口头表达能力、交谈能力、病人教育能力、团队合作与协作能力、处理临床沟通困难情境的能力、书面表达能力、治疗性沟通能力、多种沟通技巧的掌握和灵活运用能力、获取和利用信息的能力、咨询能力、病历书写能力、引出信息或鼓励病人进一步表达自己的能力（深入交谈的能力）。

可见，无论是医学专业还是护理学专业，沟通能力均是从业人员的核心能力之一，而且对其核心能力的具体要求既有共性和相似性，又各有侧重点。

三、沟通水平

沟通水平（levels of communication）分为个人内在的沟通（intrapersonal communication）、人际沟通（interpersonal communication）、超人沟通（transpersonal communication）、小组沟通（small-group communication）和公众沟通（public communication）。

个人内在的沟通是一种天生的内心对话，也称之为自我对话（self-talk）、自言自语或自我表达（self-verbalisation）、自我指导（self-instruction）、内心想法（inner thought）和内心对话（inner dialogue）。认知心理学认为人们内心的对话或想法可以是积极或消极的，它会影响人们对事物的自我感知，影响人们的感觉和自我概念，继而影响人们的行为表现和结果。护士应该意识到自己的内心想法对自己的思想和行为具有支配作用。所以，护士平时应该主动用积极的想法替代消极的想法，从而增强其工作中的自尊、自信和自我表现。

超人沟通是发生在一个人的精神或灵性（spiritual）范畴内的沟通。许多人采用祈祷、沉思冥想（meditation）、导向性的反思（guided reflection）、宗教仪式（religious rituals）或其他方式与他们心目中的超自然力量（higher power）进行沟通。护士应该认可人类的灵性或精神作用在人的健康和疾病历程中的重要性，并使用主动地倾听、心理支持和治疗性的沟通技巧传递对病人疾病经历的理解、接纳和尊重，增强病人康复的信念、希望和信心，以及促进晚期病人平静地接受死亡。

第六节　护理沟通与合作

一、护理工作中的人际关系

护理工作中涉及的人际关系包括护患关系、护士与病人家属之间的关系、护士与医疗卫生服务团队成员之间的关系、护士与社区群众之间的关系。其中，护士是医疗卫生系统中的重要成员，要求护士能够与多学科专业成员进行有效的沟通和建立合作性关系。

团队中的每一个成员有相互接纳（acceptance）、包容（inclusion）、认同（identity）、保护隐私（privacy）、拥有威信（power）、控制（control）和影响（affection）的人际需要。护士在工作中需要得到同事之间的友谊、支持、指导和鼓励，以应对护士角色中的许多压力。因此，护士与同行和同事之间的沟通同样需要有效的沟通技巧，以建立相互支持和合作的关系。

二、医护沟通

医护沟通泛指医疗卫生服务团队成员与护士之间的沟通。其中，护士与医生之间的关系最为密切，医护间的良好沟通是对病人实施身心整体护理的保证。护士在工作中既要遵医嘱、准确及时地完成各种治疗和护理工作，又要体现出护理专业工作的独立性和自主性，通过护士认真细致地观察和监测病情，可及时发现病人的病情变化，为医疗和护理提供翔实的信息。

作为护士，不仅要掌握本专业的理论知识和技能，还要虚心向医师求教，从理论和实践的角度了解疾病的诊疗过程，以利于相互支持和配合。同时，护士还经常需要与诊断性检查、辅助性治疗或后勤保障部门的团队成员进行配合、协调和沟通。护士在与医师及其他医务人员进行沟通时会受到一些特殊因素的影响，如角色心理落差、角色压力过重、角色理解欠缺、角色权利争议等。

在医护沟通中，护士可通过主动介绍和宣传护理的专业特点，以获得其他医务人员的了解和协助，要互尊互学，以诚相待。护士与其他医务人员是良好的合作伙伴，彼此要理解和尊重对方的专业特点，主动配合他人的工作；在发生争议时，要冷静对待，分析原因，妥善处理。

三、护际沟通

护际沟通是指护理人员之间的交往与沟通。在护理实践中，各班护士通过沟通互相传递病人的最新病情、治疗和护理方案，保证对病人的整体护理。护理人员之间通过交流经验和体会，还可以达到提高护理队伍整体技术和学术水平的目的。

不同护理人员在具体的工作中，需要相互理解、支持和配合，但有时难免会产生一些矛盾、冲突或不和谐的现象，所以良好的护际沟通对工作的顺利开展、人际关系的协调，以及创造相互支持的工作氛围就显得尤为重要。通过沟通不仅可以减少误会与矛盾，更可以增加彼此的了解，增进彼此的感情。

护士团队内部成员之间的沟通是以相互理解、尊重、友爱、帮助、协作为前提的，团队中的每一个成员都有义务为创建和谐民主的人际关系及团结协作的工作关系贡献自己的力量。

四、多学科团队的沟通与合作

多学科团队是指两个及以上不同学科的人员以病人为中心共同开展工作，他们有一致的工作目标。多学科团队因其合作的程度不同，称呼也有所区别：从各自独立互不干涉的多学科，到各学科不同程度融合的跨学科，甚至到超学科。不同的名称有不同的含义。

1. 多学科团队（multidisciplinary team） 是指学科成员相互独立，也有必要的互动与交流，但每一个人做他/她自己的事情，很少或没有意识到其他学科的工作，不同专业的人员独立处理病人不同的问题。每个专业都要评估，具有自己的专业计划和措施；团队成员会分享信息，可能会使用分享的信息来修订自己的计划和措施，但是没有试图产生一个共同的计划。成员间的沟通很少，病人的问题被细分为不同的专业领域，并各自平行处理。每一个专业人员只负责和关注自己的领域，缺少综合治疗计划。

2. 跨学科团队（interdisciplinary team） 是指在一起工作的团队成员，接受不同的训练，围绕共同的目标，分工明确，每个成员有自己的工具，通过不断地相互沟通，及时动态地修订任务，达到最好的互补状态，最终达成目标。成员可能会分别评估，但信息是共享的，问题以一个系统的方式来解决，大家有共同的目标。团队成员在完成自己工作的同时考虑其他成员的工作，在每一个专业中发挥自己最大的优势。

3. 超学科团队（transdisciplinary team） 团队中的学科界限比较模糊，要求每一个成员都要熟悉自己的学科和团队内其他成员的学科；团队工作聚焦于问题，以问题为中心，学科的自主性越来越强，要求学科间有充分的信任和自信，让彼此学习团队其他专业成员的学科知识；团队成员共同决策，共同评价，互相指导；一个人可以在别人的监督下执行多个专业角色。

医疗健康领域中的多学科团队沟通是指多学科成员在特定的环境中,围绕病人的诊疗、康复和护理问题,为达到良好的共同目标,彼此之间通过语言、非语言及工具进行沟通的过程。

4. 多学科团队合作　合作是指个人与个人、群体与群体之间为达到共同目的,彼此相互配合的一种联合行动。多学科团队合作是指不同学科的健康照护团队成员之间角色互补,相互沟通配合,在病人诊疗、康复、护理问题中一起工作,一起分担责任,分享目标,共同做出决策的人际互动过程。而合作离不开沟通,但不是所有的沟通都是合作行为。

5. 多学科团队中的标准化沟通工具　医疗领域不同专业人员之间的沟通有多种方式,如口头语言沟通、电子记录沟通、纸质记录沟通等。其中,口头语言沟通直接明了,意见交换充分。同时,标准化沟通工具的使用具有良好的沟通效果。如 SBAR 是在多学科团队使用较多的沟通工具。SBAR 即 Situation(现状)、Background(背景)、Assessment(评估)、Recommendation(建议)的首字母缩写,作为问题导向的沟通程序,分别表示目前发生了什么、什么情况导致的、我认为问题是什么、我们应该如何去解决。

(刘均娥)

学习小结

本章介绍了该门课程中最重要的一些基本概念,如沟通、护患沟通模式、沟通中的基本要素、沟通能力、沟通技巧、有效的沟通;并介绍了沟通技能的分类、护理沟通能力的范畴、护理沟通与合作,并对其中的重点内容进行了解释。

第二章 人际沟通及其相关理论

第一节 人际沟通概述

人际沟通是建立人际关系的起点，是改善和发展人际关系的重要手段，是形成人际关系的根本。在服务意识日益提高的临床工作中，整体护理活动的实践证明，护士需要用70%的时间与他人沟通，因此沟通已经成为护理人员工作的重要组成部分。

一、人际沟通的含义与类型

人际沟通是一个古老的课题，早在古希腊就有哲学家对人际沟通进行了研究。作为人类生存与发展赖以维持和继续的一种模式，沟通在人类社会的发展历程中起着重要作用。沟通使人们彼此了解，互通有无，化干戈为玉帛。良好的沟通不仅是个人事业成功的重要因素，也是个人身心健康的重要保证。

（一）人际沟通的含义

人际沟通（interpersonal communication）是指人们运用语言或非语言符号系统进行信息（包括思想、观念、动作等）交流的过程。它通过信息发出者和信息接收者对意义信息和符号信息进行编码和解码，使两类信息形态交替转换，使沟通双方彼此理解、认同，从而有效地完成人与人之间的信息交流，为人际关系的建立奠定牢固的基础。以下要点有助于对人际沟通的理解：①人际沟通是在一段时间内，沟通双方进行的一系列行为；②人际沟通是一种有意义、有目的的交流过程；③人际沟通双方在沟通过程中表现为一种互动形式。

人际沟通中，信息转换包括两个方面：一是要将意义信息转换为发出者的语言、眼神、表情、手势、身体姿态、人际距离等不同形态的符号信息；二是通过信息传递途径，再将符号信息转换为意义信息，使接收者能够理解信息内容，最终完成信息传递。

（二）人际沟通的类型

沟通类型的划分标准有很多，根据不同形式可划分为各种类型。这里简要介绍几种常见的类型。

1. 按沟通符号分类　分为语言沟通与非语言沟通。

（1）语言沟通：语言沟通（verbal communication）是以语言文字为媒介的一种准确、有效、广泛的沟通形式。可以超越时空，既可以记载、研究和撰写人类历史与现状，也可以将先进的思想和知识与更多的人分享，例如中央电视台的《百家讲坛》。根据语言的表达形式，又可细分为口头语言沟通和书面语言沟通两种形式，我们将在以后的内容中讨论。

（2）非语言沟通：非语言沟通（nonverbal communication）是通过某些非语言媒介，如表情、眼神、姿态、手势、仪表风度、行为举止和类语言实现的沟通，"此时无声胜有声"就是非语言沟通生动的体现。

有关资料表明，在面对面的交流过程中，那些具有社交意义的信息只有35%来自语言文字，而65%的表达方式来自非语言文字。

2. 按沟通渠道分类　分为正式沟通与非正式沟通。

（1）正式沟通：正式沟通（formal communication）是指通过正式的组织程序，按组织规定的渠道进行的信息交流。正式沟通具有沟通渠道比较固定、信息传递准确、受重视程度高，而沟通速度较慢的特点。在正式沟通过程中，对方常常试图掩盖自己的缺点，尽可能展示符合社会规范的优点。

（2）非正式沟通：非正式沟通（informal communication）是指正式渠道以外的信息交流。非正式沟通没有明确的规范，不受正式组织约束，不受时间和场合的限制，没有固定的传播媒介。非正式沟通具有沟通形式灵活、信息传播速度快，但不一定准确等特点。非正式沟通由于不受组织形式的限制，人们的思想、态度、情感和需要易于表达出来，所以行为举止更接近本来目的。

3. 按沟通流向分类　分为纵向沟通与横向沟通

（1）纵向沟通：纵向沟通（vertical communication）是指沿着组织的指挥链在上下级之间进行的信息传递，又可进一步分为上行沟通渠道和下行沟通渠道两种形式。下行沟通渠道是指上级机关按照隶属关系自上而下进行的沟通。主要用于上级对下级传达政策、下达任务与目标，提供关于组织程序和行动的情况，即"上情下达"，具有指令性、法定性、权威性和强迫性等特点。上行沟通渠道是指自下而上的信息交流，即"下情上达"，也称反馈，具有非命令性、民主性、主动性和积极性等特点。

（2）横向沟通：横向沟通（horizontal communication）是指在组织内部横向部门和人员间进行的信息传递，又可进一步分为平行沟通渠道和斜行沟通渠道两种形式。平行沟通渠道是指在组织内部同一层次的人员之间进行的，具有非命令性、协商性和双向性的特点。斜行沟通渠道是指在组织内部既不在同一条指挥链，又不在同一层次的人员之间的沟通，具有协商性和主动性的特点。

4. 按沟通方向分类　分为单向沟通与双向沟通。

（1）单向沟通：单向沟通（one-way communication）是指一方只发送信息，另一方只接收信息的沟通过程。如报告会、学术讲座、看电视、听广播、搜索网络等。单项沟通具有接收面广、信息传递快、容易造成误解、不易反馈等特点。在单项沟通时，要考虑接收者的接收能力，信息发送的完整性和准确性。

（2）双向沟通：双向沟通（intercommunication）是指沟通双方同时互为信息的发出者和接收者，如病案讨论、病史采集、健康指导和辩论会等。双向沟通具有信息准确、增进感情的特点。

5. 按沟通目的分类　分为征询型沟通、告知型沟通与说服型沟通。

（1）征询型沟通：征询型沟通（inquiry communication）是指以获得期待的信息为目标的沟通。一般通过提问的方式进行。护患之间征询型沟通的主要表现形式是评估性交谈，即护士收集病人相关信息的过程。护士通过征询型沟通可以获得病人的既往健康问题、遗传史、家族史，目前的健康、精神、心理状况，住院的主要原因和对护理的主要需求，日常生活方式和自理能力等信息。这些信息的获得可以为护士明确护理诊断和制订护理计划提供可靠依据。

（2）告知型沟通：告知型沟通（informative communication）是指以告知对方自己的意见为目标的沟通，通常采用语言沟通的方式。护士可以通过告知型沟通为病人提供信息，如进行自我介绍、医院环境和规章制度介绍等。

（3）说服型沟通：说服型沟通（persuasive communication）是指以改变对方态度为目标的沟通，主要采用说理的方式进行。因说服型沟通是以改变他人的观点、态度、思想、情感为目的，而不是简单的信息传递过程，因此难度较大。护患之间的说服型沟通常以指导性交谈的形式出现，即由护士（指导者）向病人（被指导者）指出健康问题的原因，提出解决问题的方法，说服病人采取有利于健康的行为方式。临床上常见的说服型沟通还有规劝、批评和调解等形式。

二、人际沟通构成要素与基本模式

（一）构成要素

沟通的基本结构包括信息背景、信息发出者、信息接收者、信息本身、信息传递途径、反馈及噪音等七个要素。

1. 信息背景　信息背景（information background）是引发沟通的"理由"，如需要讨论的事件、互动发生的场所或环境。信息背景反映在沟通者的头脑中，刺激沟通者产生沟通的愿望和需要，这种愿望和需要可能是清晰的，也可能是模糊的。客观存在的刺激是产生沟通的前提和依据。一个信息的产生，常常受信息发出者过去的经验、对目前环境的领会及对未来的预期等影响，这些均称为信息的背景因素。

2. 信息发出者　信息发出者（message sender）是指发出信息的人，也称为信息来源。信息发出者的想法必须通过一定的形式才能进行传递，这种形式就是对信息进行编码。所谓编码就是将信息发出者所要传递的信息符号化，即把信息转换成语言、文字、符号、表情或动作。编码前，信息发出者先对自己的想法进行解释，充分理解，并在此基础上找到恰当的表达形式。口头语言和书面语言是最常用的编码形式，除此之外，还可以借助表情、动作等进行编码。

3. 信息本身　信息本身（message）是指沟通时所要传递和处理的内容，即信息发出者希望传达的思想、感情、意见、观点等。信息必有一定的内容意义，其内容意义可能会带有背景因素的色彩及信息发出者的风格，信息内容可以说是上述两者的具体化。信息主要由三个方面组成：

（1）信息代码：是指有组织并能表达一定内容意义的信号。这些信号是按一定规则组织起来的，如说话时的语言组合、邮件中的词组句子等，是信息的显示器，具有完整性、合乎文化、能够表达一定思想的特点。

（2）信息内容：是指信息所代表的意义或要表达的含义。如书信中可以表达情感和具体意义的词句、调色板上能够展示画面的各色油彩等信息内容，即信息内容可以是一本书、一段话、一首交响乐或一幅图画。

（3）信息处理：是指对信息代码和内容进行选择和安排的决定。决定一旦做出，就要通过各种途径送出。

4. 信息传递途径　信息传递途径（route of message transmission）是指信息发出者传递信息的工具或手段，也称媒介或传播途径，如视觉、听觉、触觉等。在科学技术迅速发展的今天，一个沟通渠道通常可以同时传送多种信息，如电视电话会议和其他多媒体技术可以同时传送声音、文字、图像和数字等，极大地方便了复杂信息的传递。在信息传递过程中，如果沟通渠道选择不当，沟通渠道超载或沟通手段本身出现问题，都可能导致信息传递中断或失真，如选用书面形式传递报警信息显然是不合适的。因此，有效的沟通离不开恰当的信息传递途径。

一般来说，在传递信息时信息发出者使用的途径越多，对方越能更多、更快、更好地理解信息内容。

5. 信息接收者　信息接收者（message receiver）是指接收信息的人。从沟通渠道传递的信息，需要经过信息接收者接收之后，才能达到共同的理解并形成有效的沟通。信息接收过程包括接收、解码和理解三个步骤。首先，信息接收者必须处于接收状态；其次，将收到的信息符号解码，即将符号信息还原为意义信息，变成可以理解的内容；最后，根据个人的思维方式理解信息内容。只有当信息接收者对信息的理解与信息发出者发出的信息含义相同或近似时,才能形成有效沟通。所谓听而不闻、闻而不解都会造成沟通的失败。

6. 反馈 反馈(feedback)是指信息由信息接收者返回到信息发出者的过程,即信息接收者对信息发出者做出的反应,这是确定沟通是否有效的重要环节。信息发出后必然会引起信息接收者的某种变化,包括生理、心理、思想或行为的改变等。不管这种反应或改变多么微小,即使表面无法识别,它都是客观存在的。同时,这些反应或改变又会成为新的信息返回给信息发出者。在人际沟通中,信息发出者和信息接收者之间随时进行着角色互换,从而使人际沟通呈现出连续不断的过程。在沟通过程中,只有通过反馈,信息发出者才能最终判断和确认信息传递是否有效。只有当发出的信息与接收的信息同时进行,才能形成有效沟通。一般情况下,面对面的沟通反馈较为直接和迅速;而通过辅助沟通手段进行的沟通,反馈环节易被削弱。

7. 噪音 噪音(noise)是指妨碍信息沟通的任何因素。噪音分为:①外部噪音,来源于外部客观环境中的干扰因素。②内部噪音,来源于沟通双方,如沟通者的注意力缺乏、情绪状态不佳、文化背景差异较大等。③语义噪音,来源于人们对于词语、文字或图片信息反应的差异。如人们对于网络语言或图片理解的偏差等。噪音可以出现在沟通的各个环节,并有可能造成信息传递过程中的损耗或失真。

(二)基本模式

沟通模式是对沟通性质和过程的表述。沟通理论的研究始于 20 世纪初,而真正运用科学方法提出沟通理论模式是在第二次世界大战以后。现根据沟通的发展历程,简要介绍几种主要的沟通模式。

1. 拉斯韦尔模式 1948 年美国政治学家哈罗德·拉斯韦尔对亚里士多德在《修辞学》中提出的沟通五要素进行了改造,首次提出了典型的线性沟通模式(图 2-1)。

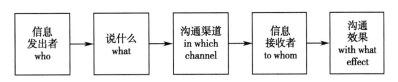

图 2-1 拉斯韦尔模式

在这个模式中,拉斯韦尔将五要素概括为:①控制,即信息发出者(who),承担信息收集、加工和发送任务;②信息内容,即说什么(say what)及怎么说,承载着所传递的意义符号;③媒介,即沟通渠道(in which channel),承担传输意义符号的任务;④受众,即信息接收者(to whom),承担信息的接收、理解和消化任务;⑤效果,即接收者对信息内容的反应,表达出受众基于所获信息的认知、态度、情感和行为的系列反应,以检验沟通效果(with what effect)。由于这五个要素的单词均含有一个"W",故又称为 5W 模式。

拉斯韦尔第一次较为准确地描述了构成沟通事实的各个要素,但它将沟通过程描述为既无受者反馈,又无各要素相互作用的单向直线型模式,使其脱离了与社会的联系。

2. 申农-韦弗模式 1949 年,由美国数学家申农及其同事韦弗从信息论的角度提出了"数学传播理论"的模式,其主要贡献是发现了沟通的负功能——噪音对信号的干扰。申农-韦弗模式同样也是线性模式,由四个正功能单元和一个负功能单元及信道组成(图 2-2)。四个正功能单元为:①信源(要传播的信息);②发射器(有将信息转变为信号的能力);③接收器(有将信号解释为信息的能力);④信宿(信息要送

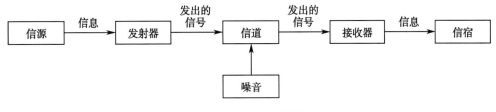

图 2-2 申农-韦弗模式

达的目的地——人或物）。一个负功能单元为噪音来源（各种干扰）。而噪音正是通过信道插入到信息的传播过程中，实际上接收器同时接收了信息和噪音。该模式十分机械地将电路原理的直线性单向过程比作人的传播过程，忽视了内容、效果、情况及人的功能性和社会性。有学者认为，这种技术性的沟通模式只适用于机械方面，若要用于人类方面，则要进行修正和改造。

3. 施拉姆模式　1954年，传播学者施拉姆在《沟通是如何进行的》一书中首次提出了循环沟通模式（图2-3）。该模式的主要贡献表现在四个方面：①与单向沟通模式划清界限；②强调信息与目的地（传者与受者）之间只有在其共同经验范围之内才存在真正的沟通；③沟通双方在编码、解释、译码、传递和接收信息时，是相互作用和相互影响的；④强调沟通是一个循环往复、持续不断的过程。施拉姆承认自己的许多观点是受奥斯古德的启发，因此有人将循环模式归入奥、施两人的名下。

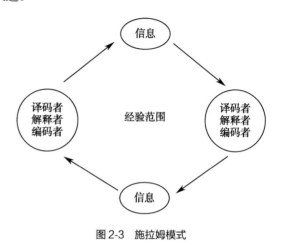

图2-3　施拉姆模式

上述沟通模式大体反映了现代沟通理论的发展历程和趋势。拉斯韦尔对沟通的基本要素进行了分析和研究，在理论上构建了第一种沟通模式，为这门学科的发展奠定了基础。申农、韦弗首次提出了信息的概念，并对信息传递及干扰进行了详细的研究，为沟通理论的发展开辟了道路。施拉姆等人的循环模式真实地呈现信息交流的复杂性，较全面地反映了传播的主要过程。但是纵观他们的研究，仍然存在许多局限性。一是研究的角度偏重于报刊、广播、电视等传播媒介，其成果只能适应于宣传、新闻等领域；二是众多沟通模式均认为（发出者和接收者）是容易沟通的；三是上述模式中尽管都提到了沟通中的反馈，但强调的主要是对信息的传递。因此，这些被人们引为经典的沟通模式并不能解决沟通中存在的所有问题，特别是不能解决组织沟通中的问题。

三、人际沟通层次与特征

（一）人际沟通层次

1. 一般性交谈　是指一般性社交应酬的开始语，属于沟通中的最低层次。如"你好""下班了""有空一起聊聊"之类的寒暄、应酬式语言，这种交谈方式有利于短时间内打开局面和帮助建立关系，因为一般性交谈不需要深入思考，也无需担心说错话，能够让人有"安全感"。但是，护患之间如果长期停留在这个沟通层次，将不利于引导病人说出有意义的话题。

2. 陈述事实　是指不参与个人意见，不牵涉人与人之间的关系，报告客观事实的沟通。在沟通双方还未建立信任感时，交谈多采用陈述事实的方式，防止产生误解或引起麻烦。护士运用这种沟通方式有利于了解病人的情况，但应注意，在此层次上的沟通主要是让病人叙述，护士最好不要用语言性或非语言性行为影响病人的陈述。

3. 交换看法　是指沟通双方已经建立了一定的信任，可以彼此谈论看法，交流意见的沟通。在此层次上双方容易引起共鸣，获得认可或产生同情感。作为帮助者的护士，在沟通时应注意不要流露嘲笑的表情，以免影响病人的信任和继续提出自己的看法和意见，从而又回到沟通的第二层次。

4. 交流感情　是指沟通双方彼此无戒心，有了安全感时进行的沟通。在此层次上，沟通双方愿意说出自己的想法和对各种事件的反应，尊重彼此间的感情和分享感觉。为了给病人创造这样一个适合的感情环境，护士应做到坦率、真诚、热情，并正确理解病人，帮助病人建立信任感和安全感。

5. 沟通高峰　是一种短暂的、完全一致的、高度和谐的感觉。这种感觉偶尔产生在第四层次的沟通时，是沟通双方分享感觉程度的最高层次，也是沟通交流希望达到的理想境界。

在护患交往中，各种沟通层次都可能出现，而沟通双方的信任程度是决定沟通层次的关键因素。在与病人沟通的过程中，护士应让病人自主选择交流方式，不要强迫病人进入更高层次的沟通。护士自己本身也要加强对护患沟通或周围人群沟通层次的评估，即是否与所有人都只能进行一般性交谈，是否存在因为自己的语言行为不妥而使病人不愿意与自己进入高层次沟通的情况。

（二）人际沟通的特征

1. 积极互动　人际沟通不同于两套设备间的简单"信息传输"，沟通的双方都是积极的主体。这就表示参加人际沟通的每个人都希望自己的沟通对象具有积极性，希望沟通过程是一个相互影响、相互作用的积极过程。所以，在沟通过程中，信息发出者应准确判断对方的情况，分析沟通的动机、目的和态度等，并预测结果。而信息接收者也要做出积极回应、反馈。因为人际沟通双方的积极互动是良好沟通效果的保障。过程不是简单的"信息传输"过程，而是一种积极的信息交流过程。

2. 符号共识　人与人之间的信息交流不同于设备之间的信息传输，沟通双方借助符号系统相互影响。作为信息交流结果的沟通符号，只有在信息发出者和信息接收者共同掌握统一的编码、译码系统的情况下才能实现。在人际沟通中，沟通的双方应有统一的或近似的编码规则和译码规则。这不仅指双方应有相同的词汇和语法体系，而且要对语义有相同的理解。而语义在很大程度上又依赖于沟通情景、社会背景、沟通场合及沟通者的社会、政治、宗教、职业和地位等，他们之间存在的差异都会对语义的理解产生影响。通俗来讲，就是要使用双方都熟悉的同种语言来进行沟通。

3. 目的明确　在人际沟通中，沟通双方都有各自的动机、目的和立场，都设想和判定自己发出的信息会得到什么样的回答。日常生活中多数的沟通是由某些"目的、动机"而引发的，是一个沟通者对另一个沟通者的心理作用过程。

4. 情境制约　任何人际沟通都是在一定的情境下进行的，因此，情境因素始终对人际沟通产生制约作用。这些因素包括社会性、心理性、时间性、空间性等可能影响人际沟通的相关因素，这些相关因素可能有利于人际沟通的进行，也可能对人际沟通产生特殊的沟通障碍。

四、人际沟通的影响因素

影响人际沟通的因素有很多，主要体现在以下几个方面。

（一）环境因素

1. 物理环境　是指进行沟通的场所，包括环境的安静程度、光线、温度等。如环境中有很多噪音、光线不足、温度过高或过低等都会影响沟通者的心情和效果。

（1）安静度：环境安静是保证口语沟通的必备条件。环境中的噪音，如机器的轰鸣声、临街的喇叭声、电话铃声、开关门窗的碰撞声、嘈杂的脚步声、各种喧哗声，以及与沟通无关的谈笑声等都会影响沟通的正常进行。沟通一方发出信息后，外界的干扰可以导致信息失真，造成另一方无法接收信息或误解信息的含义，发生沟通障碍。因此，护士与病人沟通时，应该选择一个安静的环境，注意排除噪音源，以增强沟通效果。

（2）舒适度：如房间光线昏暗，沟通者看不清对方的表情；室温过高或过低；房间里气味难闻等都会影响沟通者的注意力。一般情况下，在医院这种肃穆安静的环境中进行护患沟通，病人身处冷色调的病室，面对身着白色工作服的护士，会产生一种压抑的心理不适感，从而限制和影响护患间的沟通。

（3）相距度：心理学家研究发现，根据沟通过程中保持的距离不同，沟通也会有不同的气氛背景。在较近距离内进行沟通，容易形成融洽合作的气氛。而当沟通距离较大时，则容易形成敌对或相互攻击的气氛。不仅如此，沟通的距离还会影响沟通的参与程度。

2. 心理环境　是指沟通双方在信息交换过程中是否存在心理压力。如沟通时缺乏保护隐私的条件，或因人际关系紧张导致的焦虑、恐惧情绪等都不利于沟通的进行。

（1）隐秘因素：凡沟通内容涉及个人隐私时，若有其他无关人员在场，就会影响沟通。因此，护士在与病人交谈时，应该注意环境的隐秘性，条件允许时，最好选择无人打扰的房间，无条件时注意说话的声音不要太大，尽量避免让他人听到。

（2）背景因素：是指沟通发生的环境或场景。沟通总是在一定的背景中发生的，任何形式的沟通都会受到各种环境背景的影响，包括沟通者的情绪、态度、关系等。如学生正在自由交谈，突然发现学校领导或老师在旁边，就会适当改变交谈的内容或方式。有人专门对异性之间的沟通方式进行研究，发现自己配偶在场或不在场时，夫妻各自与异性沟通时会表现出明显的不同。如自己妻子在场，丈夫会与异性保持较远的距离，表情也较冷淡；而自己丈夫在场时，妻子不仅与异性间保持更远的距离，而且笑容也会明显地缺乏魅力，使整个沟通过程变得短暂而匆促。由此可见，在某种意义上，沟通是由沟通者自己把握的，同时也是受沟通背景影响的。

（二）个人因素

1. 心理因素　日常生活中，沟通活动常常受到人的情绪、情感、个性、认知等多种心理因素的影响，严重时可引起沟通障碍。

（1）情绪：是指一种有感染力的心理因素，可对沟通的有效性产生直接影响。轻松愉快的正性情绪能增强一个人的沟通兴趣和能力；而生气、焦虑、烦躁等负性情绪可干扰一个人传递或接收信息的本能。当沟通者处于特定的情绪时，常常会对信息的理解"失真"。如当沟通者处于愤怒、激动的状态时，对某些信息会出现过度反应（超过应有限度），甚至误解的现象；当沟通者处于悲痛、伤感的状态时，对某些信息出现淡漠、迟钝的反应（达不到应有的限度），同样也会影响沟通。因此护士应有敏锐的观察力，及时发现隐藏在病人内心深处的情感；同时也要学会控制自己的情绪，以确保自己的情绪不妨碍有效沟通。

（2）个性：是指个人对现实的态度和他的行为方式所表现出来的心理特征，是影响沟通的重要变量。一个人是否善于沟通、如何沟通，与他本身的个性密切相关。热情、直爽、健谈、开朗大方、善解人意的人易于与他人沟通；相反，内向、固执、冷漠、拘谨、狭隘、性格孤僻、以自我为中心的人则很难与人正常沟通。一般情况下，性格内向的人愿意一个人独处，不善于人际沟通，与他人沟通的愿望也不强。但也有少数性格内向的人可以与知己建立长期稳定的沟通渠道，形成深厚的感情和友谊；而性格外向的人愿意与人共处，善于与人沟通，与他人沟通的愿望较强，容易获得社会信息，并在公共场合中产生较大的影响。但性格外向的人由于沟通范围过于广泛，容易影响沟通深度。因此，无论属于哪一种类型的个性，作为护士都要避免个性中过于挑剔、冷漠、偏执的不良心理特征，应与病人建立良好的沟通渠道。

（3）认知：是指一个人对待发生于周围环境中的事件所持的观点。由于个人经历、教育程度和生活环境等不同，每个人的认知范围、深度、广度及认知涉及的领域、专业都有差异。一般说来，知识水平越接近，知识面重叠程度越大（例如专业相同或相近），沟通时越容易互相理解。知识面广、认知水平高的人，比较容易与不同认知范围和水平的人进行沟通。因为信息发出者把自己的观点编译成信息符号的过程是在自己的知识和经验内进行的；同样，信息接收者也只能在自己的知识和经验范围内对信息符号进行解译，如果传递的信息符号是在自己的知识范围之外，那么就会影响沟通效果，甚至造成无法沟通的局面。

（4）态度：是指人对其接触客观事物所持的相对稳定的心理倾向，并以各种不同的行为方式表现出来，它对人的行为具有指导作用。态度是影响沟通效果的重要因素。真心诚恳的态度有助于沟通的进行，缺乏实事求是的态度可造成沟通障碍，以至于无法达到有效沟通。

（5）角色：是指人在社会结构或社会制度中一个特定的位置，是一定地位的权利和义务的语言、行为及思想的表现。不同的政治、宗教或职业角色，使人们形成了不同的意识，导致其对同一信息可能做出不同的解释，从而形成一种沟通障碍。如不同派别的人对同一事件可能会有完全不同的看法；不同职业的人在沟通中常有"隔行如隔山"的困难；在组织中地位高的人和地位低的人进行沟通时，地位低的人往往不敢畅所欲言。另外，信息发出者的角色身份也会影响信息的接收程度，相同的信息内容于信息发出者是信息接收者的老板、下属、朋友、仇人、情人、熟人时，其沟通的结果都可能大相径庭。

2. 身体因素　是指由于沟通者的身体原因造成的影响。

（1）永久性的生理缺陷：永久性的生理缺陷包括：①感官功能不健全，如听力弱、视力障碍，甚至是聋哑人、盲人等；②智力发育不健全，如智障、痴呆等。永久性生理缺陷的人其沟通能力将长期受到影响。与这些特殊对象进行沟通时应采取特殊的方式，如提升音量、增加光线强度、借助哑语和盲文等。

（2）暂时性的生理不适：暂时性的生理不适包括疼痛、饥饿、疲劳等生理不适因素，这些因素容易使沟通者在沟通时难以集中精力，但当这些生理不适消失后，沟通又能正常进行。

（3）年龄：年龄也是影响沟通的因素之一。

3. 文化因素　文化包括知识、信仰、习俗、价值观、个人习惯和能力等，它规定和调节着人们的行为。不同民族、文化、职业和社会阶层的人由于文化背景的不同，对沟通行为所赋予的意义可能会千差万别。美国的文化学家做过一些调查，认为东方人注重人际关系的和睦谦恭，如好客、尊敬老人、感恩报德、群体观念强；而西方人注重金钱、时间效率、个人价值观、男女平等。这点在人际交往中是有体现的。例如：中国人做报告或发言前，总喜欢用一段谦虚词，如"准备不充分""水平有限"等，发言结束后还要补充说明刚才的发言是"抛砖引玉，请批评指正"等；而美国人则喜欢一上场就先进行一番自我表扬，特别说明自己准备得如何充分，讲完后还要对别人的恭维话进一步发挥，"我确实讲得很清楚……"如果中国人用美国人，或美国人用中国人的沟通方式在自己的沟通对象面前说话，就容易引起对方的反感。我国地域广阔，有道是"十里不同俗"，这些依从于民俗文化而形成的影响沟通的因素是人们在沟通中必须注意的，理解并尊重对方的文化传统将有利于沟通。

4. 语言因素　客观事物和人的思想意念及语言文字都非常复杂，这就使得语言文字的表达范围和人们使用语言的能力都具有很大的局限性。同一种事物、同一种意思会有很多表达方式，同一种表达方式又会有多重意义。如何把话说得明白、适当、恰到好处需要语言技巧。语言是极其复杂的沟通工具，有的人口齿不清、地方口音重、不会讲普通话，或语法错误、语义不明、措辞不当等都会阻碍沟通。医护人员应重视自己的语言表达能力和技巧，因为医护人员的语言，不仅可以减轻或消除病人的病痛，也可能引起或加重病人的疾病。

5. 信息因素　信息内容也会影响沟通效果。如与个人利益相关的信息比无关痛痒的信息容易沟通；有前因后果的信息比孤立的信息容易沟通。传递的信息与个人隶属团体的价值观相一致时容易沟通；信息是好消息时，沟通一方乐意去告知另一方，另一方也乐意接收；沟通的信息是坏消息时，沟通一方就可能含糊其词，或采取试探性提问，使另一方不能接收信息的全部内容或理解信息内容。一般情况下，人们对信息的兴趣程度依次表现为：对人的问题最有兴趣，其次是事，再次是理论。此外，信息的真实性对沟通的影响也十分重要。

（三）媒介因素

沟通媒介选择不当会造成沟通错误或无效。如一位护士长为了表示对下属工作的不满，可将同样的内容通过不同的沟通媒介表达，即使用会上公开批评或私人晤谈方式，两种方式会产生不同的沟通效果，以至于对接收者产生不同的意义。

（四）组织因素

组织因素又可分为以下两种因素。

1. 传递层次因素　信息传递的层次越多，失真的可能性越大。信息每多传递一次，就存在多丢失一分的可能。组织庞大，层次繁多，增加了人与人之间的距离，也增加了信息传递过程的诸多中间环节，造成信息传递速度减慢，甚至出现信息失真或流失。同时，组织内中间层次越多，越容易出现贯彻最高决策层的指令走样或力度不足的"深井现象"。因此减少组织层次和信息传递环节，是保证沟通内容准确无误的根本措施。

2. 传递途径因素　在传统的组织结构中，信息传递基本上是单向进行，机构安排很少考虑由下往上反映情况、提建议、商讨问题等沟通途径，常常出现信息传递或反馈不全面、不准确，上级的决策下级不理解或不感兴趣，下级的意见和建议上级无法接收的现象。因此，应从多方面增加沟通途径，畅通沟通渠道。

第二节　人际关系与人际交往理论

美国教育家戴尔·卡耐基（Dale Carnegie）曾说过："现代人的成功15%靠专业技术，85%靠人际关系。"在人的一生中，无论是否愿意，总是要和不同的人进行交往，并建立各种各样的人际关系，人际关系与每个人息息相关。那么什么是人际关系？它有哪些特点与行为模式？人际关系与人际交往相关的理论及在卫生管理专业中的运用价值有哪些？这是本节将要讨论的问题。

一、人际关系的含义

人际关系（interpersonal relationship）是个体在交往过程中所形成的人与人之间的心理关系，或说是人与人之间的心理距离。人际关系是人际交往的结果，它以需要的满足为基础，以情感反应为特征，本质上是一种特殊的社会关系。具体可以通过以下四个方面来理解：

（一）人际关系是人际交往的结果

人际关系的优劣取决于人与人的交往状况和质量，有什么样的人际交往就会有什么样的人际关系。人际关系又以人际交往为媒介，人际交往是在人们直接或间接的交往过程中逐渐建立发展的，是连接人际关系的渠道和桥梁。因此，要建立良好的人际关系，就应该注意人际交往的质与量，讲究人际沟通的技巧与方法。

（二）人际关系是一种特殊的社会关系

社会关系（social relation）是指人们在共同的社会生活实践活动中形成的一切相互关系的总称。这是一个外延非常广的概念，内容非常丰富。然而，在社会关系这个系统中，人际关系究竟占据什么位置呢？前苏联学者安德列耶娃的观点得到较多人际关系学者的认同，其认为："可以把这一类关系概括地看成是社会关系系统的一个特殊横断面。在社会关系的经济、社会、政治及其他形态的横面上所表露出来的东西就是人际关系。"因此，社会关系可以从纵横两个方面考察，社会关系的纵面以生产关系、经济关系、政治关系、伦理关系、其他关系表现出来；而人际关系是社会关系的横面表现（图2-4）。

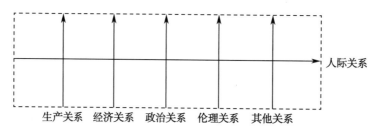

图2-4　人际关系与其他社会关系的关系

如图2-4所示，各种社会关系中都存在着人际关系。各种社会关系的形成、维持和发展，都是由具有一定情感、一定个性的个体实现的，个体之间的心理距离和心理关系必然会对社会活动和社会关系本身发生影响。因此人际关系不仅表现、受制于社会关系，反过来又深刻影响着社会关系，将人际关系仅仅看成一般的社会关系是不够的。

（三）满足需要是人际关系的基础

社会关系作为横断面的人际关系，能清晰地反映出人们的彼此满意或不满意、吸引或排斥的程度，即彼此满足对方需要的程度。一般来说，人们会喜欢能够满足自己需要的他人，愿意与其建立良好的人际关系；冷淡不能够满足自己需要的他人，疏远给自己带来处罚或困境的他人，不愿与其建立良好的人际关系。

值得一提的是，这里所讲的需要并不能狭义地理解为一种功利性需要、眼前需要或纯粹的个人需要。我们应该从广义上理解人际关系的需要，它总体包括：精神需要与物质需要，眼前需要与长远需要，他人的、群体的、社会乃至整个人类的需要。因此，即使一个人的行为未必直接满足其他个体的需要，但他所体现的思想、品质、情操等符合大众价值需求和角色期待时，其他个体会愿意与其建立良好的人际关系。

（四）情感反应是人际关系的突出特征

在人际关系中，人与人之间的亲近或疏远、好感或反感、友好或敌对等，都反映个体需要是否得到满足时的情感体验。由于人际交往和个体本身的多元化和复杂性，实际生活中人们常以情感为前提来建立人际关系。因此，我们经常会发现某人喜欢或厌恶另一个人，却又说不出明确的原因。一旦这种情感得到确定，又反过来对人际关系的形成与发展产生影响，如"爱屋及乌"现象。不同的情感体验还可以形成一个连续分布的区间，表示个体间不同的心理距离，如很喜欢、喜欢、不喜欢、厌恶、敌对、仇视等。由此可见，人际关系具有突出的情感反应特征。

二、人际关系的特点与行为模式

（一）人际关系的特点

人际关系具有角色的明确性，认识的阶段性、多元性、动态性和复杂性等特点。

1. 角色的明确性　在人际交往初期，由于关系尚未确定，所以人们的角色并不明确。随着关系的确定，交往双方就依据关系确定自己的角色，并选定适当的交往行为，在出现的交往信息中接纳或赞同某种信息，而拒绝接收其他的信息。

一个人可能会同时充当不同角色，存在多种的人际关系。但在与某人的关系中往往只能充当或主要充当一个角色，依据一种准则行事。一旦关系确立，角色就明确了。例如：一个人在家庭人际关系中充当儿子角色，同时在夫妻关系中是丈夫，在单位里是医生，在朋友关系中是朋友，无论是家庭、夫妻、上下级或朋友关系中他都充当一个角色，按一种准则行事。在单位里如果他不按已经确立的医患关系准则行事，而不务正业、胡乱行医，就会最终毁掉自己的职业生涯。人际关系不明确，角色错乱，会导致人际关系的恶化直至破裂，因为在任何一种人际关系中，角色都是存在差异的。

2. 认识的阶段性　人际关系的发展按照一定的顺序和阶段进行。在交往过程中，人们的人际关系一般先从注意阶段开始，向彼此吸引阶段、相互适应阶段、相互依附阶段过渡，而后进入稳定阶段，或是恶化阶段。这种阶段性是客观存在且不可逾越的。

莱文格与斯诺克提出了相互依赖模型（model of interdependence），将人际关系发展过程划分为不同阶段，并以图解方式对各阶段递进的状态及交往深度做了直观描述（图2-5）。图中圆圈表示交往双方，圆圈的距离表示人际关系的状态及深度，圆圈融合部分表示交往双方共同心理领域和情感融合范围。

零接触状态：两人彼此没有意识到对方的存在，彼此之间没有关系。

开始注意状态：一方开始注意到另一方，或双方相互注意到对方的存在，形成印象或态度，但无交往。

表面接触状态：双方表明态度，有一定程度的交往，但彼此之间未形成共同的心理领域。

轻度情感卷入状态：交往双方开始发现共同的心理领域，有了一定的情感交流。

中度情感卷入状态：交往双方发现了较大的共同心理领域，有一定的情感交流。

深度情感卷入状态：交往双方的共同心理领域大于相异的心理领域，情感高度融合。只有少数人的交往可以达到这种水平。

3. 多元性　从某种意义上说，每个人都是多元的个体，有自己的气质个性、社会背景、生活经历、理想与价值观。同时，人际关系本身也存在多元性。当我们在交往中同他人建立人际关系时，双方人际交往中

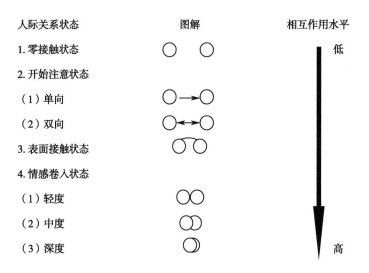

图 2-5 人际关系状态及其相互作用水平

的相互作用与相互影响是多元的。例如：在上下级关系中，可能有恋爱关系，同时也可能存在朋友关系、亲戚关系、同学关系等，这些关系会在彼此人际交往的过程中增加了关系的复杂性与不稳定性。此外，人际关系的情感也是具有客观存在的多元性的。例如：领导对某位下属，一方面欣赏其才能，另一方面又对其工作态度不满。但这种多元性在一定限度内能促进或不影响双方的关系，若是超出一定范围，则会破坏人际关系的建立和发展，导致人际关系的恶化。

人际关系的多元性普遍存在，所以有效适应人际关系中人、场合、情景及交际准则的变化，才能维持和发展良好的人际关系。当人们不能因人或因地制宜、适时变通的处理不同的人际关系时，可能会造成人际关系的僵化。例如：长期在单位中任领导职位的人，可能在处理家庭关系时也容易带入工作中的人际行动方式，以命令或领导者的口吻和姿态与家人交流，这就可能会造成人际关系中的某些矛盾。同理，在某一人际关系的处理中，也应避免由于缺乏更新技巧和变通能力，而始终重复同一行为地进行人际交往。如上下级的关系中，如果在交往中不断沟通交流，加深理解，就可以在某种程度上避免上下级关系的僵化。

4. 动态性 一切事物都是不断变化发展的，人际关系亦是如此。美国人际传播学家朱迪·C. 皮尔逊曾说过："同人类发展的过程相似，一个人从出生起，要经过少年、青年、成年等阶段，直到最后死去。在此期间，无论是人还是人际关系，都不会停滞不前。相反，人在变，他们之间的关系也在变，他们的环境也在变。"

认识人际关系动态性的意义在于：首先，以发展变化的眼光看待人际关系，防止我们思想僵化，犯形而上学的错误；其次，提示我们正确地分析和估计人际关系变化发展的可能性，从而调整人际关系向预想的方向发展，优化人际关系。

5. 复杂性 初看起来，人际关系是极为简单的社会现象，对每个人来说，似乎是与生俱来、司空见惯的。然而仔细考察可发现，人际关系有很强的复杂性。

（1）人际关系角色的复杂性：同一关系主体会表现出不同的人际角色，不同的人际角色会形成不同的人际关系。

（2）人际关系构成要素的复杂性：从心理学上看，人际关系的心理要素分为认知、情感和行为三大成分，而每一种成分又分为不同的方面。

在人际关系学中，人际关系的构成要素又可以分为交往动机、交往媒介、交往方式、交往频率，以及交往地点、时间、环境、内容、效果等。

（3）人际关系具体表现的复杂性：在现实生活中，人际关系多种多样、纵横交错，从不同角度可区分为性质不同、程度不同、作用不同等各有区别的人际关系。

导致人际关系复杂性的原因主要有以下两点：①人际关系主体的复杂性。朱迪·C.皮尔逊说过："人并不是简单的、单面的。每个人都有各种特点，有一系列竞争的欲望，有众多的经历，还有各不相同的抱负。当我们同他人建立关系时，我们的多面性同其他人的多面性相互发生着影响和作用。"理解了关系主体有着情绪性、主观性与时空性等，也就很容易认识到人际关系何以带有如此的复杂性。②人际关系的外在条件与影响因素的复杂性。包括客观的社会环境、自然环境及社会历史文化背景等。认识人际关系的复杂性是十分重要的，它可以帮助我们具体地分析和把握人际关系，避免犯简单化的错误。

（二）人际关系的行为模式

人际关系的状况是通过人际交往的行为活动表现的，不同的人际关系会表现出不同的人际行为模式。一方的行为对另一方来说是一种外在的刺激，会引起相应的行为反应。这就是人际关系行为模式的基本规律。

1. T.F.李瑞的人际关系行为模式　美国社会心理学家李瑞从几千份的人际关系研究报告中，归纳出以下八类人际关系行为模式：

（1）管理-服从型：由一方发出的管理、指导、指挥、劝告、教育等行为，导致另一方的尊敬、服从等反应。

（2）支持-接受型：由一方发出的帮助、同情、支持等行为，导致另一方的接受、信任等反应。

（3）同意-协作型：由一方发出的同意、友好、合作等行为，导致另一方的温和、协作等反应。

（4）信任-帮助型：由一方发出的信任、赞扬、尊敬、求援等行为，导致另一方的帮助、劝导等反应。

（5）服从-控制型：由一方发出的礼貌、害羞、服从等行为，导致另一方的骄傲、控制等反应。

（6）反抗-惩罚型：由一方发出反抗、怀疑等行为，导致另一方的敌对、拒绝、惩罚等反应。

（7）攻击-敌对型：由一方发出的不友好、惩罚、攻击等行为，导致另一方的敌对、反抗等反应。

（8）炫耀-自卑型：由一方发出的拒绝、炫耀、夸大等行为，导致另一方的不信任、自卑等反应。

人际关系受个性特征和情境等诸多社会因素的影响和制约，因此这种人际关系行为模式的分类仅为粗略的归纳，实际生活中很少存在单纯的人际关系行为模式。

2. W.C.舒茨的人际关系行为模式　美国社会心理学家舒茨提出人际需要三维理论。他认为，人际关系的模式大致可以通过三种人际需要来表示：包容的需要、支配的需要和情感的需要。

（1）包容的需要：即个体想要与他人建立并维持和谐人际关系的需要。人到新环境中总是力图使自己融入团体，创造良好和谐的人际关系。包容的需要可以转化为动机并产生包容行为，其特征是沟通、协调、融洽、参与、与人接触，这种行为对他人有很强的感染力。与此动机相反的人际关系特点是孤立、排斥、退缩、疏远、避免与他人建立关系、拒绝融入群体，不参加或介入别人的活动。

（2）支配的需要：即个体在权利关系上与他人建立并维持良好人际关系的需要。这种需要的动机能产生支配行为，支配行为可分为拒绝型、独裁型和民主型三类。拒绝型的人倾向于谦虚、服从，在人际交往中比较排斥权利和责任，容易接受别人的领导而不愿占主动权。独裁型的人喜欢支配和控制他人，在人际关系中倾向于领导地位，喜欢替别人做决定。民主型的人能够较好地解决人际关系中控制与权利的问题，根据环境的改变适时调整自己的行为，能够既顺从上级又能处理好自己的权利关系，对管理者来说是较理想的人际关系类型。

（3）情感的需要：即个体在与他人的关系中建立并维持亲密情感联系的需要。舒茨将这种需要定义为受人喜欢和爱的需要。出于这种需要动机而产生的行为特征是喜爱、亲密、友善、同情、热心等。与此动机相反而产生的行为特征是厌恶、憎恨、冷淡，避免亲密人际关系，或表面上友好、内心希望与他人保持一定的心理距离并希望对方也这么做。情感需求在人的心理发展过程中始终存在，只是在不同的年龄段需要不同内容的情感，以帮助人保持愉快的心境和健全的人格。

舒茨认为，上述三种人际需要可以转化为行为动机，使个体产生行为倾向。而个体在表现这三种需要时又分为主动性和被动性两种情况。因此人际行为可以划分成六种人际关系的行为模式，见表2-1。

表2-1　人际关系行为模式

需要	行为倾向	
	主动性	被动性
包容	主动与他人交往	期待他人接纳自己
支配	支配他人	希望他人引导
感情	主动表示友好	等待他人对自己亲密

舒茨的人际关系行为模式的分类，不仅有助于我们了解个体人格特征对人际关系的作用和影响，而且能够帮助我们正确评估不同的人际关系行为。舒茨指出，一个包容动机较强且行为较主动的人，必然是一个外倾性格的人，喜欢与人交往，热情参加活动；如果同时他的情感动机又很强，他还会主动关心爱护他人，那么自然受到大家的喜爱，拥有良好的人际关系。

3. 霍尼的人际关系行为模式　根据交往双方的相互关系状况，美国社会心理学家霍尼将团队人际关系的行为模式分为三类：

（1）谦让型：行为模式的特征为"朝向他人"，有顺从行为，讨人满意。常常想到的是"他喜欢我吗"。这类人际关系行为模式适合社会性工作、教学和医护工作。

（2）进取型：行为模式的特征为"对抗他人"，常常考虑的是对方对自己是否有用，或对方能力的大小。这类人际关系的行为模式适合商业、金融、法律工作。

（3）分离型：行为模式的特征为"疏离他人"，常常考虑的是别人是否感染自己，总是与他人保持距离，避免他人的干扰或影响。这类人际关系的行为模式适合从事艺术和科研工作。

事实上，单纯的人际关系行为模式很少发生，它总是渗透了许多其他因素，如交往情境、个人心理特点、角色与地位、价值与权利等。

三、人际交往的动机与需要

需要（need）指环境与个体之间出现某种生理或心理的不平衡时，为了恢复平衡而产生的心理活动。它是个体为了生存和繁衍种族所必需的客观条件在人脑中的反映。动机（motive）是激励人去行动的主观原因，是个体发动和维持其行动，并使该行动朝向一定目标进行的一种心理状态。动机是促使人们去行动的动力，这种动力是以人的需要为基础。很多学者对人际交往的需要和动机进行了研究和探讨并形成理论，这些理论对护理人员具有重要的指导意义。在人际交往需要的理论中，涉及管理者如何满足员工需求进而调动其积极性的理论，又称内容型激励理论，包括马斯洛的需要层次论、奥尔德弗的ERG（生存需要、相互关系需要、成长需要）理论和麦克利兰的成就需要理论等；围绕动机形成过程的研究，即人际交往的动机理论，又称过程型激励理论，包括弗鲁姆的期望理论、亚当斯的公平理论、波特和劳勒的期望模式等。

（一）马斯洛的需要层次论

心理学家马斯洛是美国人本主义心理学的主要创始人，他在《调动人的积极性理论》一书中提出了需要层次理论。该理论把人的需要分为生理需要、安全需要、友爱归属需要、尊重需要和自我实现需要这五个层次。马斯洛需要层次理论的主要观点如下：

1. 每个人都具有不同需要　在护理工作中，护患双方的友爱归属需要与尊重需要得到满足时，护患之间便会营造出和谐的人际关系。事实上在临床实践中，任何层次的需要的满足都有利于人际关系的形成与维持，不同时期、不同年龄阶段表现出来的各种需要的迫切程度不同。但在各种需要中，占统治地位或最迫切的需要被称为主导需要或优势需要，这种需要是否得到满足，是激励人的行为的直接原因和动力。

2. 同一时期内可能会存在几种需要　人的各层次需要是相互依赖和重叠的，低层次的需要不会因为高层次需要的发展而消失，只是对个人影响力的比重降低而已。

3. 需要的满足次序是从低级到高级　但如果有颠倒或超越的情况，也是正常的。这是人的个性、教育和外界环境在发挥作用。

马斯洛的需要层次理论在一定程度上反映了人类心理与行为的共同规律，对人际关系具有指导价值：人际关系的建立和发展需要考虑个体需要满足的情况，人们最迫切需要的满足可以促进人际关系向良好方向发展。作为一种激励理论，它对正确评估、认识人的需要有重大启发和指导作用。

（二）奥尔德弗的 ERG 理论

美国耶鲁大学的克雷顿·奥尔德弗在马斯洛需要层次的基础上，通过大量的调查研究后，提出人存在着三种核心的需要，即生存需要（existence need）、关系需要（relatedness need）和成长需要（growth need），因而这一理论被称为"ERG"理论。

1. 生存需要　这类需要类似于马斯洛需要层次论中的生理需要和安全需要，包括人的衣、食、住、行、报酬、福利和工作环境的需要等。

2. 关系需要　这类需要类似于马斯洛需要层次论中的安全需要、归属与尊重需要。包括人与人之间的关系、联系的需要。关系需要作为人的核心需要之一，它的满足可以促进人际关系的建立与维护、人际交往的顺利进行。

3. 成长需要　这类需要类似于马斯洛需要层次论中的尊重需要的内在部分及自我实现的需要。它是一种要求得到提高和发展的内在欲望，表现在人不仅要充分发挥潜能，而且还需要开发新的能力。奥尔德弗认为，这种需要是个人对工作创造性和成长发展的追求，主要通过事业成功、前途发展得到满足。

（三）麦克利兰的成就需要理论

哈佛大学教授戴维·麦克利兰是当代权威的心理学家。他提出的著名的"三种需要理论"认为，个体在生理需要得到满足后，在工作情境中有三种重要的需要。

1. 成就需要　麦克利兰认为，具有强烈的成就需要的人往往是进取的现实主义者，对胜利和成功有强烈的要求，力图将事情做得完美，同时保证工作效率。他们有较强的事业心和责任感，喜欢设立具有适度挑战性的目标并享受克服困难的过程；喜欢得到有关工作绩效的及时明确的反馈信息，从而了解自己是否有所进步。他们把个人成就看得比金钱更重要，从成功中得到的鼓励远高于物质激励的作用。一个人成就需要的高低，直接影响他的进步和发展。高成就需要的人对一个组织和国家有很重要的作用，这样的人越多，国家或组织越是兴旺发达。

2. 权力需要　权力需要是指影响和控制别人的一种愿望或驱动力。不同人对权力的渴望程度也有所不同。权力需要较高的人一般喜欢寻求领导者职位，善于揽权，喜欢负责某事，支配影响他人，注重社会地位和影响力。他们也会追求出色的成绩，但他们这样做并不像高成就需要的人那样是为了个人的成就感，而是为了获得更高的地位和权力，或与自己已具有的权力和地位相称。权力需要是管理成功的基本要素之一。

3. 亲和需要　亲和需要是寻求被他人喜爱和接纳的一种愿望。高亲和需要的人更倾向于与他人进行交往，渴望友谊，喜欢合作而不是竞争的工作环境，希望彼此之间的沟通与理解。他们把人际关系看得比权利和成就更重要。有时，亲和需要也表现为对失去某些亲密关系的恐惧和对人际冲突的回避。亲和需要是保持人与人之间社会交往和人际关系和谐的重要条件。在调配人力资源时，管理者应当考虑到员工的亲和需要对工作效率的影响。

第三节　人际认知理论

一、人际认知的概念和内容

（一）人际认知的概念

1. 人际认知的概念　人际认知（interpersonal cognition）是个体对他人的心理状态、行为动机和意向做出的理性分析与判断过程,包括感知、判断、推测和评价等一系列的心理活动过程。只有认知判断正确,交往的态度、方法才能得体、适宜。要提高人际交往的有效性,就要研究和掌握人际认知的过程及其规律。

人际关系的建立是以人际认知的结果为基础,同时,在人际交往的认知过程中存在一定的规律性即偏差,从而形成了不同的人际关系。

2. 人际认知的特征　人际认知具有以下三个特征:

(1)知觉信息的选择性:在人际交往过程中,每个人都是通过自己的外表、神态、语言、能力、行为等方面的特征,向他人传递有关个人的信息。但交往对象并不一定接收对方的所有信息,而是对信息进一步加工,从而形成对他人的印象。因此在一般情况下,个体的某些特质更容易被选择。有研究表明,中国人较重视伦理道德方面的评价,如在人际交往中,与"善良诚朴—阴险浮夸"相关的举止更易被感知,并在对他人的评价中起关键作用。而在西方文化中,与"热情—冷淡"相关的举止则在人际关系中起核心作用。

(2)认知行为的互动性:人际认知是认知者和被认知者之间的互动过程。认知者在获得对方的知觉信息时,被认知者不是被动地等待被感知,而是通过对自己的修饰、言谈、举止的选择,来改变认知者对自己的印象。这种有意控制他人对自己形成各种印象的过程,称为"印象整饰"或"自我呈现"。

(3)印象形成的片面性:人对他人的总体印象是在有限的信息资料基础上形成的。在人际交往过程中,双方的认知会受许多复杂因素的影响,如环境、主观感受、文化背景、当时的心理状态等,人们一般会根据交往过程中获取的一些零散信息,形成对他人的片面性印象,即从某一个方面来看待或评价这个人。这些因素可能会对他人的认知发生偏差,而这些偏差一般都具有一定的社会心理规律。

(二)人际认知的内容

从结构上说,人际认知主要包括三个方面的内容:对自我的认知、对他人的认知和对人与人相互关系的认知。

1. 自我认知　是指人在社会实践中,对自己的生理、心理、社会活动,以及对自己与周围事物的关系进行认知。自我认知包括自我观察、自我体验、自我感知、自我评价等。人们在社会中进行人际交往时,首先要客观地认识自己,对自己做出准确的评价,才能确定自己在交往中的恰当位置。

自我认知的基本思想是"人贵有自知之明"。自我认知的目的是经过社会生活的实践与体验,使自我适应社会环境。自我认知的基本途径是从社会交往中认识自己。自我认知离不开与社会交往,交往是个体从社会获取知识和经验的源泉;交往也是一种人与人的比较,通过比较可以发现他人的长处和自己的短处,"择其善者而从之,其不善者而改之。"通过比较还可以获得他人对自己的评价,"行有不得,反求诸己",实时总结自己的收获和差距,防止主观性、片面性。

美国心理学家威廉·詹姆士把自我认知分为三种要素:一是物质自我,即自我的身体、生理、仪表等要素组成的血肉之躯;二是社会自我,即自己在社会生活中的地位、名誉、人际关系等,也是自我在群体中的价值和作用及他人对自我的大致评价等;三是精神自我,即对自己个性、智慧、道德标准、心理素质等的认识。这些对自我认知的划分方法,在社会实践及心理分析时都有一定的可取之处,并对自我认知产生不同的影响,但应该明确的是,人的行为最终是由统一的自我完成的。

2. 他人认知　是指对交往对象的正确认识。人际交往的对象不是无生命的静物,而是有着复杂情感的高级动物,为了使自己在人际交往中做出正确的判断,找到合理的依据,必须正确认知交往对象,即对他人的认知。社会交往中,认知主体和客体在认知互动中凭借认知素质(或称心理素质)来认知对方。由于彼此的经验、心理活动不同,各自的认知素质也不同。在实际交往中,人们经常表现出双重人格,即内心和外表的表现不一致,从而增加了认知的难度和多样性。

(1)对他人认知的内容:对他人的认知包括五个方面的内容。一是对他人情感的认知,即通过他人的面部表情、姿势动作和语音语调等直接获得交往信息。二是对他人情绪的认知,即对他人心境、激情和应激等三种心理行为的认知;其中最重要的是对他人心境的认知,人的心境是一种能够较长久的、微弱的、影响人的整个心理活动的情绪状态。因此，当人的心境处于一种不顺心、不愉快，或沮丧、悲伤、疑惑等状态时，更需要他人的关心与帮助。三是对他人能力的认知，即对他人的思维、学习、工作、组织、生活、交际、创造、应变等能力的认知。四是对个人倾向的认知，即对他人的需要、动机、兴趣、理想、信念与世界观的认知。社会交往中需要对个人倾向做出积极认知的内容很多，未必能兼顾到各个方面，一般只能顾及其中的一部分。五是对他人个性特征的认知，对他人的气质、性格、智力等方面的认知。其中人的智力在一定程度上反映了人的认识能力，同时，能力也可以影响人的气质和性格；而人的性格又代表了人对社会的态度，并通过各种习惯的行为方式表现出来。

（2）对他人认知的作用：对他人的认知包括八个方面的作用。一是知人善交，选择交友；二是知人善教，因人施教；三是知人善任，合理用人；四是知人善举，举荐人才；五是知人善谏，善意批评；六是知人善学，学人之长；七是知人善助，助人为乐；八是知人善任，量才用人。

3. 人际环境认知　是指对自身交往的小环境、小空间进行有目的的观察，包括自己与他人的关系及他人之间的关系的认知，以此判断了解自我和他人在共同生活空间群体中的整合性、选择性。这是人际认知的关键所在，是对交往活动的总结和概括，是进一步发展人际关系、深入交往的基础。

人际认知的过程是一个相互感知的过程。人们按照自己的动机、价值观去感知他人，同时观察他人对自己的看法和态度，并以此来修饰自己的行为。对人际环境的认知是以自我认知和他人认知为基础，先知己知彼，然后再判断相互之间的关系，决定是否继续交往，如何发展关系及发展前景如何等。在一个团体内，要得心应手地处理好复杂的人际关系，就要对人际环境有一个正确的认知，这是协调人际关系的必要条件。

二、认知印象的形成与心理效应

在生活与工作中，我们时刻都面临着如何快速准确地形成对他人的印象，以及如何给他人留下良好印象这两大人际认知的任务。因此，印象形成和印象管理对人际关系的形成与发展具有重要意义，因为认知双方的一切人际交往都是建立在这两者之上的。

（一）印象的形成

印象的形成一般是以个体对他人掌握的有限信息资料为基础的，个体倾向于将认知对象看成一个完整的、综合的印象。当个体对某人的信息资料有矛盾时，通常也会重新整合信息资料，从而保持认知印象的一致性。

在印象形成的过程中，个人好恶评价对印象形成的影响是最为重要的。奥斯古德等人采用语义差别法研究好恶评价对印象形成的影响，结果发现，一旦个体把认知对象放在喜欢或不喜欢的范围内，对这个人的其他认知评价就会归入相应的范围，一时的好恶印象也会扩大到其他不同时间的情境中。

此外，信息特征对印象形成也有影响：首先，信息的先后顺序会影响印象的形成。试想，当你初次与某人打交道时，是想先知道他是否善良正直，还是想知道他是否能干呢？多数人会选择前者。同样，如果了解到某个冷淡、粗鲁的人是聪明的，可能会认为此人有威胁性，有潜在敌意或有破坏性；但如果了解到某个热情细心的人是聪明的，可能就更加提升对他的好感和赞许。其次，个体在印象形成中会更注重消极否定的信息。在其他方面都相同的情况下，消极否定的品质比积极肯定的品质对印象形成的影响更大。不管一个人其他品质如何，一种极端的消极品质如同一张"黑票"，使人产生极端消极的坏印象，甚至掩盖对方好的品质。例如：当听到某位教师有家庭暴力行为，不管听到他还有其他什么品质，个体对他的评价都持否定态度。因此，个体在对他人的品质估价时，要考虑到消极否定信息的作用，坚持实事求是，以免形成不该属于该认知对象的负面印象。

（二）印象形成中的心理效应

1. 首因效应（first-impression effect）　首因，即首先被反应的信息。两个素不相识的人第一次见面所形成的印象即第一印象。首因效应的结果即第一印象效应。在信息呈现顺序中，首先呈现的信息比后来呈现的信息在印象形成中有更大的权重。在现实生活中，首因效应经常影响着人们对他人的判断，即"先入为主"现象。面对单位新来的员工、领导，班级新来的老师、同学，刚刚认识的朋友，以及招聘面试等情况时，都存在第一印象的问题。所以，在人际交往中，留给人们的第一个印象是十分重要的，它不一定是正确的，但却是最鲜明和牢固的。然而，完全根据第一印象去判断和解释一个人未来的行为，会使人发生认知偏差。

虽然首因效应具有消极性，但在日常生活中也有积极的一面。主要有两方面的启示：一方面首因效应是一种偏见，是对人不全面的认识。在护理人员工作中应避免这种负面效应对自己认知的影响，防止偏激的错误认知。另一方面护理人员应充分利用首因效应的影响为临床护理工作服务，在人际交往中尤其是初次交往中应注意自己给他人的第一印象。这样，在以后的工作中容易得到病人、同事和领导的信任与支持，融洽的人际关系会促进工作的顺利进展。

2. 近因效应（recent-impression effect） 近因效应是指我们所获得的最新信息对印象形成强烈的影响。当在最初获得的信息与最后的信息之间有较长时间间隔，或在间隔时插入其他的与形成印象无关的事情，会削弱首因效应而显示出近因效应。近因效应的作用也与人际交往的时间和熟悉程度有关。当两个陌生人初次接触，那么首因效应起的作用大一些；随着交往次数的增加，熟悉程度的增加，近因效应可能有更大的影响，甚至可以颠覆第一印象，这就是人们常说的"日久见人心"。

3. 晕轮效应（light circle effect） 在生活中，我们如果对一个人形成了某种印象后，这种印象有可能影响我们对他的其他特质的判断。这就是说，一旦我们对一个人形成了大体上的印象后，我们往往会以印象一致的方式去估价他所有的特征或特点，这就叫作晕轮效应，又称光环效应，如同月亮周围的月晕，把月亮烘托得分外美好。

在实际工作中，晕轮效应非常常见，如我们常说的"爱屋及乌""情人眼里出西施"等。晕轮效应实际上是对别人的一种认知偏差现象，是个人主观推断泛化的结果。例如：有两位应聘者，招聘者对其中一个有着良好的第一印象，那么招聘者往往倾向于认为有良好第一印象的应聘者比另一位应聘者有更多的技能和发展的可能性，更适合这项工作。由此看出，"晕轮效应"常常会促使人们做出不公平的行为，然而我们很难认识到它的存在。因此，"晕轮效应"值得我们警觉，要注意防止人际认知中的以点代面、以偏概全。

4. 投射效应（projection effect） 投射效应是指个体在对他人形成印象时，总是倾向于将自己的感情、意志、特性等投射到他人身上并强加于人，即以自己的认知标准去衡量他人。具体分为两种类型：一种类型是个体没有意识到自己的特性，而把这些特性投射到别人身上。例如：一个人若是对另一人存有敌意，那么他总是会感觉对方对他自己也不怀好意。另一种类型是个体意识到自己某些负面的特性，而把这些特性投射于他人。例如：喜欢撒谎的人，也不容易相信别人的话；想作弊的考生，总感觉他人也在作弊。

心理学家指出，投射效应在任何人内心都是存在的，而且它是阻碍人们有效接收他人观点、想法、意见和行为的最大障碍。因此，在处理人际关系中一定要提防投射效应，防止以自我为中心地去衡量和评价他人，要培养设身处地、真诚沟通、客观判别和认知事物的能力与习惯。

5. 定势效应（social prejudice effect） 定势是认为某个特定社会群体拥有同样的某些特质或特点的信念。定势效应形成的社会印象称为社会刻板印象。在认识他人时，我们常常会不自觉地有一种有准备的心理状态，也就是关于某一类人比较固定的、笼统的看法。定势发生在各个不同的职业、年龄、种族、民族、性别、地域等方面。例如：我们通常认为，商人奸诈狡猾；教师文质彬彬。老年人墨守成规，或老谋深算；年轻人举止轻浮，或富有朝气、敢于创新。犹太人聪明机智，贪婪吝啬；日本人工作勤奋，彬彬有礼；英国人绅士风度，因循守旧等。男子更理性，有决断力和独立性，善于处理危机；女子则更感性，乐于助人，有耐心，敏感，温柔。南方人身材矮小，灵活精明；北方人身材魁梧，豪爽率直。

定势效应在个体对关于他人的资料或信息不充分时，简化了人际认知过程，但也容易产生偏差，造成

"先入为主"的偏见。因此,当我们形成有关某个人的印象时,不应仅从该个体从属的群体特征出发,因为定势的存在有时会形成不准确的印象,应该更加全面、客观地进行分析和评价。只有这样,才能对个体形成正确的印象。

（肖宁宁）

学习小结

本章以人际沟通的相关理论为主线,主要介绍了人际沟通、人际关系和人际认知三方面的内容,其中人际沟通的基本概念和分类、人际沟通的构成要素、影响因素及人际认知的心理效应是重点内容,需要认真学习和领会。

复习参考题

1. 常见的认知心理效应有哪些?

2. 人际认知的内容包括哪些?

3. 简述人际认知的特征。

4. 人际沟通构成要素包括什么?

第三章　语言沟通

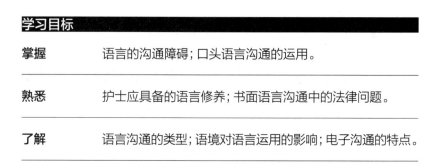
　　语言沟通是人类社会特有的一种交往工具，也是护士与病人之间进行信息交流最主要的方式。在临床护理实践中，很多纠纷都是由于语言沟通不良引起的，这些原因可能是直接的，也可能是间接的，突出表现为护理人员"不会说话"。语言沟通是护患沟通的基础，要想取得病人的信任，做好护理工作，护士必须具备良好的语言沟通能力。

第一节　语言沟通的基本知识

一、语言沟通的含义和作用

（一）语言沟通的含义

　　1. 语言　同一文化背景的人们通过语言来表达自己的观点，和他人分享不同的意义和内涵。声音、文字和语法是语言的三个基本要素。我们生来就具备发声的功能，在学会识字和书写之前就会说话，先有语言后出现文字。文字虽是一种符号，但不同的群体和文化却给它赋予了意义。为了准确理解对方，沟通过程中双方要达成语义上的共识。语法包括词语的构成和句法，是用来规范字词组成词组和句子的规则。综上，语言是一种以语音为外壳、以语义为内容、以词汇为构建材料、以语法为规则的符号系统。

　　2. 语言沟通　语言沟通（verbal communication）是指沟通者出于某种需要，运用有声语言或书面语言传递信息、表情达意的社会活动。语言沟通是语言的使用过程，当声音或文字符号发出后，信息就被传递出去，如果被其他人接收并理解，就实现了沟通。

（二）语言沟通的作用

　　信息交流是语言沟通最重要的作用，人们通过语言传递信息、交流思想并获取信息。在护理工作中，护士通过倾听了解病人的内心感受和心理状态，通过交谈获得病人的相关资料，对病人进行健康宣教。在语言沟通的过程中，双方增进了解，交换观点，提出建议，可以有效协调和改善人际关系。此外，语言是联系社会成员的桥梁和纽带。通过语言沟通可以将单独的个体组织起来，形成合力，形成不同的社会关系，调整矛盾、冲突与对立。

二、语言沟通的环境

（一）语境的含义和类型

1. 语境的含义　语境（context）即进行语言沟通的环境。话语和环境是紧密结合在一起的，语言环境对于理解语言来说必不可少。没有语言环境，词就失去了意义。"语言环境"还包括"情境语境"，即语言和社会环境之间的关系。要想理解语境中的语言，首先要理解语境，而不是语言本身。

2. 语境的类型　语境的内容比较复杂，关于语境有多种不同的分类方法。根据构成因素的不同，语境可分为语言语境和非语言语境两大类。

（1）语言语境：即文章或交谈中话题的上下文，是语言的内部环境。包括词语的搭配、句式的选择、语言的前后顺序及内部衔接等。人们对语言的理解是依据上下文。听话的人或读者对上文做出推理，说话人再进一步说明，这种说明又再次成为听话的人理解说话人意图的依据。例如：一位病人左眼做完手术用纱布包扎起来，同病房的病友笑着对他说："你现在真的是'一目了然'呢。"在这里"一目了然"的意思显然与平时不同。语言语境还可以分为三类：①词汇语境主要是指词语的搭配；②语法语境又称句法语境，是由于一词多义而导致同一个词在不同语法环境下意思有所不同；③言语语境则是指依靠上下文才能确定词语的确切含义。

（2）非语言环境：是语言的外部环境，即说话的场合及场合背后的社会文化背景。其中情境语境是指语言产生时的实际环境，包括参与者、事件的特征、性质和谈话的主题、时间、地点、方式等。文化语境指沟通者所在语言社会团体的历史文化和风俗人情。有些词语必须结合一定的社会文化背景才能真正理解其内涵。例如：在西方总是把蝙蝠与黑暗势力联系在一起，认为它是一种邪恶的动物。但是在我国，由于"蝠"与"福"同音，故认为蝙蝠是吉祥幸福的象征。

（二）语境对语言运用的影响

1. 语境的制约作用　语境对语言使用的制约作用，是指语境对语言生成和理解所起的限制作用，具体可表现为以下情况。

（1）语境对语义的制约：在实际的语言交际活动中，语境决定了交际的内容。俗语说"上什么山唱什么歌""对什么人说什么话"就是如此。同一句话在不同的语境中所传递的信息是完全不同的。例如：一名医生对妻子说："我明天上午八点做手术。"同样一句话在不同的语境下就可能表达不同的语义，当他是医生身份时是为别人做手术，而他成为病人时则是被做手术。

（2）语境可排除歧义：一词多义是语言中普遍存在的现象，歧义是指某个句子或词语的意义存在两种或两种以上的解释。脱离了特定的语境，孤立地分析词语意思就会不明确，甚至产生歧义。例如："他的笑话说不完"这句话，如果不借助语境就会产生歧义。单独看这句话，至少有两种解释：一是他很会讲笑话，总是说不完；另一种则可以解释为他四处闹笑话，关于他的笑话多得说不完。

2. 语境的解释功能　如果说语境的制约功能是针对信息发出者，要求人们在说话时要根据语境选择恰当的词语进行表达，那么解释功能则是针对信息接收者的。语言的意义来自语言自身，语言的内容是语境及其他语言外的因素作用于语言意义的产物。要想理解推断语义必须要借助于语境，通过信息接收者的思辨，获得信息发出者想要传递的全部信息。

三、基于语言的沟通障碍

沟通障碍是指信息在传递和交换过程中，由于信息意图受到干扰或误解，而导致沟通失真的现象。在人际交往过程中，常常可以发现，尽管和他人说一件事情很简单，但要想保证完整准确地将自己的想法传达给对方并不容易，有时候还会存在曲解。在语言沟通的过程中，常常会受到各种因素的影响和干扰，使沟通受到阻碍。沟通障碍可以来自信息的发出者、接收者和信息传播通道等多方面。

（一）含义可能会被误解

误解是指信息发出者的意图与接收者所理解的内容存在差异，这种误解是信息的错误传达。例如：护士长布置了一项工作，要求护士尽快完成并提交一份报告。一周后护士把报告交给了护士长。可是没想到护士长却对该护士说："怎么花了这么长时间，我三天前就想要这个资料。"听到这里该护士可能会感到委屈和沮丧，护士长没有明确说明哪天需要这个报告。这是谁的错？是护士长没说清楚吗？护士当时问过这个问题吗？这样的情况可能在每个人身上都发生过。语言中的大部分词语都有多种含义，会随着使用者的知识和处境而改变，我们必须清楚地认识到不同的人对同一词语会有不同的理解。在生活和工作中可以通过下面这些有效的方法尽量减少错误传达：①更多地关注对方的想法，而不是对方使用的词语本身；②如果不确定对方的意图时，请对方做出解释或用自己的话重述以核实信息；③允许对方质疑和解释你的信息并尊重他说的话；④考虑沟通发生时的语境，保持对语境的敏感。在上面的例子中，如果该护士能够在护士长布置任务时核实一下提交报告的时间，就可以避免误解的发生。

（二）语言可能引起极化

极化是指事物在一定条件下发生两极分化，使性质相对于原来状态有所偏离的现象。语言沟通过程中的极化则是指沟通者有时会从极端的角度看待事物。虽然处于极端的事物所占比例不高，但在语言方面这种非此即彼的思维方式并不少见。在语言沟通的过程中，极化的影响是具有破坏性的，轻者影响沟通顺利进行，重者导致沟通的中断。这种情况是钟摆效应在沟通中的体现。钟摆效应原本是一个心理学概念，主要用以描述情绪的高低摆荡现象。在沟通领域，钟摆代表了一个人对现实的感知。当钟摆处于中心位置时，一个人的感知是公正、明智、诚实和可敬的，这是人们大多数时候的状态。但是一旦沟通双方对现实的感知出现差异时，两人的钟摆会反向运动。随着谈话的深入，每一句话都会引起沟通双方更加强烈的反应，使双方走向相反的两极，就如钟摆向左摆后，便会向右摆，循环不息。沟通双方各自都会使用极端的词语来表达和捍卫自身的现实感知，从而引起矛盾和冲突。例如：病人向护士抱怨住院费用高，一定是医院多收费了。而护士则回应说现在是电脑计费不会出现这种问题。双方都坚持自己的观点互不相让，最后发展成了相互攻击："没钱就别来看病""医院就是黑了良心"。其实沟通双方如果能认识到可能会存在误解，就应避免说出极端的话，避免极化现象的发生。

（三）语言可能存在性别歧视

人类社会由男性与女性构成，男女除了生理、心理上的区别，语言上也存在差异。在 17 世纪，甚至还存在男女有别，互不通用的语言。性别歧视语言是指以性别刻板印象和假定为特征，认为一种性别比另一种性别更优越。在社会人际交往中，性别歧视语言涉及一种态度，现实生活中语言的性别歧视往往针对女性。积极正向的词语常用以描述男性，如独立、强壮、自信、有进取心；而描述女性的词语常常包括软弱、胆小、依赖、易受骗等。性别刻板印象会对沟通过程中信息的传递产生较大影响，护士应尽可能使用性别包容性语言来减少性别歧视。具体的方法包括使用并强化非性别歧视沟通模式、尽可能使用自己熟悉的语言、不使用高度重复或没有必要的词语以避免负面效应，以及在沟通时注意对自己的语言进行性别歧视审查等。

（四）语言存在文化差异

语言是文化的一部分，没有语言就没有文化。语言植根于它所属的文化，同时又受到文化的影响和制约。由于文化的差异，在谈论严肃问题时由于语言不当可以使听众捧腹大笑，一句毫无恶意的话可能使双方不快。演讲时一个让国内听众可以大笑的笑话，国外听众却没有任何反应。由于这种差异的存在，使得不同文化间的交流常常遇到困难。在高语境文化中，语义的承载更依赖其语境，很多沟通行为的意思可以从情境或地点中反映出来，语言是间接的、不明确的。而在低语境文化中，语义主要包含在进行交际的语言里，其字面意义就是最大化的含义。在跨文化沟通中，必须尽可能多了解语言和文化的差异，才能进行有效沟通。

人际交往中有诸多因素影响了语言沟通的效果,信息发出者信息传送不全、表达能力不佳、知识经验的局限等都会影响信息的完整传递,信息接收者信息解码不准确、对信息的筛选、对信息的承受力和心理上的障碍会影响信息的完整接收,沟通媒介选择不当、沟通渠道过长及外部的干扰也会影响到沟通的效果。

相关链接

语境文化

语境文化(context culture),是指说话人所在的语言、社团的文化背景与社会距离,在跨文化交际中起着重要作用。美国人类学家霍尔在 1976 年提出文化具有语境性,并将语境分为高语境和低语境。在高语境文化中,说话者的语言或行为意义来源于或内化于说话者当时所处的语境,他所表达的东西往往比他所说的东西要多。它依赖于人们思想预先设定的、先入为主的程序来传达信息。而在低语境文化中,人们强调的是双方交流的内容,而不是当时所处的语境,是在理性的基础上用逻辑的方法推导结论。中国属于农业大国,民众彼此相互熟悉,联系密切,有着长期共同的生活经历和背景,形成高语境文化。而美国属于工业国,人口迁移量大且频繁,加上"隐私"的观念,人们相互之间不易培养共同的生活经历和背景,在交流中不得不靠语言来表达,由此形成低语境文化。

第二节　语言沟通的类型

一、口头语言沟通

(一)口头语言沟通的含义及特点

1. 口头语言沟通的含义　口头语言沟通(oral language communication)是采用口头语言的形式进行的沟通,是通过口述和听觉实现的沟通,包括听话、说话、交谈和演讲。它是人们日常沟通交流中最常用的沟通方法,是最灵活、最直接的一种沟通形式,是书面语言产生和发展的基础。

2. 口头语言沟通的特点

(1)优点:作为使用范围最广、频率最高的沟通方式,口头语言沟通具有多种优点。①信息传递范围广,可在数人甚至上千人间进行沟通,如演讲、做报告等;②信息传递速度快,可以直接传递给对方,省略了书写或印刷的时间;③信息反馈及时,一般可以及时得到对方的反应,如果出现疑问可以当场澄清;④信息传递效果好,进行口头语言沟通的同时,可以借助于表情、手势等体态语言或语调、语气等副语言加强沟通效果。

(2)局限性:沟通过程包括意义的传递与理解两个方面。由于口头语言沟通时难以进行周密的准备,沟通主体难免出现疏漏,不能完全表达自己的观点和想法。此外,口语交流时信息传递量较大且保留时间短,信息接收者可能因信息量超载而出现漏听现象,或根据自己的主观需要和经验有选择地去听信息而出现信息曲解,信息通过口头方式经过多人多层次传递时,可出现严重的信息衰减和失真。如果一个人心里想的是 100% 的东西,当你用语言表达时可能只说出了 80%,而当这 80% 的信息传递给他人时只保留了60%,真正被理解消化的大概只有 40%。这就是口头语言沟通时比较容易出现的沟通漏斗现象。

(二)护理人员应具备的语言修养

病人进入医院后接触最多的医务人员通常是护士,好的语言可以使病人产生积极的情绪反应,激励其与疾病做斗争,增强战胜疾病的信心。而不良的语言则可能产生不良情绪而加重病人的病情,影响医疗和护理正常进行。口头语言是护士与病人沟通的重要工具,病人会从护士的语言修养来评价护士。语言修养水平的高低是护士综合素质的外在表现。因此,护理人员必须重视口头语言在临床工作中的意义,掌握与病人沟通的技巧,加强自身的语言修养,提高语言艺术。

1. 礼貌性　在交谈过程中多使用礼貌用语。对病人选择恰当的称呼,往往是良好护患关系的起点,容易获得病人的好感与体谅。护理人员应主动加强礼貌用语的学习,避免因工作繁忙未使用礼貌用语而导致的护患矛盾。俗语说:"良言一句三冬暖,恶语伤人六月寒"。护士的一声怒吼、一句叫唤,都会打击病人的自尊心,并对病人的心理造成伤害,从而对护理人员产生不信任甚至排斥心理。在护理工作中要尊重病人,在工作中做到病人出入院时有迎送声,进行治疗时有称呼声,操作失误或增加病人痛苦时有道歉声,病人合作时有致谢声,让病人从沟通中获得被尊重、被关怀的满足感。在临床护理工作中,护患关系的好坏及病人对护理服务态度的评价往往与护士能否正确使用礼貌性语言有关。

2. 规范性

(1) 词汇通俗:在向病人解释、交代问题或进行健康宣教时,应尽量使用通俗易懂的语言,避免使用医学专业术语和缩略语,引起病人的误解。交谈时应根据病人的文化水平和认知水平,用病人能够理解的口头语言进行沟通。例如:

病人:"输血是否有感染风险?"

护士:"就像花2块钱买彩票可以中500万,概率有,但很小。"

又如:

病人:"为什么心电图、彩超、造影都要做? 只做一个不行吗?"

护士:"如果心脏是个房子,彩超是看房子有多大,漏不漏水;心电图是看电路通不通;造影是检查水管堵不堵,管子里锈成什么样。这三个检查缺一不可。"

护士采用这样的方式,会给病人留下较深刻的印象,利于病人的正确理解。

(2) 语义准确:语义是指语言的意义,是语言所要表达的内容。同一个词语对于不同文化背景和知识结构的人而言语义可能有所不同。护士在和病人交谈时,要准确表达自己的观点和看法,向病人正确传递信息,避免产生误会,影响治疗和护理工作。例如:护士为全麻病人及其家属做术前指导时,只简单地说了一句:"明天早上做手术,今天晚上八点以后就别吃饭、别喝水了。"结果第二天早晨护士发现病人早上吃了一碗面条,家属很冤枉地说:"面条不是饭。我听了护士的话,没给他吃米饭呀!"

(3) 语音清晰:口头语言沟通依靠语音实现其社会功能。护士在工作中应自觉使用普通话,正确发音,咬字清楚。做到让病人听得清,听得懂。此外,还应该尽可能地学习掌握医院所在地的本地方言,以便与部分听不懂普通话的病人沟通交流。

(4) 语法规范:口头语言一般比较随意,但仍要注意符合语法规则,避免不规范的省略。例如:亲属到医院急诊室探望病人,发现病人的床上空无一人,急忙询问护士:"3床的病人哪儿去了?"护士随口回答说:"走了。"家属大惊,"我前天来看时,虽然病情严重,但没想到今天人就去世了!"护士奇怪地说:"病情好转就回家了,你急什么呀。"

(5) 语调适宜:语调是对口头语言的补充。同样一句话,用不同的语调表达可以产生不同的含义。例如:当护士向病人道歉说"对不起"时,采用不同的语调会让病人感受不同,可能是真诚的歉意,也可能是表面的敷衍。

(6) 语速恰当:在和病人交流时应注意控制护理人员讲话的速度。过快、过慢或忽快忽慢的语速都会影响和病人的沟通效果。讲话过慢,病人会注意力不集中;讲话过快,病人可能听不清护士所讲的内容或漏听。在讲话时,护士应根据病人的年龄、疾病严重程度、认知水平,以及谈话内容适度调整自己的语速。

3. 治疗性　语言具有暗示和治疗的功能。适当的语言不仅能够帮助护理人员准确掌握病人的心理状态,将病人从焦虑恐惧的不良心理状况中解脱出来,还能够为争取最佳治疗效果创造有利条件。护士应尽可能选择对病人有治疗性的语言,通过交谈进行有效的语言干预,进行治疗性沟通,对病人加以疏导和护理,使病人的治疗和护理达到较好的效果。

4. 科学性 护士在交谈过程中所说的每一句话都要有科学依据,确保内容正确且积极,不能任意夸大或歪曲事实。在回答病人的问题时,更要讲究语言的科学性,要认真分析,实事求是,对疾病的解释和判断要有根据。语言要严谨,切不可不懂装懂、信口开河地答复病人。

5. 情感性 语言沟通的过程就是情感交流的过程,传情达意的过程。没有情感的语言是不具有感染力的语言。护士在与病人沟通的过程中,使用热情、温暖的语言,通过语音、语调、语速的变化,并配合恰当的肢体语言,给病人以尊重、理解、支持与鼓励,从而和病人产生情感上的共鸣,建立良好的信任关系。

6. 委婉性 根据谈话目的和情境的不同,护士往往采用不同的表达方式。当需要传递坏消息时,应注意使用委婉含蓄的方式进行表述。例如:在肿瘤科病房这个特殊的环境中,死亡是人们不希望发生但又不可避免的。当谈及病人的死亡时,护士应尽量避免使病人家属忌讳的话语而改用委婉性的语言,如用"临终前"替代"临死前",用"逝世、去世、走了"替代"死",说"遗体"而不说"尸体"等。护患沟通中适当地使用这样的语言,可以在一定程度上减少护患纠纷发生。

理论与实践

护理工作中容易读错的音

[贲]门 bēn　　　[腓]肠肌 féi　　　发[绀]gàn　　　[肱]骨 gōng　　　骨[骺]hóu(侯)

[痉]挛 jìng　　　[咯]血 kǎ　　　[桡]骨 ráo　　　妊[娠]shēn

[潴]留 zhū　　　[卒]中 cù　　　[呱呱]坠地 gūgū

(三)口头语言沟通时应注意的问题

1. 避免语言伤害 语言对人的影响巨大,人的很多心理伤害,都是在语言的影响下形成的,护士应避免使用语言伤害病人。工作中护士应注意:①不能对病人使用训斥、指责、讽刺或谩骂等污辱性语言;②不能在病人没有心理准备的情况下直接告知坏消息;③不能对病人的提问不耐烦或置之不理;④不能在病人面前窃窃私语,让病人胡乱猜疑;⑤不能将自己的不良情绪对病人宣泄。

2. 发挥语言的积极作用 在工作中护士应善于使用安慰性语言、鼓励性语言、劝说性语言等美好的语言,促进病人的身心健康。

(1)真诚性语言:要求护士在临床工作中要时刻替病人着想,把病人看作自己的亲人,真心诚意地对待病人,话语亲切,真实地表达自己的情感和想法。这种真诚得体的语言会让病人处于踏实的心理状态,增加对护理人员的信任度,从而使医疗护理服务顺利进行。

(2)安慰性语言:病人离家在医院就诊期间,经常处于抑郁和不安的状态。生理上需要解除病痛,心理上需要获得同情和安慰。在医院这个陌生的环境中,病人的心理承受能力较正常时低,需要护理人员的理解、关怀和体贴。护士对病人所说的话,所做的事,都会给他带来安慰。通过使用热情、温暖的语言可以使病人感到慰藉,帮助病人增强信心,消除紧张情绪,对疾病的康复有着积极的促进作用。对于老年人及情感脆弱的人,尤其要多运用安慰性语言。

(3)鼓励性语言:护士对病人的鼓励,实际上是对病人的心理支持。长期卧床和慢性病病人饱受疾病的折磨,常常对治疗失去信心,护理人员要多使用鼓励性语言,进行宽慰和有效的引导,以调动病人的积极性,与疾病做斗争。

(4)解释性语言:护理服务中会涉及病情的解释,病人的文化层次不同,对医学知识了解的多少也不一样。因此护理人员解释病情时,语言必须兼备科学性和通俗性,根据病人的情况有针对性地进行。

3. 针对病人的情况采用不同的沟通技巧 口头语言沟通时涉及护士进行有效的信息交换、情感支持、建立信任关系和解决临床中困难的沟通情境等一系列问题。如对于等待时间长引起焦虑的病人,护士可以利用其等待就诊的时间,进行健康咨询和宣教;遇到愤怒和烦躁情绪的病人时,护士要理解和接受病人的宣泄,保持冷静,认真倾听,耐心解释。对于持续处于情绪激动状态的病人,护士应暂时回避,避免与之发生直接冲突,给病人一个安静的发泄空间。针对病人的不同情况,护士可以运用交谈、主动倾听、开放式提问、沉默、共情、自我表露等一种或多种沟通技巧与病人进行沟通交流。这些沟通技巧在本书后续章节中都有详细介绍。

二、书面语言沟通

(一)书面语言沟通的含义及特点

1. 书面语言沟通的含义 书面语言沟通(written language communication),是指用文字符号进行的信息传递和交流,是对有声语言进行标注和记录的一种文字符号形式,是对有声语言从"可听性"向"可视性"的一种转换。书面语是人们在书写和阅读时使用的语言,是在口头语言的基础上产生并发展而来的,一般比较正式。常见的形式包括通知、公告、协议书、病历记录、备忘录等。

2. 书面语言沟通的特点

(1)优点:与面对面的直接交往不同,人们在间接交往的过程中,常常采用书面语言沟通的方式。使用书面语言扩大了信息交流的范围,可以不受时间和空间的限制,更加方便地获得他人的知识和经验。在人际沟通的过程中,书面语言虽然不如口头交流简单易行,但可以有比较充足的时间准备和推敲文字,用词严谨,逻辑性强,利于更加准确地表达人们的情感和态度。此外,书面语言能够长期保存,可以随着文字的传播而广泛扩散。

(2)局限性:书面语言是在文字产生后发展起来的,人们必须识字才能认识并使用书面语。因此,对沟通者的语言文字水平提出了一定要求,书面语言沟通的效果在很大程度上受沟通者的文字修养水平限制。此外,书面语言在准备时一般耗费的时间较多,沟通过程中信息的传递、接收与反馈都比口头语言沟通缓慢。在相同的时间内,因为缺乏非语言信息的传递,书面语言所传达的信息量也比口头语言要少。

(二)护理书面语言的种类

护理书面语言是护理人员在护理工作中书写的文字形式,护理人员与病人及其他医务人员之间通过文字和图表等形式进行书面语言沟通,是护理沟通的重要手段。它应用于护理工作中的各个环节。病人初入病房时收到的入院须知可以帮助其尽快了解病房的基本情况,病区墙壁上悬挂的健康教育壁报可以帮助其了解疾病的相关预防、保健知识。这些都是使用书面语言进行的护患沟通过程,通过精练、通俗易懂的文字帮助病人迅速掌握内容要点。此外,在口头交流的基础上,护理人员通过书面语言沟通的方法,可以进一步收集病人的资料,制订护理计划,正确执行医嘱,整理医疗文件。医务人员之间书面语言沟通则主要体现在护理文件记录方面,根据内容和特点的不同,可分为以下三种类型。

1. 护理记录 护理记录是护理人员在日常护理活动中对病人进行病情观察、执行医生医嘱、护理实施效果的原始记录,它是临床护理工作的重要组成,是使用频率最高的一种护理书面语言。通过书面语言记录,病人的各类信息被完整而清晰地保存下来。通过查看护理记录,可以帮助不同班次的护理人员及时准确地了解病人的病情发展变化、护理措施及治疗护理效果。它不仅是对病人正确诊疗和护理的依据,同时也是重要的法律文书。

(1)护理表格:护理表格是医院医疗文件的组成部分,护理人员运用符号和词组在固定的表格中填写相应的护理记录,包括体温表、医嘱单、床头卡、检查申请单及报表等。记录应准确及时、字迹清晰、项目完整。

(2)一般护理记录:是指护理人员使用简明扼要的文字书写的常用护理文件,包括护理计划、特别护理记录单、病室交班报告等。在一般护理记录中,表格也是常用的形式。但与护理表格不同,护理记录往往需要使用完整的句子,甚至段落进行描述。书写时要求内容连贯,重点突出。

2. 护理应用文 护理管理应用文写作是护理管理人员的一项必备能力。应用文是处理各类实际事务性工作时常用的一种文体,有约定俗成的规范格式和写作方法。正确书写和使用护理管理应用文,是提高工作效率、推动护理工作和提高护理管理工作质量的基本条件。护理管理应用文包括护理工作计划、工作简报、规章制度、请示报告、通知等。

3. 护理论文　护理论文属于科技论文,是护理科研成果的一种表现形式。它是以护理科学及相关学科理论为指导,经过设计、实验、观察取得第一手资料,归纳分析撰写成的护理科技文章。护理论文有着鲜明的专业特点及要求,是对护理问题的研究及其结果分析的深入表达和阐述,写作时要求符合基本形式和内容的要求,在写作时力求用词准确、严谨、精练。

(三)护理书面语言的写作特点

1. 科学性　护理学科的特点决定了护理书面语言写作的科学性。书写时不能凭空想象、猜测,护理人员必须以科学求实的态度对待写作。书写时不追求书面语言的艺术化和再创造,不能主观臆断、先入为主,不凭个人的意向进行取舍。

2. 真实性　护理人员在记录时要做到一丝不苟,必须经过自己的观察、实验、分析后才做记录,以真实地反映病人的情况。应客观地记录病人的数据信息,凭空书写是违背科学和缺乏职业道德的行为。

3. 规范性　常言道"不以规矩,无以成方圆。"在长期的护理实践中,护理书面语言已形成了较为固定的格式,因此具有约定俗成的规范性。规范化并不是要求墨守成规,一成不变,护理书面语言也会在实践中随着护理学科的发展而有所变化。

4. 简洁性　护理文件不可能面面俱到,把病人的所有事情都记录下来。护理人员要善于选择取舍,书面记录应详略得当,以较少的文字表达更多的内容。在句式方面,一般不使用复杂句和关联词,多采用短句,层次结构简明。句式多使用主谓结构,主语为事物对象的名称,谓语则表达这一事物对象当前的状态。如"神志不清"。在用词方面,医学术语特别是术语的缩略语言简意赅,既可使篇幅缩小,又符合护理书面语言的写作规范,在护理写作中大量应用。例如:局麻(局部麻醉)、冠心病(冠状动脉粥样硬化性心脏病)、乙肝(乙型肝炎)等。这些缩略语是在不改变原有医学术语意义的前提下的一种简称。此外在护理文件中,还常常使用代表符号来替代特定词语。例如:Hb(血红蛋白)、HR(心率)、q.d.(每日一次)、i.v.(静脉注射)等。

(四)护理书面语言沟通中的常见问题

1. 护理书面记录中的常见缺陷　护理书面记录的内容格式和基本要求可参见基础护理学的相关内容。从语言表达的角度而言,常见的缺陷主要表现在三方面。

(1)内容方面的缺陷:内容方面的不足主要表现为内容缺失或空洞,抓不住病人的主要症状和体征而重点不突出,各个班次记录的内容衔接不上而缺乏连贯性。这是护理记录书写中最重要、最常见的缺陷。

(2)语法修辞方面的缺陷:主要表现为语序不当使句子产生歧义,词语搭配不当而产生逻辑上的不合理或语意不合适,病人或护士等行为主体被省略而产生行为主体不明。为准确传递病人的信息,护理记录应做到语句通顺、语义准确、语法规范。

(3)书写方面的缺陷:主要表现为自创简化字,医学术语使用不当,乱用简称和符号等。护理人员应加强语言文字修养,正确使用规范字。

理论与实践

护理记录中的常见错别字(括号中为错别字)

阑(兰)尾炎	预(予)防	蛋(旦)白	烦躁(燥)	圆(园)形
神经(精)病	年龄(令)	横膈(隔)	坐(座)标	艾(爱)滋病
瘢(斑)痕	神经元(原)	体征(症)	反(返)流	副(付)作用

2. 护理记录中的相关法律问题　护理病历是护士在护理活动中形成的文字、符号、图表等资料的总和，它记载了病人治疗护理的全过程，反映了病人病情的演变，是住院病历的重要组成部分。随着《医疗事故处理条例》《护士条例》《护理文书书写规范及管理规定》等相关法律法规的颁布实施和在医疗事故诉讼中举证责任倒置原则的实施，护理病历被赋予了新的内涵，成为处理医疗纠纷的法律依据之一。而护理记录作为护理病历的重要组成部分，在医疗纠纷中责任的认定起到重要作用。在临床实际工作中，护理人员往往超负荷地工作，加上护理记录类别和数量增多，工作压力增大，许多护士身心疲惫，直接影响了护理记录的时效要求和质量要求。同时由于文化水平的限制及法律意识的淡薄，也直接影响了护理人员对护理记录的重视程度，护理记录中往往存在着诸多隐患，一旦发生医疗纠纷在举证中处于不利地位，主要表现为以下情况。

（1）不真实的记录：是指同一时间记录的同一事件内容不吻合。例如：病人的心电图提示心动过缓，为 56 次 /min；但同一时间点的护理记录单上书写的内容为"心率 80 次 /min"。发生医疗纠纷记录被封存后，这就将成为对医院不利的证据。

（2）医护不一致的记录：医疗记录和护理记录内容不一致，甚至相矛盾。可由医护双方在收集资料的过程中信息来源的误差而产生，也可能由于医护人员沟通不良而产生，具体表现为抢救用药时间、病人病情变化及死亡时间不一致。有时也可能因护士工作中粗枝大叶，记录不认真而导致，如误将药物剂量中的"g"与"mg"混淆。当这种护理记录出现在法律诉讼中，可导致护理记录的可信度降低，增加医院解释澄清等不必要的麻烦。

（3）不完整的记录：病人的护理记录不连贯，如护理记录中出现病情变化但缺少相应的护理措施，病人有不适报告医生后未给给予特殊处理时未出现"已报告医生"的相应文字。如果出现医疗纠纷，这种关键性的记录漏项，可能被认定为病情观察或处理不及时，影响了对病人的治疗。

（4）不准确的记录：护理记录中存在不严谨的问题，描述病情时仅凭主观判断和估计，记录不准确不具体，如护理记录中描述病人"病情稳定，二便正常"。此外在书写过程中，出现错字是不可避免的，在修改时必须符合法律要求，原字迹清晰可辨。记录时应书写工整，减少字迹潦草带来的麻烦。

（5）缺少签字的记录：主要包括患方签字手续和护士签名的欠缺。当病人拒绝抽血化验、重症病人家属拒绝抢救等情况发生时，未能请病人或家属及时签字。一旦病人出现不良后果，病人或家属如果否认自己的行为，将给举证带来困难。此外，在实习期间的学生因没有护士执业资格，书写的护理记录必须由其带教老师进行审阅签名，否则可能受到法律上的处罚。

护理记录是护士对病人所实施的一系列护理活动的真实写照，在临床护理及处理医疗纠纷中，护理记录有着极其重要的意义，如不加以重视，会造成严重的后果。护理人员必须严格遵守法律、法规及各项诊疗护理规范，加强工作责任心，克服护理记录书写的随意性，加强书面语言训练，加强护理记录过程中的质量控制。

相关链接

护理记录中的缺陷

李某，女性，28 岁。因车祸导致左下肢骨折，在某医院行手术内固定。术后 2 天护理记录共六次，记录内容均为"肢端皮温可，无发紫，无苍白"。术后第 3 日晨病人被诊断为"骨筋膜综合征"，保守无效后截肢。病人对该医院提起诉讼。

病人和院方争议焦点：术后病人的护理记录是否真实？

结果：法院认定病历不真实，医院承担举证不能的后果。

提示：骨筋膜室综合征早期临床表现以局部为主。例如：病人肢体创伤后明显肿胀、疼痛、被动牵拉痛、有或无感觉异常，骨筋膜室综合征即可确诊，此时即应迅速采取措施，避免病情进一步发展。然而在此病人的术后护理记录中未能完整显示其病情变化的过程。因此，临床护士务必认真评估，如实记录。

三、电子沟通

（一）信息化背景下电子沟通的特点及重要性

近年来，电子信息技术发展迅速，计算机技术、通信技术和网络技术已经快速融入人们的生活和工作中，为人们进行沟通和工作提供了许多便利，为社会发展提供了重要帮助。电子沟通（E-communication），又称 E- 沟通，是以计算机技术与电子通信技术组合而产生的信息交流技术为基础的沟通。电子沟通是随着电子信息技术的兴起而发展起来的一种新型沟通形式，包括传真、闭路电视、计算机网络、电子邮件等。

与传统的沟通方式相比较，电子沟通除了具备传统语言沟通的优点外，还具有传递速度快、沟通范围广、信息容量大、成本低和效率高等优点。例如：过去一封普通信件从国内寄往国外，至少要经过数天的时间才能到达收信人手中，而通过电子邮件或传真，则可以即时收到，突破了地域和地点的限制，轻松实现远距离的沟通。电子沟通也存在一定缺点。在面对面沟通时，我们可以通过语言和肢体语言完整地表达自己的情感和态度，但在电子沟通时，有时可能会忽略，丢失了个体之间的情感、表情和肢体语言的交流。在某些网络交流中，甚至不清楚对方的真实身份。

计算机改变了人们的沟通模式。过去我们希望和对方保持联系，相互留下联系方式时会问对方的通信地址是什么，后来变成了询问电话号码，而现在人们最常说的则是："加微信吧。"由此不难看出网络逐步替代了传统的沟通模式。

（二）电子沟通的形式

电话、电视都属于电子沟通的范畴，本章节讨论的电子沟通则主要是指基于计算机的网络沟通。只要有一台可以联网的计算机和相应沟通软件，就可以实现网络沟通。网络已经成为当代人际交往沟通的主要形式之一。

1. 电子邮件（E-mail） 是一种类似于传统通信手段的沟通方式。与信件相比较，电子邮件可以在一瞬间发送完毕且无须付费，还可以加入图像、音频和视频文件等各种信息。电子邮箱在互联网普及的大背景下已经成为一种标配。

2. 即时通信工具 即时通信是目前最为流行的通信方式，它实现了两人或多人使用网络进行即时的沟通。各种类型的即时通信软件层出不穷，如智能办公室自动化系统、远程医疗系统、微信等工具。

（三）护理工作中的电子沟通

随着信息和通信技术的发展，护理信息学应运而生。美国护士学会指出所有护士都应该具备信息能力，进行电子沟通。目前计算机已经在护理工作中广泛应用，从最初的医院信息系统（HIS 系统）到现在的护理信息系统（NIS 系统），护理人员可以使用计算机完成各种护理记录。部分医院还建立了以护理程序为框架的计算机信息系统模型，实现了护理记录的规范化、自动化和智能化，大大提高了护理工作效率。

在临床护理工作中，医院普遍使用了护理移动查房 PDA（个人数字助理，又称为掌上电脑）和网络化医嘱处理系统，借助于医院的信息网络与药房、病人结算中心等相关部门进行连接，完成对病人的医疗计费、用药申请及药房摆药发药、护士执行等事务，提高了病人安全和护理工作质量。在延续性护理中，通过电子沟通将护理人员的服务范围从院内延伸到院外。利用相应的手机软件，护理人员对病人进行随访，进行远程护理评估，给予健康指导，指导康复训练，提高了病人的依从性。在护理教育中，通过虚拟仿真教学系统，学生可以模拟真实的护理操作场景，进行反复练习，并接受教师的评估和指导。在护理信息传播中，相关护理机构通过微信平台，向护理人员及时传播最新的护理理念和护理技术。电子沟通将单纯的临床护理实践扩展到护理管理、教学、科研的各个领域，将受益人群从单纯的门诊和住院病人扩展到全社会。

虽然电子沟通使沟通的速度和效率都得以提高,并节省了大量费用。但是对于护理学科而言,多数情况下,护士需要每天与病人进行面对面接触,通过其感受、语言和细微的身体语言,与病人交流增进信任,这是电子沟通所无法替代的。面对面的直接沟通能够产生更积极的激励作用和更长久的影响力。

(徐奕旻)

学习小结

本章首先从语境、口头语言沟通、书面语言沟通、电子沟通等方面详细阐述了如何进行语言沟通;学生通过本部分的学习,能初步认识语境对语言运用的影响、语言沟通的类型。然后分析了口头语言沟通、书面语言沟通、电子沟通三种不同类型的含义和特点,并通过沟通特点进一步分析了沟通中的常见问题;通过学习,学生应能够阐述语言沟通中的各种障碍和常见问题,为进行有效的语言沟通提供必要的知识和技能。

复习参考题

1. 在语言沟通的过程中,常见的沟通障碍有哪些?

2. 要想和病人进行良好的口头语言沟通,护士应具备怎样的语言修养?

3. 护理书面记录中的哪些缺陷可能会引起法律问题?

第四章　非语言沟通

04章

学习目标

掌握	非语言沟通的主要形式;非语言沟通在护理工作中的运用。
熟悉	非语言沟通的主要作用、特点;护患非语言沟通的禁忌。
了解	非语音沟通的含义及重要性。

问题与思考

　　护士王某在护理站坐着时喜欢身体后靠椅背、跷着二郎腿;白衣不洁净且不系扣;在进入病房做护理操作时,未查对就开始进行操作,不与病人有任何的眼神交流。某日,一病人反复要求王某查看一下自己的伤口,王某斜视了一眼,非常不耐烦地说:"伤口到时候自然会好,肯定会疼的,有什么好看的!"病人家属听到后,认为王某工作不敬业、对病人态度不好,要求其道歉,但王某一脸的无所谓,甚至面带冷笑。病人家属遂至护理部投诉王某。

　　思考:

　　1. 在这个病例中纠纷产生的原因有哪些?

　　2. 护士王某有哪些不当的非语言行为? 应该怎样避免?

　　3. 如果你是王某,接到投诉后会做些什么?

　　语言是人类特有的、人际沟通中重要的沟通工具,但并不是唯一的媒介。在实际的沟通过程中,许多不能用语言表达的思想感情,都可以通过非语言形式得以表达,所谓"此时无声胜有声",对语言沟通起到辅助及强化的作用。在日常的护理工作中,非语言行为也是护士与病人进行有效沟通的重要方式。

第一节　非语言沟通概述

一、非语言沟通的概念及重要性

　　非语言沟通(nonverbal communication)是指用语言、文字或符号以外的,以人的仪表、表情、服饰、姿态、动作等非语言信息作为沟通载体而进行的信息传递。美国著名的心理学家艾伯特·梅拉比安曾经提出过这样一个公式:交际双方信息相互接收的效果 = 表情(55%)+ 语调(38%)+ 语言(7%),由此可以看出非语言沟通在人际沟通中的重要性,它具有不可替代的功能。

在临床护理工作中,护士可通过观察和理解病人的非语言行为反应去洞察他们的内心感受;护士也可以运用表情、眼神、姿势、仪表等与病人进行有效沟通,获取信息,以便更好地满足病人的需要,从而建立良好的护患关系。

二、非语言沟通的作用和特点

(一)非语言沟通的作用

1. 表达双方的情感　表达感情及情绪是非语言沟通的首要功能。古人云"言不尽意",我们也常说"自己的心情没法用言语来表达",所以人们借助一些非语言行为来表达自身的喜悦、哀伤、愤怒、失望及恐惧等情感。在临床护理过程中,护士和病人的一个眼神、一种目光、一个动作就能表达出他们内心的情感,如护士紧紧握住手术室中产妇的手、病人眼中的泪水等。

2. 调节沟通双方的互动　非语言沟通具有调节人们相互间信息传递的功能。大量的非语言暗示,如对视、点头、皱眉、降低声音、靠近或远离对方等,都在调节着双方的互动行为。例如:临床护理过程中,护士专注地倾听病人的讲话,适当应用微笑、点头等,鼓励病人继续说下去;向别处张望或频繁看表等,表示可能有其他事情要办。诸如此类,这些互动的调节都需要非语言行为暗示或婉转表达。

3. 获得信息的重要手段　人们在面对面的交流中,双方除了应用语言沟通外,经常会注意到对方的神态、表情、行为举止等非语言行为来获取有价值的信息。例如:病人或家属往往通过医务人员的面部表情来获得一些线索;病人说:"我没有那么痛",但表情痛苦、大汗淋漓。非语言表达的信息与语言信息不一致时,护士可结合非语言信息来作出综合判断。

4. 显示沟通双方的关系　非语言沟通可反映护患关系的状态,可以帮助人们在交流中确定相互关系。例如:和蔼可亲的表情、温柔体贴的动作向他人传递了友好的关系,而一副生硬的面孔和语调则传达了冷漠及疏远。

5. 补充和代替语言沟通的不足　在语言沟通不足以表达说话者的意图、一言难尽、不便用语言表达或特定环境阻碍语言表达时,非语言沟通可以增加、填补甚至代替语言,弥补语言信息的缺失和不足。例如:指引道路时,可一边用语言表达,一边指着此方向;对于特殊的病人,如不能说话者,病人可通过自身的动作向护士表明意图。

(二)非语言沟通的特点

由于非语言沟通在人际沟通中的特殊地位,它也具有其独特的沟通特点:

1. 广泛性　非语言沟通是每个人在成长过程中自发获得的能力,并不需要付出多大的主观努力去学习。如几个月的婴儿就可通过脸上的表情、肢体活动来传达自身的需要及情感。国际社会为了便于交流,也广泛使用一些约定俗成的非语言符号,使不同文化、不同民族的人们所理解。

2. 持续性　人们只要在一起非语言沟通就持续存在,是不间断的。人们彼此在对方的感觉范围内,走路的快慢、语调的控制、微笑、叹气、姿势等,这些都是无声的信息,时刻传递着发出者的心声,影响着对方的理解。

3. 真实性　在沟通过程中,说话的内容是可以经过大脑加工后表达出来的,可受意识的控制和掩饰。而非语言行为更多是无意识的,发自于内心深处,极难压抑和掩饰,所以非语言信息通常是一个人真实情感的表达。当语言信息与非语言信息出现矛盾时,人们可通过非语言信息来判断说话者的真正意图。

4. 模糊性　语言沟通可以清晰明确地表达意思和传递相对复杂的思想,而非语言沟通是具有不确定性的,它所表达的范围比较宽,意思朦胧含蓄,某种行为举止可能表达着多种内心体验。非语言只能传递相对简单的意思。对于复杂的、深刻的交流,必须借助于语言手段。

5. 生动性　相比较只能听到的口头语言和只能看到的书面语言,非语言沟通是人们可以直接感受到的、更具有形象性、更能够生动地表达人的思想感情。有时候不用说话就可以用行动表达出来了。例如:

对于抢救成功的病人,家属热泪盈眶的紧紧握住医护人员的双手,没有说话但已经能够表达出他的感情。

6. 差异性 非语言虽有一定的通用性,但在很大程度上受种族、地域、历史、文化环境、风俗习惯等因素的影响,形成了很大的差异,在沟通的表现形式和表达的内涵上都体现了各自的文化特色。有些不同的动作表示着同一意义,而有时同样的姿势意义却是不同的。例如:在表示赞同时,美国人是点头,而希腊人却是摇头。可见不同民族、不同文化背景的人,非语言符号表达的意义是有差别的。

第二节 护患非语言沟通的主要形式

非语言沟通的表现形式多种多样且应用广泛,与临床护理关系密切,是护士观察病人病情的重要手段。同时,护士也可通过自身良好的非语言沟通向病人传递关怀、理解和支持的信息。因此,注重非语言沟通是提高护理质量、改善护患关系的重要内容。

一、仪表服饰

得体的仪表服饰会给人留下良好的第一印象,而良好的第一印象对人们以后发展交往关系和深化沟通内容都会产生一定的影响。仪表、服饰又是人们社会地位、文化修养、经济状况、精神面貌和审美情趣的外在体现。护理拥有自身独特的艺术美,这种美则是通过护士的形象来实现的。因此,护士的仪表举止、言语服饰、精神面貌等都能引发病人的思想活动,对病人的治疗和康复也会起到一定的作用。

护理人员仪表服饰的要求

1. 干净整洁 护理人员的仪表应当整齐清洁。护理人员应养成良好的卫生习惯,勤洗澡、洗头、洗手、刷牙、剪指甲等,经常去除眼角、耳、鼻等处的分泌物,无异味。工作服应洁白、干净且合体,衣领、衣边、腰带需平展。

2. 端庄简约 护理人员应注重自身的仪表服饰、言谈举止。仪表应以端庄、典雅为美,服饰应简练、朴素且实用,不需在仪表服饰上大做文章。给病人稳重、平静之感。

二、面部表情

人们的面部表情千变万化,在人际沟通中,面部表情最能直观地展示出人们的心理状态及变化过程,常可清楚地表达喜怒哀乐,也能感染别人。面部表情一般是随意的,经过训练后能够被有意识地控制面部表情肌,所以面部表情与真实的内心情况并不一定完全一致。在人们的各种面部表情中,护士最常用的是微笑和目光接触。

(一)微笑

微笑被称为是人类最美的表情。它是一种最常用、最自然、最有利于人际交往的面部表情。既是护士良好形象的礼貌表示,也是对病人关怀、尊重的象征。护士的微笑应自然得体、亲切祥和,且应发自于内心,展现真情,体现关爱,表达关怀。在微笑中构建愉快的、安全的、值得信赖的氛围。而发自内心的微笑应具备以下几个特点:①自然。发自内心的微笑应是神情、心情、语言与笑容的和谐一致,不真诚、不自然的笑容不仅不能打动对方,反而会引起对方的反感,更不可使用做作、刻板及僵硬的笑容。②真诚。真诚的微笑是内心真情的流露,可反映人们较高的修养和待人的真诚,才能真正打动对方的心。③适度。微笑应当适度,时间的长短、微笑的对象、目的要因实际情境而定。④适宜。微笑应得体、适宜,不是任何场合都可以应用。如病人因疾病正在忍受身心的痛苦,这时护士不宜微笑,所以微笑与病人的心情、处境应相适宜。

(二)目光接触

眼睛是心灵的窗户,人们通过眼神来传递信息,目光即眼神。它能传递其他非语言行为难以表达的细腻、精妙的情感。双方的眼睛相互注视是眼神接触最主要的形式，而不同的眼神、注视的角度、视线的部位和注视的时间长短都会传递出不同的信息，目光往往很难被有意识的控制。

护患目光沟通时，应注意以下几点：①注视角度。沟通过程中，最适宜的角度是平视，以表达对交谈对象的尊重和双方的平等。例如：仰视对方有信任和尊敬之意；俯视是有意保持自身的尊严；而斜视多为一种鄙夷。②注视部位。注视对方的位置不同不仅说明注视者的态度不同，也说明双方社会关系的不同。护患目光交流是工作中常用的社交方式，护士应把目光停留在对方两眼到唇心的倒三角形区域。③注视时间。护士注视病人的时间应不少于全部谈话时间的 30%，但也不要超过全部时间的 60%。如果对方是异性，每次目光的对视要少于 10 秒，长时间且目不转睛地注视对方是非礼貌的表现。

三、姿势和体态

中国从古到今都非常重视人的姿态，自古就有"立如松，坐如钟，卧如弓，行如风。"的说法。沟通中的姿势和体态也是一个人精神面貌、素质修养的具体展示，人们称之为"身体语言"。护士的姿势和体态作为一种无声的语言，成为护理活动中重要的沟通方式之一。端庄稳重的举止、自然得体的风度、优美大方的姿态充分体现了护士良好的素质和职业特点，给人们塑造了"白衣天使"的形象。良好的姿态，也可唤起病人的美感，从而增进病人的信任感，使病人更好地配合治疗及护理，早日康复出院。掌握和运用护士的姿态语言，在护理工作中非常重要。姿态语言主要包括头语、手势语和身势语三种。

（一）头语

头语是以头部的活动来传递和表达信息。头语能够简洁迅速地表达人们的意图和反应，用于强化或削弱他人的行为，包括点头、摇头、昂头、低头、歪头、扭头、晃头等。但头语的使用，力度和幅度都应适宜，动作要清晰可见，防止引起误解或歧义。例如：某些病人无法用言语表达自己的需要和意图时，护士可通过其头部的活动判断和理解病人所表达的信息，从而提供恰当的护理。

（二）手势语

手势在人们表达思想和感情方面起到了非常重要的作用，许多科学家认为，人类最初的语言不是有声语言而是手势语，有声语言是建立在手势语的基础上才形成的。人的感情信息有一半以上是通过手的动作来传递的，手势语言是表达人们内心世界的重要方式。

手势语分为四种类型：①指示手势，指示具体的对象或位置；②情意手势，传递感情，使抽象的感情形象化、具体化；③形象手势，用来模拟人或物体的高度、体积、形状等，使之具体化；④象征手势，常用来表示某些抽象的概念。在不同的国家和民族，人们常用不同的手势表达同种含义或用同种手势表达不同的含义，因此护士在实际工作中运用手势要符合规范，手势使用宜少忌多，以免引起误会。

（三）身势语

身势语是人际沟通中人们最熟悉的非语言形式，它反映了一个人的修养和形象。随着人们交往进展的加深、谈话内容的变化、双方关系的改变及交谈内容的兴趣，身体的姿势也会随之发生改变。护士应正确使用站、坐、蹲、走等姿势，充分体现出"白衣天使"的风采。

1. 站姿　护士的站姿应端庄、稳重且挺拔，显示出一种亭亭玉立的静态美。头平、颈直、肩夹、背挺、收颌、收腹和夹腿，双手自然下垂或相叠放于下腹部，脚跟并拢、脚尖分开近 45°，身体挺直且稳。

2. 坐姿　入座时，身体背对座位，如距其较远，可将右脚后移半步，待腿部接触座位边缘后，双手抚平护士服裙摆，轻轻坐于椅面的前 2/3 ～ 3/4 处。上身端直，微向前倾，手自然放于双膝上，两腿前后稍错开或两腿并拢偏向一侧，目光注视前方或交谈对象，体现出护士娴静、端庄、谦逊。

3. 蹲姿　一脚在前，一脚在后，上身挺直，单手或双手压住护士服裙摆紧贴于大腿后部，双腿紧靠向下蹲，前脚全脚掌着地，小腿基本垂直于地面，后脚脚跟抬起，臀部重心向下，从正面或侧面拾取物品，不要做弯腰、撅臀、俯首等不雅姿势。

4. 走姿　护士步态应体现轻快、自然、优雅之美,也反映出护士的精神风貌。身体挺立,两腿有节奏地交替向前迈步,并在一条等宽的直线上;两臂在身体两侧自然摆动,摆幅适宜;步态轻盈,步速稍快。

四、接触行为

人体触摸是非语言行为的一种特殊形式,表达关心、理解、安慰、支持等情感,护士给予病人适当的触摸会使病人增强安全感、信任感,增加病人对抗疾病的信心。但是接触行为是较为亲密的动作,要受一定社会规则和文化习俗的限制,因此,护士对病人的触摸要根据病人的性别、年龄、社会背景、关系亲疏、场合及触摸部位而定。

1. 选择合适的时间　护士应正确把握时机,如因疾病疼痛而哭泣的病人,护士可以轻拍病人的手或肩膀给予安慰和支持,但如果是正在发怒的病人就不宜使用。

2. 选择合适的对象　护士可以触摸婴幼儿和老年病人,拉近护患的距离,女性视情况,也较乐于接受同性的触摸。而异性之间,则要谨慎使用。特别是年轻的异性或年龄相近的异性。

3. 选择合适的方式　即使是在医院,护士也应要根据不同的情况、不同文化背景的病人选择合理的接触形式。

五、人际空间和人际距离

每个人都有一个心理上的个体空间,是个人为自己划分的心理领地,一旦被人触犯,会使人产生极不舒服的感觉,我们称之为"界域"。界域又称为空间效应、人际空间。由美国人类学家爱德华·霍尔提出,指人们如何利用和理解人际沟通过程中的空间和距离。界域语虽在人际交往中看不到,但却是实际存在的来表现双方关系的无声语言。

1. 人际空间　爱德华·霍尔曾说过:"空间也会说话",他通过研究人和动物的生活领域发现,每个人都会有自己独有空间的需求,并表现为空间距离和个人隐私两个方面。当个人空间被他人侵犯时,人们的心理压力会增加,生活质量会降低。在医院中,病人离开他们的私密个人空间,在一个陌生的环境而且与陌生的人共用生活空间,会使之产生对个人空间的丧失感和失控感,进而造成病人产生一系列的心理变化。作为护士,虽不能完全去除产生这一问题的原因,但可以采取有效的措施减轻病人的心理负担,如遮挡屏风,使病人拥有自己的个人空间,以病人的喜好摆放床边物品等。

2. 人际距离　当人们处于不同的空间距离中,就会有不同的感觉,从而产生不同的反应。霍尔将人际距离分为四个层次,即亲密距离、个人距离、社交距离和公共距离。亲密距离多见于夫妻、恋人、父母和子女,以及极亲密的朋友之间。在护理工作中需进入这个距离时,应与病人进行解释,以免造成病人的紧张和不安。个人距离多用于熟人、朋友、同事之间,也是护患关系理想的沟通距离。社交距离适用于个人的社会交谈。如果病人为异性或敏感病人,采用这种距离可减轻对方的紧张情绪。公共距离适用于演讲、上课、做报告等,此距离不适合个人交谈。

人际距离虽反映了人们关系的疏密程度,但在实际运用中,护士还需根据交往对象、交际场合、交际内容而进行适当调整。

六、时间的控制

时间本身虽不具有语言功能、不能传递信息,但掌握和控制好时间却能用来表达一定的意思,护患沟通也需控制在一定的时间内完成,时间也是沟通是否有效的重要部分。

行为主体往往根据自身对于沟通的态度、所要达到的目的来选择沟通的时间、次数的多少和间隔时间的长短。例如:约会中迟到,会使等待的人感到不高兴,而且具有不尊重对方或不礼貌的嫌疑。在护理工作中,护士应把工作安排得井井有条,防止工作的耽误或遗漏,影响病人的休息和康复。

七、辅助语言

辅助语言是指有声却无固定含义的声音符号系统，又称为副语言、类语言。辅助语言的形式多样，包括音质、音量、音色、音长、音调、语速、节奏等发声方式和咳嗽、口哨、笑声、哭声、叹息、嘘声、呻吟等功能性发声，及停顿、沉默、赘语等特征。另外，鼻音、喉音、歌声、模拟音也属于辅助语言的一部分。辅助语言分为两部分：口语中的辅助语言和书面语中的辅助语言。心理学研究成果表明，辅助语言在沟通过程中起着非常重要的作用，一句话不能只取决于其字面的含义，还要取决于它的弦外之音。

（一）口语中的辅助语言（声音）

1. **声音的特点**　说话时声音的特点也属于非语言沟通中的一种辅助语言形式，它包括：①质量，指说话的音色；②音调，指说话声音的高低；③音量，指说话声音的大小；④频率，指说话者的速度。这四点同时存在的话，即便不同的语言内容，不用看到表情，就可以判断说话者的情绪和感情。如一个人发怒时，音量大且音调高。

2. **声音的作用**　一个人的情绪状态和态度都可以通过声音表现出来，人们往往还会通过声音来判断说话者的性格特征。在日常生活中，我们对于一个人的印象，在很大程度上取决于讲话者的声音。尤其在打电话时，看不到对方，除了谈话内容外，对方的音调、音量和节奏都会决定我们对其的印象。甚至我们可以根据这些内容判断对方的年龄、外貌、人格特点、情绪状态等。尽管判断不够准确，但我们也会不自主地去感觉对方。

3. **自然地运用声音、声调**　人们都喜欢声音好的人，好听的声音也会为相貌增色，一般情况下声调也应柔和、友善。在护理工作中，能够自然、适宜的运用声音、声调是实现良好护患沟通的重要方面。

（1）注意说话的音调：音调可反映出说话者当时的内心世界、情感和态度。从音调中，我们也能体会出说话者的一些性格特征，如幽默、自信、自卑、充满敌意等。

（2）注意发音要清晰：我们所说的每一句话都由最基本的语音单位组成，再加以适当的音调和重音。正确恰当的发音，有助于能够准确地表达说话者的思想，提高自信心。相反，不良的发音既影响说话者的形象，又不利于展示其思想。发音含糊不清或发音错误，说明说话者观点不清、思路混乱或不够自信。

（3）不发刺耳的声音：每个人的音域范围调节性很大，可高亢、可低沉、可深厚、可纯净。说话者要善于控制自己的音度。低沉的声音让人感觉缺乏激情、有气无力或过于自信；相反，高声叫意味着兴奋激动或惊恐紧张。

（4）不要用鼻音说话：用鼻音发出声音会让听话者感觉很不舒服，似在抱怨、消极无生气，是沟通中的禁忌。

（5）控制音量：生活中常说"有理不在声高。"所以，语言的威慑和影响力与声音的大小是两回事。不是声音大就可以说服和压制他人，声音大的结果只能是对方讨厌说话者的声音或不愿意去听。

（6）让声音充满激情和活力：生机勃勃的声音使人充满活力，在沟通过程中，说话者的情绪、表情会带动和感染听众，使之传递的信息有较大的影响力。声音如要充满活力激情，则要注意重音。根据表达目的的需要，把重要的音、句或意思强调说出，使说话者的思想感情表达清晰，以引起对方的注意。

说话中的重音主要包括强调重音和感情重音两种。强调重音表示特殊的含义，用来突出和强调话中的某一方面。重音的位置原则上以说话者的意图为依据；感情重音，主要在于帮助说话者突出某种情绪、增强说话的感染力，根据实际情境和说话内容而定。

（7）把握说话的节奏：节奏是指说话时由于不断发音与停顿而形成的强弱有序和周期性变化，不注意说话的节奏，会导致说话的单调乏味。停顿的技巧有：①心理停顿。说话者所表达的内容需要引起对方的重视和思考时，有意识地突然停顿使听众产生心理共鸣，演讲或做报告中常用。②语法停顿。根据一句话的语法结构来处理停顿，短句一般一口气说出，长句在主语说出后稍作停顿，再接着继续说，继续说时要兼顾整个句子的完整性和语意。③编辑停顿。在某一观点与问题说完后,在语言表达上停顿,是为了突出强调某一语言而处理的停顿。在语言停顿的基础上,配合重音的运用从而变化停顿的时间,这种停顿技巧有利于清楚地表达思想和突出重点,在说话过程中运用较多。④感情停顿。为了换气、模拟或调整说话的秩序而需要的停顿。这些停顿在运用中都是交叉进行的,不能机械照搬,需要灵活应用。

(8)注意说话的速度:由于听话者的感知速度比语言传播信息的速度要慢得多,所以说话并不能太快,太多的语言信息会使对方难以领会和理解,对方也可能听不清楚。在感知过快过多的语言信息时,听话者必须注意力高度集中、全神贯注,如对方感知跟不上、精神高度紧张,容易产生疲劳和厌倦,甚至不愿意再去听。相反,语速过慢,使说话的过程拉得太长,提不起对方的兴趣,也不利于集中注意力。语速的快慢,应当以实际的情况而定,快慢结合、交替使用。

(二)书面的辅助语言

书面中的辅助语言是通过字体的变化、标点符号的特殊运用及印刷艺术的运用来实现的,如给某些字词或语句加着重号或用黑体强调。

第三节　非语言沟通在护理工作中的运用

一、非语言沟通在护理工作中的运用和意义

(一)非语言沟通在护理工作中的运用

在人际沟通过程中,非语言沟通包含着非常丰富的内容,如一个对视的眼神、一个和蔼的微笑、一个不经意的手势、语言的停顿,都可能蕴含着十分重要的含义。在护患交流的过程中,护士应熟练掌握和正确运用非语言沟通这个工具,进而提高自身的表达能力和对别人的感染力,捕捉病人发出的各种非语言信息,顺利达到沟通的目的。

1. 非语言沟通在病人中的运用　病人在医院这个陌生的环境里,会非常关注护士的非语言行为,并以此来推断或推测自己的病情和预后情况。例如:根据护士说话的语气,了解护士对自己疾病的真实想法;在护理操作时,观察护士的面部表情来推断自己的结果等。因此,护士除了应用语言表达技巧之外,还要注意说话的语气、对病人的态度等。护士的着装、眼神等非语言信息给病人的印象也非常重要。例如:一名长相清秀、工作能力强的护士,穿着随便、摇头晃脑、全身乱动,会导致病人对其专业技术能力产生疑问,失去或降低病人的信任感。

2. 非语言沟通在护士中的运用　在临床护理工作中,护士通过观察病人的非语言行为,不仅可以了解病人的病情和心理状态,而且还能增进护患沟通,取得病人的信任。例如:失语病人不能说话,无法用言语表达自己的不适和身心感受,这时非语言就显得非常重要了。可以给失语病人准备纸笔,让病人把身体的不适和想法写下来,这样护士可及时准确地了解病人的情况,以便更好地为病人服务。

(二)非语言沟通在护理工作中的意义

1. 完善护理人员的个人修养　护士掌握非语言行为的知识与技能,不仅可以改善个人形象,而且是个人修养提高的重要方式。每个人都会不自觉地形成个人的非语言行为风格,并反映出个人的内心情绪和态度。当人们有了认识自己非语言行为的自觉性后,在生活工作中就可以较准确地掌握自我的内心世界,如果把非语言行为控制在自我的意识范围内,就可以有效地控制自己的情绪、态度和非语言的行为,促进修养的提高。

2. 提高护患交流的效果　如能有意识地把非语言行为和相应的技巧熟练、适宜地用在护理交流过程中,一方面可以提高护士观察病人非语言行为的能力,并与语言沟通相结合,高效准确地判断病人的想法和行为;另一方面,有意识地应用相应的沟通技巧可以影响交流双方,提高交流效果。

二、护士非语言沟通的基本要求

在日常的沟通中,非语言沟通和语言沟通是同时存在的,非语言信息的使用常常受沟通情境及沟通双方的身份、年龄、性别、社会地位等因素的影响而表现出较大的不确定性,所以运用非语言沟通时一定要注意说话的内容、当时的气氛、条件等因素。因此,护士把握非语言沟通的原则和沟通的基本要求十分重要。

1. 尊重病人　把病人放在与护士平等的位置上,使处于疾病困扰的病人保持心理平衡,不能因生病而受到歧视。应尊重病人的个性心理,尊重病人作为公民的应有尊严。

2. 动作稳重敏捷　护士对时间应要求严格,特别是在进行抢救等特殊情况下,时间就是生命,延误了时间等于耽误了病人,甚至危及病人的生命。护士既要动作敏捷果断,又要稳而有序,这样才能赢得病人的信任,维护病人的健康,促进和谐的护患关系。

3. 举止适度得体　护士的外表及举止常常直接影响病人对护士的依赖和治疗的信心,影响着良好护患关系的建立。

4. 方式因人而异　在临床护理中,护士常使用各种沟通技巧了解病人的真实感受,护士只有捕捉到病人的情感状态,才能更准确地理解病人的非语言信息。护士要善于观察不同情境下不同病人的非语言行为,以便更好地进行有效沟通,最终达到沟通的目的。

三、护患非语言沟通的禁忌

(一)不正确的目光投射方式

1. 盯视　目不转睛地注视某人或某地,表示挑衅、出神,不宜多用。

2. 斜视　人们常说的不正眼看人,表示对对方的反感、轻蔑,无丝毫的兴趣。例如:对对方反感至极,甚至连眼皮都不抬一下。护士忌用。

3. 他视　谈话时,眼睛却看着别处,注意力不集中,表示不友好和对人的不尊重。

4. 虚视　瞳孔变小,眼裂变小,眼神不集中,表示失意、疑虑、胆怯等。护士如是这样的眼神,则会让病人认为其无能,产生不信任感。

(二)不雅的笑

1. 假笑　给人虚情假意、不真实、不坦诚的感觉,是交往的禁忌。

2. 冷笑　讽刺、愤怒、不满、无可奈何、不以为然的笑,非常容易使人产生敌意。

3. 窃笑　偷偷地笑。

4. 怪笑　阴阳怪气的笑。

5. 奸笑　奸诈的笑,大多"笑里藏刀",是不受欢迎的。

6. 狞笑　面容凶恶的笑,表示愤怒、惊恐。

7. 媚笑　虽是发自内心,但有一定的功利性,有意拉近与对方的距离,在一般关系的异性之间给人以轻浮的印象。

8. 怯笑　胆怯或羞涩的笑。笑时会用手遮住嘴,不敢正视对发的眼睛,面色红润。给人不自信之感。

(三)手势语的禁忌

1. 不注意场合　在正式庄严的场合和轻松随意的场合,举止行为是截然不同的,一旦不注意,都会给别人留下不礼貌、不稳重、没有教养的印象。

2. 不注意频率和幅度　手势过多、过大易给人留下缺乏涵养、不够文雅的印象;过少过小又会让人觉得不够自信,小气、拘谨。

3. 不讲究分寸　使用手势应当把握分寸、掌握使用的度,不宜误用和滥用。

（四）不恰当的触摸

如发怒的病人、异性之间的触摸等，应慎用。

（张召弟）

学习小结

本章首先介绍了非语音沟通的含义和重要性，以及非语言沟通的主要作用、特点；学生通过本章的学习应掌握非语言沟通的主要形式，明确非语言沟通在护理工作中的重要作用；能够在临床护理工作中正确使用非语言沟通技巧，达到有效的护患沟通，更好地体现天使之美。

复习参考题

1. 你认为非语言沟通在护理中重要吗？请说说你的看法？

2. 李某，女，70岁，因"诊断冠心病、高血压Ⅱ期"入院半月余，家属向夜班值班护士咨询疾病相关问题及病人情况，护士李某一边写东西一边回答，但是并没有抬头。家属觉得护士在忙，于是半小时以后又过来询问，李某非常不开心地大声说："我不知道，你可以明天问医生。"随后低头去玩手机，再没有理病人家属。于是趁着李某不注意时，病人家属用手机拍下了她的行为，然后放在了网上，同时评论：护理人员不遵守劳动纪律并说出难听的攻击性语言。短短几个小时，近万人评论并转发，对医院造成了严重的负面影响。

思考：

1. 请问这个事件发生的原因有哪些？有哪些不当非语言行为？

2. 护士应如何避免及防范？

第五章　基本的沟通技能

学习目标	
掌握	主动式倾听的技巧；开放式提问的技巧；拒绝的原则。
熟悉	主动式倾听的概念；沉默的概念；幽默的技巧；表达看法的技巧。
了解	影响表达看法与建议的因素。

第一节　主动式倾听

问题与思考

在人际沟通中，特别是在感受人们痛苦时，我们往往急于提建议、安慰他们或表达我们的态度和感受。

思考： 临床上护士需要与形形色色的人员沟通，包括病人、家属、陪护、医生、护士、后勤人员等，如何使护士的沟通更有效？

掌握良好的倾听技巧，是联络感情、满足他人心理需求必不可少的沟通手段。苏格拉底曾经说过：自然赋予人类一张嘴，两只耳朵，就是要我们多听少说，体现倾听的重要性。

一、主动式倾听的概念

（一）主动式倾听

主动式倾听是指倾听者依据已有的知识和经验，主动地从发言者话语中寻找所需信息，构建完整的认方法。主动式倾听也称之为主动地倾听。

（二）主动式倾听的内涵

主动式倾听的特点是思维的活跃性、理解的双向性和交往的情感性。是沟通双方建立在彼此尊重和理解的基础上的一种和谐的交往关系，倾听者主动地从发言者话语中寻找信息。倾听者与发言者在交流信息的同时，充满情感的互动和交融，不仅建立了友好的关系，而且改善了人与人之间的关系。

二、主动式倾听的技巧

许多人都曾经说过，他们更喜欢那些耐心听别人说话的人，而不是动不动就高谈阔论的人。只要我们养成主动式倾听的好习惯，在倾听的过程中让自己更冷静、更理智，相信会有一个满意的结果。常用主动式倾听的技巧：

（一）不要打断对方

人都有喜欢自己发言的倾向，所以在沟通的时候一定要记住：别让你的舌头抢先于你的思考。当别人谈兴正浓的时候，不要轻易打断别人的话，这是一种不礼貌的行为。如果有特殊的情况，不得不打断对方谈话时，那么在说完后，一定要帮助对方恢复被打断的思路。发言被视为主动的行为，可以帮助人们树立良好的形象，而倾听则是被动的。在这种思维习惯下，人们容易在他人话未说完的时候就迫不及待地打断对方，急于表达自己的观点；或心里早已不耐烦，往往不可能把对方的意思听懂、听全，而把自己的观点强加于别人。

案例 5-1

62 岁的张奶奶，一周前因"急性脑梗死致左侧肢体偏瘫"入住神经内科病房。早上 8：30 护士长带领责任护士、夜班护士床边查房时发现，张奶奶心情不好，非常焦虑，讲话很急，问护士长："我什么时候可以出院？我要回家。"护士长就问她"您着急回家有什么事吗？"然后张奶奶就滔滔不绝地讲起了家里的情况：有三个小孙子孙女要管，现在很记挂他们好不好，儿子儿媳要上班等。护士长一直没有打断她，耐心地听她说完。到了最后，张奶奶又说"我现在手还不能动，还不能照看他们，先让他们外婆照顾下。等我好了，我再去照看小孩。"护士长握了握她的手，会心地点点头，和张奶奶一起笑了。

试分析：护士长在与病人沟通中运用了哪些沟通技巧？

（二）巧用身体语言

一名好的听众，积极回应很重要。建议多使用目光接触，眼睛要注视对方，但是一定不要用眼睛直接盯住对方的眼睛，这样往往会让人感觉咄咄逼人。最佳的方法是用眼睛注视对方的鼻尖或前额，这样能让对方觉得你的眼神比较柔和。同时表示赞许性地点头和恰当的面部表情。在倾听过程中，一定要给予说话者一个恰当的示意。即使是一个点头、一个微笑或其他的一个动作都可以，这不仅表示你在听，而且表示你在很用心地听，这是对说话人的理解和尊重，能让对方感受到你的肯定和鼓励。

（三）理解弦外之音

丘吉尔说"站起来发言需要勇气，而坐下来倾听，需要的也是勇气。"沟通最难的部分在于如何听出别人的心声。主动式倾听要求倾听者以机警和通情达理的态度深入到诉说者的心中，细心地注意其所言所行，注意对方如何表达自己的问题，如何谈论自己及自己与他人的关系，以及如何对所遇到问题做出反应。

（四）积极专注聆听

倾听的时候，不要想别的事情，眼睛要看着对方，随时注意对方谈话的重点，在对方谈兴正浓的时候，要用点头示意或打手势的方式鼓励对方说下去，在条件允许的情况下，做好笔记是表明自己在积极倾听的重要动作，让说话者知道自己在用心倾听。如果真的没有时间，或有别的原因不能听别人谈话，就直接提出来："对不起，我很想听你的看法，但是今天还有两件事情必须马上处理。"一般情况下，都能得到对方的谅解。如果你心里想着其他事，心不在焉地去听别人说话，对方会认为你是在敷衍，反而会对你心存不满。

案例 5-2

我大学时曾和两个室友去一个同学家玩，他们三人都是围棋爱好者，均在客厅下棋。我走到书房，看见同学的父亲在看一本关于造桥的书，我问他是不是搞水利的，然后又好奇地问长江大桥的桥墩是怎么做的。他父亲开始给我讲解：如何先将一个大铁筒插进去，将里面的水抽干，挖出稀泥，打地基，直到做好干透，再将铁筒抽掉……他父亲在说而我只是认真听，也没说什么，自己觉得也没有什么。可是后来同学告诉我，他父亲很欣赏我，每到周末总问我为什么不去他们家玩。

试分析：故事中的主人公为何能够赢得同学父亲的欣赏？他做了什么？

（五）适时做出反应

1. 鼓励　此技巧包括点头、张开手，运用"嗯"等肯定性短语，以及重复说话者话中的关键词等。适当的微笑和关心是两种主要的鼓励手段，能使说话者感觉更轻松，从而更能表达自己。许多研究者已经发现，微笑"很有用"，它是表达热情和开朗的基本方式。

2. 澄清　倾听者在说话者发出模棱两可的信息后向说话者提出问题的反应。可以用"你的意思是……"或"你是说……"这样的问句提问，然后重复说话者的信息。

3. 释义　将说话者诉说信息中与情境、事件、人物和想法有关的内容进行重新解释，目的是帮助说话者注意自己信息的内容。

4. 情感反映　是指对说话者的感受或信息中的情感内容重新加以解释，目的是鼓励说话者更多地倾诉他的感受，帮助其意识到自己的情感、认识和管理情绪。

5. 归纳总结　是将信息的不同内容或多个不同信息联系起来，并重新编排，目的是把信息的多个元素连接在一起，确定一个共同的主题或模式，清除多余的陈述，回顾整个过程。

三、影响主动地倾听的因素

（一）客观因素

1. 环境因素　环境之所以影响倾听，是因为环境能产生两个方面的作用：①干扰信息的传递过程，使信息信号产生消减或歪曲；②影响倾听者的心境。它不仅从客观上，也从主观上影响了倾听。因此，安静、祥和的沟通环境是保证有效沟通的必备条件。其他如温度适宜、光线充足、气味芳香及环境的色彩亮丽、活泼温馨等都会增加沟通效果，使沟通双方心情轻松愉快。沟通的距离不同，也会影响沟通的参与程度。在较近距离内进行沟通，易形成融洽的沟通氛围，反之则易造成不良沟通和相互攻击的氛围。

2. 信息质量　如果在倾听过程中，由于信息不对称和认识上的差异，有些词句的意义，难以达成共识，容易形成问题。要避免语言不明造成歧义而影响倾听效果，必要时要澄清。

（二）主观因素

1. 观点因素　由于性别、文化、家庭、爱好等方面的差异，每个人的观点也存在一定的差异。如果意见不统一，还会产生抵触情绪，甚至反感和不信任，从而产生不正确的假设。建立尊重他人的价值观是极其重要的，同时应善于分辨对方的价值观，避免将自己的价值观强加于人，才能有利于相互理解和信任。

2. 习惯因素　作为倾听者，我们要养成良好的倾听习惯。如双臂不能交叉在胸前、不要怒目而视、不要打断对方，要及时回应对方、集中注意力，为保持谈话的连续性，你可以说：我明白了；我懂了；这是个好点子；我明白你的感受；我理解你的感受等。

3. 偏见和成见　如果沟通前就存在偏见与成见，一旦形成心理定势，是不利于沟通的。偏见是倾听的重要障碍，例如：你对某个人产生了某种不好的看法，他说话时你不可能注意倾听；你和某个人之间由于某种原因产生了隔阂，当他有什么异议时，你可能认为他所做的一切都是冲着你来的，无论他做出什么解释，你都认为是借口。

四、主动地倾听的作用

倾听就好比是一种最优的投资决策，以最小的成本带来最大的收益。倾听在沟通中的具体作用为：

（一）获得信息的重要方式

有人说，一个随时都在认真倾听别人讲话的人，可在闲谈之中成为一个信息的富翁，这可以说是对古语"听君一席话，胜读十年书"的一种新解释。倾听是获取信息最直接、最有效的办法。获取信息的种类可分为两种：第一种是直接信息，即说话者直接说出来的内容，如时间、地点、发生了什么事等。第二种是间接信息，如他的口头禅，可以体现他是不是伪装；他想表达一个请求，但又有太多的说明，体现了他的不自信。

（二）使倾诉者感受到被尊重

倾听是对人的一种尊重，是一种修养。每个人都有渴望被别人尊重的欲望，而倾听可以满足别人被尊重的欲望。约翰·洛克曾经说过："礼貌是儿童与青年所应该特别小心养成习惯的第一件大事。"静坐聆听别人意见的人，必定是一个富于思想、具有谦虚柔和性格的人，这种人在人群中最初可能不引人注意，但事后可能是最受人们尊重的。因为虚心，所以能为众人所喜悦；因为善于思考，所以能为众人所尊重。

（三）真实地了解他人，增加沟通效力

倾听的同时，可以静心观察对方的肢体动作及表情。有时肢体动作和表情可以表达出比说话内容更真实的内容。它的成本就是花一些时间去作一名倾听者，要做的就是全身心地成为一个听众，并适当给予一些反馈就可以了。而收益却大得多：可以得到一个喜欢自己的朋友，养成一个冷静思考的好习惯，塑造一个健康的人格。

（四）帮助别人减轻心理压力

心理学研究显示，人们喜欢善听者甚于善说者。实际表明，人们都非常喜欢发表自己的意见。所以，如果你愿意给他们一个机会，让他们尽情地说出自己的想法，他们会从内心深处产生一种愉悦感与满足感。他们会把这种心理上的满足感归因于与你的谈话，从而产生对你的好感。这种心理反应方式可以用海德的归因理论来解释。据心理研究表明，人们对于心理医生的依赖，正是基于对倾听和诉说的需要。

案例 5-3

某医院神经内科病区新入院张某，病人刚被安置到病房里，责任护士园园就来到病房采集资料，拟填写《入院病人护理评估单》。病人说最近头晕，话音刚落，在病人还没有继续说出心悸和其他问题之前，护士就迫不及待地加入进来，开始追问病人："你的头晕是怎么样的？""头晕了多少时间了？""吃的什么药？""服药后症状能缓解吗？"……

试分析： 护士园园违反了哪些沟通技巧？

第二节 开放式提问

问题与思考

在临床上，需要通过提问病人或家属来收集更多病人的信息资料。可结合开放式、封闭式及菜单式提问的方法。封闭式提问往往使用"是"或"否"简洁的答案，在数据收集、询问过敏史时可以使用。但护士经常需要采用开放式提问来获取更多信息，以便获得一个更完整的评估。

思考： 当一位病人刚刚入院时，护士应该采用什么提问方式收集资料呢？

护患沟通一般应先从护士开始，开始时的提问应是开放式的，先获取病人信息的总体轮廓，然后逐步锁定特定信息，不断增加封闭式提问，例如：您能形容一下疼痛是怎样一种痛吗？是一种尖锐的疼痛吗？

通过护士更集中、更直接地提问,逐渐过渡到封闭式提问。

一、开放式提问的概念

(一)开放式提问

开放式提问是指提出比较概括、广泛、范围较大的问题,对回答的内容限制不严格,给对方以充分自由发挥的余地。这样的提问比较宽松、不唐突,也非常得体。

开放式提问分为一般开放式提问和特殊开放式提问两种形式。

1. 一般开放式提问

护士:"请问您今天为什么来急诊看病?"

病人:"我感觉一天都昏昏沉沉的,起不了床。"

2. 特殊开放式提问

护士:"请您告诉我:有关您头晕方面的其他情况,好吗?"

病人:"我今天早上醒来时发现起不了床,头很晕,而且我的胃也不舒服。"

(二)开放式提问所传递的信息

开放式提问得到的答案是多样的,是没有限制的,是没有框架的,可以让对方自由发挥的。旨在引导对方说出自己的感觉、认识、态度和想法。适用于了解对方真实的情况。

二、开放式提问的技巧

开放式提问不限制问题的答案,根据回答者自己的喜好,围绕谈话主题自由发挥,畅所欲言,有助于提问者根据谈话的内容了解更多更有效的信息。那么开放式提问技巧有哪些呢?

(一)"什么……"

例如:"您遇上了什么麻烦?""您对我们有什么建议?""您还有什么不同的想法?"

(二)"哪些……"

例如:"您对这种治疗方法有哪些看法?""哪些情况令您经常诱发头疼?""您觉得我们医院的哪些工作做得让您非常满意?"

(三)"……怎(么)样"或"如何……"

例如:"您通常都是怎样(如何)处理这些问题的?""我们怎样做,才能满足您的要求?""您希望这件事怎样解决?"

(四)"为什么……"

例如:"为什么您没有早点来医院看病?""您今天为什么这样神采奕奕?""为什么您会对我们医院情有独钟?"

三、影响开放式提问的因素

(一)轻松和谐的气氛

沟通开始阶段,护士需营造一种轻松和谐的气氛。护患沟通时,护士一定要先认真看一看眼前的这位病人,如果是首诊病人,可以问问家住哪里,做什么工作? 先关心病人,是为了让病人觉得护士对自己有兴趣,愿意帮助自己,建立一个轻松的沟通环境。

(二)充足时间的陈述

开放式提问可以让护士有更充足的时间仔细倾听病人的回答,发现其中有价值的线索,不必忙于一个接一个地构思,却疏于倾听病人的谈话。多给病人一点空间,让他们充分陈述,以便护士彻底明白病人想要讨论的问题,这样可以发现病人更多的信息。

（三）自己感受的表达

护士要鼓励病人表达出自己的感受，不管他讲述的内容多么与众不同，都要认真倾听并引出他们的想法；要鼓励病人用自己的语言告诉护士他所存在的一些问题。护士理解并体谅病人的感受和困境，赞赏病人为克服病痛所做出的努力及采取的措施，并用病人能接受的语言回答他们的问题。

（四）支持性语言的使用

护患沟通过程中，护士要注意多使用支持性语言，如："原来是这样""这种感觉一定很难受""对，晚上休息不好，第二天肯定没精神""请您继续说"……无论病情多严重，都不能让病人感到绝望。

案例 5-4

早上 7：30，护士小英进到病房为病人做晨间护理，见到 1 床秦大伯，小英说"秦大伯，昨天晚上您睡得怎么样？有没有感到什么不舒服的？"还没等小英问完，秦大伯便开始抱怨"隔壁 3 床老李叫了一个晚上，又哭又喊的，刚睡着就被他吵醒，能睡得好吗！"小英说"老李是老年痴呆，他要叫我也控制不了，没办法，你只能忍忍了。"小英话音刚落，秦大伯就叫嚣着要找护士长投诉……

思考： 护士在此运用了开放式提问，为什么会得不到想要的信息？

（五）使用肢体语言

当病人诉说原委时，护士应深深地点头表示理解；当病人述及隐私时，护士应当身体前倾，缩小与病人的距离，以示为病人保密。此时病人会因护士已经了解他的痛苦而感到舒心、满意。

四、开放式提问的作用

开放式提问与封闭式提问，这两种方式本身并无优劣之分。开放式提问最大的优点是灵活性大、适应性强，特别是适合答案类型很多、答案比较复杂、事先无法确定各种可能答案的问题。同时，它有利于发挥被调查者的主动性和创造性，使他们能够自由表达意见。一般地说，开放式提问比封闭式提问能提供更多的信息和完整的资料，有时还会发现一些超出预料的、具有启发性的信息。

案例 5-5

病人：我最近经常起夜排尿。

护士：还有其他问题吗？

病人：我还喝了很多水。

护士：哦，是这样。

病人：我母亲有糖尿病，我是不是也得糖尿病了？

试分析：

1. 护士在此运用了开放式提问途径，发挥了什么作用？

2. 得到了什么信息？

第三节　沉默

问题与思考

在医院里，新入职的护士均是大专及以上学历的毕业生，医院每年会对新入职的护士进行《人际沟通和礼仪》的岗前培训,特别是在"有效的沟通技巧"上培训内容丰富、考核方式灵活多样。例如:请专业的礼仪教师上课、老护士的经验分享、课堂小组的实践、临床情景模拟考核等。但目前医院内病人或家属对护士的投诉基本是服务态度,而服务态度很多是沟通出现了问题。

思考: 当病人或病人家属暴跳如雷时,护士为什么不能选择沉默,做一个有效的倾听者?

《荀子·非十二子》中曰:"言而当,知也;默而当,亦知也。"在交谈的过程中,沉默本身也是一种信息交流方式,常常出现在高语境内容之间,是超越语言力量的一种沟通方式。沉默是一种特殊的语言沟通技巧,是有声语言的延续和升华。

一、沉默的概念

(一)沉默的概念

沉默(silence)指交谈时倾听者对讲话者在一定时间内既不用语言(包括口头、书面语言)表示,也不用行为表示的一种交谈技巧。它是一种超越语言的沟通方式,能起到无声胜有声的作用。沉默既可以表达接受、关注和同情,也可以表达委婉的否认和拒绝。

(二)沉默所传递的信息

在与病人谈话中出现沉默有四种可能。第一是病人故意的,是其在寻求护士的反馈信息;第二是病人思维突然中断,或是出于激动,或是突然有新的观念闪现;第三是病人有难言之隐,为了对病人负责,护士应通过各种方式启发其道出隐私,以便医治其心头之痛;第四是病人思路进入自然延续的意境。有时谈话看起来暂时停顿了,实际上是谈话内容正在富有情感色彩的延伸。

二、沉默的技巧

(一)运用沉默技巧的时机

沉默在谈话中具有特殊的作用,要想进行有效倾听,使谈话更好地进行下去,有时候必须保持沉默。护患交谈中适宜地运用沉默,它的最佳时间又如何选择呢?

1. 病人情绪激动时　当病人愤怒、哭泣的时候,护士应当保持沉默,给病人一定的时间让其宣泄。此时护士可以轻轻地握住病人的手或扶住肩膀,真诚地面对病人,给病人以同情、支持和理解。

2. 病人思考和回忆时　对护士提出的问题,病人一时不知道该如何回答或忘记了如何回答,需要一定时间进行思考或回忆时,护士不要催促病人,应当给予一定的时间让其思考或回忆。

3. 对病人的意见有异议时　对病人的某些意见或建议有异议时,护士可运用沉默技巧,表示对病人意见的不认同。

案例 5-6

一位肿瘤科的护士在护理站的电脑上书写电子病历,看见外面休息室里坐着一位老奶奶好像很悲伤的样子。她走过去坐在老奶奶的边上,问她有什么需要帮助的。老奶奶说她老伴得了癌症而且已经是晚期……说着便流下了眼泪。这位护士静静地注视着老奶奶,并轻轻地抚摸她的手。俩人默默地坐了几分钟后有人叫这位护士,老奶奶感激地说:"你去忙吧,我已经好多了! 真谢谢你"。

试分析:

1. 护士为什么会在此时选择沉默?

2. 老奶奶又为什么对这位护士表达感谢?

（二）打破沉默的方法

尽管沉默有一定的积极作用，但是如果滥用沉默技巧，长时间保持沉默，会使对方感到压抑、难以琢磨，使谈话难以进行下去，甚至会影响护患关系。因此，护患交谈中，不能长时间地保持沉默，护士应在适当的时候以适当的方式和话语打破沉默。

1. 转移话题　当刚才的话题不宜再进行下去时，护士可转移话题，如"来，先喝点水。""要不要给家里人打个电话？"

2. 续接话题　当病人说到一半突然停下来时，护士可以说，"后来呢？""还有吗？""您刚才说……，您接着往下说。"

3. 引导话题　"刚才谈的这个问题给您带来了多大的困扰，您能说一说吗？"

4. 其他方式　"您看起来很安静，能否告诉我您现在在想什么吗？""您是不是有什么话要说（停顿）？如果没有的话，我想我们可以讨论其他的问题了。"等。

三、沉默的作用

表面上看，沉默没有声音，但实际上是声音的延续与升华。沉默片刻可以给护患双方创造思考和调适的机会，可以弱化过激的语言和行为，可以表达无言的赞美，也可以表达无声的抗议。当护士以温暖平和的神态沉默时，对病人来讲也是一种无声的安慰。在护患交谈中，护士适当地运用沉默策略可以起到以下作用：

1. 表达对病人意见默许、对病人意见保留或不认可，以及对病人的同情和支持。

2. 给病人提供思考和回忆的时间，给病人诉说或宣泄的机会。

3. 缓解病人的过激情绪和行为。

4. 给护士提供思考、冷静和观察的时间。

5. 使病人感受到护士在用心倾听。

案例 5-7

沉默的刺激

家属：我到现在还没有搞清楚，我们把老父亲送进养老院的做法是否正确，我一直认为我们应该在家里照顾老人（说话期间，病人双眉紧锁）。

护士：嗯……（注视病人并点头）。

家属：你要知道……养老院是他最不愿意去的。一是怕别人说子女不孝顺；二是怕寂寞，没人和他聊天；三是觉得浪费金钱。他愿意和我们一起生活，这样做好像我们遗弃了他（叹气）。

护士：所以你希望自己能照顾他？

家属：是的，但是我没有办法，我有很多困难没有办法解决。他患了卒中后，生活不能自理，还有点老年痴呆，时不时地糊涂。我不知道如何是好，如果……（停顿）。

护士：（保持沉默，默默地注视着病人）。

家属：……如果他没有罹患卒中该多好。我对自己不能照顾他而感到内疚，但是我实在是没有办法，只好将他送到养老院去，平时只能挤出点时间多去看看他。

试分析：

1. 护士在此运用了沉默技巧，发挥了什么作用？

2. 得到了什么信息？

第四节　表达看法与建议

问题与思考

　　某三甲医院护理部为培养护士良好的人际沟通能力，请一位著名的咨询专家到医院讲课，要求一位临床科室的护士长用简练的语言描述一下"人力资源"，这位护士长便开始滔滔不绝地谈论如何选人、如何使护士发挥更大的潜力，专家的评论是她仅讲出了"人力资源管理"，并没有解释何为"人力资源"，也就是跑题了。这主要是由护士长的固有模式造成的，一提到"人力资源"就会和"管理"联系到一起。

　　思考：护士在学校有人际沟通和礼仪的规范教育，到临床有护患沟通、医护沟通、医际沟通等多种形式的在职教育，为什么很多人向别人提出自己的观点或建议时往往会思维混乱，无法将重点和要点表达出来，从而使对方失去聆听的兴趣？

　　正确地给对方提出意见或建议，在提出之前应斟酌建议的正确性，提建议不能贪图发泄一时的怒气，而是为了促进事情向好的方面发展，取得积极的效果，首先是为别人，其次是为自己。如果有合理的目的，再加上有技巧地处理这些事情，那么意见和建议被别人接受的机会会大大增加。

一、表达看法和给予建议的区别

　　作为护士，"表达看法"是指针对影响病人或同事的护理情况阐明你的所思或所想，表达看法或给予建议都属于自信行为。在护理过程中，你的看法为病人或同事解决问题和做出决定提供了辅助信息。比较而言，给予建议只是帮助他人解决问题，可防止病人盲目的自主行为，也可避免被同事认为是没有自主能力的表现。

　　表达看法有助于丰富病人对自己健康状况和治疗计划选择的思路。表达看法不是告诉他人做什么，而是告诉他们你的观点。它既能帮助病人在健康状况方面做决定，同时也避免了病人对护士的依赖及因听从了护士的建议而带来的对不良后果的埋怨。

二、表达看法的技巧

（一）表达看法的时机

　　在下列必须做出决定的情况下，病人和同事可能会寻求你的建议。

　　1. 是否提供或保留信息　例如：病人想知道自己的病情；虽然家属要求对病人的病情保密，但是从知情权的角度考虑，是否应该向病人透露他的疾病信息。护士经常处于两难境地。

　　2. 是否服从或反对治疗计划　例如：病人与医生对自己病情有不一致的看法，就会对治疗计划产生怀疑，不确定是否应该遵照治疗计划执行。

　　3. 选择什么样的方法能达到预期的结果　例如：希望达到预期健康目标的病人可能不确定应该遵循什么样的治疗和护理计划；同事非常明确地想要达到预期的结果，但需要得到你的帮助，以确定采取什么样的方法才能达到最好的效果。

　　4. 为他人做决定提供信息　例如：病人和同事做决定的时候可能需要你的建议，把你的建议与他们的决定合为一体，即你为他人提供了信息。这种互动行为能增进与同事、与病人的关系。

（二）表达看法的方式

　　在表达看法时，要注意对方能否听懂自己所说的内容。例如：可以和幼儿园小朋友讲月亮、星星和太阳；对成年人则要理性讲话。所以在与对方表达你的看法与建议时，还要加入自己的情感。理性地讲话，感性地表述,让人感觉比较生动,但感性语言不能太夸张,对待不同的人需要使用不同的表达方式,要突出重点,要有逻辑层次性,这样才能吸引对方。

（三）表达看法的自信

在护士的工作生活中,病人、同事、家人和朋友会问你一些对疾病治疗和护理的看法,因为你是受过专业教育的医护人员,而且会经常接受这方面的咨询。如果你了解一些表达看法的规则,回答这样的咨询就会更加有信心。具体的做法有:

1. 表达看法以前要征得他人同意　为避免病人或同事的敌意或怨恨情绪,询问他们是否有兴趣听你的看法。要完成这个显示礼貌的步骤,你在沟通中可以使用这样的句子:

"以前,我有一个病人用了一个方法应对你现在的情况,你想听听这个方法吗?"

"我见到过很多像你这样的病人,我从他们的经历中也得到了一些经验,你要不要听听?"

"我对这个问题的解决方法也想了很久了,现在脑子里有一些想法,可以讲给你听听吗?"

虽然你认为你的建议有用,但是别人不一定想听。当你用上述表达方式表达你的观点时,比较直爽的人会用肯定语言回答要或不要。平时不是那么直接的人,会用非语言行为告诉你是否愿意听你的建议或看法,例如:头转向别处、转移话题、强调自己的特殊情况等就是在表达他们不愿意听。如果向你展示出感兴趣的姿势,就是暗示你继续讲下去。

2. 征得特殊病人或同事的允许　建议源于我们知道如何处理此类事件或此类病人,但是了解所有的情况和个体差异是不可能的。因此表达看法和建议时应该避免教条,应试探性地提供劝告,体现对特殊情况的周到考虑。

避免这样的言辞:"我认为你真应该……"或"很显然,这是你行动的方向。"以便能使你的观点更容易融入他人解决问题的进程。

使用以下方式表达看法,会给他人均等的机会接受或拒绝你的观点:"你认为这些建议怎样?""这个建议适合你的生活方式,你怎么想?""这些看法都适合你的情况吗?"

3. 说明你提出看法的理由　说明观点的理由是对自己的建议负责,确保病人和同事有足够的信息作出决定。例如:

"如果你经济情况允许,省城的大医院是你最好的选择;如果经济情况不允许,你可以考虑县城里的公立医院,你怎么想?"

"如果我和你处于一样的情况,我可能会先选择疗效迅速的西医治疗,等你的症状缓解后改用调整全身功能的中医治疗,这样你看如何?"

"我不太赞同××计划,因为你的亲朋好友都在外地,不能及时帮助到你;××计划能确保你边工作边进行常规复查,你更喜欢哪个?"

在上述例子中,护士给出自己看法的理由,把最后的决定权交给病人。如果我们想让病人管理好自己的疾病,可以提出自己的建议,但是必须说明最终的选择权属于病人。

如果是向你的同事陈述理由时,可以使用下面的方法:

"谢太太的病情刚刚转好,我认为将她借住到其他科室不太合适。是否可以将王太太借住到其他科室,以便给谢太太再巩固一个疗程的治疗。你怎么想?"

"我认为应该考虑增加科室的电脑,以便快速及时完成责任护士的护理记录,你认为护士长会同意吗?"

"感谢你给我机会加入××医院护理质量管理委员会,可是我到这里也有一年多了,一直没有看到过你们的消防演习。我认为常规的消防演练是必要的,你同意吗?"

这些例子告诉你如何自信地提出自己的观点及理由,兼顾同事的感受。听取别人的看法,会使决定的过程具有协调性。

4. 不要使自己在提建议时压制他人　即使你有身份、学识或经验非凡,也不要给别人施加压力,这会让别人与你配合时感觉压抑。你只简单地把问题解释清楚,然后请求他们在实施解决方法的过程中给予帮助。

表达观点需要自信而且还要负责任,它保护你表达观点的权利,还包括决定的制订和尊敬他人拥有知道你想法的权利。通过表达观点,确保决定者获得更多的信息。

(四)表达看法的重点

表达看法时语言表达要清晰,最关键的是重点要突出。例如:需要你向别人介绍你对北京的印象,你可以从北京的交通入手,与自己家乡做对比,然后谈到北京的园林或饮食。不需长篇大论,让听者感觉言中有物、言中有理、言中有序和言中有彩,感觉思路清晰、重点突出即可。

(五)不表达看法的艺术

有些人在表达看法时不需要任何帮助,而是需要知道何时不必分享看法的艺术。例如:你听到某人说昨天气温是"37℃",但是天气预报说是"36℃",你会不会去纠正那个人?在讲细节不准确时,考虑到它的准确性很重要,有必要纠正;但再考虑一下结果,纠正他人是个评论的过程,不利于人际关系的建立。所以需要仔细考虑。

练习:练习不去表达你的看法和观点。你觉得是否需要纠正别人一些不准确的意见?在一周的时间里注意这种情况何时发生?试问自己是否有必要纠正他人?如果不是原则性问题就要控制自己想纠正的冲动……这种练习对你和他人都是一种减压方式——任其自然的方式。

三、影响表达看法与建议的因素

(一)表达环境

在发现病人、家属或一个科室中有你需要关注的情形时,采用幽默和积极的评价会产生力量和亲切感。在友善、可接受的环境中,你的看法和建议更容易被别人接受。例如:"我们是一个非常棒的护理团队,不是吗?""我们需要奖励,做得不错。""你需要很大的勇气做……"。如果是比较私密话题,必须避开公共场合,私下进行,它意味着这个谈话只能是双方,不能有他人在场,给对方一种家人解决内部矛盾的感觉,这样你表达的看法和建议往往能产生比较积极的作用。

(二)是否充分地了解对方

充分地了解对方,除了基本信息外,还需要对他发出的全部信息内容和情感有所了解,如眼神、微笑、点头或表示赞许的情感流露,你才能针对病人或同事的问题提出有针对性的看法和建设性的意见。例如:"看起来昨天你和主管医生讨论治疗方案的谈话很满意,对吧?"如果这是对病人所述内容的正确理解,病人就会示意你继续表达你的看法和建议;如果不然,病人就会进行澄清、补充或设置倾听屏障等。

(三)自己的语言

通过使用提问者能够理解或感到欣赏的语言与引用,避免使用可能疏远提问者的医学术语或缩略语,往往能够在双方之间建立一个和谐的关系。为了让看起来比较好的建议能够被欣然接受,要尽量使用对方熟悉的词汇。

(四)是否自信地表达建议

作为护士,经过专业教育的医护人员,你具有一般病人和家属所不具备的对疾病知识的了解、对疾病诊治前沿方案和目前所存在的不足与弊端的了解。同时你也掌握向病人和家属表达看法与建议的一些技巧和注意点,在遵循尊重、真诚、信任和同理心的基本原则上,向"职业性亲密"关系的服务对象自信地提出你的观点和建议,并坦然接受病人对你的建议的接受程度。

四、表达看法与建议的作用

你的看法和建议丰富了病人、家属对自己健康状况和治疗计划选择做出决定所需要的信息,拓宽了病人思路,使其重新认识问题,从疑虑困惑中走出来。但要注意讲究方法,否则适得其反。例如:某位职场人士找到某院心理门诊的专家,诉说自己和老板交流过程中的苦恼,他认为老板自以为是,总是不明白自己所说的内容。专家告诉他不要先下定义、贴标签,还没等专家把话说完,这个人就对专家表示不满,于是沟通的情绪显现出来,双方无法很好地沟通下去。

给予建议也可避免同事对你产生没有自主能力的印象。给出你的观点不意味着强迫同事采取你的建议,听取别人的看法,会使决定的过程更具有协调性。

第五节　幽默

问题与思考

医院是一个特殊的公共场所,是一个救死扶伤的圣地。病人来医院就诊,都有生理或心理上的病痛。医院环境整洁,干净,庄重,医护人员严肃认真的工作态度,给病人和家属一种距离和敬畏感。

思考:医疗服务是为了帮助病人消除或减轻痛苦,如何使这个过程能顺畅愉快的进行呢?

虽然很多时候,我们并不能立竿见影地消除病人肉体上的痛苦,但我们可以施以精神上的支持与帮助,如通过幽默,使病人得到放松和愉悦,更加积极地面对疾病。

一、幽默的概念

幽默(humor)来源于拉丁文,本义是指"体液",《辞海》中解释为:"以轻松、戏谑但又含有深意的笑为其主要审美特征,表现为意识对审美对象所采取的内庄外谐的态度。"幽默使人放松,是生活中的一个重要部分,是在困境中也能看到有趣一面的能力。幽默可以让人得到暂时的放松,放下压力,积极面对困难。

正确的幽默方法,不但能够减轻病人的痛苦、释放压力,还能促进医护、护患之间的沟通,营造一种欢乐和谐的氛围,提高医护患之间的认同,共同促进疾病的康复。

二、幽默的技巧

(一)区分幽默的积极性与消极性

积极的幽默是建设性的,能给人以希望、快乐,能拉近人们之间的距离,化解压力,消除紧张。消极的幽默使人沮丧、痛苦,失去安全感,增加歧视,使人们互相疏远,失去他人的尊重,削弱自己的可信度。因此,正确区分积极和消极的幽默是非常重要的。

(二)把握幽默的时间和场合

万事都要符合时间和场合,幽默也一样,需要注意适当的时间和场合。一般认为,当病人接受急诊治疗与护理时、心肺复苏抢救时、小儿高热惊厥时,病人及家属都迫切希望得到及时、有效地治疗,这个时候如果应用幽默,有些人会认为是轻浮的表现,对其可信度就会下降,甚至会产生医疗纠纷。而在一些轻松的场合,如督促病人服药的时候,可以适当应用幽默,使病人愉快地接受。

(三)培养幽默的表达能力

一般认为幽默是右侧大脑的功能,我们平时可以注重这方面的积累,提高交往技巧,培养人际情商。在护理工作中要做个有心人,善于观察和分析,仔细把握病人的性格、经历、隐私及病情,善于把握时机和场合,注意幽默的尺度和内容,才能取得良好的效果。我们可以从取笑自己开始,发挥自己的喜剧想象力,逗别人笑;可以通过阅读喜剧、观看滑稽影视、收听幽默笑话来提高自己的幽默素养,充实幽默素材;还可以和团队成员互相开玩笑,分享自己值得庆祝的事情,培养幽默的表达能力。

（四）采用正确的幽默策略

首先，我们要采取积极的态度，通过观察、倾听与对话，寻找病人感兴趣的事务，和病人分享笑话，适当利用一些道具，如搞笑手推车、幽默屋、幽默工具包等。以轻松戏谑的形式说话，发挥幽默积极的、建设性的作用，来达到幽默所应有的效果。注意要避免嘲笑、贬低他人，特别是他人的年龄、容貌等。其次，我们可以通过适当的自嘲，把自己的尴尬和难堪用于和病人的沟通；可以尝试轻松的戏谑，使人能够开怀大笑或会心一笑，缓和紧张、焦虑的气氛，从而拉近护患、医护之间的距离，建立起良好的关系。当然，万一你被他人的消极幽默冒犯了，你可以告知你的尴尬，并适时地转换话题，避免自己进一步受到伤害。

三、幽默的作用

（一）改善医护患多方关系

例如：主班护士误将10小时的吸氧费按照18小时收取，病人怒气冲冲来质问，护士笑着回答："明明是个胖子0，被我系了根腰带变成了8……罪过罪过，我立马把它打回原形。"病人一听，"噗哧"一笑。

从这个例子可以发现，幽默能够促进积极的沟通，打开医护患之间过于沉闷严肃的局面，拉近互相之间的距离。运用适当的幽默，能够在心理层面上消减病人压抑苦闷的情绪，能够打破医护患之间治疗与被治疗、制约与被制约的关系所带来的心理反差，促使病人消除隔阂，拉近病人与医护之间的距离。幽默也能够让医护摆脱满脑子的疾病与诊疗操作，使工作变得轻松，具有人情味，增进医护之间的协作，提高凝聚力。

（二）创造轻松的工作环境

幽默主要表现为机智、自嘲、调侃、风趣等，能给人带来欢乐，在护理工作中也是如此。机智、风趣还能够提供喜剧式的解决方法，消除紧张和忧虑。调侃与自嘲能够在人与人之间建立一座桥梁，在让你难堪尴尬的时候，缓解压力，开启轻松愉快的护理环境。例如：门诊偶尔有医生没提早到岗，病人会看时间盼着医生，气氛就会逐渐凝重起来，有病人会问："医生几点来？现在快八点了！"有一个病人开始关注时间，其他病人也跟着起哄。这时我们边微笑边说："啊呀！医生已经在电梯里了，从病房坐电梯过来的路上'红绿灯'比较多！"，于是大家会心一笑，气氛顿时和谐起来。

（三）调节劝导时的敌对气氛

新病人入院，常规需要给他介绍环境、主管医生及护士，为缓解病人情绪和陌生感，我们可以一边指引一边说："我先给您导航（介绍环境），认认门（介绍主管医生），记住门牌号哦（病号及床号）。"幽默能使我们更加容易被病人接受，使他们放下戒备与防御，当我们和病人一起开怀大笑的时候，自然而然地与他们站在平等的位置上，被他们接受和理解。这特别能够化解病人接受劝导时的敌意，化解担心与疑虑，减少愤怒与敌对，愉快地接受我们的劝导和安慰。

（四）对付痛苦的有效方法

例如：一位病人因肝脏肿瘤介入术后呕吐，非常难受，及时给予止吐药物等处理后，情况有所缓解。但病人还是眉头紧皱、感觉十分难受，医生到床边去看了说："没事，该吐吐、该吃吃。"然后就走了。这时候，我默默补了一句：意思就是该吐吐、该吃吃。然后整个病房的病人都笑了，病人紧皱的眉头也舒展开了，再没有因为呕吐不舒服找医生。

确实，幽默不但能让人愉快、让人开怀大笑，还能够刺激儿茶酚胺等内分泌激素释放，增加对痛苦的耐受，较少焦虑，缓解压力和紧张，这种放松的状态能够持续约45分钟。幽默对人体免疫系统也有积极的影响，能够激活体液及细胞免疫，防止感染，有助于杀死肿瘤细胞。当然，幽默也能从心理上使病人放下负担，勇敢面对疾病与痛苦，增加疼痛的心理耐受能力。

护士给病人发口服药，按照医嘱发了一种药，病人记得医生查房时说开了两种药，便冲着护士大喊，"我怎么只有一种药啊！你们是不是发错了？藏自己兜里啦！"护士觉得很冤枉，说道"哎呀，这药又不是糖果，我可不会放自己包包里哦。"随后她复核了医嘱后把病人提出的异议联系了医生，确认是医生开漏了医嘱。

试分析：

1. 这位护士在应对病人质疑时，用了怎样的沟通技巧？
2. 确实是医生开漏了医嘱，怎样应对，才能让病人消除质疑？

第六节　拒绝

问题与思考

随着社会的发展，人们对健康越来越重视。在现实医疗活动中，由于病人及家属对医疗效果期望很高，但自身往往缺乏专业的医疗知识，因此会不可避免地提出一些不太合理的要求。作为医护人员，我们在不影响护患关系的前提下，该如何化解及拒绝呢？

思考：在你不得不拒绝的时候，怎样的拒绝既能达到目的，又能让病人及家属满意？

无论是日常生活还是在医护活动中，拒绝都是我们需要掌握的重要能力，那么什么是拒绝，怎样拒绝才会合理并有效的呢？

一、拒绝的概念

简单地说，拒绝就是说"不"，就是"不接受"，不接受对方希望你接受的观点、要求等。拒绝往往令人不愉快，令自己为难。在护患沟通中，拒绝是一个重要的技巧，如何稳妥而又有效地拒绝病人的不合理要求，对维系和谐护患关系、避免护患纠纷具有重要意义。

二、拒绝的原则

（一）尊重病人

不管病人的要求合理与否，我们都要以尊重的态度表达自己的观点，不要把自己的想法强加于人。

（二）减少负面情绪

病人的要求受到拒绝，就会产生不悦和失望等负面情绪，这必然会阻碍护患之间正常的沟通和交流。因此，尽可能地减少病人不悦和失望的情绪，是避免护患纠纷的关键点。

（三）换位思考

换位思考又称为共情、同理心，从病人的角度与立场，设身处地地看待病人的要求，理解其苦恼与难处，有助于正确判断病人的要求并用合理的方法处理问题。同时应该注意地域风俗的差异，争取得到病人的理解和认同。

（四）真诚与友善的态度

即使病人的要求并不合理，我们也应该本着真诚与友善的态度去正确对待，不能使用不当的技巧敷衍、愚弄他人。

三、拒绝的方法与技巧

（一）耐心倾听

耐心认真地倾听，而不是当病人刚开口时就断然予以拒绝，这一方面能让病人感受到尊重、感觉到我们认真解决问题的态度、觉得是经过深思熟虑后不得已才拒绝的，另一方面也能让我们了解病人真正的目的，从而找到拒绝的切入点，委婉而有效地拒绝不合理要求。

（二）肢体语言

身体的姿态、动作、行为都能够传递拒绝的意图，从而让病人避免受到语言的刺激。我们可以采用倾斜身体、转动头颈、按揉眼睑、中断微笑、双手交叉、转移目光，甚至沉默不答等暗示否定的意愿，让病人收回或终止其不合理要求。

（三）先扬后抑

在进行拒绝以前，可以先肯定，后转折，开始说"是"，对病人表示同情和理解，发掘病人要求中合理的部分予以肯定，然后通过"不过"，点明其不合理性或不可操作性，巧妙地加以拒绝。例如：病人家属对某些医疗费用不能报销提出异议，我们可以先表示同情和理解，认为这些不能报销的费用确实是个负担，但医保政策是医疗相关部门兼顾各方面利益与需求而制定的统一的标准，我们没有权利进行更改，再告知使用这些费用的目的和效果，自然能够得到理解。

（四）含蓄拒绝

使用比较含蓄的方式，让病人感到我们对其要求不能予以满足，从而避免对方自尊心受到伤害。例如：使用概括、抽象的语言，模棱两可的语句，笼统地予以答复；或是顾左右而言他，转移讨论的焦点，间接地加以拒绝。如有些病人会询问医院待遇等不便直接回答的问题，我们可以用"能养家糊口吧"等笼统的语言来巧妙地回答。

（五）客观理由

利用客观理由，合理、直接拒绝病人的不合理要求。例如：晚上病人跑来说："护士，你能不能去叫我隔壁的病人别打呼噜，太吵了。"护士说："不能，这不是他故意想吵你，即使我把他叫醒他再次睡着一样会打呼噜，我不能控制他不睡。"对于病人提出这样的要求，我们缺乏满足对方的条件，这些力不能及的事情，我们可以直言相告。如果病人的要求，与医院的规章制度或诊疗原则冲突，我们也可以直言以告，若能应用幽默的方式表达，则更为有效。

（六）合理解释

医护人员应用专业知识，从专业的角度，说明病人要求中对治疗不利的部分，告诉病人拒绝所给他带来的益处，做出诱导性解释，使病人自觉放弃自己的要求。

（七）舒缓情绪

注重用词及语气，如"实在对不起""请您谅解"等语句。让病人感受到我们的真诚和尊重，明白我们的无能为力或迫于情势，从而减轻病人因被拒绝所遭受的心理打击，舒缓病人的挫折感和抵触情绪。

（八）退步拒绝法

病人提出的要求我们不能予以完全满足，但我们可以承认和肯定其有理的部分，接受部分要求，或主动提出帮其解决另外的问题，从其他方面给予补偿。这样会让病人感觉，虽然最终结果不是很理想，但我们已经尽力了，病人的情感会得到满足，在一定程度上减少了失望感。

四、影响拒绝的因素

（一）自身的职业素养

只有牢固树立"以病人为中心"的服务理念，摒弃"我的地盘我做主""我是专业人士，就比你懂得多"

的错误思想,才能在尊重病人正当权益的基础上,进行合理有效地拒绝。

(二)对象的人文素养

虽然病人都是来医院求医问药的,但他们的教育程度、社会经历、经济状况等各不相同。一方面,我们在进行拒绝时,如果能有针对性地选取合适的技巧,将会起到事半功倍的效果;另一方面,在对待一些相对特殊的群体进行拒绝时,可以适当表明我们的拒绝是对所有人群一视同仁的,避免其认为受到区别化对待而情绪失控。

(三)情绪的有效控制

有研究发现,三分之一的护理人员认为,对病人及家属提出的不合理要求应不予理睬,对疑虑过重、爱唠叨的病人则感到反感。所以我们应时刻注意自己的情绪,心平气和地倾听病人的要求,避免过激的语言和行为。

案例 5-9

注意拒绝的方式技巧

在心内科病房,一位初见疗效的心肌梗死病人向护士提出,要到医院外走一走;但根据病情他还不能离开病房。病人说如果不能出去走走,午饭都消化不了;护士从专业的角度和医嘱要求,告知不允许其外出走动。还没等话说完,病人就对护士表示不满,双方无法愉快地沟通下去。

试分析: 针对这种情况,我们可以采用怎样的拒绝技巧,让病人能够愉快地接受?

(徐东娥)

学习小结

本章首先从主动式倾听、开放式提问、沉默、表达看法与建议、幽默、拒绝等方面,详细阐述了如何学好人际沟通的基本理论与技能;学生通过本部分学习能初步认识主动式倾听、开放式提问、沉默、拒绝等的概念、技巧、作用与影响因素。其次从它们各自的作用、影响因素、案例分析及情景演练等方面,分别介绍了基本沟通技巧在护理临床工作中的相关性和重要性;通过学习,学生应能够阐述主动式倾听和开放式提问等的基本概念与技巧,知晓人际沟通与护理临床的关系,并学会通过案例分析、情景演练进一步了解人际沟通的重要性。

复习参考题

1. 主动式倾听的作用表现在哪几个方面?

2. 表达看法的技巧有哪些?

3. 拒绝的原则是什么?

第六章　护士的礼仪

学习目标	
掌握	仪容修饰的基本原则；护士仪表美的具体要求；护士基本姿态的具体要求和动作要领；护理工作中常见的仪态礼仪（持治疗盘、持病历夹、推治疗车的方法和注意事项）。
熟悉	妆容修饰的步骤及方法；着装的技巧；护士行为举止的职业要求；常见护理工作场景中的礼仪规范。
了解	着装的基本原则；仪容礼仪、仪态礼仪的含义。

护士高雅大方、端庄稳重的仪表，和蔼可亲的态度，训练有素的举止，不仅构成护士的外在美，也在一定程度上反映其内心境界与良好修养。护士的仪表仪容、服饰姿态、言谈举止不仅是风度雅俗的体现，而且因护理工作环境的需要，也反映着护士群体的职业素养水准。因此，护士应注意自己的仪表举止，加强文化道德修养，培养高尚的审美观，从而使自身形象不断完善。

第一节　护士的仪容礼仪

案例6-1

护士小王，周末去理发店把头发染成了酒红色，周一上班还化了个漂亮的淡妆，穿上连衣裙，出门前喷上香水，精神焕发去上班。早上交接班，同事笑着对小王说，"小王，你真是香气袭人呀。"有的同事开始不停地打喷嚏。

试分析：作为一名护士，小王的仪容修饰是否得当？

护士的仪表可以透视出护士的内在美，给病人带来信任、安慰、温暖、希望和生命的寄托。曾经有多少病人用最美好的语言写下了护士走过床前的感受："像吹过的春风""青春的芳香洒在病房""白衣天使""至善至美的白衣守护神"。相反，如果一个护士衣冠不整、蓬头散发、不修边幅、松松散散、邋邋遢遢，会使人对其失去好感与信任，使工作陷入被动。护士应当懂得自己身穿的白色工作服不是厨房里的围裙，它的洁白整齐代表着护士的尊严和责任；它整齐划一的格式，体现了严格的纪律和严谨作风。护理专家王琇瑛曾经说过，护理工作"可以发扬女子所有的力和美"。这美，包含了节奏适度的步伐、文雅的风仪、委婉的谈吐、轻巧而敏捷的动作等多方面的内涵。护士应充分重视自己的仪容、仪态和着装，在病人复杂的生理、心理变化中，通过护士的风采仪表，增强病人战胜疾病的信心。

仪容在一个人的仪表中占有举足轻重的地位。因为容貌反映一个人的精神面貌、朝气与活力，人际交往中，一个人的仪容往往将个人的信息以最快速、最直接的方式传达给对方，是交往对象建立对他人最初评价的有力标准。

问题与思考

护士的仪容是护士与病人进行交往的第一印象，护士整洁简约、修饰规范的仪容会赢得病人的尊重、支持与配合，良好的护理职业形象对病人的身心健康有着积极的意义。

思考：护理人员应怎样从仪容礼仪着手，塑造良好的职业形象呢？

一、仪容礼仪的含义

仪容又称容貌，指人的外观和外貌。主要包括头部和面部。它是个人仪表的重要组成部分。在人际交往中，仪容会成为交往对象关注的重点，通过仪容建立起来的"第一印象"，会深深地影响着交往双方的整体评价。

礼仪对仪容美的要求有三个层次的含义：一是仪容的自然美。指仪容的先天条件好，天生丽质，通常受遗传因素的影响。爱美之心人皆有之，美好的仪容相貌，会令人赏心悦目，心情愉快。二是仪容的修饰美。是根据个人的条件和特点，依据规范和标准对仪容进行必要的修饰，扬长避短，设计并塑造出美好的个人形象。三是仪容内在美。它是仪容美的最高境界，是通过后天学习，提高自身的文化修养、艺术修养和道德水平，从而达到高雅气质和美好心灵的有机结合，使自己秀外慧中，表里如一。真正意义上的仪容美，应该是自然美、修饰美和内在美三个方面的高度和谐与统一。自然美是我们每个人的心愿，内在美是我们不懈的追求，修饰美则是我们在仪容礼仪里关注的重点。

二、仪容修饰的基本原则

（一）整洁

整洁，是指整齐洁净、清爽。这是仪容修饰的首要要求。整洁性原则要求面部、头发、肢体的清洁。应勤洗澡，脸、脖颈、手等部位都应时刻保持洁净，注意经常去除眼角、口角及鼻孔的分泌物。勤换衣裤，消除身体异味。注意口腔卫生，早晚刷牙，饭后漱口。指甲要经常修剪，头发按时理，不得蓬头垢面。在参加公共活动时，临行之前不吃带有刺激性气味的食物，如洋葱、韭菜、大蒜等，以免口留气味，使交往对象产生嗅觉不悦。

（二）自然

自然，是指在仪容修饰的程度上和效果上要把握分寸，自然适度。仪容修饰既要与个人的年龄、身材、容貌、肤色、气质、职业、身份等相一致，还要与时间、季节、出入场合及环境等相吻合，达到自身整体和外界环境的和谐与协调，体现真实自然的效果。

（三）端庄

端庄，是指端正庄重，形容仪表和神态优美大方，它是美的一种特殊表现。端庄不仅是简单的仪容修饰，更是气质和修养的自然流露。仪容端庄主要是一个人内在素质的外在体现。

（四）个性化

个性化，是指本身充分了解及掌握自己的优劣，通过修饰，对自我形象重新塑造，扬长避短，把自身的风格、气质特征和个性魅力展示出来。

（五）避人

避人，是指修饰仪容要规避他人，特别是公共场合，不要当众整理自己的头面和妆容；不当众修剪指甲、不当着客人面嚼口香糖、抓耳挠腮、抠挖鼻孔、剔牙齿、搓泥垢等。如确实需要处理，应避人私下进行。

三、护士仪容修饰与礼仪

（一）面部修饰

1. 眼部　眼睛，是人际交往中被他人注视最多的部位，是修饰面容时首当其冲之处。眼部的修饰应注意：眼睛有分泌物时应及时清除；戴眼镜者要及时清理镜片上的污垢；如果患有眼疾且有传染病，则应自觉回避社交活动。在室内一般不佩戴太阳镜，以免被误认为有眼疾。根据脸型及眉形轮廓特点对眉毛进行修理、清洁、梳理。

2. 耳鼻部　在洗澡、洗头、洗脸时，要对耳朵进行清洗，必要时，还要清除耳垢。保持鼻腔清洁，不让异物堵塞鼻孔，不随处吸鼻子、擤鼻涕，不当众挖鼻孔。鼻毛、耳毛长于体外，应及时进行修剪，但不能当众去拔。

3. 口部　保持牙齿洁白，口腔无味。应注意：每天定时刷牙，做到"三个三"：每天在三餐后刷牙，饭后三分钟刷牙，每次刷牙需三分钟；经常用爽口液、牙线、洗牙等方式清洁牙齿，保护牙齿；在上班或应酬之前忌食气味刺鼻的物品或食物，如烟、酒、葱、蒜、韭菜、腐乳等。男护士要定期剃须，保持清爽整洁的形象。

4. 颈部　在面部修饰中，颈部清洁保养也特别重要。特别是耳后和颈部要保持清洁。脸部化妆时，也要注意颈部肤色修饰，以免与面容反差太大。

（二）肢体修饰

1. 手的修饰　在正常情况下，手往往被人们视为社交中的"第二张名片"。在护理服务中，护士通过手为病人提供服务的机会很多，因此，护士的手修饰非常重要。勤洗手，保持手掌清洁，不留长指甲，一般指甲的长度以不超过手指指尖为宜，长指甲藏有污垢，护理病人时会增加感染的机会；护士不得涂彩色指甲油，以免在视觉上给病人造成不舒适的感觉，破坏护士端庄稳重的形象。

2. 下肢的修饰

（1）腿部：在正式场合，男士着装不可暴露腿部，即不宜穿短裤；女士可穿长裤、裙子，但不可穿短裤，或较暴露的超短裙。在正式场合，女士穿裙装时，裙长应达膝部，并搭配丝袜。护士在工作中，着裙装时，工作服应全部遮盖裙装，切不可暴露于外；护士穿裙式工作服时，最好搭配肉色或浅色的长袜；护士穿袜子时，袜口不可暴露在裙摆或裤脚之外。

（2）脚部：保持脚部的卫生，鞋、袜子要勤洗勤换。不穿残破有异味的袜子，如果担心袜子破损，可在办公桌或随身所带的包里装上备用袜子。不在他人面前脱鞋、趿拉鞋，更不能当众脱下袜子抠脚。严格地说，在正式场合一般不允许光脚穿鞋，也不可穿着可能使脚部过于暴露的鞋子，如拖鞋、凉鞋、镂空鞋等。护士上班时应穿规定的工作鞋，并且工作鞋应时刻保持清洁、舒适、方便、美观。

（三）发型修饰

在正常情况下，人们观察一个人往往是从头开始的。发型修饰就是在头发保养、护理的基础上，修剪出一个适合自己的发型。美观、恰当的发型会使人精神焕发、充满朝气和自信。发型修饰应遵循干净整洁、长短适中、发型得体、美化自然的原则。

护士的职业发型除遵循基本的美发规则外，还应体现整洁、简练、庄重的职业特点。女护士在工作时，不能长发披肩，若为长发应盘起或用发网束于脑后；如果是短发，长度不应超过耳下3cm，要做到前不过眉、侧不过耳、后不过领，以齐耳垂下沿为好（图6-1）。男护士在修饰头发时必须做到前发不覆额、侧发不掩耳、后发不触领，头发长度最长不超过7cm，最短不能剃光。护士在选择发型时，应有意识地使之体现庄重、典雅的整体风格，而不宜选择过分时髦的发型，尤其不应标新立异。

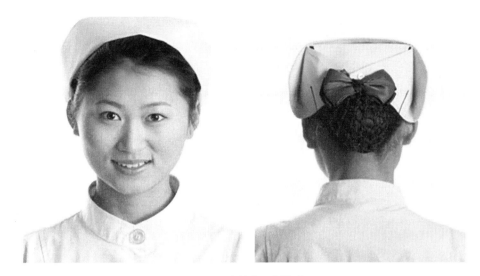

图6-1 女护士职业发型

四、化妆的礼仪

化妆是一门艺术,适度而得体的化妆,可以体现女性端庄、美丽、温柔、大方的独特气质。对护士来说,工作中运用化妆技巧为自己塑造美的形象,不但能够体现其对工作的认真负责及爱岗敬业精神,更能激发病人对美好生活的追求和恢复健康的强烈愿望。护士在工作场合应以朴素典雅的淡妆为宜。化妆主要是通过突出个人容貌上的优点,掩盖缺陷,使人的风采更加出众。用化妆手段来弥补或矫正面部缺陷是化妆的主要功能。

(一)化妆的礼仪

1. 正式场合要施妆 在正式场合女性应适当化妆,让自己容光焕发,富有活力,这既是自尊的表现,也是对交往对象的重视。男士也应当进行面容的适当修饰。例如:胡须的修剪和保养、用面霜调整肤色、眉形的修饰,嘴唇轮廓和厚薄不理想或唇色不正时,用唇笔描画并涂上男士专用唇膏来弥补等。

2. 不在公共场所化妆 化妆属于个人的隐私行为,大庭广众之下化妆既有碍于人,也会因不尊重自己而受到众人的轻视,是失礼行为。如若确实需要进行化妆或修饰,应选择在化妆间或避人之处进行。

3. 要因时、因地制宜 化妆要做到"浓妆淡抹总相宜",就要注意不同的时间和场合。在工作时间(白天)、工作场合或参加面试等,以淡雅的工作妆为宜。若浓妆艳抹,与工作环境不相协调,会让人产生过分招摇、举止轻浮、工作不认真的误解。若参加晚宴、出席舞会则可化浓妆。参加外事活动时,一定要化妆,因为在国外,正式场合不化妆,会被认为是对对方的不尊重、是不礼貌的行为。

4. 不非议他人的化妆 由于民族、文化传统、个人审美情趣的不同及肤色上的差异,每个人的化妆都有着自己的标准和特色,不可能都一样。所以,切不可对他人的化妆评头论足。

5. 不要借用他人的化妆品 除非主人乐意将化妆品外借,一般情况下不可借用别人的化妆品,因为这样极不卫生,也很不礼貌。

6. 保持妆面完好 化妆后应经常自查,避免妆面出现残损。在用餐及出汗之后应及时避人补妆,否则将给人产生懒散之感。

(二)化妆的程序和技巧

化妆不是简单的涂脂抹粉,而是要掌握正确的美容化妆技术,运用色彩等渲染方法来创造面部和谐的美,使之淡而不素、雅而不俗,使面部轮廓更具有立体感,从而呈现淡雅清秀、健康活泼的风姿。护士根据其职业特点,应选择自然柔和、得体大方的淡妆为宜。基本的化妆程序大致分以下7个步骤:

1. 清洁面部 对于面部的清洁,可选用清洁类化妆品去除面部油渍,然后再用清水洗净。

因为化妆后颜面的靓丽程度、保持效果与皮肤的洁净程度成正比，皮肤越洁净，妆面效果越好。在基面化妆前，应在清洁的面部上，涂上护肤类化妆品。这类化妆品的好处在于润泽皮肤、保护皮肤、易于上妆。

2. 基面化妆　基面化妆又叫打粉底，目的是调整皮肤颜色，掩盖脸上的雀斑及瑕疵，使皮肤更加平滑。化妆者可根据自己的皮肤选择合适的粉底，并根据面部的不同区域，分别敷深浅不同的底色，以增强脸部的立体效果。打粉底后，应扑以干粉，干粉起定妆作用，扑粉以薄、匀为原则。

3. 眉的修饰　一个人眉毛的浓淡与形状，对其容貌起着重要的烘托作用。

（1）眉形的确立：眉毛由眉头、眉峰、眉尾三部分组成。鼻翼的垂直延长线上方是眉头；眉尾在鼻翼外侧与外眦连线的延长线上；从眉头到眉梢的2/3处是眉峰。

（2）修眉的步骤：

第一步，刷眉毛。用眉刷把眉毛刷整齐，这个步骤不能省略，因为如果眉毛不整齐，你有可能错修了不该修的眉毛。

第二步，确定眉形。把细长化妆杆竖着放在鼻翼旁，延伸到眉头处，确定眉头的位置；以鼻翼到眼角的斜线上，确定眉尾的位置。眼睛直视前方，在瞳孔的外侧的纵向平行线上确定眉峰的位置。根据自己的喜好确定眉毛的宽度，注意两边的眉毛宽窄要平行一致。

第三步，修整形状。用眉刀把多余的眉毛刮掉，直至获得理想的眉形。

（3）描眉的技术：顺着修好的眉型一点点把形状画好，眉头稍微浅一点，眉尾适当加深。然后用眉刷把眉头刷淡，把整个眉毛也刷一下让颜色更均匀。（图6-2）。

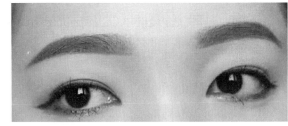

4. 眼睛的修饰　利用各种眼影色的晕染，以塑造眼部的立体感，如涂眼影、画眼线、涂睫毛膏。

（1）涂眼影：眼睛的化妆一定要涂眼影。使用眼影的目的是能使眼睛的神态突出，表现眼部结构，从而塑造眼部的立体感。护士化工作妆时，最好选用浅色咖啡眼影，注意由浅而深，施出眼影的层次感。

图6-2　眉的修饰

（2）画眼线：眼线能使眼睛增大而明亮，但千万不要画得太浓，以免破坏原有的自然美感。画眼线时，从外眼角向内眼角描画，线条由粗变细，眼尾略上翘，使之与睫毛有自然的过渡。上眼线画七分长。下眼线也是沿着下眼睑边缘由外向内描画，线条逐渐变细，画三分长。无论是哪一种眼形，画眼线时千万不要把眼睛框起来，上下眼睑的眼线之间应有微小的距离，否则会显得很不自然。

（3）涂睫毛膏：涂睫毛膏时，眼睛稍向下看。刷上睫毛时，横拿睫毛刷，刷下睫毛时，将睫毛刷直拿，利用前端，刷上睫毛膏。护士的工作妆可不涂睫毛膏。（图6-3）

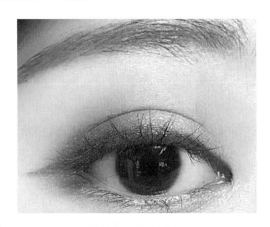

5. 面颊的修饰　颊部化妆，主要是通过涂抹腮红弥补肤色的不足。

在涂腮红时，更要注意与脸型的配合，腮红要抹得非常均匀、柔和、自然。通常涂在颧骨附近。用腮红刷或腮红扑，沿着颧骨向发边抹去，再向下晕染。也可以从发边沿着颧骨下方向口角斜抹，然后向上方晕染。手法要轻匀自然，使腮红向脸部原有肌肤自然过渡，不留施染痕迹。一般，腮红颜色的选择要根据肤色、年龄、着装和场合而定。

图6-3　眼睛的修饰

6. 唇的修饰　唇膏大多为暖色系调配出的种种混合色，依个人气质和喜好，以及与面部肤色相呼应和需要来选择。一般认为大红色系能表达欢快、热烈、艳丽的情感；橙黄色系则有着清纯、活泼亮丽的印象。若去上班或去较严肃的场合,宜选用色彩浅些、暗些的唇膏;而出席大型晚会、舞会时,则应选择色彩较艳、较红的唇膏。

（1）确定唇形:唇部化妆,首先要确定唇形。唇形直接影响面容,对化妆的效果起着很大的作用。例如:宽阔、长下巴的脸,就不能画上又短又薄的唇形;相反,狭窄、瘦尖下巴的脸,也不能画上色彩浓重的厚形大嘴。因此,唇形的确定,要根据每个人的自身实际情况而定,不能盲目地画,以免破坏整体美。

（2）描画唇形:根据选定的唇形并结合自己嘴唇的特点,确定唇部化妆的轮廓。首先,用唇线笔由上唇唇山依中心向外侧描,接着再决定下唇唇部的曲线;然后,由嘴角的前端向唇山描出自然线条,注意一定要谨慎描绘;最后,下唇也由嘴角向内侧延伸,线条要画得圆滑、柔和、准确清晰。唇线要略深于唇膏色。

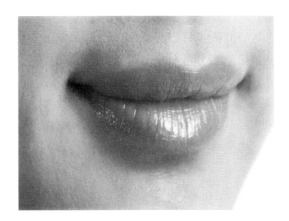

图6-4 唇的修饰

（3）涂唇膏:唇的轮廓画好后,就可以用唇膏填画内侧。涂唇膏必须涂到嘴角,否则一张大嘴,嘴角露白是很不雅的。另外还要注意口红不要涂出唇线外,如出现此种情况,可用质地柔软的纸或棉棒将出格的口红轻轻擦掉,并将擦过的地方用底色补好(图6-4)。

7. 检查效果 化妆完成后,从局部到整体进行全面、仔细地检查,看是否达到了化妆的目的,是否体现了美容的效果。主要包括以下几个方面:

（1）妆面是否干净,浓淡要适中,整体要协调。

（2）眼、眉、面颊的化妆左右要一致。

（3）局部有无缺漏或变形之处。

（4）牙齿上不要沾上唇膏。

护士在工作场合提倡淡妆上岗,自然、端庄的妆面能够扬长避短,体现高雅品位,增加个人魅力。护士妆属于职业妆的范畴,妆面应因人而异,既要美观靓丽、整体协调,又要自然真实、适度得体(图6-5)。

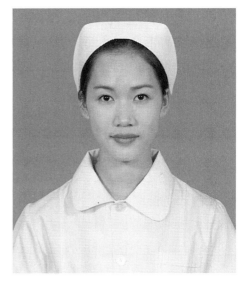

图6-5 护士职业妆容

（三）不同脸型的化妆

化妆时应根据脸型的不同,利用各种技术、技巧,通过突出面部五官的精美,掩盖或矫正面容的瑕疵及不足,有的放矢地对面容进行美容修饰,增添脸型的美丽和光彩,达到美化形象的目的。

1. 圆脸型

（1）涂粉底:取较深色的粉底抹于双颊外侧,使面颊显小。

（2）画眉毛:眉毛不宜修成拱形和水平眉,那会使面部显得更圆更宽。宜修成上挑眉,显得清纯活泼。眉型不宜描得太细。

（3）涂眼影:强调内眼角和鼻侧影,眉骨部分应加亮色,眼影不宜向外延伸。

（4）涂颊红:不能横扫腮红,在外眼角以下竖着向颧骨下方涂抹,宜用较深色的胭脂。

（5）涂嘴唇:唇膏可在上唇涂成浅浅的弓形,不能涂成圆形的小嘴状,以免有圆上加圆之感。

2. 方脸形

（1）涂粉底:用较深色的粉底抹于上额外两侧上方和双颊外下方,可缓冲人们对方型棱角的视觉印象。

（2）画眉毛：不宜采用水平眉、近心眉或运心眉，否则会显得过于粗犷刚直；应选用略带棱角的吊眉，就会给人一种庄重又柔和的印象。修眉时，宜将眉峰描高些，使眉有明显的弧形。

（3）涂眼影：强调鼻侧影及内眼角，提亮眉骨和鼻梁，眼影要略带棱角。

（4）涂颊红：在涂抹时，在颧骨以下向内眼角涂抹。

（5）涂嘴唇：唇略大而厚，唇廓要圆。

3. 长脸形

（1）涂粉底：取较深色的粉底涂于额上方两侧和下巴部位，可以在视觉上缩短脸形。

（2）画眉毛：不宜采用上挑眉，否则会使脸显得更长；应选择水平眉，会使面部显得优雅端庄。修描眉形时，粗细应适中。

（3）涂眼影：眼影横长向外延伸，强调外眼角。

（4）涂颊红：要横扫腮红，位置在颧骨以下，鼻底线以上。

（5）涂嘴唇：唇形要宽略厚，尽量不出棱角。

4. 正三角形脸

（1）涂粉底：因为面部下半部分宽大，所以用较深的粉底加以掩盖，上额用浅色粉底。

（2）画眉毛：适合平直的眉毛，不要突出眉峰，眉尾不宜太细。

（3）涂眼影：眼影向斜上方延伸，着重于外眼角，眉骨的提亮向外侧移动。

（4）涂颊红：在颧骨以下斜着向外眼角涂抹。

（5）涂嘴唇：唇形不宜太大，唇廓要直，嘴唇要薄。

5. 倒三角形脸

（1）涂粉底：下颌骨部位涂亮色，使脸的下半部略显丰满，在前额两侧涂些较深粉底，使之较窄。

（2）画眉毛：不宜修成平直或吊眉，宜修成拱形眉。

（3）涂眼影：眼影强调内眼角，不要向外延伸，眼影要柔和。

（4）涂颊红：在外眼角以下斜着向下涂抹，不能低于鼻底线。

（5）涂嘴唇：唇形要小，嘴角略上翘，唇廓略圆润。

6. 菱形脸形

（1）涂粉底：在两腮及上额角处施亮色使其丰满，在颧骨旁及下颚处加一点阴影色，两者之间要衔接自然。

（2）画眉毛：不宜修成吊眉，宜修成平直而长的眉形。

（3）涂眼影：眼影色及眼线向外眼角延伸，色调要柔和。

（4）涂颊红：在颧骨以上向外眼角晕染。

（5）涂嘴唇：唇形不宜太大，唇角不要下垂。

（四）卸妆

卸妆是一项非常重要的工作，在晚间睡前应及时卸妆，切不可随便处之。因为化妆品长时间存留在皮肤表面，会使毛孔堵塞，影响体内汗液、油脂通过毛孔向外分泌，阻碍皮肤正常的新陈代谢，使皮肤很容易出现黑斑、黑头、暗疮及过敏性反应等，损伤皮肤健康。因此，卸妆时必须彻底清洁皮肤，以达到保护皮肤的目的。

在清洁皮肤时，将蘸有卸妆乳液的化妆棉敷在眼部，使乳液与化妆品相互溶解，大约停留10秒钟再轻轻地擦，注意保护眼睛。再用同样的方法清除嘴唇上的唇膏，擦时可由嘴角两侧向中间擦，上下唇一样，这样可避免在卸妆时将唇膏擦在唇外。眼睛和嘴唇卸装之后，将洗面奶涂到脸上的各个部位，用手指轻柔地打圈。这样底色就会溶解。然后用纸巾轻轻擦去脸上的洗面奶，用温水清洗，使皮肤彻底清洁，最后再抹少许润肤露以滋润皮肤。

第二节　护士的服饰礼仪

服饰是服装与饰品的统称。服饰是一种文化，它反映了一个民族的文化素养、精神面貌和物质文明发展的程度；服饰又是一种无声语言，它表达了个人对自身、对他人、对生活的态度，反映出个人的社会地位、文化修养、审美情趣。得体和谐的服饰具有一种无形的魅力，能为人平添光彩，使人体美得以延伸。现代服饰并非单纯意义上的遮羞布，人们给它注入了更多的思想与理念。因此，在不同时期、不同地点、不同场合应配以不同的服饰，服饰已成为一种礼仪符号，使得人们在交往中相互尊重，友好相处。

一、着装的基本原则

着装，是指服装的穿着。严格地说，它既是一门技巧，更是一门艺术。从礼仪的角度来看，着装是一门系统工程，它不仅单指穿衣戴帽，更是指由此而折射出的人们的修养与品位。

（一）TPO 原则

当今，在世界上流行着一个着装协调的国际标准，简称"TPO 原则"，其中 T = Time，指时间；P = Place，指地点；O = Object，指目的。TPO 是指一个人的衣着打扮要符合自己所处的时间、场合和目的。具体含义分述如下：

1. T（时间）　既指出席或参加某一活动的具体时间，如某日某时；又指出席或参加某一活动的一定时间跨度的时间，如某个季节、某几天等。在不同时间里，着装的类别、式样、造型应因此而有所变化，如冬天要穿保暖、御寒的冬装；夏天要穿通气、吸汗、凉爽的夏装。白天穿的衣服需要面对他人，应当合身、严谨；晚上穿的衣服不为外人所见，应当宽大、舒适、随意。

2. P（地点）　是指某个国家或地区，或某一地点的地理位置、气候条件和国民性情。置身在室内或室外，驻足于闹市或乡村，停留在国内或国外，身处于单位或家中，在这些不同的地点，选择的着装理应有所不同。例如：穿泳装出现在海滨、浴场，是理所当然的，但若是穿着它去上班、逛街，则会令人啼笑皆非。在有些国家，少女可以穿吊带背心、超短裙，但若在保守的阿拉伯国家，这样的着装会被视为出位，且有不尊重当地人之嫌。

在交际应酬中人们往往面临这样三种场合，即公务、社交、休闲。在这三类不同的场合，着装的款式应各有不同。原则上讲，公务场合、社交场合属于正式场合，总的要求是正规、讲究。休闲场合则属于非正式场合，总的要求是随意、自便。

（1）公务场合：是指人们置身于工作地点。对服装款式的基本要求是：庄重、保守、传统。适宜的服装款式为：制服、套装、套裙、工作服等。不适宜的服装款式有：牛仔装、运动装、沙滩装、家居装等。

（2）社交场合：特指人们置身于交际地点，除上班之外，在公共场合与熟人交往、共处的场合。如聚会、拜访、宴请、舞会、音乐会等，都是典型的社交场合。社交场合对于服装款式的基本要求是：典雅、时尚、个性。适宜的服装款式为：时装、礼服、民族服装，以及个人缝制的个性化服装等。不适宜的服装款式则有制服、工作服、牛仔装、运动装、沙滩装、家居装等。

（3）休闲场合：是指人们置身于闲暇地点，在公务、社交之外，一人独处，或是在公共场合与不相识者共处的时间。居家、健身、旅游、娱乐、逛街等，都属于休闲活动。休闲场合对于服装款式的基本要求是：舒适、方便、自然。适用于休闲场合的服装款式为：家居装、牛仔裤、运动装、沙滩装等。不适宜的服装款式则有：制服、套裙、套装、工作服、礼服、时装等。

3. O（目的）　代表目的、目标、对象等。人们着装往往体现着不同的意愿，即自己对着装留给他人的印象如何是有一定预期的，其着装应适合自己扮演的社会角色。例如：一个人去应聘或洽谈业务，着装庄重得体，说明他郑重其事，渴望成功的目的；反之，不修边幅，随随便便，则表示对事件本身不重视，不把交往的成功与否作为自己的最终目的。

（二）整体性原则

正确的着装，能起到修饰体形、容貌的作用，形成一种和谐的整体美。服饰的整体美构成因素是多方面的，例如：人的形体和内在气质，服饰的款式、色彩、质地、工艺，以及着装环境等。服饰美就是从这些因素的和谐统一中显现出来的。和谐的着装，应当基于统筹地考虑和精心地搭配，各个部分不仅要"自成一体"，而且要相互呼应、配合，在整体上尽可能地协调和完美。具体方法：其一，要恪守服装本身约定俗成的搭配。例如，穿西装时，应配皮鞋，而不能穿布鞋、凉鞋、拖鞋、运动鞋。其二，要使服装各个部分相互适应，局部服从于整体，力求展现着装的整体之美，全局之美。

（三）个性化原则

着装的个性化原则，主要指依个人的性格、年龄、身材、气质、爱好、职业等因素，力求在外表上反映一个人的个性特征。而现代人的穿着风格主要讲究美观、实用、突出个性，因此，服饰也就显现出越来越强的表现个性的趋势。选择服饰要因人而异，其着重点在于根据自身的特点，"量体裁衣"，扬长避短，同时在服装的选择和搭配上创造并保持自己独具特色、与众不同的风格，展现自己独到的品位与内涵。各式服装有各自的风格和内涵，只有个性化的着装，才能在人与物和谐统一的同时，显现其独特的个性魅力，塑造和展示出最佳形象和风貌。

（四）整洁性原则

在任何情况之下，人们的着装都要力求整洁，具体有三个方面的要求：首先是整齐，不允许有折皱。其次是完好，不应有残破，扣子等配件应齐全，不能有绽线的情况，更不能有破洞。"乞丐装"在正式场合应禁穿。再次是干净，不可有脏臭，令人生厌。对于各类服装，都要勤换洗，不应有明显的污渍、油迹、汗味与体臭，衣领和袖口尤其要注意。

（五）文明性原则

日常生活里，穿衣戴帽应遵循文明性原则。着装的文明性，主要是要求着装应文明大方，符合社会的道德传统和常规做法。具体要求：第一，忌穿过露的服装。在正式场合，袒胸露背，暴露大腿、脚部和腋窝的服装，均应忌穿；禁止在大庭广众之下赤膊。第二，忌穿过透的服装，倘若使内衣、内裤"透视"在外，令人一目了然也是不可取的；禁止不穿内衣裤。第三，忌穿过短的服装，不在正式场合穿短裤、小背心、超短裙等过短的服装。第四，忌穿过紧的服装。

（六）技巧性原则

不同的服装，有不同的搭配和约定俗成的穿法。例如：女士穿裙子时，所穿丝袜的袜口应被裙子下摆所遮掩，而不宜露于裙摆之外；穿西装不打领带时，内穿的衬衫应当不系领扣等，这些都属于着装的技巧。总之，着装要依照其穿法而行，要学会穿法，遵守穿法。

（七）适应性原则

在着装的选择与穿着上应考虑与角色、体型、肤色、场合等因素相适应的原则。

二、着装的技巧

（一）服装与角色

着装应与个体社会角色相协调。人的社会生活是多方面、多层次的，每个人的行为、仪表都必须符合他的社会角色才能被人理解、被人接受。例如：教师、领导干部着装应端庄、大方、大众化；演员的着装应明快、活泼、突出个性；在工作中，护士应着护士服，以便与其扮演的实际角色相匹配。

（二）服装与体形

着装应符合自己的体形特点。得体的服饰可以充分展示自己的长处，也可以掩饰自己的弱点。选择服饰，首先要了解自己的体形特点，不同的形体，着装的选择应不相同。

1. 身材高大　上衣可适当加长以缩小形体过高的感觉，切忌穿太短的上装。服装款式不能太复杂，适宜穿横条或格子上衣。服装颜色色彩宜选择深色、单色为好,太亮、太浅、太花都不适宜,有一种夸张感。

2. 身材较矮 着装穿上下一致的色彩可以造成修长的感觉。上衣不要太长、太宽,裤子不能太短、太大。服装颜色宜稍淡、明快为好,服装款式宜简洁,切勿穿横条纹服装。V形无领外套比圆领更能营造修长之感。

3. 体形较胖 穿衣服要尽量使自己显得瘦,故不穿短的或太紧身的,以宽松为好,衣服领以低领的V字形领为最佳,在颜色上以冷色调为好,过于强烈的色彩会显得更胖。切忌穿横条纹、大格子或太花的衣服。

4. 体形偏瘦 要尽量穿的丰满点,不能穿太紧身的衣服,服装色彩尽量明亮柔和。太深、太暗的色彩会使人显得更瘦小。可选择一些横条纹、方格子衣服。

(三)服装与肤色

着装应符合自己的肤色特点。要根据自己皮肤的特点来选择服装的颜色,以达到映衬和改观肤色的目的。

(1)皮肤浅黄是大多数中国人的肤色特点,故服装色彩选择的范围较广。

(2)肤色苍白者,宜选偏暖色调的服装,忌穿紫红色、黑色或白色上衣。

(3)肤色偏黄者,最好不选用与肤色相近的或较暗的服装,如棕色、土黄、深灰、蓝紫色等,其容易使人显得缺乏生气,宜选橙、红色等偏暖色调的服装,以增加皮肤的红润感。

(4)肤色偏黑者,宜选择柔和明快的中性色调服装,以增加明朗、健美感,不宜着黑、绛紫、墨绿、深褐及深冷色调的上衣。

(5)皮肤白皙者可选择的颜色较多,以暖色调为好。

(四)服装与场合

着装要考虑场合的不同,不同场合有不同的服饰要求,只有穿着与场合气氛相融洽的服装,才能产生和谐的效果,达到美的目的。

(1)喜庆场合的服装要求明快活泼、色彩丰富、款式多样,以显靓丽和洒脱。

(2)庄重场合的服装要以庄严、端正、整洁为基本基调,以着正装为主,一般不宜穿便装。

(3)悲伤场合的服装要求以深色、素色为主,款式应端重、大众化,忌穿各种新潮、怪异、鲜艳的服装,以免冲淡庄严、肃穆的气氛。

(五)西装

随着经济的不断发展及社交范围的日益扩大,西装已成为当今世界上最标准的通用礼服,它能在各种礼仪场合穿着。其具体的礼仪规范有:

1. 套件 西装有单件上装和套装之分。非正式场合,可穿单件上装配以各种西裤或牛仔裤;在正式场合,应着套装,可视场合气氛选择色彩、图案适宜的西装;在正式场合,一般需穿颜色素雅的套装,以深色、单色为宜。

2. 衬衫 与西装配套的衬衫须挺括、整洁、无褶皱,尤其是领口;衬衫袖子应以抬手时比西装衣袖长约2cm为宜,衬衣的领子应略高于西装领,衬衫下摆要塞进西裤。如不系领带,可不扣领扣。

3. 领带 领带必须打在硬领衬衫上,要与衬衫、西服和谐。若内穿毛衣或背心等,领带必须置于毛衣后背心内,且衣服下端不能露出领带头。

(1)色彩图纹:领带的颜色分为纯色、花色两种,纯色即单色,如黑色、红色等;花色指两种或两种以上颜色,花色领带色彩丰富艳丽,图纹花型各有特色。

(2)配色规律:选择领带时要注意与西装的颜色相协调。①庄重大方、沉着素净的黑色西装宜配银灰色、蓝色调、黑红条纹对比色调的领带;②格调高雅、端庄稳健的中灰色西装宜配砖红色、绿色及黄色调的领带;③暗蓝色西装配蓝色、深玫瑰色、褐色、橙黄色的领带;④典雅华贵、恬淡生辉的墨绿色西装宜配银灰色、浅黄色、红白色相间的领带；⑤风雅的乳白色西装宜配红色为主，略带黑色或砖红色、黄褐色的领带；⑥风采动人、风度翩翩的米黄色西装宜配褐色、海蓝色、红色的领带；⑦沉稳大方的藏青色西服宜配青蓝色带有条纹的领带。

（3）长度：领带的长度一般以到皮带扣为宜，过长或过短都是不合适的。领带系好后，一般是两端自然下垂，宽的一片在上面，且应略长于窄的一片，绝不能相反，亦不能长出太多。

4. 领带夹　领带夹起固定或装饰作用，应在穿西服时使用，领带夹的位置，应从上往下数，衬衫的第四与第五粒纽扣之间。领带夹一般不外漏，如果将其别得太高，甚至直逼衬衫领扣，会显得过分张扬，有失风度。单穿长袖衬衫时不必使用领带夹，穿夹克时禁忌使用领带夹。

5. 纽扣　西装有单排扣和双排扣之分。双排扣西装，一般要求将扣子全部扣好；单排扣的三粒扣子西装，扣中间一粒或上面两粒，两粒扣子西装只扣上面的一粒，或全部不扣；两粒扣以上的单排扣西装，忌讳全部系扣。

6. 帕饰　西装的胸袋又称手帕兜，用来插装饰性手帕，也可空着。

7. 穿着　西装要干净、平整、裤子要烫出裤线。穿西装一定要穿皮鞋，而且要上油擦亮，皮鞋的颜色要与西装相配套。穿皮鞋还要配上合适的袜子，使它在西装与皮鞋之间起到一种自然过渡的作用。

（六）女士正装

女士在服饰方面比男士讲究的余地要大得多，不仅要遵循 TPO 的原则，同时还应注意帽子、披肩、手提包、皮鞋、袜子等与服装的协调搭配，力求做到服饰的整体统一。在重要会议和会谈、庄重的仪式及正式宴请等场合，女士着装应端庄得体。女士正装以西装套裙为首选，一般西装套裙的上身是女式西装，下身是半截式裙子。西装套裙在选择与穿着方面应注意几点：

1. 面料　套裙的面料要选择质地上乘、纯天然的制品。上衣和裙子要采用同一质地的面料。要用不起皱、不起毛、不起球的匀称平整、悬垂挺括、手感较好的面料。

2. 色彩　色彩方面以冷色调为主，应当清新、雅气而凝重，以体现着装者的典雅、端庄和稳重。一般选择藏青、炭黑、茶褐、土黄、紫红等色彩，不选择鲜亮抢眼的。两件套的套裙上衣和裙子可以是一色，也可以上浅下深或上深下浅等不同的色彩，这样形成鲜明的对比，可以强化留给别人的印象。一套套裙的全部色彩不要超过两种，否则会显得杂乱无章。

3. 尺寸　套裙的上衣和裙子的长短没有明确的规定。一般来讲，上衣不宜过长，下裙不宜过短。通常套裙的上衣最短可以齐腰，裙子最长可以达到小腿的中部。最理想的裙长，是裙子的下摆恰好抵达小腿肚子最丰满的地方。套裙中的超短裙，裙长应以不短于膝盖以上 15cm 为限。上衣的袖长以恰恰盖住手腕为好。上衣或裙子均不可过于肥大或包身。

4. 搭配　与套裙搭配的衬衫应轻薄柔软，色彩与外套和谐。衬裙应为白色或肉色，不宜有任何图案，裙腰不可高于套裙裙腰而暴露于外。与套裙配套的鞋子，宜为皮鞋，并以棕色或黑色皮鞋最好。袜子可以用肉色、浅灰、浅棕等几种常规颜色，最好是单色。要选择高筒袜和连裤袜，不要暴露袜口。穿套裙的时候，要有意识地注意鞋、袜和裙之间的颜色是否协调。

5. 装饰　套裙上不宜添加过多的点缀，会显得杂乱而小气。不要佩戴过度张扬的耳环、手镯和脚链等首饰。

6. 穿着　在正式场合穿套裙时，上衣应该保持平整挺括，纽扣应全部系上，上衣的领子要完全翻好，衣袋的盖子要拉出来盖住衣袋；裙子以窄裙为主，下摆可在膝盖以上 3～6cm，不可太短，裙子里面应着衬裙；衬衫以单色为最佳之选，衬衫的下摆应掖入裙腰之内而不是悬垂于外或在腰间打结；衬衫的纽扣除最上面一粒可以不系上，其他纽扣均应系好，衬衫之内应穿着内衣但不可显露出来。穿着西装套裙时不能脱下上衣而直接外穿衬衫。

三、护理工作中的服饰礼仪

护理不仅是一门科学,还是一门艺术。护理独特的艺术美是通过护士的形象来表现的,护士的思想品格、精神面貌、性格特征、仪表举止、言语服饰都能引发病人的情感活动,对病人的治疗、康复也会起到一定作用。因此,护士的着装,除了要遵守上述着装规范之外,还要体现出护士职业特有的艺术美。

(一)护士帽

1. 护士帽的种类和意义　护士帽是护士职业的象征,凝聚了护士的信念和骄傲,是一种职业的荣誉,更是一份职业的责任感。护士帽有两种:燕帽和圆帽。

(1)燕帽:有方角和圆弧角两种款式,造型高雅、圣洁,象征着护士救死扶伤、厚德至爱的职业精神。燕帽使护士的着装更加得体大方,彰显了护士矜持干练的精神风貌。燕帽边缘的彩道多为蓝色,象征严格的纪律,是责任和尊严的标志,同时代表了一定的含义:横向的蓝色彩道是职务高低的象征,一道横杠是护士长,两道横杠是科护士长,三道横杠是护理部主任。斜行的蓝色彩道是职称高低的说明,一斜杠表示护师,两斜杠表示的是主管护师,三斜杠表示的是主任护师。

(2)圆帽:在手术室、骨髓移植室、重症监护室等无菌要求严格的环境下,必须佩戴圆帽;而在一般治疗性环境下,或在进行护理操作处理时,则可以选择燕帽。

2. 护士帽的戴法

(1)燕帽:适用于女性护士。佩戴燕帽时,头发要整洁、整齐,不许长发披肩,长发要盘起或用网罩罩起,做到前不过眉,后不过肩;燕帽前缘距离发际4~5cm,戴正戴稳,用白色发卡左右对称固定于帽后,发卡不要显露于帽子的正面。

(2)圆帽:适合于无菌操作要求比较严格的环境下或男性护士佩戴。佩戴圆帽时要求头发全部遮在帽子里面,不露发际,前不遮眉,后不外露,不戴头饰,缝要放在后面,边缘要整齐。

(二)口罩

佩戴口罩应完全遮盖口鼻,戴至鼻翼上。护士上班时口罩要勤更换,保持洁净。一般情况下与人讲话要摘下口罩,长时间戴口罩与人讲话是不礼貌的表现。但要注意在操作中或操作后未清理完毕时,不应取下口罩。

(三)护士服

护士服一般为白色裙服,白色最具独立的秉性,对不同科室,如手术室、监护室、儿科、妇产科、传染科等可选用不同色彩和款式的护士服,以突出科室的特点,如淡粉色、米黄色等。男护士服为白大衣或分体式工作服。

护士服一般款式简洁美观、裁剪合体,着装后操作可活动自如,面料挺拔、透气、易洗、易清毒。护士在穿着护士服时,要注意保持服装的清洁、平整。具体要求为:穿着适体,以衣长刚好过膝,袖长刚好至腕为好;衣扣应扣齐,缺扣要尽快钉上,禁用胶布或别针替代;衣服的内领不外露,内衣不外露;衣领、腰带、袖口要平伏整齐;无油渍、无尘污;袜子与护士服、鞋的颜色相协调。夏季着护士服时,裙摆不超过护士服。

(四)护士鞋、袜

护理工作繁忙,工作时间内需要不停地走动。为了不影响病人的休息,满足病人的情绪需要,减少护士的劳累,护士鞋的选择应是:软底、坡跟或平跟、防滑,颜色以白色或奶白色为主,要求干净,穿着舒适,与整体装束协调。袜子颜色以单一色调为佳,护士如果穿裙装,最好配长筒袜或连裤袜,颜色以肉色或浅色为常用。切忌穿着挑丝、有洞或用线缝补过的袜子;切忌袜口露于裙摆或裤腿外面,亦不可当众提拉、整理袜子。

总之,护士着装应力求统一、合体呼应原则。着护士装,应当讲究协调,使衣、裤、裙、帽、鞋、袜等相互呼应、协调配合。白衣配白帽,粉衣配粉帽。通常情况下,护士服装都选择白色,因为白色更能体现护士职业的纯洁、神圣。

(五)饰品佩戴

护士的工作服和装束,是展示护理职业圣洁、典雅、沉稳、平和、严谨的气质,是赢得病人信任和尊重的职业形象。因此,在工作岗位上佩戴的饰品应以少为佳,甚至可以不带任何一种或任何一件首饰。工作时不得佩戴戒指、手链、手镯。因其既会影响护理操作的正常进行,又容易存留细菌,增加污染的机会,同时也不利于对饰品的保护。不应戴耳环、耳链、耳坠等,因耳钉小巧含蓄,所以,一般情况下允许女护士佩戴耳钉。一般不宜佩戴项链,若佩戴项链应将其置于工作服内,勿露于外。不要过分装饰自己,如将头发染成流行色、留怪异发型和过分化妆。不宜留长指甲及涂染手指甲和脚指甲。

第三节 护士的仪态礼仪

案例6-2

王某,女,61岁,退休干部,离异独居,有高血压病史,近1个月经常头疼,3日前因晨起头疼来医院就诊,门诊以"高血压"收入院。责任护士李某是一位工作1年的年轻护士,性格开朗,活泼好动,到病房查房时总是蹦蹦跳跳,手舞足蹈。该病人退休前是某机关的领导,认为李某的仪态、举止不符合一名护士的礼仪标准,要求更换责任护士。

试分析: 护士李某应如何做,才能符合护士仪态礼仪的要求?

行为学家认为,从仪态知觉人的内心世界,把握人的真实面目,往往具有相当的准确性和可靠性。仪态千差万别,含义也各不相同,但是它在反映人的内心世界方面却有着共同的规律。在日常生活中,任何人的任何一种仪态都毫不遮掩地反映了这个人在特定时空环境中某种特定的心理状态和精神面貌。一个人的仪态表现如何,从某种程度上还体现了礼仪素养。本节主要从行为举止方面探讨护士在工作中应遵循的仪态礼仪规范。

一、仪态礼仪的含义

仪态是指人们身体所呈现的各种姿态,也叫举动、动作、仪姿。主要包括站、坐、走、卧、蹲、趴、表情、手势等和神态表情,以及相对静止的体态。人们在交往中,尤其是在正式场合,一定要遵守举止有度的原则,即做到文明、优雅、敬人,展示自己的修养,以及对他人的尊重、友好及善意。

二、基本姿态:站姿、坐姿、走姿、蹲姿、手势

(一)站姿

站立是人们生活交往中的一种最基本的举止,是生活静力造型的动作。男士要求"站如松",刚毅洒脱;女士则应秀雅优美,亭亭玉立。训练符合礼仪规范的站姿,是培养仪态美的起点,其动作要领也是培养其他优美仪态的基础。正确的站姿可以使身体发育匀称,不易疲劳,而且精力充沛。

1. 站姿的基本要求

(1)头正,双目平视,嘴角微闭,下颌微收,面容平和自然。

(2)双肩放松,稍向下沉,人有向上的感觉。

(3)躯干挺直,挺胸,收腹,立腰。

(4)双臂自然下垂于身体两侧,中指贴拢裤缝,两手自然放松。

（5）双腿直立、并拢，脚跟相靠，两脚尖张开约60°，身体重心落于两脚正中。

2. 常见的站姿

（1）肃立站姿：身体直立，双手置于身体两侧，双腿自然并拢，脚跟靠紧，脚掌分开呈"V"字形；面部表情严肃、庄重、自然。例如：参加升降国旗仪式、遗体告别仪式等庄重严肃的场合，应该用肃立站姿。

（2）直立站姿：身体直立，右手搭在左手上，自然贴在腹部（前搭手势），或两手背后相搭在臀部（后背手势），两腿并拢，脚跟靠紧，脚掌分开呈"V"字形（男女都适用，男士两脚可以略分开站立更显洒脱）。

（3）男女不同站姿：

女士站姿：头正颈直，双眼平视前方，面带微笑，表情自然，收颌挺胸，双肩平行，外展放松，收腹提臀，双臂自然下垂，右手搭在左手上，自然贴在腹部，垂放在脐上1寸或脐下1寸，双腿并拢，右脚略向前靠在左脚上成"丁"字步或呈"V"字形。女士着礼服或旗袍时，可让双脚之间前后距离约5cm，以一只脚为重心（图6-6）。

男士站姿：两手背后相搭，贴在臀部，两腿分开，两脚平行，比肩宽略窄些。非正式场合，双脚的姿势为避免呆板，可做灵活变动。既可以选择并拢，也可以一前一后，自然成形。肌肉放松，但仍然应保持身体的挺直。

3. 站姿禁忌　忌侧身斜站、弯腰屈背；忌身体东倒西歪、重心不稳或随意抖动；忌倚墙靠壁；忌双手叉腰。

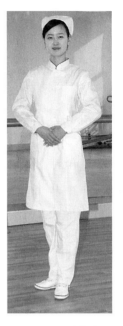

图6-6　女士站姿

（二）坐姿

坐姿与站姿同属一种静态造型。正确规范的坐姿要求端庄而优美，给人以文雅、稳重、自然大方的美感。坐是举止的主要内容之一，无论是伏案学习、参加会议，还是会客交谈、娱乐休息，都离不开坐。优美的坐姿让人觉得安详、舒适、端正、大方。

1. 坐姿要求

（1）入座有序：若与他人一起入座，入座时一定要讲究先后顺序，应礼让长者、尊者，即请位长者、尊者先入座。平辈人、同事或亲友在一起，可同时就座。但抢先就座则是失态的表现。

（2）讲究方位：无论是从正面、侧面还是背后走向座位，正式场合通常讲究从椅子的左边入座，离座时也要从椅子左边离开，即"左进左出"。

（3）落座轻稳：入座时要轻、稳、缓走到座位前，转身背对座位，如距其较远，可以右脚后移半步，待腿部接触座位边缘后，再轻稳地坐下，做到落座无声。女子入座时，若是裙装，应用手将裙子捋平，坐下后再拉拽衣裙，有失雅观。

（4）离座谨慎：离座时注意礼仪序列，不要突然跳起，惊吓他人。离座时要自然稳当，右脚向后收半步，而后站起。也不要因不注意而弄出声响，或把身边东西碰翻。

2. 坐姿种类

（1）基本姿态：要立腰、挺胸，上体自然挺直；双肩平正放松，两臂自然弯曲，双手相叠置于腿上，亦可将前臂及手放在椅子或是沙发扶手上，以自然得体为宜，掌心向下；坐在椅子上，应至少坐满椅子的2/3，宽座沙发则至少坐1/2；双膝自然并拢，双腿正放或侧放，双脚并拢、交叠或成小"V"字形。男士两膝间可分开一拳左右的距离，双脚可取小八字步或稍分开，以显自然洒脱之美，但不可尽情打开腿脚，那样会显得粗俗和傲慢。

（2）正襟危坐式：又称最基本的坐姿，适用于最正规的场合。要求：上身与大腿，大腿与小腿垂直于地面，都应当成直角。双膝双脚完全并拢（图6-7）。

（3）垂腿开膝式：多为男性所使用，也较为正规。要求上身与大腿、大腿与小腿，皆成直角，小腿垂直地面。双膝分开，但不得超过肩宽。

（4）双腿叠放式：它适合穿短裙子的女士采用。此坐姿极为优雅，有一种大方高贵之感。要求：将双腿完全地一上一下交叠在一起，交叠后的两腿之间没有任何缝隙，犹如一条直线。双腿斜放于身体一侧，斜放后的腿部与地面呈45°夹角（图6-8）。

（5）双腿斜放式：适用于穿裙子的女性在较低处就座使用。要求：双膝先并拢，然后双脚向左或向右斜放，力求使斜放后的腿部与地面呈45°角（图6-9）。

（6）双脚交叉式：适用于各种场合，男女皆可选用。要求：双膝先并拢，然后双脚在踝部交叉。交叉后的双脚可以内收，也可以斜放，但不宜向前方远远直伸出去。

（7）前伸后屈式：适用女性的一种优美的坐姿。要求：大腿并紧之后，向前伸出一条腿，并将另一条腿屈后，两脚脚掌着地，双脚前后要保持在同一条直线上（图6-10）。

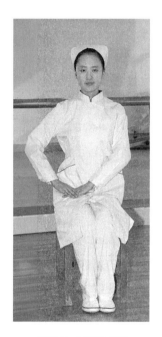 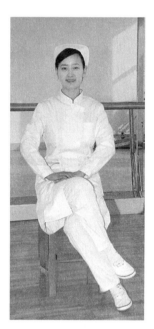 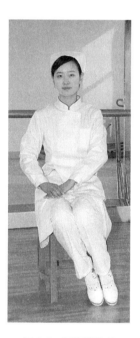 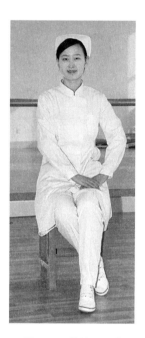

图6-7　正襟危坐式　　　　图6-8　双腿叠放式　　　　图6-9　双腿斜放式　　　　图6-10　前伸后屈式

（8）大腿叠放式：多适用男性在非正式场合采用。要求：两条腿在大腿部分叠放在一起。叠放之后位于下方的一条腿垂直于地面，脚掌着地。位于上方的另一条腿的小腿则向内收，同时脚尖向下。

一般来说，在正式社交场合，正确的坐姿要求男性两腿之间可有一拳的距离，女性两腿并拢无空隙。两腿自然弯曲，两脚平落地面，不宜前伸。在日常交往场合，男性可以跷腿，但不可跷得过高或抖动；女性大腿并拢，小腿交叉，但不宜向前伸直。

3. 不同场合的坐姿

（1）女士着裙装入座时应当将裙子后片向前拢一下，以显得端庄、文雅；起立时右脚先向后收半步，站起，向前走一步，再转身走开。

（2）两脚交叠而坐时，悬空的小腿要向回收，并将脚尖屈向下，以给人高贵、大方之感。

（3）男士、女士需要侧坐时，应当将上身与腿同时转向同一侧，但头部保持向前方。

（4）作为女士，坐姿的选择还要根据椅子的高低及有无扶手和靠背，两手、两腿、两脚还可有多种摆法。但两腿叉开，或成四字形的叠腿方式是很不合适的。

4. 坐姿禁忌　　忌双手端臂、抱于脑后或膝后；忌双手乱摸乱碰、敲敲打打；忌将肘部支撑在桌上；忌将两手夹在大腿之间；忌两腿分开过大；忌跷"二郎腿"或两腿伸直、伸开；忌两腿反复抖动不止；忌将腿骑在座位上，或把腿架在较高处；忌将脚抬得过高，把脚尖指向他人，或使对方看到鞋底。

（三）走姿

1. 标准走姿

（1）迈步前行时，抬头、含颌、直颈，两眼平视前方；收腹、挺胸、直腰，上身基本保持平稳。

（2）双臂靠近身体两侧随步伐前后自然摆动，摆幅为30°～35°，手指自然弯曲朝向体内。

（3）行走的轨迹应是一条直线，脚尖指向前进方向，双脚内侧落在一条直线上。

（4）步幅应均匀，步态要轻盈。

（5）手持卷宗行走时，则应将卷宗夹在身体一侧，切勿捧在胸前，左右摆臂。

2. 走姿禁忌　礼仪规定，行走时下列举止均为失礼：

（1）方向不定：行走时方向不明确，忽左忽右，变化多端，好像胆战心惊、心神不定。

（2）瞻前顾后：行走时左顾右盼，尤其是反复回过头来注视身后，或身体乱晃不止。

（3）速度多变：行走时用力过猛，搞得声响大作，会妨碍其他人，或惊吓其他人。

（4）八字步态：在行走时，若两脚尖向内构成内"八"字步，或两脚尖向外构成外"八"字步，看起来都很不美。

（四）蹲姿

1. 基本蹲姿　下蹲拾物时，应自然、得体、大方，不遮遮掩掩。下蹲时，两腿合力支撑身体，应使头、胸、膝关节在一个角度上，使蹲姿优美，避免滑倒。女士无论采用哪种蹲姿，都要将腿靠紧，臀部向下。

2. 蹲姿种类

（1）高低式蹲姿：男性和女性均适用。一脚在前，一脚稍后；两腿靠拢向下蹲，前脚全部着地，其小腿基本与地面垂直，后脚脚跟提起，形成一高一低的姿态；臀部朝下，依靠后腿支撑身体重心。女性穿裙装下蹲时，应先用手从身后向下将平衣裙，再行下蹲，蹲下后将双手掌心向下叠放在腿上。

（2）交叉式蹲姿：通常适用于女性。下蹲时，一脚在前，一脚在后；前腿小腿垂直于地面，全脚着地；后腿在后与前腿交叉重叠，后脚跟抬起，脚掌着地；两腿前后靠紧，合力支撑身体；臀部向下，上身稍前倾。

（3）半蹲式蹲姿：多用于行进中临时采用。身体半立、半蹲，在下蹲时，上身少许弯下，但不宜与下肢构成直角或锐角，臀部向下，双膝略弯曲，身体的重心应放在一条腿上（图6-11）。

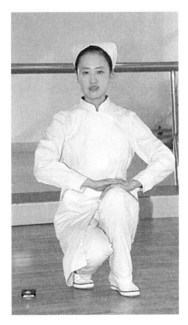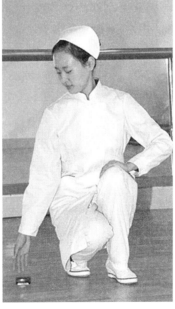

图6-11　蹲姿

3. 蹲姿禁忌　在公共场合中,面对他人蹲下,这样会使他人不便;背对他人,则对他人不尊重;两脚平行叉开,则有失文雅。

(五)手势

手势,也称手姿。是通过手指、手掌、手腕的动作变化而形成的各种造型,具有言情、指示等多种表达功能。手势表现的含义非常丰富,表达的感情也非常微妙复杂。例如:招手致意、挥手告别、拍手称赞、拱手致谢、举手赞同、摆手拒绝;手抚是爱、手指是怒、手搂是亲、手捧是敬、手遮是羞等。手势的含义,或是发出信息,或是表示喜恶,传达感情。作为一种无声的信息传递方式,手势常伴随着有声语言的交流而出现,它能够增添表情达意的情感色彩,使人们的语言交流内容更丰富、表达更准确。

1. 常用手势

(1)持物:即用手拿东西,其做法多样。但最关键的是拿东西时应动作自然,五指并拢,用力均匀。不应跷起无名指与小指,显得成心作态。

(2)鼓掌:是用于表示欢迎、祝贺、支持的一种手势。多用于会议和演出比赛或迎候嘉宾。其做法是以右手掌心向下,有节奏地拍击左掌,必要时,应起身站立。但是,不应该以此表示反对、拒绝、讽刺、驱赶之意,即不允许"鼓倒掌"。

(3)举手致意:即挥手致意。用来向他人表示问候、致敬、感谢。当看见熟悉的人,而自己正在忙碌,又无暇分身的时候,常会以举手致意,可以立即消除对方的被冷落感。举手致意的正确做法是:全身直立,面带微笑,目视对方,略略点头;手臂轻缓地由下而上,向侧上方伸出,手臂可全部伸直,也可稍有弯曲;致意时伸开手掌,掌心向外对着对方,指尖指向上方;手臂不要向左右两侧来回摆动。

(4)挥手道别:是人际交往中的常规手势。采用这一手势的正确做法是:身体站直,不要摇晃和走动;目视对方,不要东张西望,眼看别处;可用右手,也可双手并用;手臂尽力向上前伸,不要伸得太低或过分弯曲;掌心向外,指尖朝上,手臂向左右挥动;用双手道别,两手同时由外侧向内侧挥动,不要只用左手挥动,不要上下摇动或举而不动。

(5)指示:是用于引导来宾、指示方向的手势。用右手或左手抬至一定的高度,五指并拢,掌心向上,以其肘部为轴,朝向目标伸出手臂。掌心向上表示诚恳、谦虚之意。

(6)递接物品:递刀、剪、笔之类尖利的物品时,需将尖端朝向自己,握在手中,而不要指向对方。递书、文件、资料、名片等,字体应正对接收者,双手接过物品后,应向递物者道谢。在长辈面前,即使单手能拿的东西,也应该用双手递接。如果特殊场合或物品太小不必用双手时,一般要求用右手递接物品。

2. 不同国家手势的寓意　手势是体态语言之一。在不同的国家、不同的地区手势有不同的含义。在用手势表示数字时,中国人伸出示指表示"1",欧美等国的人则伸出大拇指表示"1";中国人伸出示指和中指表示"2",欧美等国的人伸出大拇指和示指表示"2",并依次伸出中指、无名指和小拇指表示"3""4""5"。中国人用一只手的5个指头还可以表示6～10的数字,而欧美等国的人表示6～10要用两只手,如展开一只手的五指,再加另一只手的拇指为"6",以此类推;在中国人伸出示指指节前屈表示"9",日本人却用这个手势表示"偷窃";中国人表示"10"的手势是将右手握成拳头,在英美等国的人则表示"祝好运",或示意与某人的关系密切。

伸出一只手,将示指和大拇指搭成圆圈,另外三指伸直。美国人用这个手势表示"OK",是"赞扬""允诺"之意;在印度,表示"正确";在泰国,表示"没问题";在日本、缅甸、韩国,表示"金钱";在法国,表示"微不足道"或"一钱不值";斯里兰卡的佛教徒用右手做同样的姿势,放在颔下胸前,同时微微欠身颔首,以此表示希望对方"多多保重";在巴西、希腊和意大利的撒丁岛,表示这是一种令人厌恶的污秽手势;在马耳他,则是一句无声而恶毒的骂人语。

中国人表示赞赏之意,常跷直大拇指,其余四指蜷曲;跷起小拇指则表示蔑视。日本人则用大拇指表示"老爷子"，用小拇指表示"情人"。在英国，跷起大拇指是拦路要求搭车的意思。在英美等国，以"V"字形手势表示"胜利""成功"；在亚非国家，"V"字形手势一般表示两件事或两个东西。

3. 手势禁忌

（1）不稳重的手势：在众人面前，双手乱动、乱摸、乱举、乱放、乱扶或是折衣角、抱大腿等被视为不稳重，是应当禁忌的。

（2）不卫生的手势：在他人面前搔头发、掏耳朵、抠鼻子、剔牙齿、挠痒、咬指甲、摸脚等，极不卫生，让别人看到会非常反感、令人恶心。

（3）失敬于人的手势：招呼别人时，掌心向下，挥动手臂，勾动示指或除拇指以外的四指，是失敬于人的手势；与长辈交谈时，不要拍其肩部或头部；如当需要伸手为他人指示方向时，不要仅伸一个手指。在一般社交场合，不得用手指指点点与他人说话，因为，此举有轻视对方之嫌，极易引起他人的介意与反感。用示指指点他人，有指斥、教训之意，尤为失礼。

（4）易于误解的手势：在与人交往中，避免使用不通用、别人不理解的手势。不同的国际、不同的民族其手势的含义不同，在进行外事活动中，要熟悉和了解各种手势的表示方法，以免引起误会。

三、护理工作中常见的仪态礼仪

护士端庄、文雅、大方的举止易给服务对象留下温和、善良、仁爱的美好印象，不仅增强了病人对护士的信任感，有利于良好护患关系的建立，提高服务质量，更有利于唤起病人配合治疗与护理的决心和信念，促进病人早日康复。

（一）端治疗盘

治疗盘是护士工作中常用的物品，端盘时应注意养成良好的行为习惯。

1. 方法　身体正直，双手握于盘的两侧，掌指托盘，双肘靠近腰部，前臂与上臂呈90°，双手端盘平腰处，重心保持于上臂，取放、行进中注意平稳，治疗盘不触及护士服。

2. 注意事项

（1）纠正不良体态：治疗盘紧靠身体或一手持盘，将盘的另一边置于髂骨处，均为不妥。

（2）注意动作轻稳：进出房间时，可用肩部轻轻将房门推开和关闭，不可用臀部、膝部或脚等身体其他部位将门顶开、踢开或关闭。端盘行进时要保持平衡，治疗盘不可倾斜。

（3）行走中如迎面遇到病人，应向左或右侧方让开一步，请病人先行（图6-12）。

（二）持病历夹

1. 方法　持病历夹的基本姿态有以下三种：

（1）一手臂自然垂于体侧，另一手持夹；前臂与上臂呈90°，将夹置于侧胸。

（2）一手持夹，夹下一端在髂嵴上方，夹平面与身体纵向约呈45°；另一手自然垂于体侧或轻抚夹下端，用手掌握病历夹边缘中部，放在前臂内侧，持物手靠近腰部。

（3）一手臂垂于体侧，另一手握夹子的中下部，放在前臂内侧，身体与夹约呈45°，置于侧下腹（图6-13）。

2. 注意事项　持病历夹时要保持良好的站姿和行姿，注意不可随意拎着病历夹。

（三）推治疗车

1. 方法　护士位于车后，身体与治疗车保持15～30cm，双手扶把，身体直立，自然前倾，双臂均匀用力，重心集中于前臂，行进、停放平稳，力求快中求稳，避免碰撞。

2. 注意事项

（1）不可靠在治疗车的边缘行进，不可单手随意推着车或拉着车走。

（2）进出房间前先将车停稳，用手推开门后，将车推入或推出，随后再轻轻将门关上。

（3）坚持"礼让病人"，在走廊与对面的病人相遇时，应先将车推在一侧，请病人先行（图6-14）。

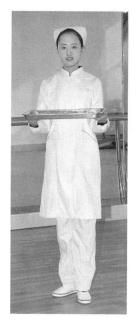

图6-12　端治疗盘

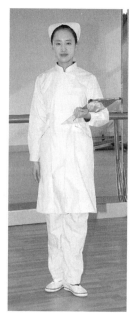

图6-13　持病历夹

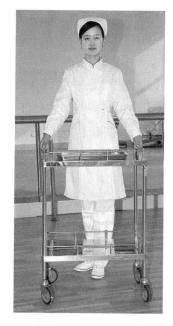

图6-14　推治疗车

（四）护士的举止规范

1. 护士行为举止应遵循的原则

（1）要维护病人的利益：护士在任何情况下都要以维护病人的利益，减轻病人的痛苦，促进早日恢复健康为宗旨。对初入院的病人要理解他们对陌生环境的精神负担，从心理上给予支持，在行动上给予帮助，使病人到医院如到家，身心保持良好状态。在执行各项护理操作时，行为举止要处处体现为病人着想。例如：在夜间，应尽量把护理操作项目紧凑执行，以免影响病人休息；对昏迷病人的基础护理，如病人的眼睛、口腔、皮肤、大小便等的护理，应该细致到位、不遗漏；对长期输液的病人，要注意保护血管，选血管时尽量先从肢体的远端静脉开始，逐渐向上。此外，还应在经济上尽量减少病人的负担，在不影响治疗效果的基础上，能省的尽量节约，做到既治好病，又不增加病人的经济负担。

（2）要合乎具体环境和传统习俗的要求：举止、风度等均不能脱离具体环境和民族传统习惯的要求。病房对护士来说，是一个任务严肃的工作间，充满人间感情的生活区。它不同于一般办公室、车间、宿舍、交际厅或实验室。所以如交际性的握手、大声谈话、呼号唤人都是不合适的。同样，哼小调、嚼口香糖皆是不允许的。在西方一些民族，亲朋相见无论在家里或在公共场合互相拥抱是亲昵、热情的表示。但我们如果一味模仿，违反自己的民族习惯，就不能被人接受。同样，西方的一些安慰性礼节举止，在病房里也是不可取的。

（3）要掌握分寸：有分寸，是要求行为举止要自然适度，不能过分做作或卖弄。分寸是无形的，却是人人都可以感受得到的。人的举止、姿态超越这无形的尺度，就会失去原本的意愿而起相反的作用。例如：护士热情接待新入院的病人，使病人感到温暖而较快适应新环境；但如果过分热情，会使病人误会护士是因他生病而幸灾乐祸。面对重危病人，护士要努力克制自己的感情，应显示出安详、镇定、有信心，使病人感到安全，有生的希望；同样，过分地表达乐观，有时会使病人对预后感觉迷惘而陷入恐惧。在进行护理操作时，轻松的姿态可以取得病人的信任，使病人产生安全感；但如果过分轻松，则会使病人觉得护士较为轻浮而对其失去信任。

2. 护士行为举止的职业要求

（1）护士应举止端庄、行走大方，不勾肩搭背，不相互打闹，不边走边吃食品。站、坐、行、持物、拾物符合体势语言规范。

（2）严格遵守各项规章制度、技术操作规范，为病人提供精湛的护理服务。

（3）护士应热情工作，服务周到，尊重每一位病人，不因社会地位、经济地位、个人特征、疾病性质不同而有差异。

（4）对病人的病痛、伤残、死亡应予以同情和帮助，不可漠不关心或嬉笑诙谐，也不能哭泣悲哀。

（5）在工作中始终做到"说话轻、走路轻、开关门窗轻、操作轻"，以保持病区的安静。

（6）坚守岗位，尽职尽责，不擅自离岗，不无故请假。

（7）上班时间不干私活，不扎堆聊天，不看电视，不看小说、杂志等与业务无关的书籍，不带家属和孩子值班。

（8）当见到领导、检查人员、参观者、维修人员、外单位的客人等来到科室时，应热情接待。在院内与同事见面应主动点头示意或打招呼。

（9）对问路病人要热情给予引导，遇病员发生意外时，应主动帮助运送抢救。

（10）除抢救等工作需要外，乘电梯应让病人先行。

（11）爱护医院环境，主动参与病区管理，为病人创造安静、安全、整洁、舒适的修养环境。

第四节　常见护理工作场景中的礼仪

一、引导礼仪

工作中，护士经常需要陪同、带领病人到达目的地，应该有正确的引导方法和引导姿势。在为病人进行引导时应注意以下几个方面：

（一）走廊的引导

1. 位置　护士与病人双方平行前行时，护士应位于病人的左侧；若双方单行前行时，护士应位于病人左前方1米左右的位置。

2. 速度　在引导病人前行时，行进速度应与病人保持一致。尤其是在引导老年病人或体力较虚弱的病人，若在必要时，应对其施以挽扶与帮助。

3. 提醒与关照　引导病人一同行进时，若遇到特殊情况，如照明欠佳、转弯等时，应对病人进行提醒并给予适当的照顾，以防其跌倒摔伤，发生意外。

（二）楼梯的引导

1. 原则　引导病人上下楼梯，若医院设有病人专用楼梯，应优先选择；在楼梯行走时，坚持"右上右下、文明礼让"的原则，并尽量减少在楼梯处的逗留。

2. 方法　上楼时，应让病人在前，护士在后；下楼时，则应护士在前，病人在后。上下楼梯时，护士应该注意病人的安全，及时给予提醒与关照。

（三）电梯的引导

1. 手扶电梯　上电梯时，应病人先上，护士后上，护士站在病人的后下方；下电梯时，则应护士先下，病人后下，护士站在病人的前下方。

2. 升降电梯　上电梯时，护士先进入电梯，若电梯无人控制，护士应按住按钮，等病人进入后按下欲去往楼层，再关闭电梯门；到达时，护士按"开"按钮，让病人先出电梯，自己后出。

3. 出入房门　如果是内推门，护士先进入，并拉好门把手，病人再行进入；若是外拉门，则应护士先拉好门把手，请病人先进，护士后进入。

二、电话礼仪

电话已成为现代人重要的、不可缺少的交际工具之一。在社会交往中，人们普遍使用电话来进行联络工作和沟通情感。虽然电话联系不是面对面的交往,但也能反映出通话人的素质和礼仪修养。因此,在使用电话时务必要自觉地维护自己的"电话形象"。

(一)发话人礼仪

1. **时间适宜** 使用电话时,发起者的一方为发话人,通常居于主动、支配的地位。发话时间最好是双方约定的时间,或对方方便的时间。除有要事必须立即通告外,不要在他人休息的时间之内打电话,如早晨 7 点以前、晚上 22 点以后和用餐及午休时间。给海外人士打电话,要先了解一下时差,不要不分昼夜,否则会骚扰他人。打公务电话尽量要公事公办,不要在对方私人时间,尤其是节假日去打扰别人。

2. **通话长度** 一般情况下,每一次通话时间应有所控制,以短为佳,宁短勿长。尽量遵守"3 分钟原则",即打电话时,发话人应当自觉、有意识地将每次通话的长度限定在 3 分钟内。

(1)简明扼要:通话前明确受话人的姓名、电话号码、通话要点等。发话人讲话必须务实,问候完毕,即应直言主题,不讲废话,更不要吞吞吐吐,含糊不清。

(2)适可而止:作为发话人,应自觉控制讲话长度。要讲的话说完后,即应当机立断,终止通话。

3. **语言文明** 在通话时,有三句话非讲不可,它们被称为"电话基本文明用语"。其一,首先要向受话人恭恭敬敬问候一句"您好",然后再言其他,切勿一上来就"喂",或是开口便道自己的事情;其二,问候对方后须自报家门,以便对方明确"来者何人";其三,在准备终止通话时,应先说一声"再见",使自己待人以礼的形象显得有始有终。

4. **态度文明** 发话人除语言要规范外,在态度上也应该温文尔雅。若要找的人不在,需要接听电话的人代找,或代为转告、留言时,态度更应文明礼貌。通话时电话突然中断,需由发话人立即再拨,并说明原因。若拨错了电话,应对接听者表示歉意。

5. **举止文明** 打电话时,不要把话筒夹在脖子下,抱着电话机随意走动,或是趴着、仰着,或高架双腿与人通话。通话时,声音宁小勿大,话筒与口部保持 3cm 左右的距离。终止通话时应轻放话筒。

(二)本人接听电话礼仪

在整个通话过程中,受话人虽然处于被动地位,但也必须遵守一定的礼仪规范。

1. **接听及时** 在电话礼仪中有一条"响铃不过 3"的原则,即接听电话以铃响,3 次左右拿起最为适宜。因特殊原因,铃响过久才接的电话,必须在通话前向发话人表示歉意。

2. **应对谦和** 拿起话筒后,首先向发话人问好,并自报科室和本人姓名。若接到误打进来的电话,要耐心向对方说明,如有可能,应向对方提供帮助。通话时,应聚精会神地接听,对发话人的态度要谦恭友好,不能嘴里吃着东西接听电话。通话终止时,不要忘记向发话人道"再见"。当通话因故中断后,要等候对方再次拨入。

3. **应对有礼** 接听电话时,不要做与此无关的事情,不要对发话人表示"电话来得不是时候"。万一在不宜接听电话的时候有人来电话,应向对方说明原因,表示歉意,并另约时间,届时由自己主动打过去;约好下次通话时间后,即应遵守。通话时,适逢另一个电话打过来,切忌置之不理,可先向通话对象说明原因,使其勿挂断电话,稍等片刻,然后立即去接另一个电话,分清两个电话的轻重缓急,再做妥善处理。

(三)代接他人电话礼仪

1. **热情相助** 在日常生活中,经常会为他人代接、代转电话,这时需要注意:接电话时,若对方要找的人不是自己,不要拒绝对方的请求,或托词不找,应让对方"稍候",自己抓紧找到电话要找的人。

2. **尊重隐私** 代接、代转电话时,不要向发话者询问对方与其所找之人的关系。当别人通话时,不要在一旁倾听,更不要随便插嘴。

3. **记录准确** 若发话人要找的人不在,应向其说明,并询问一下对方是否需要代为传达,如对方有此要求时,应当提供帮助。对发话人要求转达的内容最好认真做好笔录,在对方讲完后,还应重复一遍,以验证自己的记录是否准确。

4. 传达及时　代接听电话后,要尽快设法找到本人传达电话内容,以免误事。

(四)结束不受欢迎的电话礼仪

1. 表示有一部紧急电话进来,可告知对方:"对不起,我在等一个重要电话,一会儿再聊好吗?"

2. 表示有急事要处理,可告诉对方:"真抱歉,我现在要去开会,下次再谈好吗?"

3. 表示下一次谈话的希望,可告知对方:"还有很多细节要详谈,改天约个时间再续。"

4. 表示有客来访,可告知对方:"抱歉,我要过去招呼客人了。"

(五)护士电话礼仪应注意的问题

1. 上班时间应关闭手机或将手机设置在静音模式。

2. 查房及操作期间不得回复电话。

3. 如无特殊公务,上午治疗时间不打外线电话。

4. 工作时间不得打电话聊天。

5. 遇有故障,及时报请通信站人员维修。

6. 科室电话为共用电话,应注意电话的卫生处理,定期用消毒液擦拭。

相关链接

黎秀芳:大爱无垠洒人间

　　黎秀芳早年毕业于南京国立中央高级护士职业学校(原),先后担任过兰州中央医院(原)护理部副主任、西北医院高级护校(原)校长和兰州军区军医学校(原)副校长等职,培养学生 5 000 余人,其中不少人成为在中国军队乃至全国享有盛誉的护理专家。20 世纪 50 年代初,黎秀芳和她的同学创造性地提出"三级护理"理论,"三查七对"护理制度,奠定了中国现代科学护理的基础。为给病人创造一个安静的疗养环境,她还提出了护理人员不能在语言上、动作上给病人以恶性刺激的"保护性医疗制度"设想。她将一块"走路轻、说话轻、关门轻、操作轻"的牌子,挂在了医院洁白的走廊里……这块凝聚着爱、善良和职业责任感的"四轻"牌子,从此挂在了每一所医院内。孤身一人在西北工作了 66 年的黎秀芳,一生节俭,悄悄捐款 20 多万元人民币,帮助孤残儿童治病疗伤;临终前,她又将平生积攒的 80 万元人民币,捐献给了兰州军区总医院。

三、接待礼仪

(一)病人入院的护理礼仪

1. 协助办理住院手续　病人需住院治疗时,护士应礼貌地指导病人或家属持住院证到住院处办理住院手续,如填写住院登记表、交纳住院押金等。由于病人初到医院,对医院的环境、制度比较陌生,同时又遭受疾病对其躯体和心理的折磨,往往陷入茫然不知所措的境况,甚至出现急躁不安、紧张惶恐等不良反应。因此,护士在接待新入院病人时,一定要耐心细致、热情真诚地帮助病人解决问题,切不可态度冷淡,甚至给病人脸色看。

2. 护送病人进入病区　护送病人进入病区时,要关心病人,嘘寒问暖。对能步行的病人可扶助步行,不能行走或病情危重的病人可用轮椅或平车护送,要根据病情安置合适的卧位,保证病人安全。护送过程中注意保暖,不间断输液或给氧。整个过程动作要轻快敏捷、娴熟稳重。送入病区后,护送人员要向病区值班护士进行详细交接,做到服务有始有终,环环相接。

(二)病人进入病区后的护理礼仪

　　在病人入院前准备好床位,当病人进入病区,来到病房时,护士应按照礼仪规范接待病人:

1. 热情安排　入住值班护士在迎接病人入院时,迎接后应先安排病人稍坐,休息片刻,同时给予病人亲切的问候和简单的自我介绍。例如:"您好! 我是值班护士××,由我接待您入院,请您把病历交给我,我来为您安排床位。"

2. 立即通知医生和责任护士 值班护士将病人送至病床旁,并立即通知其主治医生和责任护士。例如:"现在我送您去病房,请跟我来。这是您的床位,5 床。您先请坐,您的责任医生和责任护士稍后会来看您。"

3. 及时测量生命体征 责任护士(或临床护士)接到通知后,应立即带病员服、体温计、血压计、入院介绍等有关资料来到病床前。热情地对病人说:"×× 同志或 ×× 大爷,您好! 我是您的责任护士,我叫×××,您叫我 ×× 护士或 ×× 就好。您住院期间的有关护理问题由我负责,如果您有什么问题请直接向我反映,我会尽力帮助您解决。"同时,给病人测量体温、脉搏、呼吸和血压,帮助病人更换病员服。

4. 耐心做入院介绍 选择机会耐心细致地给病人做入院介绍,同时应注意以下几点:

(1)病人入院后,首先应根据病情给病人解决急需的问题,再做出有针对性的入院介绍,才能获得更好的效果。例如:病人为急性病或伴有剧烈疼痛、高热等情况入院时,护士应先根据医嘱对病情做出处理后,再给病人或家属做有关介绍;病人仅为一般慢性病或是等待手术的病人,则可以按程序依次向病人介绍住院环境、作息时间、主治医生、探视陪护制度、卫生清洁及用餐制度等,使病人尽快获得信息,进入角色,安心休养。

(2)首次入院介绍内容的多少应依病人或家属的接受能力而定。例如:对方为老年人或文化程度较低者,应用通俗易懂的语言进行讲解,对介绍的内容进行简单划分,将病人热切期待知道的内容、较为重要的内容先行介绍,其他内容则根据病人的接受能力再分次或反复给予介绍。

(3)护士在介绍住院的有关制度时,一定注意语气和措辞,尽可能多用"请""谢谢""为了您……"等文明客气的语句,避免使用"不准……""必须……"等命令式的祈使句,使病人在愉悦的心境中接受护士的介绍。这样,才能消除病人的紧张、恐惧心理,取得病人良好的信任与配合。

(三)病人住院中的护理礼仪

1. 遵守礼仪规范,赢得病人的信任与尊重

(1)病房护士应着装整洁,仪表端庄,精神饱满,提前 10 分钟进入护士站,准备交接班。

(2)工作中,护士的站、坐、行应姿势规范,动作轻柔优美。例如:站时不斜靠于病人的床边,坐时不跷二郎腿,推治疗车时应平稳无响声,取放东西、开关门窗应轻快、优雅等。

(3)为病人做各项护理技术操作时,应耐心解释,礼貌回答病人的问题。例如:在为病人服药时说:"5 床,李大爷,到服药的时间了,请您现在服药好吗?""您血压高,这是降压药。""来,让我为您倒开水。"一边给病人解释一边帮助病人将药服下。服药后对病人的配合表示感谢,同时询问病人用药后的反应,并告诉病人如有不适请及时告知,护士应经常巡视病房、探望病人。

2. 严格遵守护理工作的各项规章制度 当班护士在交班前,应圆满完成本班的工作任务,与接班者进行认真交接,包括对病人、物品、环境等的交接。要求对病人的病情变化、治疗护理措施、基础护理等进行严格的床头交接班。物品齐全、到位,处于备用状态;环境应整齐清洁,病室、走廊内不准存放垃圾;护士站、治疗室、换药室等各室的地面、桌面、窗台应干净整洁。凡工作不符合要求者,交班者需认真进行改正,合格后方可下班。

3. 时刻为病人着想,维护病人的利益,减轻病人的痛苦 病人静脉输液时,护士应主动巡视,及时为病人更换液体,尽量避免由病人或家属呼唤后再行更换液体;注意观察输液后的病情变化,如有无输液反应、液体外渗等情况的发生;对长期输液的病人,要注意保护血管;对昏迷病人要做好基础护理;夜间的护理操作应尽量集中,以免影响病人的休息等。

4. 参与病房管理 保持病房空气新鲜、安静整洁,为病人创造一个舒适、优美的休养环境。为保证病人的休息和睡眠,应做好陪床和探视管理工作。根据病情留 1~2 人陪床。在晚间或中午休息前,护士要

巡查督促探视者离开病室,并协助病人做好睡前的准备工作,如关闭电灯、打开地灯、将空调调至适当的温度等。对行动不便、卧床病人,应按时翻身拍背,协助饮水,及时倒便器。如遇有非探视时间来访、探视者过多、探视时间过长时,护士应耐心地给予说服,向探视者解释病人休息的重要性,强调照顾病人是护士的职责,请探视者务必放心,并谢谢他们的合作。

(四))病人出院的护理礼仪

1. 出院前祝词　病人将要出院,首先应对病人的康复或好转表示祝贺,语调要热情、真诚。例如:"您要出院了,祝贺您! 出院后请您多注意饮食和功能锻炼,祝愿您永远健康!"

2. 感谢病人的支持和配合　热情地请病人对护理工作提出批评和建议。如病人提出某些看法,应诚恳接受,并表示改进。例如:"谢谢您的宝贵意见,我们会不断改进工作。"

3. 做好出院指导　指导和帮助病人办理出院手续,指导出院后的饮食、休息、用药、康复锻炼、注意事项等。

4. 出院送别时的礼节　送病人到病房门口或电梯口,微笑道别,并使用道别语。例:如"再见""请慢走""保重"等。

（孙海娅）

学习小结

本章从护士的仪容、服饰、仪态、常见护理工作场景中的礼仪等方面详细阐述了如何塑造护士良好的职业形象。学生通过学习,应能认识到护士在护理工作中不仅要具备丰富的理论知识、娴熟的操作技能,还应具有良好的礼仪修养。内容包括:仪容修饰的基本原则、护士仪表美的具体要求、护士基本姿态的具体要求和动作要领、护理工作中常见的仪态礼仪、妆容修饰的步骤及方法、着装的技巧、常见护理工作场景中的礼仪规范、护士行为举止的职业要求。通过加强文化道德修养,培养高尚的审美观,不断完善自身形象。

复习参考题

1. 简述仪容修饰的基本原则。

2. 简述护士仪表美的具体要求。

3. 简述护士行为举止的职业要求。

第七章　建立护患信任关系

护患关系的特点：护患关系是帮助系统与被帮助系统的关系，在这两个系统中，护士与病人的关系代表了两个系统之间的关系。因此，两个系统中任何一位个体的态度、情绪、责任心都会影响医疗护理工作的质量和护患关系。护患关系是一种专业性的互动关系，这种互动除了护士与病人之间外，还存在于护士与病人家属、亲友和同事等社会支持系统之间，是一种多元的关系。

建立护患信任关系的意义：护患双方的个人背景、情感经历、教育程度、性格特点、对健康与疾病的看法等都会影响相互间的感觉和期望，并影响护患关系的建立与发展。护士作为一名帮助者，在护患关系中处于主导地位，有责任与病人建立良好的护患信任关系，使病人和家庭支持系统尽快进入角色，以积极的态度配合并参与到治疗和护理活动中，以利于疾病治疗和恢复健康。

建立护患信任关系的方法：护患关系是以病人为中心，以相互信任为基础的治疗性互动的人际关系，互相信任的基础是良好的沟通。护士是增进护患信任关系的推动者。学习和恰当使用这些内涵比较丰富的人文关怀沟通技巧，可以表达对病人的热情、关怀、尊重、理解、真诚、负责、信任与支持，有助于尽快和有效地建立护患之间的信任关系。

建立护患信任关系的四个基本要素是：热情、尊重、真诚、信心与果断。此外，护士还需要在人际交往过程中逐渐形成自己的个人风格。

第一节　热情与关怀

问题与思考

护士站的电话铃响了起来，护士小王边接电话边做记录。病人老张来到护士站，看起来有急事找护士，见小王在听电话，就站在旁边等待。此时小王也看到了老张，但没有任何表情和手势的表示，打算打完电话问老张有什么事。刚放下电话，病房呼叫铃响了，小王又马上拿起呼叫电话与对方沟通，这时小王已经忘记了旁边的老张，转身就进了治疗室。老张对着小王的背影大声喊道："你们就是这样对待病人的吗？"

思考：

1. 如果你是小王，你会在什么时候，用什么方式与老张沟通？

2. 沟通的内容是什么？

一、热情与关怀的概念

（一）热情

热情（warmth）是指人参与活动或对待别人所表现出来的热烈、积极、主动、友好的情感或态度。心理学家瓦罗朗德提出热情可被分为强压型热情和和谐型热情。和谐型热情能够带来正性情绪，而正性情绪会让人更加友善、开朗地对待他人，所以对某一活动有热情可以帮助人在活动中建立积极的人际关系。

热情给人的是一种感觉，主要通过非语言的行为来表达和传递，主动表现出对病人感兴趣和关心病人。表达热情的目的是让病人放松，能够表达自己的真实想法和感受。热情的特点是热情洋溢、发自内心；表现出真诚地关心病人和对病人感兴趣。通过表达热情，护士对病人传递了一种友好、接纳和感兴趣。在这种情况下，热情是主动地表达尊重，它表达出主动关心病人。为了有效地表达热情，护士必须做到真诚。不真诚地过分关心病人是一种虚假的热情。

（二）关怀

关怀（care）是一种人性，是一种情感，一般体现为心理支持、慰藉和激励等方面。护理的本职是关心、照顾，护士在护理工作中对病人的关爱，又称关怀照护，是护士的专业行为，关怀包括心理、文化及社会等层面。

二、热情与关怀的原则

（一）热情的原则

热情不是一种孤立的沟通技巧，需要与其他沟通方法（尊重、真诚、赞美等）共同应用，促进信任关系的建立。在建立护患关系过程中应用的是和谐型热情，这种热情来源于护士本身的意愿，不受任何压力所迫，是处于轻松愉悦的状态下进行的。护士应该对病人表达热情的态度，使病人感到舒服、放松、愉悦，觉得自己受欢迎。

（二）关怀的原则

有智慧的关怀是护患沟通的最高形式，是贯穿护理过程的职业理想。在建立护患关系过程中，护士通过恰当的语言沟通和专业的护理行为，把人当成个体对待，从生理、心理、社会、文化和精神各个角度关怀服务对象，将人文关怀融入临床护理实践中，努力与病人建立信任的伙伴关系。

三、表达热情与关怀的技巧

在临床实践中，护士对病人表达热情，对建立护患信任关系具有双向积极作用。一方面，护士的热情可以让病人感到受欢迎、被重视，从而减少恐惧感和焦虑感，提高正性情绪；另一方面，护士在热情的内心体验支配下，能够调动自身的身心潜力，驱使其主动采取积极的行动，完成渴望达成的工作目标。人文关怀是理性的关怀，也是情感关怀。护士既要给予病人物质关怀，更需要给予精神关怀。所以，护士需要学习和应用好表达热情与关怀的技巧。

（一）面部表情

护理工作中护士要保持面部表情的基调，端庄中有微笑，严肃中有柔和。微笑是最自然大方、最富吸引力、最令人愉悦、最有价值的表情，为全世界不同地域、不同种族、不同文化的人们所认同，应适时多加使用（表7-1）。微笑在人际交往中运用最广，自然真诚的微笑是护士与病人沟通的首要条件，但应注意掌握微笑的场合和分寸。例如：当看到病人悲伤、痛苦的时候，就不应该微笑，而应该有关切的眼神和面部表情。

表7-1　表达热情的面部特征

部位	特征
额头	肌肉放松,额头平展,没有皱眉
眼睛	维持温和的眼神接触;瞳孔扩大(可以说是眼睛要睁大);目光不呆滞也不游移不定
嘴唇	嘴唇放松,不紧绷也不噘嘴;不咬嘴唇也不强迫维持微笑;微笑要适当
表情	面部表情要自然放松、舒展;避免焦虑,心烦意乱,或烦躁的表情;脸上要表现出对对方感兴趣和足够关注

在临床实践中,无论在门诊、急诊、病房、社区,在护士见到服务对象时都能端庄大方、面带微笑、表情柔和自然,就能给服务对象带来热情和被关怀的初步印象。

(二) 肢体语言

从容放松的人往往具备热情的诸多特征。除了放松,同时必须对他人真正产生兴趣,并且表达出欢迎和愉悦的意愿,才能表达出心中的热情。肢体语言及手势动作(手、额头、眼睛的一些细微动作等)可以表达出内心的状态和对他人的关怀(表7-2)。合适的姿势变化可以表达热情,如一个微笑、目光的接触、一个微小的点头等。而一些身体语言,如目光游离、无精打采、对他人的语言行为缺乏关注等,则会阻碍护士对病人热情与关怀的表达。

表7-2　热情的姿势信号

身体部位	姿势特征
身体姿势	面对病人,肩部与病人肩部平齐
头部姿势	与病人站在或坐在同一水平上,适当地点头以表达对病人的兴趣和关注
肩膀	保持肩部水平、静止,不要耸肩或过度耷拉肩
胳膊	保持胳膊放松,能够灵活运动,不要让人感觉僵硬
双手	姿势自然,不要紧握病历夹或书写板,动作应随意;不要有转笔或玩弄物品分散注意力的行为
胸部	呼吸平稳,挺胸,不要无精打采,也不要身体过分前倾假装关注,可适当地身体前倾
腿	无论是否交叉,保持一种舒服、自然的姿势;站立的时候,膝盖屈曲,不要僵直
脚	不要乱踢乱动

关怀不是抽象的概念,是护士在沟通中展示爱心的具体方法。无微不至的关怀体现在我们对每一个不同个体的博爱与尊重。在临床护理实践中,对服务对象的热情和关怀还可以通过一些细微的动作来体现。例如:微笑着触摸患儿的额头;护理操作完毕帮病人把捋起的衣袖放下;在寒冷的冬天帮病人掖好被子;拥抱一下悲伤的老人等。

(三) 口头表达

待人热情的前提是,相信你遇到的每个人都需要和配得上这份热情。在与人的对话时,积极的热情参与、及时回应、附和,如"嗯""啊""是吗"等都可以促进相互间的语言沟通。声音的大小关系到热情的表达,温和的、可调节的声音要比大声、具有侵略性、刺耳的声音更好。对于一个讲话者来说,令自己感到舒服的音调要比不自然的音调能够更好地表达热情。说话的速度也很重要,热情需要通过有节奏的话语表达,语速要与讲话者的自然呼吸节奏一致。紧张、呆板的讲话会阻断热情的表达。词语同样拥有表达热情的力量。慈爱、柔和的话语比严厉、轻率的话语显得更热情。表达高度的热情,意味着全身心地营造与服务对象的良好关系,使他们感到被接纳、受重视。相反,冷淡的行为表示不感兴趣。

在临床实践中,护士应该经常根据服务对象的需要,使用表达关爱的词语,例如:带有关爱的询问:"你感觉怎么样?""怎么样能让你感觉好一些?""你希望我可以帮你做什么?""能否告诉我你现在的想法?""看得出你在担心,你有什么问题要问我吗?"等。护士也应该经常使用表达热情态度的词语,例如:表达护士乐意主动帮助病人的话语:"我可以帮你吗?""我是你的责任护士,很高兴能帮助你。""今天我值班,有事你可以随时来找我。"表达积极回应的态度:"请稍等,我马上来。"表达乐意帮助的话语:"好的,我来想办法。"等。

(四)专业性触摸

触摸是人际沟通中较为亲密的动作,能表达一定的情感和信息,因而也常被人们用作沟通的方式。但是身体的接触或触摸是受一定社会规则和文化习俗限制的。

在护理工作中,护患之间的皮肤接触称为护理专业性触摸。触摸的作用在整体护理程序中得以体现,在健康评估中,护士要为病人测量生命体征、进行体格检查,这时的皮肤接触是护士认真负责的表现,会增加病人的信任感;在实施护理计划的过程中,护士对病人适时、恰当的触摸可以传递护士对病人关爱的信息,使紧张者得到缓解、恐惧者得到安慰、无助者增加信心和力量。例如:当病人诉说头痛时,护士用手触摸病人的额头,会让病人感受到对他的关切;病人手术时极为紧张,护士握住病人的手,使其感到护士的关爱,从而减少恐惧、情绪稳定。这些均表明护理的专业性触摸传递了护士对病人关爱的信息,可起到此处无声胜有声的作用。护士进行专业性触摸时,要选择合适的时间才能达到效果。例如:病人因疾病而痛苦时,护士紧握其双手会传递出安慰和关怀的信息;如果病人正处于情绪激动、发怒时,触摸只会引起强烈的反抗。

(五)合理的人际空间范围

人与人之间的距离也是表露人际关系的"语言",也能传递大量的情感信息。关系亲密则相互之间具有较近的人际距离,关系疏远则反之。人际距离传达的意义具有文化特色,受环境的限制,有的民族喜欢双方保持近距离,而另一些民族则与之相反。美国人类学家爱德华·霍尔将人际沟通中的距离分为以下四种:

1. 亲密距离　沟通双方相距在 0.5m 以内,在这个区域内来往的人,彼此关系是亲密的,一般是知心密友、父母与子女、夫妻、恋人之间才会选择这种距离。在此距离沟通的不仅限于语言,也包括了身体接触。在一般的交往当中,如果有人闯入这个空间范围是不礼貌的,既会引起对方的反感,也会造成尴尬。

在护理工作中,某些护理操作必须进入亲密距离方能进行,如护理查体、各种护理操作及生活照顾等。此时应向病人解释或说明,使病人有所准备并配合,避免病人产生紧张不安或不适感。有时护士需要对病人进行情绪安抚和心理支持时,也可以进入亲密距离。

在医院的环境设计中,也应考虑到病人的空间需要,否则,病人在原本陌生的环境中不能建立或保护自己的个人空间,心理压力会大大增加。例如:将病房的床单位紧挨在一起摆放,互不相识的病人坐在床边时脚碰到脚,躺在床上时就会被另一个人的呼吸声扰得不能安睡;而当两个人目光相遇时,发现自己与别人挨得这么近躺着时,会有说不出的不自在。合理的做法应该是,尽可能利用病房的空间,增加两张病床之间的距离。

2. 个人距离　指交流的双方距离在 0.5~1.2m,语义为"亲切、友好"。这是比较亲近的交谈距离,适用于亲朋好友之间的交谈。在医疗护理工作中,护患交流,了解病情或向病人解释某项操作时,也采用这个距离,以表示关切、爱护,也便于病人能听得更清楚。这种距离使护患双方都感到自然舒适,又不至于产生某种程度的亲密感。所以,个人距离是护患交流的理想距离。

3. 社会距离　指交流双方距离在 1.3~4m,语义为"庄重、严肃"。这是正式社交或公务活动中常用的距离。此时双方已从握手的距离拉开,唯一的接触是目光的接触。说话的音量中等或略高,以使对方听清楚为宜。医护人员在病房门口向病人问好、打招呼,或在查房中站着与病人对话时,常用此距离。医护人员一起工作时,如讨论病案、交接班,也常用此距离。

4. 公众距离　指交流双方距离在 4m 以外,语义为"公开、正式"。这是人们在较大的公共场合常保持的距离,常出现在做报告、发表学术演讲等场合。此时,一人面对多人讲话,声音响亮,非语言行为如手势、姿态也比较夸张。距离的加大使人们已不能用正常的说话语调来进行个人性质的谈话,同时也使视觉的精确性下降,因此这个距离不适合进行个人交谈沟通。

在临床护理实践中,护士要重视给病人提供合理的空间范围,最大限度地保证个人空间的隐私性。护士在不同情况下应保持对距离范围的敏感性,尽量避免侵犯病人的个人空间,以免造成不适,要学会通过距离表达对病人的尊重和关心。例如:护士进入病房时应礼貌地先敲门,与病人交谈、收集病史时应保持个人距离,给病人进行体格检查和部分护理操作,以及安抚病人时可以恰当地运用亲密距离等。

相关链接

一份外卖的故事

那天我值小夜班,下班前,从急诊科送来了一位从外地转来的消化道大出血男性病人。在把病人从平车搬移到病床的那一刻,大家都留意到病人裤子上的新鲜血迹印到了雪白的床单上,病人的妻子马上充满歉意地对我说:"对不起啊!你看他一来就把床单弄脏了。"我一边拉起被子给病人盖上,一边微笑着对他的妻子说"没关系。天气冷,我先帮他盖上被子,等会我们再来给他换衣服和床单。"我和同事们一起为病人做完必要的紧急处置后,对他妻子说:"他的情况正在好转。我要下班了,你一定还没吃饭吧?我先帮你订份快餐吧,你想吃什么请告诉我,叫他们送到病房,等会饭来了你付钱就可以了。"她先愣了一下,接着连连点头说道"是的,好啊!谢谢!谢谢!"

下班回家的路上依然很冷。想到那位病人的休克已经纠正、他那疲惫的妻子此刻已经吃上了热腾腾的晚饭,我在心里对自己说:"真棒!"

第二节 尊重与理解

问题与思考

王奶奶 5 天前因肺炎住院,病情未见明显的好转。李护士来到床前说:"王奶奶,我们来打针好吗?"王奶奶头也不抬:"这么久都不见好,我不打了。"小李说"奶奶,疾病的治疗是有一个过程的,如果我们现在中断,前面的治疗可就白做了。"

思考:

1. 李护士讲错话了吗?

2. 她可以用什么原则和技巧与王奶奶建立更好的信任关系?

一、尊重与理解的概念

(一)尊重

尊重(respect)是指敬重、重视。人的内心里都渴望得到他人的尊重。尊重他人是一种高尚的美德,是个人内在修养的外在表现,是一种文明的社交方式,是顺利开展工作、建立良好的社交关系的基石。

尊重是一种态度,表达了一种信任。尊重来自真诚地关心病人的个人经历和接受他们的观点和感受。如果我们相信每一个人都有固有的价值和尊严,就会表现出对别人的尊重。尊重的目的是让病人感受到被尊重、被理解和被接纳。

尊重的特点是相信他,不指责他;相信他们是重要的、有价值的,相信病人正在尽最大的努力对疾病做出应对、适应和改变。在尊重的前提下,病人更有可能表达自己到底是怎么回事,在经历着什么,想些什么。当病人感受到了被尊重,他们就会感到放松,就不再害怕被别人指责或评价,认为他们应该经历着什么,或应该有什么想法。

（二）理解

理解（understanding）是指与他人交往的过程中，能够站在他人的立场去体会他人的感受，站在他人的立场去思考和处理问题。

二、尊重与理解的原则

（一）尊重的原则

尊重是一种态度，护士应该将这种精神层面的态度转化成表示尊重的行为。在护患关系中，要把病人放在平等的位置上，使处于疾病状态下的病人保持心理平衡，不因疾病受歧视，保持人格尊严。护士尊重病人的人格就是要尊重病人的个性心理、尊重病人作为社会成员应有的尊严。

（二）理解的原则

在护患关系建立过程中，一方面，护士要理解病人由于受到所处社会各阶层及文化、地域、民俗或宗教背景的影响，以及所具有的经济、环境、社会关系、个人的成长经历、人生阅历及性格的差异，本人及家庭成员在患病后对疾病、反应会有较大的差别。另一方面，其都有相同的身份——病人，因此，需要护理人员既要充分理解病人个性化的护理需求，让病人感觉自己被医护人员理解、得到重视，感到有尊严和价值；同时要一视同仁地重视病人，使他们能够得到良好的治疗和护理。

（三）表达尊重与理解的技巧

尊重病人维护生命、自主同意、获得信息、保护隐私等权利，是进行良好关系沟通的前提。马斯洛的理论表明获得尊重是人的基本需求，受到医护人员的尊重也是病人最起码的情感需求。有学者认为，人与人之间建立良好关系的秘诀就是尊重对方。在护理实践中，除了平等地对待病人，还要尊重病人的主观感受和价值观，让病人感到自身的价值和尊严。理解是人们希望在交际中得到别人的了解、关心与爱护。护士要理解病人因身患疾病，成为社会人群中的弱势群体的无助感，理解他们正在感受由疾病带来的躯体痛苦和心理折磨。因此，病人常有依赖、情绪不稳定等心理特征，还有希望得到特效治疗、精神抚慰和情感呵护等心理需求。这种心理需求是患病人群共有的现象。护士应该正确认识和理解病人的心理和行为特征，接受正处于病痛折磨中的病人所特有的语言及行为表达方式，掌握表达尊重与理解的技巧。

1. 认同　表达尊重的行为是认同，认同病人的一切感受和反应。在建立护患关系过程中，护士应该对病人的悲痛和灾难性的疾病，以及由此产生的一系列反应给予理解和正确的回应。当病人本人及家属伴随有恐惧、放弃、选择困难及抱怨等情绪时，护士除了发自内心地接受病人的想法、感受外，还应该有适当表达认同的常用语言。例如："我明白你的感受。""我知道你现在特别不容易。""你已经很坚强了。""你有这样的想法很正常。""很多人都想这样做。"等，反复肯定其感受。无论病人及家属有怎样的性格和行为，护士应该传递并让病人收到清晰而直接的信息是：我很重视你，我能理解你，你对我和大家都很重要。表达尊重的行为还包括下列几项：①看着病人；②注意力集中；③保持目光接触；④用握手或其他合适的方式表达尊重。

护士表达对病人的文化认同也能更好地建立护患信任关系。护士对不同文化层次的病人采取不同的侧重内容进行沟通；对不同年龄段的病人采取不同角色的沟通；了解不同国籍、不同民族、不同地域病人的风俗习惯，用病人习惯的尊称称呼病人；尊重病人的宗教信仰、饮食习惯、礼节习俗、禁忌避讳等，都是在用语言和非语言方式表达对病人的文化认同和尊重。

2. 建立和谐的交往环境　建立和谐的交往环境，可以让病人进一步感受到被尊重。建立和谐的交往环境可以分为两个阶段。

第一阶段为初次接触期，在这个时期，护士应做到：

（1）明确在本次接触中自己的角色和职责；

（2）清楚自己所能给予的帮助；

（3）告诉病人自己的角色和名字（佩戴胸卡或工作证件）；

（4）询问病人的需求；

（5）告知病人的个人隐私将受到保护。

第二阶段为继续交往期，护士要做到：

（1）让病人或其监护人记得自己的名字和角色；

（2）确定病人的需求；

（3）根据需求给予适当的参考建议或帮助；

（4）记住病人的一些个人细节；

（5）重申保护隐私。

让病人知道自己在和谁说话、可提出什么要求、获得哪些帮助等，这对于病人适应新环境、消除陌生和紧张的心理是很有必要的。在护患交往之初，护士也有义务去告诉陪伴病人的其他人尽可能地把病人的个人信息提供出来，以便制订下一步的护理计划。无论是在医院、门诊还是家里，病人在危急和患病时容易透露出私人和个性的特征，但护士有义务保护病人的个人隐私，未经病人的许可，护士不可以泄露病人的信息，或将其照片提供给新闻媒体和公众。包括在上述两个阶段进行的教学活动中，也应该特别注意并向病人承诺将会保护病人的个人隐私。

3. 建立舒适的氛围　要建立舒适的护患沟通氛围，平等相处是一个重要方面。达到平等关系的一种非语言方式就是安排病人在平等的位置。与病人沟通前，先了解病人的身体有无特殊不适，是否适合本次谈话，是否需要调整体位、上厕所等，当病人只能坐轮椅、卧床或躺在诊疗台时，护士与病人交谈时要尽可能地处于同一个高度的位置。例如：让自己坐在病人的对面和适当的距离，避免站在轮椅的旁边，确定病人能很容易看见自己的脸和听见自己的声音后，再开始沟通。在沟通的开始就约定你们的谈话时间，以便病人知晓谈话的长短和结束的时间，遵守约定时间，尽量避免改变约定；如果确实还有要讨论的事情，可以安排下一次时间。另外，在讨论隐私事件之前要确定谈话环境的隐秘性；确定谈话期间不会有电话或他人打扰；根据需要调节房间的温度和光线，提供舒适的谈话空间等，既是尊重病人的表现，也有利于建立舒适的氛围。

4. 巧妙地讨论和处理敏感话题　有些健康问题可能比较敏感或难以启齿，尽管讨论和处理这些问题对护士来说意味着困难和挑战，但我们还是可以在交谈过程中找到尊敬对方的方法。例如：通过暗示性的语言："这确实很难处理。""你现在有什么想法？""也许我们可以从现在开始做点什么？"等表示对病人过去和现在状态的接纳和理解、用支持语言或是计划鼓励其改变，观察病人的心理变化，适时引导病人表达其内心的感受，让病人做出理性的选择，有信心接受治疗和护理并改变现状。对于敏感话题，护士要注意避免评论和说教。对于病人不愿暴露的问题则不宜一再追问。

5. 适时的结束谈话　在达到本次谈话目标或因病人身体、情绪等其他原因不适合继续交谈时，应适时结束谈话。护士如何结束与病人的讨论，与沟通的其他阶段同样重要。以下是结束交谈的一些原则：

（1）如果不得不提前离开，要提前告知病人；

（2）对谈话做一个小结；

（3）记下必要的议题，以便以后讨论；

（4）留有时间或余地让病人表达自己的感受；

（5）最后表达护士自己的感受和想法，以此来表达关怀、理解和尊重。

相关链接

我决定了

一位护士在科室工作分享会上回忆：那天我下班经过 ICU 家属等候区，看到一位中年男士坐在那里，看起来很悲伤。我走过去，坐在他身边并询问是否需要帮助。他没有回答，我把右手轻轻地放在他左手上，安静地陪他坐着。一段沉默之后他终于说话了，医生让他决定是否给已经全身器官功能衰竭的父亲继续做床边血液透析。我对他说，我知道这一时刻对他是非常艰难的，我想我能理解他，并在这里陪着他。沉默了好一会儿，他对我说："我决定了。"悲伤地看着我，然后离开了。

第三节　真诚与负责

问题与思考

一位年轻的妇科护士，经过一位拟第二天做卵巢癌手术的年轻母亲床边，看到她正在偷偷抹眼泪，就拍拍她肩膀说"你这样的病人我们这里很常见，手术效果都很好，你不用担心，早点睡吧。"

思考：这位妇科护士与病人的这一段沟通有哪些应该改进的地方？

一、真诚与负责的概念

（一）真诚

真诚（genuineness）即真实诚恳，与虚假相对应。最基本的一个特点就是对另一个人表达真实想法和感受，但真诚并不意味着要指责别人的缺点。

真诚是一种信念。真诚是指沟通者在沟通过程中是一个真实的人，他以真正的自己与病人相处，是表里如一的。他会诚实地向病人表达自己的思想和感受，发自内心地想帮助病人。

真诚意味着护士要真心地想帮助病人，他不会为了自我保护而"多一事不如少一事"，也不会只是扮演角色，将自己的真面目隐藏在一个专业的假面具后面。

真诚与护士的信念是一致的，护士心理有什么样的想法就会流露出什么样的行为。所以，护士必须真心想帮助病人，才能克服内心不情愿和不舒服的感觉。所以，真诚地想要帮助病人的愿望能够激励护士表达对病人的关心和问候。病人只有体会到护士的真诚，才会向其表露和倾诉自己的心理问题。

护士对自己的自我了解是真诚可信的关键。如果护士不了解自己的职业是做什么的，在特定的情形中自己是怎么想的，没有考察或反思过自己的个人动机和意图，护士就会处在对自己缺乏了解的危险地步。在这种情况下，护士很难表现出真诚可信。

（二）负责

负责（responsibility）指尽到应尽的责任。负责精神是职业道德与敬业操守的体现。一个人即使能力稍弱，如果具有强烈的责任心，也可以通过"勤以补拙"，出色地完成任务。

二、真诚与负责的原则

（一）真诚的原则

在建立护患关系的过程中，护士要真诚地对待病人，明确地表达自己对病人所面临的困难和护理需求的理解、表示愿意真心实意地给病人提供专业的帮助，才能得到病人的信任。

（二）负责的原则

在护患关系建立过程中，护士应该以事实为依据，通过负责任的沟通，解决病人的护理问题。这是护患沟通最核心的内容，是每天工作的组成部分。护士接收与病人相关的信息时，需要理解并确定其含义，经过专业和逻辑思维处理后发出负责任的信息，发送时，要观察病人的反应。

三、表达真诚与负责的技巧

真诚是人们在人际交往过程中表现出的一种态度。"诚于中，必能形于外"。因为外在表现即是其内心真实意思和情感的表达。护士对病人的真诚是职业性的、而不是社会性的。真诚能使护士更好地维持个人和专业的价值，使病人感到护士值得信赖。当护士真诚对待病人时，他们就找到了可信赖的友谊，也会向护士祖露自己真实的想法。责任型沟通是护士履行为病人服务职责的沟通方式。对病人来说，医院是一个陌生的环境，在治疗护理过程中病人需要面对许多未知的健康问题及由此产生其他问题，所以责任型沟通要贯穿在护理工作的全过程。在医疗团队中，护士是病人接触最多的人，护士对病人真诚和负责的态度，可减轻病人因健康问题造成的焦虑和恐惧，这需要护士用责任型沟通的技巧，把需要沟通的专业内容向病人解释清楚。因此，护士需要学习和应用好表达真诚和负责的沟通技巧，以利于更好地建立护患信任关系。

（一）护士的真诚应该适当

沟通最基本的心理保证是安全感，没有安全感的沟通是难以持续的。用真诚去沟通，会得到意想不到的效果，没有什么比真诚更能打动人。只有抱着真诚的态度与人沟通，才能使对方有安全感、信任感。从而容易引起情感上的共鸣。

但真诚并不等于实话实说，真诚也不是只说好话，应该是遵循病人受惠和有益的原则。因此，真诚应该实事求是、适度。例如，在传递坏消息时，我们可以先说"我们似乎碰到了一些状况。"然后观察病人的反应，再决定继续沟通的内容、时机和方法。对于没有把握的事情，可以说"我回去核实一下（或请示一下）再答复你。"对于病人提出的目前医学水平不可能达到的愿望，不宜直接回应，可以诚恳地问他"你自己有什么想法？"或"你认为这件事的把握有多大？"等，让病人表达自己的真实想法，而不是给病人许诺不可能达到的目标。

（二）言行一致

表达真诚，除了语言，还体现在非语言的行为上。真诚的护士对病人而言，意味着他们的言语和行为是一致的。真诚是一种"眼见为实"的现象，当别人感觉到你的真诚才能相信你。当病人确信能够相信护士，就会开始变得轻松、更积极和更容易合作。因此，在建立护患关系过程中，护士言行一致也是获得病人信任的重要因素。

（三）责任型沟通

责任型沟通是一种逻辑沟通。护士应该站在病人的立场上，把专业知识和判断运用于与病人沟通的过程中，了解病人的需求和顾虑，帮助其了解自身的健康状态，并做出适当的选择，共同制订和实施最适合病人的治疗护理计划。护士面对病人提出或关注的问题时，必须分析当时实际的情况，对病人的情况和需求做出准确地判断，选择最恰当的方式，进行责任型沟通，包括回答专业内容的阐述方式、语气语调、表情举止等。因此，责任型护患沟通具有以下几个特点：

1. 护士发自内心愿意承担护患沟通过程中的责任。

2. 护士愿意从病人的角度考虑，致力于护理过程和解决问题。

3. 护士从专业的角度把每个病人看作独立的个体来对待。

4. 护士能充分考虑病人及其家属整体的情况，采用病人可以理解的语言，用适当的方式沟通专业领域的问题。

在临床实践中，当病人面临选择时，护士用通俗易懂的语言给病人或家属讲解专业问题，体现了护士责任型沟通的特性。例如：讲解预防长期卧床病人并发症的不同护理方案特点、讲解化疗病人建立不同静脉通道特点、讲解吞咽障碍病人不同管饲途径的特点等供病人或家人选择。又例如：在制订改善病人营养方案、制订压疮护理方案时，护士在基于专业评估及病人家庭和个体评估的前提下，给予病人和家属符合其实际情况的专业建议，也是责任型沟通的体现。

我想回家

前段时间我接手做了刘奶奶的责任护士,她是一位肺腺癌晚期全身转移的病人,大部分时间她都沉默寡言,不愿意与人交谈。当我得知她最喜欢小孙女时,就与其家属商量,每周至少录两次小孙女的视频给她看。只要我当班,就一定抽时间坐在床边与奶奶一起看小孙女的视频,每次看完视频奶奶都是轻松和愉快的,通常我们的谈话就从她的小孙女开始,再逐渐转向其他话题。

一次交谈中她告诉我,自己剩下的时间不多了,但是很不甘心。我从坐着的床旁椅上站了起来,上前俯下身轻轻拥抱了一下坐在床上的她,在更靠近她的床边坐下来,握着她的手,问道:"奶奶,那您现在有什么想法?我可以为您做点什么?"她并没有回答我。我陪她坐了一会,然后站起来一边帮她拢头发一边说:"奶奶,要不我们以后再谈吧。"第二天,奶奶很平静地告诉我:"我想回一趟家,但不希望被邻居见到,最后也不希望在家里'走',怕孩子们应付不来。"我把奶奶的想法告诉了她的女儿,在女儿的精心设计下,我们帮奶奶实现了她悄悄回家的愿望。看到奶奶越来越虚弱了,我建议她在家人没来的时候抓紧时间休息,保存体力,以便能以更好的状态与他们在一起。她认为这个建议很好,并坚持这样做,一直坚持到她需要使用大剂量镇痛剂后。每当看到奶奶与家人在一起的温馨场景,都能感受到他们很珍惜彼此在一起的时光。

第四节 信任与支持

问题与思考

张先生,52岁,因糖尿病住在内分泌科已经 5 天了,外科伤口治疗专科护士小白应邀来会诊,一进病房就对张先生说"哎呀,忙死了!先生您好!请赶快让我看看你的伤口。"张先生却把头转向墙边。在小白的催促下,才转过头看了他一眼,然后伸出患肢让小白检查伤口。小白在处理伤口时还不停地给张先生做糖尿病饮食宣教,中途抬头一看,张先生却又把头转向墙边了。

思考:

1. 张先生为何要把头转向墙边?

2. 小白可以用哪些沟通技巧与张先生建立信任的护患关系?

一、信任与支持的概念

(一)信任

信任(belief),是一种关系。人际信任的经验是由个人价值观、态度、心情及情绪、个人魅力交互作用的结果,是一组心理活动的产物,是良好人际关系的基础。

(二)支持

护患关系中的支持(support)属于社会支持,指护患关系中病人获得护士有形和无形支持。有形支持包括医疗护理资源的分配及使用等,无形支持主要属于心理、精神上的支持,如鼓励、安慰、关爱等。

二、信任与支持的原则

(一)信任的原则

护士把每一位病人看作一个独立的个体,通过诚恳的态度,展现专业自信。通过负责任的沟通,尽量提高病人在护士制订和实施护理方案时的参与程度,并体现出对病人参与护理过程的尊重、理解、鼓励与赞赏,从而取得病人的信任。

（二）支持的原则

在建立护患关系中，护士应给予病人认知支持、情感支持、行为支持。认知支持指提供各种专业信息、意见与知识等；情感支持指安慰、倾听、理解及交流等；行为支持指实际的帮助行动。

三、建立信任与给予支持的方法

信任关系是相信并敢于托付他人的一种感觉，即感觉能与他人和谐相处、他人有足够能力解决我们的问题，并且动机与我们的需求一致。信任是建立护患关系中起决定作用的要素。护士的支持则是可以减轻病人心理应激、缓解紧张情绪，帮助病人提高应对疾病的能力和社会适应能力的有效方法。对病人重建自我认识和自我价值、寻找生活的意义和目标具有切实的帮助。因此，在临床实践中，护士应该注重学习和掌握与病人建立信任关系和给予病人支持的方法。

（一）消除陌生感，建立信任感

要建立良好的护患关系，关键在于护士要取得病人的信任。取得病人信任的要素包括护士的专业能力、信守承诺、坦诚、自信等，表现在礼貌和蔼、善解人意。在建立护患关系过程中，应注意自己的职业形象，以诚恳的态度和温暖的语言进行有效的沟通，要主动交往以消除彼此的陌生感、建立信任感。

护士规范的职业着装、得体行为、热情的微笑配上恰当的称呼，能给病人留下良好的印象，利于取得病人的信任，为护患关系的发展打下良好的基础。

病人刚到医院或刚开始与医务人员接触都会感到陌生，容易产生焦虑、恐惧，此时渴望有人与他主动沟通，解释他的疑虑。护士应该用真诚、热情的态度，以简短问候和自我介绍开始，可以缓解病人的陌生与紧张感。

1. 自我介绍　护士应用清晰的语言、关怀的语气主动向病人进行简短的自我介绍，着重于对自己专业背景和工作经历的介绍，表达自己对护理病人的承诺和信心，争取在第一次接触时取得病人的信任。例如："我是你的责任护士，很希望能够帮助你。""我在这个科工作三年了，我是主管护师。""我是××学校毕业的护理本科生。"

2. 专业交谈　护士应主动问候病人，观察和了解他感兴趣的问题，解答他最关心的事情，也可以主动从饮食、睡眠、家人、家乡、童年、职业、爱好等日常生活中谈起，以让病人自豪、安慰、心情愉悦为目的，创造温馨和谐的交谈气氛，打开话题。然后针对基于专业评估所要了解的问题，用病人可以理解的语言，进行直接或间接提问或解答。对于性格开朗和表达能力较强的病人，多鼓励让其说出自己的意见、观点和感受，以便得到更完整、全面的资料；对沉默寡言和不愿谈及疾病或其他真实情况的病人，可以用讨论的方式进行引导或重点询问，使其主动讲述有关疾病的信息。与病人交谈时，护士态度要诚恳、热情，认真倾听，保持目光接触，不要有分心的举止，不要打断病人话题，双方应保持使人感到舒适的距离和姿势，使病人感受到护士的专业、自信、诚恳和关怀。

（二）运用护理程序解决病人的身心问题

在护患关系的发展阶段，护士要运用护理程序来满足病人需求。护士以真诚、尊重、关怀和认真负责的态度对待病人，是赢得信任的关键。

1. 主动的关心　每次接触病人，护士应该关心和询问病人的感受，主动了解并帮助、解答病人最关心的问题，让病人感觉到护士对他的关心和爱护。护士要运用专业的判断力评估病人的身心状态，及时告知他的每一点进步。例如：应用"你的伤口长得很好。""现在你可以下床活动了。"等来表达自己的专业水平和建议，获得病人进一步的信任。

2. 细心的观察　护士细致地观察病人的病情变化、生命体征及身体功能的改变，关注治疗效果及心理状态的变化，并识别交流信息中蕴藏的身心状态及与疾病相关的信息，能从病人的一声呻吟、一次皱眉、一个苦笑中了解其病痛和心理问题，并及时主动地给予力所能及的帮助与支持。例如：护士从病人不对称的笑脸中及时判断出病人卒中的早期症状,就更能增加病人对护士的信任。

3. 专业的帮助 在建立护患关系的过程中,需要护士从病人的角度,主动应用护理程序方法发现和解决病人的身心问题,用"以病人为中心"的服务理念,给予病人整体护理。在提供护理服务的过程中运用以下沟通技巧,鼓励病人共同解决问题,更能促进相互作用,激发护患之间深入开展沟通的欲望,更能让病人感受到真诚、专业的护理服务。

(1)在评估和确立护理诊断过程中,护士要鼓励病人表达对自己健康问题的看法,了解病人的健康信念、健康习惯和解决问题的能力,识别病人知识缺乏的表现,告诉病人关于他们健康问题评估结果并得到认同。例如:护士告诉前列腺增生并有睡前大量饮水习惯的老年病人,这种习惯可以导致夜尿增多,增加跌倒的风险。

(2)在设定预期目标、制订护理计划时,要充分了解病人个人、文化背景、经济状况,对健康状况的希望和预期,表达你的观点,尊重病人的选择,在双方充分理解的情况下达成共识,有利于达到合理的预期结果。

(3)执行护理计划时,了解并训练病人配合实施护理计划的能力,或帮助病人自己实施护理计划,及时了解病人配合的感受,鼓励他们继续参与实施。例如:了解上述个案的老人是否愿意并且能够做到晚上八点钟后少喝或不喝水。

(4)邀请病人共同对护理结果进行评价,与病人分享护理进度和对护理结果的满意程度。例如:通过实施饮水计划,上述个案老人的夜尿是否减少,对这样的护理结果老人是否满意。

(三)认知支持

在建立护患关系过程中,护士应主动对病人的各种积极配合治疗和护理的态度和行为给予及时的鼓励,及时为病人及家属提供所需要的和能够理解的专业信息和建议。在适当的时候,鼓励病人自我评价,包括客观地评价和接纳过去和现在的自己,以利于病人减轻心理负担,建立对疾病治疗、护理及康复的信心和合理期望值。例如:及时告诉病人"你有没有发现你的腿比前天抬得更高了?""你最近咳嗽减少了。""以你现在的情况,是可以……的"等,增加病人对自我健康状态的认知程度。

(四)情感支持

在建立护患关系过程中,通过护士对病人的关注和倾听,倾听的过程不评价、不判断、不批评、以对方为中心,让病人获得被尊重和被理解的体验。护士真切关注病人身心的情况,表示理解病人各种情绪、状态及对治疗、护理、康复的期望,如果护士对病人说:"那就让我们共同努力,一起来争取更好的结果吧。"可以让病人感受到被护士认可和被接纳的感觉。在病人感到痛苦和困难时,护士对病人表达共情与安慰,能让其感受到更专业情感支持。例如,对病人说:"这样的时候,让我们一起来面对吧。"等。

相关链接

我一定把烟戒掉

心血管内科收治了一位56岁的高血压病人,是某著名大学的王教授,他工作非常繁忙,太太说他睡眠时间越来越少,烟瘾越来越大。见面时责任护士小张告诉王教授,自己在这里工作十年了,是主管护师,能负责护理他,感到很荣幸,相信王教授一定会很好配合治疗的。在随后的每次治疗及护理过程中,小张都征求病人的意见并表达自己的看法,当病人的血压得到较好的控制时,小张对病人说,"教授,您果然和我期望的一样,配合得很好。这次治疗效果好,您有很大的功劳呢。"当小张把根据病人生活习惯及血压情况制订的出院健康管理手册交给病人,并让他看看有哪些内容需要调整时,他幽默地笑道:"小张,你有点担心我不能戒烟,对吗? 放心吧! 在我心目中,你是专家。你相信我,我也相信你,你放心,我一定把烟戒掉!"

随后几年陪丈夫复诊时，只要知道小张上班，王太太都会来看望小张，感谢她让丈夫戒掉了几十年的烟瘾，恢复了良好的生活习惯。

第五节　鼓励与赞赏

问题与思考

杨先生，83岁，因"吞咽困难和老年抑郁症"住院，多学科联合会诊后给杨先生制订了治疗和康复计划，其中包括每日在病区走廊散步的时间和距离。杨太太每天来探视最关心的问题之一，是杨先生是否完成康复锻炼计划。杨先生的责任护士小麦也是每天上班就问杨先生："今天又没有任务完成啊！"或"今天还没开始锻炼啊？杨太太一会儿要来检查啦！"但杨先生在大多数情况下并不能完成康复锻炼计划，或借故拖延时间。

思考：护士小麦与杨先生的沟通需要哪些改进？

一、鼓励与赞赏的概念

（一）鼓励

鼓励（encouragement）之"鼓"为发动、振奋的意思。"励"为劝勉、振作的意思。鼓励是他人夸奖个体通过自身的努力获得成功，激励使个体能够自我反思、自我评价和自我激励。

（二）赞赏

赞赏（appreciation）指赞同、欣赏、钦佩，是发自内心对人或事物肯定的一种表达。恰如其分的赞美可以缩短人与人之间的距离，增加亲近感。赞赏包含两层含义：一是赞赏别人的才能、优点或作品的价值，具有客观性；二是赞赏者给予的赞扬或肯定，则带有主观性。

二、鼓励与赞赏的原则

（一）鼓励的原则

在建立护患关系的过程中，护士应该运用正面的语言对病人进行鼓励，尤其应该给缺乏信心的病人及时和恰当的鼓励，帮助病人积极配合治疗和护理、树立战胜疾病的信心，并且使护患关系得到改善，提高病人对护理服务的满意度。

（二）赞赏的原则

在建立护患关系的过程中，护士应该用专注和专业的眼光去发现和赞赏病人的每一个优点和每一点进步，包括病人在医护患合作、人际关系、自我接纳、健康管理等方面的改善和进步，都应该及时给予赞扬，以增进病人的自信心和自我接纳程度，促进护患关系的融合。

三、表达鼓励与赞赏的技巧

护士的鼓励有助于病人在面对疾病和困难时，能够帮助病人自我认知、自我激励、开发潜能、重建自信心，对自己有正向的期待，进一步激发病人追求自我价值。而赞赏不仅能使人的自尊心、荣誉感得到满足，更能让人感到愉悦和鼓舞，从而会对赞赏者产生亲切感，相互之间的交际氛围也会大大改善。因此，护士的赞赏可快速消除病人的陌生感，并对护士产生亲近感和信任感，增加自我成就感、价值感和自律性。所以，鼓励和赞赏既是护理理念，也是护理方法，在临床实践中，护士正确和灵活地运用鼓励和赞赏，有助于建立良好的护患信任关系。

（一）言语正面，积极鼓励

在护患关系中，鼓励是帮助病人增强信心的一种表达方式。病人生病后，常会产生恐惧感、孤独感、无助感，甚至负罪感，护士用正面的语言鼓励病人，向其传递珍惜生命、热爱生活的情感，实际上是一种心理支持，对帮助病人树立战胜疾病所带来的困难的信心是非常重要的。所以，护士应该对不同的病人进行不同的正面鼓励。

例如：对新入院病人说："你能来住院治疗，寻求专业帮助，做得很正确！"对住院过程中的病人说："这段时间你配合治疗和护理都做得很好，你真了不起！"对即将出院的病人可说："这次出院，你自己有很大的功劳呢！"在临床护理过程中，护士应该注意及时用积极的语言，向病人传递正向情绪，对病人的每一点进步都给予赞赏，例如"你今天气色看起来比昨天好！""你的胃口比昨天好了很多！""你今天配合得很好，使我操作更顺利了。"即使病人情况不好或变差，护士也不能愁容满面，要用积极的语言、乐观的态度给予鼓励和安慰。及时给予正面的鼓励和肯定，增强病人的信心和自我存在的价值感。例如"你很勇敢！""你真细心！""你做得很好！""你太太说你昨晚睡得不错，她很高兴。"等。

（二）适当的赞赏之词

赞赏病人的宗旨是尊重对方。每个人都有得到他人肯定和尊重的需要，选择恰当的时机和方式表达对对方的赞赏是增进彼此情感的催化剂，但要注意以下几点。

1. 恰如其分地称赞　称赞别人时态度要真诚，心要诚，话要真。以讨好的心态称赞他人非但不能增进友谊，反而会引起他人反感。事实证明，人们往往对真诚的称赞报以感激，对平庸的捧场表示冷漠，对高超的献媚心存戒备。例如：对一位白发苍苍的老人说："您的头发很有光泽，让您看起来很精神。"就比："您看起来很年轻。"更让人感到真诚。

2. 在逆境中的肯定　与顺境中的赞扬相比，人们更希望在逆境中得到支持，病人与护士建立关系时往往身处逆境，护士的支持和肯定或许就是"雪中送炭"，点燃病人希望的火花。例如"药物反应这么厉害，你能想办法进食，真的很棒！""你能坚持锻炼，一定会恢复得更快。"

3. 因人而异，说出细节　护士应该根据不同的对象（文化、性格、年龄、性别差异等），不同的场合，选择不同的赞美题材。赞美病人时，说出一些具体细节，赞赏之词要基于事实的、掌握分寸、恰到好处，不要弄巧成拙。例如："你以前在部队的经历对现在的康复很有帮助。""昨天你做肠镜检查时配合得很好。""谢谢你及时告诉了我，这正是我想要知道的。""听你刚才的讲述，我觉得你有很强的学习能力。""你这么快就能下床活动，比很多年轻人都快呢！"等。这些赞赏的语言，在鼓励病人积极配合治疗和护理、增强自信心的同时，能更好地接纳过去和现在的自己，增加人生的价值感和自豪感。

相关链接

剪发的故事

苏奶奶，82岁，退休前是一位中学教师，因跌倒致左胫腓骨骨折住院，病人曾接受肾移植手术。目前医疗团队综合评估认为该病人不适合手术，给予石膏固定患肢。

入院后病人非常坚决地表示只吃家里带来的药，服药时也不让护士帮忙。理由是"我肾移植13年了，康复得这么好，医生说是因为我自己坚持吃药和饮食管理做得好。"一天下班后，责任护士小刘来到苏奶奶身边说："奶奶，现在我们来剪发好不好？"奶奶笑着回答："好啊！你昨天说了要帮我剪发，可是我看你这两天都这么忙，以为你忘记了呢！"小刘边剪头发边说："答应您的事，我怎么会忘记呢？奶奶，您真的是太棒了，能够13年坚持按医嘱吃药和管理自己的饮食，真不容易啊！您现在都吃什么药啊？"苏奶奶把药物名称、剂量、用法讲得一清二楚。第二天，小刘把苏奶奶昨天讲的用药内容完整地复述了一遍，问"奶奶，我刚才讲的对不对？这些药我们这里都有，我们按您的服药习惯给您发药，一样有效的。明天开始就在医院开这些药吃，好不好？"苏奶奶摸摸自己的头，拉着小刘的手说道："你们对我的事情这么用心，我当然要说好啦！"说完，两人对视而笑。

第六节　个人风格

个人风格（personal style）是一种与护士的个人特点相匹配的沟通方式，其沟通特点是扬长避短，给人留下一个"好护士"（good nurse）的专业形象。每位护士都应具有热情、尊重、真诚、果断的特征，会形成自己与病人交往的独特方式和能力，且以独特的方式来体现。在形成个性化的沟通方式时，护士必须学会如何把那些技巧和特征有机地运用到病人护理中，并发现如何将个人自我融合到具有护士专业特征的专业自我中。

形成一种与病人相处的独特的个人方式将会面临一些学习上的挑战，因为护士在进入护理专业前就已经形成了沟通和交流的方式。尽管这些熟悉的人际交流方式对于护士来说很自然、很舒服，但有些在护理情形下可能是不合适的。所以，护士在护理专业情形下学习和形成的这些技能，将面临着要改变习惯和日常的人际交往形态。满足这种挑战时，护士特定的沟通方式全面转变是没有必要的，因为这种转变将不能反映出护士的个性。但是，沟通方式的改变和沟通能力的提高是非常必要的。实践证明，只要护士希望通过努力学习形成某种独特的人际沟通技能时，就一定能够学会这些技能。只要努力去理解，用心去体会，通过在实践中使用这些技巧就能够掌握这些技能，并慢慢形成具有专业特征的个人风格。

（方海云）

学习小结

护患关系是护士所面临的诸多人际关系中最重要、最基本的关系。护患关系是一种工作关系，建立良好的护患关系是护士职业的要求，护士与病人的交往是一种职业行为，具有一定的强制性，护理人员都应努力与病人建立良好的关系。护患关系也是一种信任关系，护患之间应该相互尊重、相互理解和彼此信赖。病人为了医治疾病，出于对医护人员的信任将自己的发病史，甚至个人生活方式和隐私毫不保留地告诉医护人员。同样，医护人员也尊重、信任病人，以人道主义精神和护理的专业价值观为准则，全心全意为病人服务。护患关系更是一种治疗关系，由于治疗性关系是以病人的需要为中心的，除了一般生活经验等因素外，护士的素质、专业知识和技术也将影响到治疗性关系的发展。

信任是个体特有的对他人的诚意、善意及可信任的普遍可靠性的信念。使病人对医护人员产生信任的主要因素有：诚信、尊重、善意、情感交流、知识共享、专业能力、合作关系等。护患关系的建立和维持中，护士处于主导地位；在护患信任的建立中，护士同样处在主导地位。护士及时运用对病人表达热情与关怀、真诚与负责、鼓励与赞赏等沟通技巧，让病人感受到护士对他充分的尊重、理解、信任及心理和专业上的支持，有助于更快更好地得到病人的信任，从而建立良好的护患信任关系。

建立护患信任关系的意义，是以病人的收益为出发点，护士通过运用适当的沟通技巧，加快建立护患良好的工作关系和治疗性关系的速度，在护患双方彼此信任、充分沟通的基础上，病人可以得到更全面的身心关怀、更专业的治疗与护理。因此，建立护患信任关系有助于提高护理质量、病人满意度，以及减少护患纠纷。同时，在护患沟通过程中，护士本身是工具，通过治疗性地运用自己，促进了护患信任关系建立的进程，有助于提升护士的职业自豪感和成就感，有助于提升护理专业的社会形象。护士学习建立护患信任关系的原则、技巧和方法具有非常现实的意义。

复习参考题

1. 护士怎样做自我介绍更能取得病人的信任？

2. 护士可以运用什么技巧让病人感觉自己受尊重？

3. 运用什么沟通原则可以让病人在其治疗护理实施过程中发挥积极的作用？

第八章　护理工作中的人际沟通

学习目标	
掌握	人际关系的概念；团队合作的概念。
熟悉	护患、医护沟通的常见问题及解决策略。
了解	团队合作的特点；护际沟通的常见问题及解决策略。

第一节　护理工作中的人际关系

问题与思考

病人的姐姐来到办公室，要求特许妹妹使用自备的微波炉："护士长，我妹妹好可怜，有时想吃点热饭热菜，我把微波炉带来了，请您准许使用。"

护士长说："我也很同情你妹妹，但病房是不允许使用电器的。你看，我办公室用的微波炉也需用电许可证才能使用。这样吧，你妹妹的饭菜拿到我办公室来热，可以吗？"

病人的姐姐："我已经带来了，你就允许吧。"

护士长："不好意思，我不能违反原则。"

病人的姐姐："那就要麻烦你们了。"

护士长："没关系。应该的。"

思考：护士长采用了人际关系交往的什么原则？

护士在各种健康活动占据着重要地位。在病人接受医疗救护的过程中，护士与病人相处时间最长，应最了解病人生理需求和心理需求，与病人建立良好的人际关系，从而促进病人康复。医生与护士、护士之间相互协作，能使工作顺利有序地进行，提高工作效率，最大限度地保证病人健康。因此，护士在工作中建立良好的人际关系尤其重要。

一、人际关系概述

（一）概念

人际关系（interpersonal relationship）是指人们在生产或生活活动中建立的一种社会关系。这种关系会影响人们的心理，形成某种心理距离感，是人们在交往中形成心理上的直接关系或距离，反映了个人追求其满足社会需求的心态。

人际关系是人与人交往关系的总称,也被称为"人际交往",包括亲属关系、同学关系、战友关系、朋友关系、雇佣关系、师生关系、同事及领导关系等。人具有社会属性,每个社会的人均有独特的思想、背景、态度及价值观,而人际关系对每个人的情绪、生活、工作有较大影响,甚至对组织沟通、组织效率、组织运作及个人与组织之关系都有极大的影响。

(二)人际关系的原则

处理好人际关系的关键在于要意识到他人的存在,理解他人的感受,既满足自己,又尊重他人。因此,在处理人际关系时要遵循一定的人际关系原则。

1. 相互原则　人际关系的基础是彼此间的相互重视与支持。任何个体都不会无缘无故地接纳他人。喜欢是有前提的,相互性就是前提,人们喜欢那些也喜欢自己的人。人际交往中的接近与疏远、喜欢与不喜欢都是相互的。

2. 交互原则　人际交往是一个社会交互过程。交互的原则是个体期待人际交往对自己是有价值的,即在交往过程中得大于失,至少等于失。人际交往是双方根据自己的价值观进行选择的结果。

3. 自我保护　自我价值是个体对自身价值的意识与评价;自我价值保护是一种自我支持倾向的心理活动,其目的是防止自我价值受到否定和贬低。由于自我价值是通过他人评价而确立的,个体对他人评价极其敏感。对肯定自我价值的他人,个体对其认同和接纳,并投以肯定与支持;而对否定自我价值的他人则选择疏远,此时个体的自我价值保护动机可能会被激活。

4. 平等原则　在人际交往中要有一定的付出或投入,这两方面的需要和这种需要的满足程度必须是平等的,平等是建立人际关系的前提。人际交往作为人们之间的心理沟通,是主动的、相互的。人都有被尊重的需要,希望得到别人平等对待,这种就是人们对平等的需要。

5. 相容原则　相容是指人际交往中心理上的相容,即指人与人之间的关系良好,与人相处时的容纳、包涵、宽容及忍让。要做到心理相容,增加交往频率,寻找与交往对象的共同点,做到谦虚和宽容。

6. 信用原则　信用是指一个人诚实、不欺骗、遵守承诺,在交往中得到他人的信任。人离不开交往,交往离不开信用,因此信用在人际关系中尤为重要。在交往中要说到做到,答应他人的事要做到。

7. 理解原则　理解主要是指了解别人的需要,明白他人言行的动机和目的,并帮助和促成他人合理需要的满足,对他人生活和言行有价值部分要给予鼓励、支持及认可。

上述人际交往的基本原则是处理人际关系不可分割的几个方面。运用和掌握这些原则,是处理好人际关系的基本条件。

(三)人际关系的特征

1. 社会性　人是社会的产物,社会性是人的本质属性,是人际关系的基本特点。随着社会生产力的发展和科学技术的进步,人们的活动范围不断扩大、活动频率逐步增加、活动内容日趋丰富,人际关系的社会属性也不断增强。

2. 复杂性　人际关系的复杂性体现在两个方面:一方面,人际关系是多方面因素联系起来的,且这些因素均处于不断变化的过程中;另一方面,人际关系还具有高度个性化、以心理活动为基础的特点。因此,在人际交往过程中,由于人们交往准则和目的不同,交往的结果可出现心理距离的拉近或疏远、情绪状态的积极或消极、交往过程的冲突或和谐、评价态度的满意或不满意等复杂现象。

3. 多重性　多重性是指人际关系具有多因素和多角色的特点。每个人在社会交往中扮演着不同的角色:一个人可以在病人面前扮演护士角色,在同事面前扮演朋友角色,在丈夫面前扮演妻子角色,在孩子面前扮演母亲角色等。在扮演各种角色的同时,又会因物质利益或精神因素导致角色的强化或减弱,这种集多角色多因素的状况,使人际关系具有多重性。

4. 多变性　人际关系随着年龄、社会环境、生活条件等的变化,不断发展、不断变化。

5. 目的性　在人际关系的建立和发展过程中，均具有不同程度的目的性。随着市场经济的推进，人际关系的目的性更为突出。

二、人际关系的社会心理基础

（一）社会认知理论

1. 概念　社会认知论是社会心理学的主要理论之一，源于 20 世纪 20 年代的格式塔心理学，也称为"完形心理学"。其研究内容主要是意识体验，著名论点是："整体大于部分之和"。格式塔心理学明确指出：构造主义把心理活动分割成一个个独立的元素进行研究并不合理，因为人对事物的认识具有整体性，心理、意识不等于感觉元素的机械总和。格式塔心理学着重在知觉的层次上研究人如何认识事物，作为一种学派重视心理学实验，研究的结果在当时很有影响，尤其是有关知觉的一些实验结果，称为格式塔知觉规律，至今在心理学中占有一定的重要地位。

2. 基本观点　心理学的许多领域，人们都可以用它去思考和解释问题。人们并不被动地面对世界中的种种事物；相反，他们把自己的知觉、思想和信念组织成简单的、有意义的形式。不管情境显得多么随意和杂乱，人们都会把某种概念应用于它，把某种意义赋予它。对于世界这种组织、知觉和解释，影响着我们在所有情境尤其是社会情境中的行为方式。

（二）人际吸引理论

人际吸引理论是说明人际吸引的社会心理学理论，代表性的理论包括学习理论、平衡理论和社会交换理论等。

1. 学习理论　社会心理学家克劳尔和伯恩于 1974 年提出，又称强化理论，从古典条件反射理论演变而来。学习理论认为，任何一个人或物，在人心情好时，能通过条件反射与此心情联系起来，从而倾向于受到喜爱。相反，任何一个人或物，在人心情不好时，会通过条件反射与此心情联系起来，从而倾向于不受人喜爱。这就是说，人们不仅倾向于喜欢那些奖赏自己的人、不喜欢惩罚自己的人，而且也倾向于喜欢那些与奖赏和愉快有联系的人、不喜欢那些与惩罚和不快有联系的人。在奖赏和惩罚时出现的任何人或物将成为奖赏和惩罚引起的心情的条件刺激物。

2. 平衡理论　不平衡结构可以通过不同方式转化为平衡结构。如甲乙彼此喜欢，但因甲乙对某事的看法不一致而处于不平衡状态。转化的方法是：或甲改变自己对某事的看法，或甲认为乙实际上与自己看法一致，表现出来的不一致是表面上的。选用什么方法依赖于方法的难易程度和个人特点。平衡关系是令人愉快的，能维持下去；不平衡关系是令人不愉快的，是不稳定的。当两个朋友处于不平衡关系中时，两人都可能设法去说服对方改变看法。如果说服成功了，就会恢复平衡。如果两人在许多问题上有不同看法，各持己见，则两人间的友谊可能会逐渐变为冷淡。

3. 社会交换理论　社会交换理论的主旨是从交往双方的收益和代价的角度考察人际关系。社会交换理论与学习理论的共同点在于都承认人们是寻求强化的；两者的不同点在于社会交换理论增加了一个内容，即吸引的判断基于从关系中获得收益和代价之比。当收益超过代价时，关系受到重视；当代价大于收益时，则关系不受重视。这里所说的收益和代价的含义相当广泛。有关专家提出的 6 种基本收益是：爱、金钱、地位、物品、服务、信息。这些收益的价值还依赖于提供者。代价大体包括时间、精力、金钱、丧失机会等。无论是收益还是代价都是难于用严格客观的量表来测量的，它们依赖于需要、价值观、交往者的个人经验等。

4. 人际吸引规律　在人际交往中需要遵循一定的人际吸引理论，同时也有相关的人际吸引规律。依据心理学家的研究和人际交往的经验，将人际吸引的规律概括如下：接近吸引律、对等吸引律、互惠吸引律、互补吸引律、诱发吸引律和光环吸引律。

（1）接近吸引律：指交往的双方存在着很多的接近点，这些接近点能够缩小相互之间的时空、心理距离，容易在彼此之间相互吸引，并继而成为知己。

（2）对等吸引律：指人们都喜欢那些同样喜欢自己的人。因为人们都愿意被人肯定、接纳和认可，他人的喜欢是满足这一需要的最好的肯定。

（3）互惠吸引律：如果交往的双方，一方能够给另一方带来收益、酬偿，就能增加相互间的吸引。

（4）互补吸引律：当双方的个性或需要，以及满足需要的途径正好成为互补关系时，就会产生强烈的吸引力。

（5）诱发吸引律：由自然或人为的某一因素而引发的吸引力。在人际交往的过程中，如人们受到某种诱因的刺激，而这种刺激恰巧投其所好，就会引起对对方的注意和交往兴趣，从而相互吸引。

（6）光环吸引律：指一个人在能力、特长、品质等某些方面比较突出，或社会知名度较高。这些积极的特征就像光环一样使人产生晕轮效应，感到他一切品质特点都富有魅力，从而愿意与他接近和交往。

三、护理工作中的人际关系

（一）概念

护理工作中的人际关系（nursing interpersonal relationship）指同护理有直接关系的人和人之间的交往关系，包括医生和护士之间的医护关系、护士和病人之间的护患关系和护士相互之间的护际关系。这些人际关系的好坏，直接关系到团结，影响到护士的情绪和工作，进而影响护理质量和病人的康复。

（二）意义

护士的人际关系是不以人的意志为转移的客观存在，科学地建立和调节好各种人际关系，不仅是搞好护理工作、发展护理事业的需要，也是每位护士的主观愿望。良好的人际关系可以避免一些矛盾和冲突，提高学习工作的热情及促进身心的健康。因此，处理好人际交往，对于每位护士、护理集体，乃至医院、社会，都有重要的意义。

1. 提高工作效率　护理群体中和谐、融洽、友爱的人际关系，对于提高护理工作效率有着积极的作用。良好的人际关系环境能减轻护士工作压力和紧张情绪，增强团体合作，在很大程度上能提高工作效率和质量。人际关系的和谐，对提高护理工作效率的作用不可忽视的。

2. 营造良好的身心氛围　医护、护患、护际之间的相互理解、信任、友爱等会形成医院的良好的工作、心理气氛。这种良好的气氛，能使医护人员的心理需要得到不同程度的满足，从而产生心情舒畅、愉快的积极情绪，激发人们对工作生活的极大热情；能使病人在治疗、护理、康复的需求上得到尽可能的满足，解除或转移紧张、忧虑、焦急、烦闷、恐惧等消极心理，增强信赖、安全、康复的信心，使医、护、患整个群体保持一种稳定、团结、融洽的良好状态。

3. 陶冶情操　人际交往过程，是人和人之间认识上的互相沟通、情感上的相互交流、行为上的相互作用、性格上的相互影响的过程。护患之间的人际交往，同样遵循这一发展过程。在这一发展过程中良好的人际关系，对护士情绪和性格的陶冶具有重要的作用。广泛的正常人际交往，可以使护士丰富和发展自己的良好个性、满足自己的精神心理的需要、促进自己的求知欲望、更新知识、变革陈旧观念、改进思维方式等，都是极为重要的。

（三）类型

1. 医护关系　在临床工作中，护士对医生、医生对护士都有角色期望；医生期望护士有良好的医学和护理知识、熟练的护理操作技术和护理能力，能正确执行医嘱，及时发现病人病情变化，提出治疗意见和建议，对病人进行科学的精心护理。护士期望医生医术高明、责任心强、关心并支持和尊重护士的工作、维护护士的人格和尊严。这些角色期望，正是良好的医护关系的思想基础。

2. 护患关系　良好的护患关系是病人早日康复的心理基础，也是医院精神文明建设状况的反映。医院是科学技术服务和生活服务同时进行的一个医疗单位。科技水平是精神文明的重要内容，服务水平也是重要内容，护患、医患关系常常会成为精神文明的"晴雨表"。

3. 护际关系　护际关系是指护士与护士在工作中相互交往的关系，是护士人际关系中的一个重要组成部分。护理工作是整个医疗卫生工作的重要组成部分，它是一项非常强调团队协作精神的工作，需要多方面的配合与支持。工作中的人际关系融洽与否，直接关系到护士的工作情绪和工作积极性，要想创造一个和谐、融洽的工作气氛，必须协调好护际关系，才能更好地保证医疗和护理工作的顺利进行。

第二节　护患沟通

问题与思考

一位中年病人因"脑梗死昏迷"收治入院。四位家人神色慌张地将其抬到护士站。护士很不高兴地说："抬到病房去呀，难道你们让他自己去。"护士虽然不高兴，但还是带领家人将病人抬到了病房，并对病人家属说："病房不许抽烟，陪人不能睡在病房里的空床上……"此时，一位家人突然大声说道："你是不是想把我们都折磨死？"

思考：该护士存在什么沟通问题？

一、护患沟通

（一）护患关系模式

1. 主动 - 被动型　亦称支配服从型模式，是最古老的护患关系模式。此模式受传统生物医学模式的影响，将病人视为简单的生物体，忽视了人的心理、社会属性，将治疗疾病的重点置于药物治疗和手术治疗方面。此模式的特点是"护士为病人做治疗"，模式关系的原型为母亲与婴儿的关系。在此模式中，护士常以"保护者"的形象出现，处于专业知识的优势地位和治疗护理的主动地位，而病人则处于服从护士处置和安排的被动地位。此模式过分强调护士的权威性，忽略了病人的主动性，因而不能取得病人的主动配合，严重影响护理质量。

在临床护理工作中，此模式主要适用于不能表达主观意愿、不能与护士进行沟通交流的病人，如神志不清、休克、痴呆及某些精神病病人。

2. 指导 - 合作型　是近年来在护理实践中发展起来的一种模式，也是目前护患关系的主要模式。此模式将病人视为具有生物 - 心理 - 社会属性的有机整体。

此模式的特点是"护士告诉病人应该做什么和怎么做"，模式关系的原型为母亲与儿童的关系。在此模式中，护士常以"指导者"的形象出现，根据病人病情决定护理方案和措施，对病人进行健康教育和指导；病人处于"满足护士需要"的被动配合地位，根据自己对护士的信任程度有选择地接受护士的指导并与其合作。在临床护理工作中，此模式主要适用于急性病人和外科手术后恢复期的病人。

3. 共同参与型　是一种双向、平等、新型的护患关系模式。此模式以护患间平等合作为基础，强调护患双方具有平等权利，共同参与决策和治疗与护理过程。

此模式的特点是"护士积极协助病人进行自我护理"，模式关系的原型为成人与成人的关系。在此模式中，护士常以"同盟者"的形象出现，为病人提供合理的建议和方案，病人主动配合治疗护理，积极参与护理活动，双方共同分担风险，共享护理成果。在临床护理工作中，此模式主要适用于具有一定文化知识的慢性疾病病人。

以上三种护患关系模式在临床护理实践中不是固定不变的，护士应根据病人的具体情况、患病的不同阶段，选择适宜的护患关系模式，达到满足病人需要、提高护理水平、确保护理服务质量的目的。

（二）护患关系的发展阶段

1. 初期　从护士与病人初次见面开始，护患关系就建立了。此期护患关系发展的主要任务是与病人之间建立信任关系。护患之间的信任是建立良好护患关系的决定性因素之一，是以后进行护理活动的基础。病人通过语言和非语言行为检验护士的可信任和可依赖程度。护士通过收集资料发现病人的健康问题，制订护理计划。

2. 工作期　护患双方在信任的基础上开始合作。此期的主要任务是采取具体措施为病人解决健康问题。护士在提供护理时，应注意调动病人的主动性，鼓励其参与治疗护理活动，从而提高病人的自理能力及健康保健知识水平。

3. 结束期　护患密切协作，达到预期目标，病人出院或转院，或因护士休假、外出等原因，护患关系即进入结束阶段。此期护士应对整个护患关系进行评价，了解病人对其健康状况和护患关系的满意程度，并为病人日后的健康保健制订计划。

（三）护患沟通的常见问题及策略

1. 护患沟通的常见问题

（1）护患交流信息过少：病人来医院就诊，首先接触的是护士，此时病人及家属的情绪非常焦虑，迫切想知道分管医师、责任护士的业务水平、工作态度及用药、治疗、护理和预后等情况。如果护士在接待病人及家属时不能针对他们的上述特点有的放矢地将这些问题交代清楚，不注意病人及家属的感受和信息反馈，忽视这些交流，容易造成误解或不满。

（2）专业术语过多：不同病人由于文化水平、专业知识、宗教信仰等方面存在差异，在护患沟通中常发生由于言语上的不恰当或专业术语使用过多而产生概念上的误解或不被理解，影响相互之间的沟通与交流。

（3）信任危机：尽管护士在临床护理中态度和蔼，但假如对病人及家属的疑问解释得含糊其词或操作技术不熟练等，也容易引起他们的不信任，甚至反感，以致工作中的细小不当得不到谅解，产生不满，甚至投诉。

（4）语言、态度不恰当：在非正式场合或交往中，护士不注意自己的语言表达方式，未考虑病人及家属的心理感受，很容易造成误解。真诚沟通、用心护理是护士对病人进行护理之前所必须具备的一种心态，也是整体护理对护士的基本要求。护士对病人态度冷漠或缺乏真诚，也会导致沟通障碍。

2. 护患关系的沟通策略

（1）加强信息交流：新形势下的护理工作，不仅要求护士具备良好的职业道德、心理素质及渊博的业务知识和熟练的操作技能，还需具备较强的沟通交流意识和一定的沟通交流能力。护患之间有效的情感与信息沟通，才能实现"通心、通情、通理"。

（2）进行有效沟通：护患沟通是病人与护士的双重活动。在这一过程中，护士应明确自己的主导地位，无论是健康教育的宣教，还是制订护理计划，都应有预见性。在每次交流时，护士均要有明确的内容和目的，紧紧围绕预定的目标进行谈话。新病人、重病人、疑难病人、病情反复迁延的慢性病人是护患沟通的重点，内容包括疾病、心理及影响健康的因素等。在交流过程中，护士要保持良好的心境，有效选择和调整语言形式，从而使护患沟通效果倍增。

（3）加强护士专业技术的培训：扎实的专业理论知识与过硬的操作技术是架起良好护患沟通的基石。作为管理者要引导护士努力学习专业知识，培养积极向上的工作作风，定期组织专业培训与考试考核，不断提高护士的专业素质，工作中严守操作规程，坚持"三查七对"，培养"慎独"精神，取得病人的信任。

（4）注意交谈场合的严谨性：防止因语言不当产生对病人及家属不良的心理刺激。尊重病人及家属的人格、尊严、权利和隐私，谨慎言行，热情周到，为病人提供身心护理。

（5）亲切的微笑、真诚的沟通：护患间建立情感，首先要求护士付出爱，不要期望回报，让爱在病人的心中成长。工作中，护士亲切的微笑、柔和的语调，会使沟通的气氛融洽，沟通的内容也容易被病人理解、接受和记住。而所谓真诚，就是要求护士在护患交往中真心实意、全心全意为病人的健康服务，一切从病人的健康利益出发，制订护理措施，帮助病人恢复健康。

二、护士与病人家属的沟通

（一）护士与病人家属的关系及影响因素

在护理工作中的众多关系中，护士与病人家属之间的关系最容易被忽略。然而，近年来在护理实践中护士与病人家属之间的关系越来越受到重视。护士与病人家属的关系直接影响到护患关系，是护患关系的补充，在提高治疗效果和促进病人康复中起着积极作用。

1. 病人家属的角色特征 疾病的突然降临，必然给病人家庭造成一定的影响。当家庭主要成员生病后，影响最大。为了照顾和支持病人，家庭成员原来所承担的角色功能将进行重新调整。作为病人家属，角色特征主要是：

（1）病人原有家庭角色功能的替代者：病人生病前，在家中的角色相对固定，其角色功能也相对固定，一旦突然患病，其角色功能需由其他家庭成员代替或分担，否则将无法安心治病。因此，家庭成员角色功能的迅速调整，家属妥善进行角色功能的分担，对消除病人心理压力，使其安心治病十分重要。

（2）病人病痛的共同承担者：疾病不仅给病人带来痛苦，同时也会引起病人亲属一连串痛苦的心理反应，尤其是危重症和绝症病人的家属。一般情况下，对于心理承受能力较差的绝症病人，主管医生常常采取"越过式沟通"方式，将病人的病情和预后告诉病人亲属，而不直接告诉病人。因此，病人家属往往最先承受精神上的打击，出现难以抑制的悲伤，这种极其痛苦的心情，在病人面前又不能表露出来，只能在病人面前强装笑容。

（3）病人的心理支持者：病人生病后容易出现焦虑、恐惧等心理问题，需要有人排忧解难和安慰，病人家属是担当这一角色的最合适人选。亲属的关爱，对病人是一种极大的安慰，病人出现的许多心理症状，只有家属才能解开，护士及其他人员无法替代。因此，家属的心理支持对病人的康复十分重要。

（4）病人生活的照顾者：由于病人受疾病折磨，生活自理能力将会受到不同程度的影响，住院和出院后的一段时间内，生活上都需要他人的照顾。此时病人家属应义不容辞地担当照顾者的角色，且家属比起其他照顾者更清楚病人的生活习惯，能很好地为照顾者提供照护。而且，病人与家属之间的亲情关系使病人易于接受其照顾，能避免因受其他人照护而产生的心理上的不安与愧疚。

（5）病人护理计划的制订与实施的参与者：在护理过程中需要病人的积极配合与参与，但如果病情严重，或是婴儿、精神病病人，病人的参与能力有限时，便需要病人家属的积极参与。家属是病人病情的知情者，尤其是缺乏自我表达能力的病人，没有家属提供的病例资料，护士很难做出准确的评估和护理诊断。病人护理计划的制订、护理措施的落实都需要家属的帮助，特别是生活护理。因此，护士应把病人家属看作帮助病人恢复健康的助手和支持者，要调动家属的积极性，共同为病人提供高质量的护理服务。

2. 护士与病人家属的影响因素

（1）角色期望冲突：病人家属往往因亲人的病情而承受不同程度的心理压力，产生紧张、焦虑、烦恼、恐慌等一系列心理反应，因而对医护人员期望值过高。希望医护人员能妙手回春、药到病除，要求护士有求必应、随叫随到、操作无懈可击等。然而，护理工作的繁重、护士的紧缺等临床护理现状难以完全满足病人家属的需要，加之个别护士的不良态度及工作方式，往往引发护士与病人家属关系的冲突。

（2）角色责任模糊：在护理病人的过程中，家属和护士应密切配合，共同为病人提供心理支持、生活照顾。然而，部分家属将全部责任，包括一切生活照顾推给护士，自己只扮演旁观者和监督者的角色；个别护士将本应自己完成的工作交给家属，从而严重影响了护理质量，甚至出现护理差错、事故，最终引发护士与病人家属之间的矛盾。

（3）经济压力过重：随着高端诊疗技术、新药的不断开发和应用，医疗费用也不断升高，病人家属的经济压力逐步加大。当病人家属花费了高额的医疗费用却未见明显的治疗效果时，往往产生不满情绪，从而引发病人家属与护士间的冲突。

（二）护士与病人家属沟通的常见问题及策略

1. 护士与病人家属沟通的常见问题

（1）过于格式化：按照习惯性人际交往模式与病人家属交流，在内容上，常常局限于用药后的反应、手术后家属陪护应注意事项、出院后用药及衣食起居、复查应注意的问题。忽视了个体在病情、治疗方法、治疗效果及病人或家属在性格、体质、情绪、对待病情的态度、对治疗服务的要求、经济承受能力等方面的沟通。在方法上，仅限于语言性沟通，忽视了非语言性沟通，影响了沟通效果。

（2）过于勉强：病人家属询问什么，就答复什么，不问不答；知道什么就讲什么，对应该知道和了解的不查询、不帮助。心情好时沟通多，心情不好时沟通少；能当时讲清说明的，拖着；自己能讲清的，推给别人。

（3）过于苛刻：如果护士对待常识性的医学知识很不了解或了解不够的病人家属，埋怨其懂得太少，不愿意同这样的病人家属进行沟通；在一些需要配合的护理操作过程中，埋怨其笨手笨脚、反应迟钝；不愿意接近偏远地区来就诊的乡下病人家属，求全责备，对病人家属要求过高，则产生了沟通的心理距离。

（4）过于专业：护士言辞让病人家属听不懂：如腹泻（拉肚子）、腹痛（肚子疼）、抗生素（消炎药）等；字体让病人家属看不懂，如 t.i.d.（3次/d）、b.i.d.（2次/d）等。

（5）过于修饰：护士涂脂抹粉，打扮怪异，使病人家属望而生畏；时尚超前，使病人家属望而却步；声音矫揉造作，使病人家属感到厌烦；面无表情，使病人家属不愿沟通。

2. 护士与病人家属沟通的策略

（1）热情接待：病人家属第一次到医院，对医院的环境不熟悉、不适应，对医院的制度也不了解。此时，护士要热情接待，主动询问，给予指引，并嘱咐探视中的注意事项，使病人家属感到被尊重、接纳，从而对护士产生好感。

（2）耐心解答：病人住院后，无论是住院陪护的家属，还是来探望的亲属，都会向护士提出与病人有关的一系列问题，护士应根据自己掌握的相关信息、知识为病人的亲朋好友耐心解答，以消除家属或亲属心中紧张、焦虑、恐惧等情绪。这样既可以增加家属对护士的信任，又可以通过病人家属做好病人心理工作，促进护患关系协调融洽。

（3）主动介绍：制订护理计划和实施护理措施都需要家属的配合和支持。护士应该主动向病人家属介绍病人的基本情况，让他们对病人的情况心中有数，减少心理压力。还应该主动介绍医院的各项规章制度，让他们自觉遵守，避免产生矛盾。

（4）听取意见：病人家属出于对病人的关心，对病人病情观察往往比较细致，对病人的心理状态了解也比较清楚，对病人的护理常常能提出一些合理的建议。护士应主动征求亲属的意见，认真倾听，虚心接受。

（5）解决困难：因亲人生病，家庭会遇到一些新困难。如果这些困难得不到妥善解决，既会增加家属的心理压力，影响对病人的照顾，也会增加病人的心理压力，使病人无法安心养病。护士应该主动了解家属的困难，与他们一起找出解决问题的办法，并提供必要的帮助。

（6）心理支持：病人生病，其家属会产生不同程度的紧张、焦虑、恐惧的情绪，有的会感到烦躁不安和孤独无助，有的还会感到身心疲惫，这些心理反应可能会在病人面前流露出来，从而增加病人的心理压力。此时护士应积极做好病人家属的工作，减轻病人家属的思想负担，共同稳定病人的情绪，促进病人早日康复。

（7）专业指导：病人家属有参与护理病人的积极性，希望能更好地照顾病人。但是他们大多数不具有医疗和护理知识，不懂得如何护理病人，此时需要护士对他们进行相应的指导。特别是当病人出院后，其院外治疗和护理主要由家属来完成，当病人出院时，护士应与病人家属进行直接的沟通，指导其更好地帮助病人继续治疗和休养。

王某 6 个月大的孩子患了重症肺炎,医生说要住进重症监护室。看着孩子急促的呼吸、轻度发绀的小嘴,她没了主意,忐忑不安地交了住院费,匆匆忙忙地来到了住院部重症监护室病房的门口按了门铃,刘护士走到王某跟前,摸摸孩子的头并亲切地问:"是住院吗?"王某说:"是的,孩子病得好重。"刘护士说:"别着急,快进来吧,把孩子交给我,我们已接到急诊室的通知,准备了氧气,马上给她吸氧。您坐这里稍等一下,医生马上过来问病史。"孩子低声呻吟着,王某不情愿地将孩子交给了刘护士,刘护士一边接过孩子一边说:"宝宝好可爱,有五六个月了吧,长得好乖,阿姨抱抱。"刘护士轻轻地接过宝宝,哄个不停,宝宝也不哭不闹了,王某顿时觉得放心了。

试分析:护士应该如何处理与患儿家属的关系?

第三节　团队合作与沟通

问题与思考

上帝分给两个家庭两把长筷子。第一个家庭把长筷子当作普通筷子使用,把食物只往自己嘴里送,可是筷子太长了,他们根本就吃不到食物,结果都饿死了。而第二个家庭却把食物往对方的嘴里送,他们互相喂食,互相帮助,他们一家就活了下来。

思考:这个故事告诉我们什么道理?

一、团队合作概述

(一)团队的概念

团队(team)是一种特殊的工作组合,是由基层和管理层人员组成的一个共同体,它合理利用每一成员的知识和技能协同工作,解决问题,达到共同的目标。团队的构成要素总结为"5P",分别为目标(purpose)、人(people)、定位(place)、权限(power)、计划(plan)。根据工作类别、权威性等的不同,团队可分为多种类型。一般常见类型有:工作团队、管理团队、自我管理团队、关系团队、虚拟团队。

(二)发展团队合作的条件

1. 自主性　领导要给予员工适当的放权,让他们能自主做事。通常情况下,员工找领导的次数越多,表明团队的自主性越差,要让员工在日常工作中,形成主动汇报、主动沟通的习惯。

2. 思考性　许多企业都存在这样一种现象,即领导下达意见并做出决策,员工只是依照领导的指挥做事。久而久之,会导致领导一人思考,一人决策,形成一个没有思考意识的团队,养成员工的惰性。作为领导者,要经常思考问题的关键点及对自己的工作定期提出流程改善建议。

3. 合作性　如果没有员工、部门之间的合作,就不可能很好地实现组织目标。部门内、同水平部门之间的相互沟通和配合是成为一个团队的重要特征。

(三)团队发展的阶段

护理团队和其他企业团队一样,也有生命周期,包括:成立、动荡、稳定、高效、转变五个阶段。

1. 成立期　表现为新成员能力不足,依赖护理管理者的权威。此时,护理团队刚组建,成员的士气高昂,对自己、对护理事业充满了希望,在新的团队都表现得十分热情、投入,团队成员之间表现得彼此彬彬有礼、亲切。但由于都是新成员,尚未经过规范化的培训,工作能力欠佳,在工作中,表现出对护理管理者的依赖。在这个阶段,员工往往感觉不到有什么问题要解决,自己心里没有很好的目标,对工作的标准也不明确,希望在工作中,对情况了解了再说。

作为护理管理者,需要通过召开团队会议、小组会议来创造沟通机会,为护理团队制订发展目标,为护士技能培训制订计划,提升其各方面能力。

2. 动荡期　表现为期望与现实差距大,成员士气低。护理团队成员感觉到原来的期望与现实之间存在着很大差距,对眼前的现实感到不满,所以士气低落,有的甚至难以坚持下去。自团队成立以来,新护士对领导的依赖逐渐发生变化,领导者的威信开始下降。护理团队成员感到自己很迷惑,而无法战胜一些困难,这时他们的能力还没有培养起来,所以产生动荡。

对于护理团队管理者,需要把控全局,确立与维护规则,同护理团队成员一起进行讨论,鼓励团队成员就有争议的问题发表自己的看法。管理者应对积极的现象及时给予表扬和肯定,对消极的、不利的现象给予及时的纠正,使护理团队建立起良好的团队文化氛围;和团队成员一起建立共同的目标;引导团队成员正确认识成员之间的性格差异,允许这种差异的存在,并利用这种差异有意识地培养团队中的各种角色;尽快提高团队成员的工作能力。

3. 稳定期　表现为团队冲突和派系出现。人员基本上稳定了,成员也具备了一定的工作能力。这时候,团队的冲突和派系开始出现,团队领导对团队中的派系表现出倾向性。团队成员的工作能力开始显现出来,团队领导把主要精力从关注团队成员转移到督促团队成员创造工作业绩上。

4. 高效期　表现为管理者自满情绪蔓延。高效期可以说是护理团队的黄金时期。这个时候,团队成员能够胜任自己的工作,团队的士气空前高昂,团队成员对团队的未来充满了信心。团队成员关系和谐,派系观念淡化甚至基本消除,团队成员之间开始合作。团队成员的能力也达到期望。团队成员能为领导分担工作,团队出现巅峰状态。护理管理者看到此景象便骄傲自满,认为团队已经很好了,没有任何问题。

5. 转变期　表现为护理团队缺乏共同的目标。护理团队业绩下滑,再往前已没有多少发展空间。团队成员认为自己的工作业绩得不到及时的肯定,成员不满足目前的处境,想得到更高的回报。团队不再有共同目标,成员之间在利益层次上矛盾多起来。部分团队成员的个人发展速度远远超过团队的发展速度,团队领导不再关心团队成员。团队领导不能从自身找出问题,不能正确看待现实,客观分析问题,怨天尤人。此时,管理者需重新界定或制订新的团队目标,重新调整团队的结构和工作程序,消除积弊。

(四)团队的任务和角色

团队存在的意义在于完成任务,执行任务的主体是人,而优秀的团队成员需要靠好的"主意"来完成任务,于是"任务 + 人 + 好的主意"就构成了高绩效团队不可或缺的三角因素,围绕这 3 个因素,9 个角色各司其职,做出其他角色无法替代的贡献。

1. 创新者　创新者总是团队中最引人注目的,因为创新者总是在不断创新,提供思路。人们也总是关注总有新思路的人,认为他们大脑灵活,能力超群。创新者想出的大多数主意都是好主意,尽管有些主意显得偏激,但团队总能从他的主意中获得智慧的选择。

2. 信息者　信息者收集关于人、任务和主意的所有信息。信息者为了团队即将要完成的目标,既能接受新观点,也能进行有效的沟通和交流。在大多数的团队中,信息者是由企划人员来担任的,基于信息者的角色职能,信息者也是团队与外界沟通的重要桥梁,甚至是部分团队中唯一的桥梁。

3. 实干者　实干者是当之无愧的执行者。实干者认为事情需要先计划,然后严格按照计划去操作,实干者的眼睛一直盯着目标,为完成目标去行动。因为有实干者的存在,任务才有完成的可能。

4. 推进者　推进者介于任务和主意之间,一方面可以致力于高效地推进工作,另外一方面又能接受外来的新观点。团队中有推进者的存在,可以使任务不断向着目标的方向前进。推进者在任务的完成过程中,也总能够与创新者一起找出更快更好的方法。

5. 协调者　协调者介于任务和人之间,既关注人又关注事,协调不同的人做不同的事。协调者在团队中往往是处于团队领头羊的位置。

6. 监督者　监督者是关注完成任务的各个环节上出现的"微瑕"，并且经常给其他人泼冷水，有监督者角色性格的人在团队中往往会成为不受欢迎的人。但是，如果没有他们，团队就会盲目乐观，团队的前途就会令人担忧。

7. 完美者　完美主义者更贴近任务，更强调工作的标准。如果由完美者来制订标准，标准往往脱离现实。但是，他们是保证团队高质量完成任务的重要角色。

8. 凝聚者　凝聚者角色，平时看不出来或隐藏在团队中某一个成员的身上。但是，当团队内部的和谐被破坏、相对平衡被打破、破坏性的冲突出现时，凝聚者就开始发挥其作用。

9. 技术专家　技术专家总是默默无闻，一心一意埋头工作。最终，他们会因为技术优势和专业素养而获得团队的尊重。

（五）高效团队的特点

中国文字表示的"团队"，是指由"口""才"和"耳"的一群"人"组成的组织，而只讲不听、只讲不做、不听不做的一群人构成的只是"团伙"。

德国科学家瑞格尔曼做了一个拉绳实验：参与测试者被分成了4个组，每组人数分别为1人、2人、3人和8人。瑞格尔曼要求各组用尽全力拉绳，同时用灵敏的测力器分别测量拉力。测量的结果有些出乎人们的意料：2人组的拉力只为单独拉绳时2人拉力总和的95%；3人组的拉力只是单独拉绳时3人拉力总和的85%；而8人组的拉力则降到单独拉绳时8人拉力总和的49%。实验说明，人在一起不一定能发挥出个人最大的潜力。而要改变这种情况，就必须把"团伙"变成团队。高效的团队，必须具有以下特征：

1. 清晰的目标　高效团队成员都清楚自己做事的目标，并坚信这一目标包含着重大的意义和价值。在有效的团队中，成员愿意清楚地知道希望做什么工作，以及他们怎样共同工作才能最终完成任务。

2. 相关的技能　高效的团队多是由一群有能力的成员组成的。实现目标所必需的技术和能力是团队成功的基础，在此基础上如果能够良好合作，则出色完成任务的可能性就很大。

3. 相互的信任　成员间相互信任是高效团队的显著特征。每个成员对其他人的品格和能力都确信不疑。信任的直接好处是降低内耗，减少为了防备而产生的监督和控制成本。但是信任也有可能是最脆弱的，信任需要长时间培养，但又很容易被破坏。信任交换信任，不信任换来的也是不信任。组织文化和管理层的行为对形成相互信任的群体氛围很有影响。如果组织崇尚开放、诚实、协作的办事原则，同时鼓励员工的参与和自主性，它就比较容易形成信任的环境。

4. 一致的承诺　高效的团队成员对团队具有高度的忠诚和承诺，他们甘于奉献，为了能使团队获得成功，甘愿做任何事情，愿意为实现这一目标而调动和发挥自己的最大潜能。他们把自己属于该群体的身份看作是自我的一个重要方面。

5. 良好的沟通　这是高效团队一个必不可少的特点。群体成员拥有畅通的信息交流渠道，有利于信息资源的充分利用，有助于提高工作效率。管理层和团队成员之间的顺畅沟通，有利于消除误解，使团队成员能迅速而准确地了解管理层的想法。

6. 优秀的领导　优秀的领导者不一定指示或控制团队，高效团队的领导者往往担任着教练和后盾的角色，他们对团队提供指导和支持，但并不试图去控制它。有效的领导者能够明确地给成员指出团队的前途和命运，鼓励成员的信心，让团队跟随自己共进退。

二、护际沟通

（一）护际关系

护际关系（nurse-nurse relationship）即护士与护士之间的相互关系。护理工作是整个医疗卫生工作的重要组成部分，集科学性、技术性、服务性、风险性于一体。随着社会的发展，人们对护理提出了更高的要求,护理工作上的任何疏忽和失误都会给单位、病人和自己带来难以弥补的危害。而护士作为医疗机构的重要组成人员,其相互之间的团体协作就显得尤为重要。

（二）护际沟通的常见问题及策略

1. 护际沟通的常见问题

（1）护理工作需要护士之间的相互配合:护理工作不仅要求护士能"独唱",还要善于"大合唱",需要互相配合,护士之间关系不融洽,就会造成工作的被动,心理压力亦会越来越大。长期的焦虑、抑郁就会形成情绪障碍,甚至引起心理紧张等一系列身心疾病,不利于护理工作的顺利进行。

（2）护士的情绪会对护理工作造成影响:由于护理队伍本身大多为女性,女性的弱点或多或少会对护理工作有所影响,需要加以克服。女性多的地方容易出现小集体现象。再加上传统观念的影响,护士们下班后还要忙家务,照顾小孩,孝敬老人;有的家里还有下岗人员,护士在家就是顶梁柱。作为职业女性她们实际上面临着事业与家庭的双重压力。有的可能会将自己的负面情绪带到工作中,导致对病人态度欠佳、解释工作不到位。

（3）领导者与护士之间沟通、协调不够对护理工作的影响:由于种种原因,造成护理工作分配不均,护理人才不能脱颖而出。有些护士非常敬业,希望能在护理工作中发挥自己的才干,但是却无用武之地。护理工作是一门以实践为主的工作,要求我们既要有知识,又要有技巧;既要懂管理,又要实干;还要跟上时代步伐,不断创新,几乎就是全面型人才。但是,全面型人才在护理工作中并不多见,可谓凤毛麟角。因此,护理领导者在实际工作中不应眉毛胡子一把抓,而应根据个人特点给予合适工作。

（4）工作强度大、人员配置不合理:随着新的生物医学模式的提出与护理程序的贯彻实施,护理工作要求越来越高,各种考核、考试、检查也相应增加。一方面,医院要发展,增加了许多床位,病人增加,但护士并未增加;另一方面,护士的休息并未增加,而是在增加了繁重护理工作的情况下,又增加了许多学习与考试的压力,有不少学习是业余进行的,护士们往往力不从心,相互抱怨,这也会间接影响到对病人的服务质量。

2. 对策与改进措施

（1）加强护士队伍道德修养:树立正确的人生观、价值观,在重视护理操作技能的同时,重视人格塑造、文化修养和职业道德水平。

（2）护理领导者主动关心护士:作为护士长,首先要严于律己、以身作则、一视同仁、平易近人、耐心热情。对下级护士要"多用情,少用权",关心体贴,以理服人。而普通护士,要体谅护士长的难处,尊重领导,服从管理。女性在社会中处于弱势,而护理工作大多数是由女性构成的,由于其职业的特殊性、医疗纠纷的增多、心理压力的加大,有时也是容易受到伤害的弱势群体。如果护理管理者不能出面保护,那么会使护士心灵受到打击,护理工作亦不能顺利进行。尤其是一些带病坚持上班的护士,内心非常敏感和脆弱。上级应在工作中多一份关爱,主动关心和体贴她们,发现其思想顾虑应及时解决,否则会造成工作的恶性循环,不利于护理事业的健康发展。

（3）减少护士频繁的临床考试:由于临床考试太频繁,使得护士们都很疲惫。因此,除了必要的考试外,其他的考试应减少或取消。有的可采取自愿报名的方式,由护士们根据自己的需要和时间来自由合理安排学习,并且不进行考试,这样可以调动护士的学习积极性。

（4）提升护士自身形象:在工作中,护士应注重心理学、人际关系学、美学等人文科学的学习,塑造一个良好的护士形象。护理工作充满职业应激,工作中的人际冲突已成为护士的主要应激源。护士需通过职业性调整来缓解职业应激,使自己能够对此做出良好的适应。由于时代的发展和进步,人们对美的要求日益提高。不仅要心灵美、行为美,还要形象美。作为新时代的护士理应跟上时代步伐,学习美容化妆、服饰礼仪方面的美学知识,更好地为工作服务,满足人们对美的追求和向往。

三、医护沟通

（一）医护关系及影响因素

医护关系（doctor-nurse relationship）是指医生与护士之间在医疗和护理实践中因分工合作而形成的一种工作性质的人际关系。医生与护士的工作性质不同，医生负责病人的诊断，护士要严格执行医嘱，这是医护关系的主要工作内容。因医疗机构及临床科室的不同、病人病情的差异，以及医护人员构成的差异，医护关系的类型、内容和合作方式也有较大的差异。其影响因素如下：

1. 医护合作程度　性格差异及所在科室环境的不同，影响着医护之间的合作程度。性格外向型者较擅长在工作中更好地交流，性格常常决定人的行为。合作意愿较强时，能更好地向对方主动沟通，从而促进合作行为。

2. 传统因素　根深蒂固的传统观念影响着护士角色的定位，护士一直承担着大量执行医嘱的工作，医护之间存在着心理落差。受传统以疾病为中心的模式影响，很多护士形成了一种思维定势，认为自己低医生一等，在医生面前不敢有自己的见解，只一味听从；同时，许多医生及其他医务工作者对护士工作价值、工作能力等不能做到客观评价，认为护士只是简单执行医嘱，没有承担一定医疗风险。

3. 文化教育因素　护理教育的发展缓慢也是影响医护关系的一个重要因素。医护之间学历差异、理论技能的差距，使护士和医师之间在对疾病的理解层面上存在一定的沟通障碍，影响和谐医护关系的建立。随着近年护理学科和护理教育的逐步发展，大批高学历的护士走上了临床工作岗位。然而，这些人更强调独立自主，不愿意一味服从医生，虽然这有利于建立平等的医护关系，但有时也会因为高学历护士过分强调独立而不能进行良好的沟通交流。

4. 技术因素　医护关系建立在为病人提供健康服务的基础上，为病人服务的过程也是体现医护分工合作、相互配合的过程。医生期望护士能够及时正确地执行医嘱，熟练地掌握护理操作技能，具备扎实的专业理论知识，善于观察病情变化，做到科学护理，确保护理质量的提高。与此同时，护士也期望医生具有精湛的诊疗技术，对病人的病情变化判断准确，并做出快速反应；同时，医嘱下达明确、清晰、重点突出。

5. 道德因素　医护之间尊重、信任与支持的缺乏，严重影响医护之间的团结。医生语言行为上的优越感、强烈的领导欲望，以及护士对低年资医生的不信任，都直接影响着医护关系。

6. 社会文化氛围　在一个总体气氛融洽、上下级关系平等的工作环境中，医护沟通更加自然有效。如果领导仅侧重于抓质量讲效率，工作只向效率看齐，那么沟通时间将大幅度减少。其中，上层领导和高年资医护人员有着重要的影响作用，低年资医护人员为了迎合其他人的认可，对于不满的现象往往会曲意逢迎，不再表述自己的观点。因此，营造和谐工作氛围同样也很重要。

（二）医护沟通的常见问题及策略

1. 医护沟通的常见问题　医务人员中的各种人际关系受到各专业的影响。由于专业角色不同，价值观念也不同，便会出现理解方面的问题，从而影响人际关系。

（1）角色认识偏差：社会上对护士的认识，并没有随着护理学科发展而转变，还停留在传统观念"打针、发药"的最基本阶段。目前的护理工作，已经从初级护理发展到了高级护理阶段，参与到了健康教育、康复、咨询、心理护理，甚至抢救生命的全面发展阶段，成为一个具有综合知识的专业角色。虽然护士工作的压力已经越来越重，国家和医疗机构在相应的人员结构和比例有了大幅度提高，但是，使护士角色仍然没有从既往的认识中发生根本性的改变。

（2）自身素质不够：护士自身的素质低会影响医生对其的认可程度。例如：一位护士在专科干了多年的专科护理，但对该专科的认识却没有明显提高，此时，医生会对护士的能力产生怀疑，影响医生对护士的信任。因此，护士想要取得别人的信任与认可，提高其自身素质很重要。

2. 医护关系的沟通策略

（1）真诚合作、互相配合：医生和护士在医院为病人服务时，只有分工不同，没有高低之分。医生的正确诊断与护士的优质护理相配合是取得最佳医疗效果的保证。医护双方的关系是相互尊重、相互支持、真诚合作的关系。该合作的实现，需要医生和护士双方面的磨合，相互理解，减少抱怨和指责，在工作中真诚合作，共同为医疗安全负责。

（2）关心体贴、互相理解：医护双方要充分认识对方的作用，承认对方的独立性和重要性，支持对方工作。护士要尊重医生，主动协助医生，对医疗工作提出合理的意见，认真执行医嘱；医生也要理解护士的辛勤劳动，尊重护士，重视护士提供的病人信息，及时调整治疗方案。

（3）互相监督、建立友谊：任何一种医疗差错都可能给病人带来痛苦和灾难。因此，医护之间应该监督对方的医疗行为，以便及时发现和预防，减少医疗差错的发生。一旦发生医疗差错，要做到不隐瞒、不包庇，要给予及时纠正，将损失减少到最小。

案例 8-2

一天上午，某医院护理部主任刘某正在办公室按月计划运行护理部工作文件。内科病区的一名年轻医生小刘，气冲冲地来到办公室，要告同科室昨夜值夜班护士的状，说值夜班的护士态度很差、不尊敬医生、不团结同事、对病人不能一视同仁、放着药不给病人用、不执行医嘱、不给他的病人用药。夜班护士说："当时氯化钾只有抢救车有，这个留观者不属于抢救病人，所以我不能动用抢救车里的药"。当时医生也并未开具纸质医嘱。

试分析：

1. 发生此事的主要因素是什么？

2. 护士如何处理好与医生小刘的关系？

（王　涛）

学习小结

本章对人际关系、护理人际关系、团队等进行概述。对护患、医护、护际沟通的常见问题进行说明并介绍了解决策略。学生通过本章的学习，能初步认识人际关系的意义、人际交流的原则，知晓团队的角色功能。通过学习，学生应能够掌握人际交往的原则和技巧，并通过案例分析，能运用理论知识解决具体的临床沟通问题，处理好各种人际关系。

复习参考题

1. 护患关系模式有哪些？分别有何特点？

2. 影响护患关系的因素有哪些？

3. 高效能团队的特点有哪些？

第九章　　交　　谈

掌握　交谈的含义、层次、过程、注意事项、开场技巧常用的方式；共情的表达方式；阐述的注意事项；不正确的反应形式；安慰的技巧。

熟悉　交谈的特点及方式；共情的含义；阐述的基本办法；反应应注意的问题；初始期、工作期、结束期交谈的要点。

了解　共情在护理沟通中的作用；阐释的运用；初始期、工作期、结束期交谈的示例。

第一节　交谈概述

交谈是靠语言、非语言和倾听艺术构成的一种现代文明社会的沟通方式，同时也是护理工作中最重要的沟通方式之一，是护士为服务对象解决健康问题的重要手段。

一、交谈的含义与特点

（一）交谈的含义

交谈（talk）是语言沟通的一种方式，是以口头语言为载体进行的信息交流。例如：护士向病人收集资料，了解问题实质，从而做出护理诊断；医生向护士了解病人的病情变化等。交谈可以通过面对面的形式，也可以通过电话、网络等形式进行。交谈可以体现一个人的知识储备、聪明才智及应变能力等综合素质，具有很强的现实性和及时性。良好的交谈比美酒更令人陶醉、比音乐更令人振奋，它能帮助人们增加知识、获取信息、解决问题，以及达到目标；也能帮助人们冰释前嫌，消除误会，增进友谊，改善关系。

（二）交谈的特点

1. 使用广泛、沟通迅速　口头语言沟通是运用最广泛的沟通形式。只要两个或两个以上的人愿意交谈,交谈就可以进行,不受年龄、性别、文化程度等因素的影响,不受时间、地点等因素的限制,既可面谈,也可以通过电话、互联网等交谈,方便快捷。但交谈深度、效果和持续时间是否可以达到既定目的,会受到许多因素的制约。

2. 话题多变、灵活多样　一般说来,交谈是一种比较随意、轻松的语言交流方式,特别是在非正式交谈时。它既不像谈判那样庄重,又不像辩论话题那么集中,也不像回答问题那么紧张。交谈可以就一个话题或几个话题同时展开讨论,也可以在交谈的过程中随时改变话题。而且交谈的时间、地点、对象、方式和策略也会因人、因事、因时而变化。

3. 运用口语、通俗易懂　交谈时所说的话一般都没有经过修饰。由于人们在交谈时,主要是考虑语义的确定,对语言的形式考虑较少,因此具有句意明确,句式简短,修饰词和复句少的特点。同时,由于交谈双方有特殊的交际场景,对交谈的内容或多或少有共知的条件,所以有些话不必讲得太清楚、太详尽,就能达到沟通的目的。

4. 双向沟通,听说兼顾　交谈双方既是信息发出者,也是信息接收者。所以在交谈过程中,双方要诚恳、谦让,要顾及对方的感受和需要,要努力寻找双方共同喜爱的话题,适时控制说与听的深度与广度,才能保证交谈的进行。交谈双方在交谈过程中自始至终都是听与说的统一体。如果一方得不到对交谈内容的信息反馈,交谈就可能中止。因此,交谈的实质是交际双方信息发出与反馈的相互过程。

5. 即兴发挥、随机应变　交谈双方在交谈过程中都需要把交谈的内容迅速转换为口语方式传递给对方。即在说的时候要想,在听完之后能说,做到出口成章,衔接流畅。

6. 借助体态、辅助交流　交谈时双方不仅可通过语句表达信息内容,还可以通过面部表情、目光、手势、姿势、点头等肢体语言辅助交流。

二、交谈的方式

(一)交谈的方式

1. 个别交谈　个别交谈是仅限于两个人之间,在特定环境下(即没有其他人在场)所进行的信息交流。一般是两个人就某些问题相互讨论,商量研究方案。由于交谈人数少,所以交谈内容是非常重要的。谈话常常要有一个主题,需要双方就某个问题做出适当的反馈,如目光接触、耐心倾听、适当发问并阐明自己的看法和观点,彼此互为信息的发出者和接收者。

2. 小组交谈　一般是指较多的人,至少3人的交谈。例如:学校里教师组织学生成立的教学讨论小组,医院里为某病人成立的医护小组,护理人员为病人成立的某病种联谊小组,病房中手术前后病人自发组织的交流手术康复经验的交谈小组等。由于参与交谈的人较多,所以主题不易把握,谈话的内容易受干扰。例如:谈话的目的性较强,交谈时需要选择时间、地点或做一些准备,才会使交谈获得成功。小组交谈,由于受一些条件的限制,所以很难使参与者之间的关系向纵深发展。参加小组交谈的目的是了解自己和别人的情感及其他信息,因此要学会怎样细心地倾听,怎样有效地交流。许多人自发地参与小组交谈,是因为他们有一些共性的困扰想通过小组交谈的形式得以解决。有组织的小组交谈一般在开始时就会安排一个组织者。由于交谈的人数相对较多,处于小组中每一个成员并不能都积极参与,这时就需要组织者善于采取各种有利于交谈的方式来激发大家参与。

3. 面对面交谈　护理人员所进行的交谈多为面对面交谈。由于交谈者双方都在彼此的视觉范围内,同处于一个空间,交谈就可以借助身体、表情和手势的帮助,使交谈双方尽可能准确、完整地表达和明了各自的意思,使交谈达到或基本达到预期的目的。

4. 电话交谈　电话交谈可以被认为是在更大的空间范围内进行的面对面交谈。护士对病人的健康指导、病人向护士进行疾病或心理咨询,在许多情况下是用电话进行的。由于交谈的空间扩大了许多倍,使交谈双方都远离彼此的视觉范围。电话交谈完全依仗各自的谈吐,电话的声音代表了你的全部。要想让电话传达一个积极的、美好的形象，就应该在电话交谈时，声音力求清晰平和。无论当时的心境如何，是否正忙得不可开交，接电话时都应该始终采取热情、温和、真诚的态度。

（二）交谈的层次

1. 一般性交谈　一般性交谈是最低层次的交谈，一般使用社交应酬式或寒暄式的语言，话题比较表浅。例如"你好，今天天气真不错！""下班了？"中国人习惯说"吃饭了吗？""有空常来啊！"一般性交谈在彼此关系生疏或不够密切时经常使用。作为开头语，一般性交谈有助于打开局面、建立初步的人际关系，它让我们觉得安全，主要是因为不需要思考，不担心说错话，避免出现不必要的尴尬。但是护患之间不能长期停留在这个层次上，这样很难收集到病人的真实资料。

2. 陈述事实性交谈　陈述事实是一种只罗列客观事实的说话方式，不加入个人观点和感情，不涉及人与人的关系。如"昨天我做了头部的 CT（计算机断层扫描术）检查""今天上午我的体温是 38.1℃""昨天张医生查房时，病人突然腹痛"。陈述事实的过程中交谈双方不做任何评价。在交谈双方没有建立足够的信任之前，一般情况下只陈述客观事实，不发表个人观点，否则容易引起不必要的麻烦。这种沟通方式对护士了解病人是非常重要的。当发现病人以这种方式传递信息时，应该注意倾听，以促使对方表达更多的信息。

3. 交流意见和看法　比陈述事实高一个层次的交谈时可以分享个人的想法和判断，将其称为交流意见和看法性交谈，这是一种交换式、试探式的交谈。当一个人开始以这种方式沟通时，说明他已经在现有的人际关系中对对方有了一定的信任感，因为这种交流方式必须将自己的想法和意见说出来，并希望与对方分享，进而引起共鸣或得到对方认可。如病人向护士表达"我上次发热，打了安痛定就好了，这次也打这个针，行不行？""上次我拔完牙之后就一直发热，是不是感染了？"。在此阶段，要充分让对方说出自己的看法，不要流露出指责、嘲笑，否则对方将会隐瞒自己的真实想法。

4. 分享情感　这个层次的交流是一种分享式、畅谈式的沟通，只有在相互信任、彼此没有戒心、建立了一定安全感的情况下才能做到。此时的沟通双方认为告诉对方自己内心深处的想法是安全的，甚至是有益的。因此，很愿意告诉对方有关自己的信念及对一些事物的看法，彼此分享真实感受，所以这种分享是有益于身心健康的。想要达到这个层次的交流，其关键点在于建立信任感。因此护士应具有热情、善解人意的品质，才能让病人产生信任感和亲切感，进而愿意将自己的心里话告诉护士。

5. 沟通高峰　这是一种高度和谐的感觉，沟通双方处于"心有灵犀一点通"的状态。这也是沟通的最高层次。但这种状态通常比较短暂，常常在第四阶段"分享情感"时自然而然地产生。

护士在与病人交谈时，应该让对方自如地选择他所希望采取的交流方式，不要强求进入更高层次的沟通阶段。与此同时，护士自己要经常评估自己与病人或周围其他人的沟通交流层次，是否与所有人都只能进行一般性交谈，有没有因为自己的言行不当使他人不愿意与自己进行高层次的交流。

三、交谈的过程及其注意事项

一个完整的交谈过程一般要经过准备、启动、展开、结束四个阶段。

1. 准备阶段　护患之间的交谈经常是一种专业性的交谈，为了达到交谈的目的，使交谈获得成功，提前做好充分准备是十分必要的。此阶段包括交谈内容的准备、护患双方的准备及环境的准备三个方面。

（1）内容准备：在交谈之前，最重要的工作就是明确交谈的目的，根据目的设定交谈主要内容。必要时可以列一份简要的交谈提纲，这样可以使护患双方的交谈内容紧紧地围绕同一主题开展下去。

（2）护患双方准备：交谈前，首先，护士要做好各项准备工作。例如：形象上要衣着得体、举止端庄，充分了解病人之前已经提供的信息，如现病史、既往史、治疗经过等。护士准备工作越充分，越容易使病人产生信任感，也越容易使交谈顺利开展下去。其次，病人的准备方面，要考虑到病人的身体状况及现有的治疗、护理情况，如病人正在进行腰椎穿刺，这就不是好的交谈时机。因此，交谈前，要尽量排除由于病人疾病本身带来的一些影响因素,同时还要排除病人基本的生理需求方面的问题,如不要在病人进餐时与其交谈,不要在病人入睡时打扰等。

(3)环境的准备:在进行专业性交谈之前,要准备好安静的环境,以免分散病人的注意力。例如:收音机、电视机等音响设备要提前关闭;如果交谈内容涉及病人的隐私问题,则要提前将不相关人员临时安置在病房外等。交谈时病房内的光线、温度、湿度等都要使病人感觉安全、放松,这些准备工作可以保证交谈的顺利进行。

2. 启动阶段　交谈最初阶段,护理人员可以使用一些平常的问候、寒暄将交谈发动起来。问候或寒暄时要注意根据病人的年龄、性别给予对方礼貌、合适的称呼。合适的称呼可以快速拉近双方的心理距离,使之产生亲切感。同时,寒暄问候的内容不能随心所欲或漫无边际,一般涉及感情、婚姻和收入等问题不可作为启动阶段的交谈内容,否则有窥探他人隐私之嫌。寒暄时的态度很重要,护理人员尽量要做到态度温和、自然,以减轻病人焦虑紧张的情绪,初步取得病人的信任,营造一种融洽的氛围。此外,启动式的语言要适可而止,它只是为了使谈话顺利导入主题的一般性交谈,基本收集不到病人的一些信息,因此切忌"无休止的启动",否则就会影响主题的导入,也达不到既定的交谈目的。

3. 展开交谈　护士运用各种方法启动交谈后,就要考虑如何将交谈全面展开。此阶段交谈的内容更多涉及的是疾病、健康、治疗、护理等实际问题,因此护士是否可以熟练、灵活的运用各种交谈策略就显得十分重要。当病人诉说时护士要全神贯注地倾听,通过核对表示自身对病人问题的关注,对不清楚的地方要采取开放式或闭合式提问的方式给予适时的反应,而且要从病人的角度出发、设身处地地理解病人的感受。在交谈配合治疗性操作或护理时要采用通俗易懂的语言进行相关原理或注意事项的阐述。因此,交谈技巧是交谈过程得以顺利进行的重要保证。

在展开交谈阶段,护士还要时刻抓住交谈内容主线,紧紧围绕主题,引导病人倾诉,以达到交谈目的。想要达到这一目的就需要创造、维持一个融洽和谐的沟通氛围,让病人无所顾忌地将自己的真实想法和感受说出来。另外,交谈过程中还可能出现一些计划之外的新问题,此时应及时对这些问题做出反应,这要求护士具有良好的应变能力,以及多方面的临床及沟通经验。

4. 结束阶段　护士与病人的每一次谈话都有一个终止点。事实证明,一个恰当的结尾可以给双方留下良好的印象,为下一次交谈打下良好的基础。当双方都感到目的达成,话题说尽时,主要表现为较长一段时间的沉默,此时见好就收,适时结束本轮的交谈。在结束本轮交谈过程中还有一个重要的任务,就是对本次交流的内容进行简要小结,必要时还可以约定下一次交谈的时间、地点和内容。

以上是一次完整的正式的专业性交谈的过程。事实上,现实中的交谈过程要比这几个阶段简单、随意,往往没有明确的分期,有时可能只有几句话或几个简单的问答。所以,护士在与病人交谈时要灵活应变,不要死板地拘泥于四个阶段的划分。

第二节　交谈的常用技巧

交谈作为护士为病人服务及与同行沟通的一种重要手段和基本功,其成功的条件,除了取决于护士与病人、同行之间良好的关系之外,还取决于恰当地运用各种交谈技巧,而交谈技巧与沟通关系是密不可分的。许多技巧本身便是通过促进沟通关系的良性发展,而使沟通得以顺利展开并获得成功的。因此,在学习和运用不同的交谈技巧时,应注意避免单纯技术性观点。只有将技巧的运用与关爱、友好、情感,以及人性关系的建立充分结合在一起,才能有效地发挥交谈技巧的作用。这里主要介绍几个常用的交谈技巧。

一、开场技巧

在任何一个人际关系中,交往的任何一方都不会有第二次机会使对方对其产生良好的第一印象,护患之间也不例外。病人对护士的第一印象深深地影响每一次交谈的结果。如果护士在交谈之初就建立起一个温馨放松的氛围，那么可以使病人敞开自己的心扉，坦率地表达自己的思想情感，使交谈顺利地进行。因此，护士在与病人交谈开始时应注意提供支持性语言，建立起信任和理解的气氛，以减轻病人的焦虑。真诚的照顾、关心及温暖可以使会谈比较容易开始。护士应有礼貌地称呼对方，介绍自己；应向病人说明本次会谈的目的和大致需要的时间；告诉病人交谈中收集资料的目的，并且可以在交谈中随时提问和澄清疑问。

年轻的护士，尤其是护理专业实习生，经常感觉找不到合适的话题、开场白缺乏艺术性，从而不愿意与病人交流。自然的交谈可以根据不同情况采取下列方式：

1. 问候式　如："您今天感觉怎么样？""昨晚睡得好吗？""伤口还疼吗？""病房的营养餐合口味吗？"。

2. 关心式　如："这两天天凉了，您外出遛弯时添件衣服。""您这样坐着，舒服吗？我帮您把床头摇高一点吧。""您是想下床活动活动吧，我扶您。"

3. 夸赞式　如："您今天看起来气色真不错，比前两天好多了。""您真坚强，伤口疼还坚持康复锻炼。""您体质可真不错，恢复的真快。"

4. 言他式　如："这花真漂亮，您家人刚送来的吧？""看什么书这么着迷？""您也看这部电视剧，我也看过呢。"

这些开场白的技巧既可以使病人感受到护士的关心，又可以使病人放松、消除紧张和戒备的心理，此时便可以很自然地转入主题。

二、共情技巧

（一）共情的含义

共情（empathy）即感情进入的过程，又叫同理心、同感心、共感、换位思考，是从他人的角度感受、理解他人的感情，且把这种理解传达给当事人的一种沟通交流方式。共情是分享他人的感情，而不是表达自我的感情，也不是同情、怜悯他人。是站在当事人的角度和位置上，客观地理解当事人的内心感受，也就是将心比心、设身处地地去感受、体谅他人。在护患交谈过程中，为深入了解病人、准确掌握病人的信息，护士应从病人的角度理解、体验其真情实感。

"共情"这个词是由西多普·利普斯于1909年首次提出的，认为是感情进入的过程。即设身处地地站在对方的位置，并通过认真的倾听和提问，确切理解对方的感受。如果一个人不能很好地理解别人，体验别人内心的真实情感，他就无法使自己的交往行为具有合理性和对应性。英国人际关系学家安德鲁·弗洛耶·阿克兰（A.F.Acland）于1996年在 *People Skills* 一书中说："如果一个人被放逐在荒凉的孤岛上，而且只允许使用一种人类的技巧，那肯定就是共情，即使周围没有能够实践这种技巧的对象。"

共情与同情不同，尽管这两个词常被互用，但它们的含义有着根本的区别。同情是对他人的关心、担忧和怜悯，是个人对他人困境的自我情感的表现。而共情是从他人的角度去感受和理解他人的情感，是分享他人的情感而不是表达自我情感。共情的焦点是发生问题的病人，而同情的焦点是从病人转移到听者。简而言之，共情是从对方的角度来观察世界。

（二）共情在护患沟通中的作用

1. 共情有助于病人自我价值的保护　在医疗护理机构中，病人有许多生理和社会心理方面的需要，其中最强烈的社会心理需要就是被人理解。但是，医疗护理机构工作内容的生物学属性使病人的这种需要有时难以实现。

2. 共情有助于提高病人的自我控制能力　如果医护人员共情地倾听病人的诉说，病人可以通过表达自我情感而获得控制力。这样有助于他们在困境中自我调整，会减少病人对他人的依赖，更加感到他们自己战胜疾病应负的责任。

3. 共情有助于护患沟通的准确性　只有通过共情，在体验到别人情感的前提下，一个人才能准确地理解别人传递的信息。共情越充分，准确解释别人非语词信号的可能性越大。

（三）共情的表达方式

1. 直接给予确认　对他人传递的信息给予直接肯定。如"你说的很对""是的，这个问题很重要""我同意你对这个问题的看法"。

2. 表达理解支持　努力使对方感到自己被接受。如"我想，我明白你的意思。""我认为这种态度是你能做到的。""你取得的进步给我留下了很深的印象。"

3. 表达积极情感　对他人做出肯定的、非评判性的情感反应。如"我很高兴你告诉我这一切。""你所说的使我想要进一步了解这个问题。"

三、阐释技巧

（一）阐释的运用

阐释（explanation）是叙述并解释的意思。病人常常心存许多问题或疑虑，如诊断、治疗的反应、病情的严重程度、预后、各种注意事项等。这就需要护士运用阐释技巧。

护患沟通中的阐释常用于以下情况：

1. 解答病人的各种疑问，消除不必要的顾虑和误解。

2. 护士在进行护理操作时，向病人阐述并解释该项护理的目的、注意事项等。

3. 护士以病人的陈述为依据，提出一些看法和解释，以帮助病人更好地面对或处理自己所遇到的问题。

4. 针对病人存在的问题提出建议和指导。

对病人来说，护士的这些提议和解释是可以选择的，既可以接受，也可以拒绝。阐释应有助于病人认识主观的或是客观存在的问题，为病人提供新的思维和方法，重新认识问题，从困惑中走出来。总之，阐释应使病人感到有益。阐释较多地用于治疗性交谈中。例如：有一名冠心病病人，得知诊断后悲观绝望、恐惧、焦虑、忧心忡忡，认为心脏病是绝症，尤其怕突然死亡，不敢活动。护士在了解他的想法后，在对他的心情表示理解和关心的基础上，进一步向他阐释了冠心病的发生机制和治疗方法，指出其危险性的一面，但也指出危险的发生是可预防的。休息是相对的，活动是必要的，冠心病病人仍然可以在一定范围内正常生活和工作，并与病人一起制订康复计划。病人重新认识了疾病，纠正了原有的错误看法，积极投入了治疗和康复活动中。

（二）阐释的基本办法

在运用阐释技巧时，要注意给病人提供接收和拒绝的机会，即让病人做出反应。阐释的基本步骤和方法如下。

1. 努力寻求对方谈话的基本信息，包括语言的和非语言的。

2. 努力理解病人所说的信息内容和情感。

3. 将信息观点、意见用简明的语言讲述给对方听。

（三）阐释的注意事项

1. 科学性　医学是一门科学性极强的学科，护士应用自己的医学知识，科学地向病人进行相关健康问题的解释。

2. 准确性　医疗语言作为一种职业语言，有着很强的权威性，病人对于医生护士所说的每句话，都会反复琢磨。因此，护士在向病人阐释有关问题时，必须准确无误，经得起推敲。

3. 通俗性　要做到语言浅显易懂，同时辅以形象、生动的比喻或暗喻予以说明，尽量少用或不用生僻的专业术语，而用"老百姓的语言"沟通，这样才能做到有效性沟通。

4. 委婉性　对于那些情感脆弱的癌症或终末期病人，如果直言相告，可能会引起病人强烈的心理震荡,甚至心理崩溃。在这种情况下,护士需要用"善意欺骗"的保护性语言进行阐释,避重就轻、言语含蓄,这是减轻病人心理负担、保护病人心理健康的需要。

5. 针对性　在阐释时,要根据病人的不同情况确定具体的阐释内容。

四、反应技巧

交谈中的反应(reflecting)是指倾听信息后所引出的意见、态度或行动。要使交谈成功,不仅要有良好的倾听技巧,而且在交谈者陈述完他所说的问题之后,要抓住主要问题,做出正确反应。若对方讲了很多,而自己没有反应,那么对方是会失望的。

(一)不正确的反应形式

在护患沟通过程中,欠妥的反应有如下几种。

1. 过于抽象、一般的回答　如"你讲的我都仔细听了,我们再和医师研究研究。"或"你放心,你的病不要紧,很快就会好转出院的。"

2. 过于直率和不适当的坦诚　如"你的病看来很重,不一定能治好,你要有思想准备。""你的病目前医学上没办法,你准备准备吧。"

3. 过于肯定,未留余地　如"你的病不出半个月就能治好。""手术一定不会有什么问题的。"

4. 过于超前、过分的反应　如当新入院病人向护士诉说其对住院的担心时,护士在彼此还不了解的情况下说:"你住进医院,我们就是你的亲人。""您就是我的长辈,我就是您的女儿。"这些话对于一个陌生的病人来说,不会起到好的作用。

类似这些反应,都不利于护患信任关系的建立。比较理想的反应应该是:既不乱许愿,也不要泄气,要使病人感到安慰、有希望、不丧失信心。如"今天听了你的情况,我们对你的病情有了初步了解,如有不清楚的地方下次再谈。你不要着急,我们一定尽最大的努力帮助你恢复健康。"或说:"根据你现在的情况,你要注意加强营养,来到医院,你就尽可放心,医师护士都会对你负责的。"一般来说,这样的反应可使病人情绪稳定下来。

(二)反应时应注意的问题

护士在与服务对象交谈时,要掌握正确的反应要点和逻辑思维方法,同时注意以下问题。

1. 思考速度适当　护士的思维速度要与服务对象的谈话速度相适应。一般认为,人们的思维速度通常要比讲话速度快若干倍。因此,护士在聆听对方谈话时,大脑要勤于分析。如果谈话时心不在焉,不动脑筋,不得不让对方重复,不仅耽误时间,更重要的是会伤害对方的自尊心,失去对方的信任。

2. 不急于下结论　一般认为病人很少在谈话之初就说出其真正的重点问题,通常需要时间去想一想他们要说的,以表达出真正令其困扰的问题。所以,一个好的谈话者应该努力弄清对方的全部谈话内容,并在把握了对方的语言表达和感受后才能下结论,否则会使交谈失败。

3. 不做无关应答　谈话时不要对所讲的事做出无关的应答,无关的应答可能使对方感到无所适从;或使对方感到听话者根本没有专心倾听;或使对方感到自己所说的事情没有价值,自尊心受到伤害,甚至认为听话者有恶意。

4. 不做虚假保证　过于具体肯定的保证、过度热情的允诺,虽然容易给病人以鼓舞,但也容易使病人产生怀疑,感到护士没有对他讲真话,增加病人的疑虑,也给护士留下后患,容易引起护患纠纷。

五、安慰技巧

病人容易对自己的病产生很多顾虑和担忧,或将疾病看得过于严重而引起害怕和不安。因此,安慰性语言是一种对各类病人都有意义的一般性心理支持,它可使新病人消除陌生感,使恐惧的病人获得安全感,使有疑虑的病人产生信任感,使紧张的病人得以松弛,使有孤独感的病人得到温暖。在安慰时,护士应对病人有高度的同情心，理解病人的处境，体察病人的心情。应针对不同的病人选用不同的安慰性语言。安慰技巧如下。

1. 激励法　在安慰时要鼓励病人的抗病意志和信念，鼓励病人：①相信医生，如介绍本科室医生的水平；②相信治疗方案，如"这种药效果很好，许多病人服后都有好转，你不妨也试试。"启发病人正视现实，发现对自己有利的一面。

2. 对比法　病人的信心在治疗过程中起重要作用，根据病人不同的具体情况，将病人与其他病人进行比较，如"××比你的病情严重多了，现在都好转了，你的病很有希望的。""你比他们年轻、抵抗力强，病也轻一些，治疗效果应该不会差。"通过这样的对比，让病人树立起战胜疾病的信心。

3. 松弛法　有些病人因各种原因导致情绪十分紧张，可用松弛法进行安慰，如对手术前紧张的病人说："您的手术我们做了周密安排，手术时医生、护士、麻醉师好几个人围着你转，主任也一定会到场。像这样的手术我们科做过很多例了，都挺成功的；麻醉的效果也不错，我们还没听说哪个病人说术中疼痛呢。"

4. 解惑法　有的病人因充满疑虑而产生恐惧，可用解惑法安慰病人，以取得信任。如慢性病人说："住了这么多天，怎么还不好？"护士可以回答："你的病不算严重""俗话说'病来如山倒，病去如抽丝'，你的病要慢慢调养，太着急了容易伤身体。"

5. 转移法　对于那些只把注意力集中在病症上而引发不良情绪的病人，可采取转移法分散其注意力。例如：让其家人来看望他，说一些他关心和感兴趣的事情，放松他的情绪。

俗话说："良言一句三冬暖，恶语半句六月寒。"美好的语言有益于病人的身心健康，起到治疗的作用，能激发战胜疾病的坚强意志，使病人对治疗充满信心。

第三节　护患关系不同阶段的交谈示例

护患关系是一种动态发展的特殊人际关系，一般可以分为初始期、工作期和结束期。这三个阶段有一定的顺序，但没有固定的时间限制，每一阶段时间的长短不一，且各阶段不一定是连续的，可能会重复、省略，甚至会倒退回初始期阶段。在不同的发展阶段，护患之间的交谈内容各有侧重，具体示例如下：

一、初始期

（一）交谈内容要点
1. 了解病人情况，前期可以通过查看病历记录、护理计划或向其他相关人员了解情况。
2. 向病人介绍自己及自己所负责的护理工作范围。
3. 告诉病人本次谈话的目的及持续时间。
4. 保证病人在身体、心理、环境上的隐私得到尊重和保护。
5. 检视自己的情绪，预估潜在的沟通障碍。

（二）交谈示例
曲女士，36 岁，外企白领。已婚，夫妻感情和睦，有一个刚刚 8 个月大的儿子，近日洗澡时无意中发现左乳外上侧内部有一豆粒大小硬物，平时无其他不适感觉。在爱人强烈要求下入院检查，目前医生怀疑为乳腺癌，准备进行更为详细的检查，以确定诊断。曲女士情绪波动较大，常在病房内走来走去。

入院第一天：

曲：躺在病床上，双眼望着室内天花板，若有所思的样子。

护：走近病床，"曲女士，您好，我是您的责任护士，您可以叫我小王，从今天到您出院，都由我来照顾您。"

曲：看了一眼护士，微微咧了咧嘴角，"哦，您好！"

护:"有什么问题,您可以直接到护士站找我。"

曲:看着护士,"好的。"

护:"我早上八点到下午四点都会在病房。"

曲:"谢谢。"

护:"现在有什么我可以帮您的吗?"

曲:"我就希望能快点确诊。"

护:"好,我会尽快与您的主管医生联系,快点给您做各种检查。"

二、工作期

(一)交谈内容要点

1. 深入了解病人的主要问题,表达愿意协助病人减轻各种紧张或不适。

2. 评估病人的需要及对自己的信任感,采取合适的方式接近病人的心理。

3. 适当向病人表示关怀,同时也要限制病人不适当的行为,并且让病人了解到,当其行为失当时,护士将会介入处理。

4. 综合运用各种沟通技巧,尤其是倾听、提问及反应。

5. 工作期的交谈要以病人为主体,护士可以承担引导的责任。

6. 深入交谈过程中一定要注意充分利用非语言沟通的优势,体现对病人的接纳和尊重,从而积极推动护患关系向纵深方向发展。

(二)交谈示例

入院第二天:

护:到曲女士病房的门口,敲门,"曲女士,您现在有空吗?我想和您聊聊。"

曲:躺在床上,抽着烟"昨天你不是来过了吗?要聊什么?"

护:觉得病人防卫心理较强,拒绝自己,但仍温和地说"关于您住院期间护理的问题。"

曲:没有反应

护:"如果您现在不方便,我可以一会儿再来。"

曲:"那您一会儿再来吧!"

大约半小时后:

护:敲门"曲女士!"

曲:无精打采地坐在床上,"进来吧!"

护:走近病人,坐在床旁椅上,面对病人,温和地说:"怎么了,您看起来不太好!"

曲:"明天就要做乳腺活检了,我有点担心!"

护:"是怕做活检疼吗?"

曲:"那倒是其次,你说要是确诊了,就是乳腺癌,可怎么办呢!我儿子才刚刚 8 个月大,还在哺乳期,就算以后可以喂奶粉,我这身体怎么照顾他,说不定什么时候人就没了呢!"

护:保持沉默,注视着曲女士。

曲:"去年我的一个朋友得了肝癌,不到 3 个月,就没了,生命太脆弱了。"

护:"得了癌症,不一定都会死啊!"

曲:"得了癌症还不死?你们护士就是安慰我罢了,我心里有数,其实我并不是十分怕死,关键是我死了,我儿子怎么办?从小没妈的孩子太可怜了。"

护:"癌症种类很多,治疗方式和预后也都不一样,肝癌和乳腺癌预后区别很大的!"

曲:"是吗?没人告诉过我这个事!你能跟我详细说说吗?"

护:"当然可以,但我想等你确诊了,由医生跟您说会更好!"

曲:"那也行。"

护:闻到很浓的烟味,"您抽烟?"

曲:"我不抽烟,刚刚我爱人抽的,他一心烦就控制不住抽烟。"

护:"病房内是不允许吸烟的,而且抽烟对心肺功能有很大的影响,二手烟对您的病影响更大。告诉他,心烦了找我聊聊。"

曲:"谢谢你!"

第三天乳腺活检结束:

曲:靠在病床上,一言不发默默流泪,其爱人站在窗边低头抽烟。

护:"您爱人又在抽烟了!"

曲:苦涩地一笑,"抽不抽不都一样,反正也活不了多长时间了!"

护:"为什么这么说?"

曲:"早上医生告诉我活检结果就是乳腺癌。为什么偏偏是我,我孩子还那么小?!"

护:保持沉默,注视着曲女士。

曲:深深叹了一口气,转过身,擦拭了一下眼睛。

护:"医生怎么跟您说的?"

曲:"他认为现在还是早期,应该尽早做手术。"

护:"那您打算怎么办?"

曲:"我知道我应该尽快做决定,可是……"

护:起身,给曲女士倒了一杯水。

曲:"手术会不会有危险?我问的都是废话,手术当然都有风险,可我也没别的选择,大夫说如果不手术,我活不过3年。"低头一直擦拭着眼泪。

护:依然保持沉默。

曲:"我不想死,我儿子才8个月,他将来怎么办?"哭出声音。

护:"我也是一个妈妈,我明白您的感受。"几分钟后,病人情绪有所平复。

曲:"不好意思,我失控了。"

护:"没关系,如果是我,也会这样的。"

曲:"谢谢你,我感觉好多了。我想手术肯定是要做的,但我……"

护:"这样吧,我和您的主管医生约一个时间,让他跟您解释一下手术的过程和预后。"

曲:"太谢谢你了,能不能等我爱人来了一起解释?"

护:"当然可以,我约好时间后再告诉您。"

三、结束期

(一)交谈内容要点

1. 护士和病人可以彼此表达情绪感受,分享经验及感觉。

2. 预见康复期可能出现的问题,协商解决方案。

3. 病人可能会出现过度依赖、沮丧、退缩等行为,此时应鼓励病人及时表达自己。

4. 成功地结束护患关系,有助于病人日后勇敢、乐观地应对治疗与康复。

(二)交谈示例

第四天手术前:

护:"早啊,曲女士!"

曲：情绪平稳。"早，我一会儿就要去做手术了。"

护："看来，您不太紧张，精神状态比前几天好多了呢！"

曲："还可以，我想通了，为了我儿子我也得挺过去，呵，还是有点担心的。"

护："很高兴您的情绪这么平稳，这对您的手术有很大好处。"

曲："谢谢你，小王护士，这几天没有你的耐心开导，我不会这么快就想通的。你放心，手术后我一定会努力配合医生治疗，尽快好起来！只有我好了，孩子才能长久地享受母爱，为了我儿子，我也要坚强。"

护："真高兴您能这么说，希望您早日康复！"

（肖宁宁）

学习小结

本章重点介绍了交谈的概述、交谈中常用的技巧及不同护患关系阶段交谈的内容。在学习过程中需要认真体会如何灵活、熟练地应用各种交谈中常用技巧，如共情的表达、阐述的注意事项及不正确的反应形式等。另外，护患关系不同阶段交谈的内容也是应用的一个难点，需要在日常工作中不断练习。

复习参考题

1. 简述交谈的过程及其注意事项有哪些？

2. 简述交谈过程中对病人做出反应时应注意的问题。

3. 简述交谈过程中安慰病人的技巧有哪些？

第十章　评估病人的心理问题

学习目标	
掌握	病人角色适应不良及表现；影响病人遵医行为的因素；病人心理社会行为特征及表现；有效引出病人心理问题的方法与技巧；交谈策略的常见问题和解决办法。
熟悉	求医行为的三种类型；交谈法和观察法的特点；观察的方法。
了解	量表评估的注意事项。

导学案例

李女士，55岁，自述有慢性胃病史，数日前发现黑便、明显疲劳感，于昨天下午入住消化内科。李女士住院后忧心忡忡，反复向责任护士表达："我不是什么大病，可以不住院治疗，我得回家，家里离不开我。"与护士无交流时，李女士总是自己一个人安静地躺在床上，目光望向窗外，情绪低沉，不爱言语，有时双手紧握；与护士交流时，李女士偶尔看向护士，眼神会穿过护士而没有眼神交流，言语间会深深叹气，轻声哭泣。当被提问时，李女士总是沉默一会儿再回答。

第一节　病人常见的心理行为特征

疾病可以改变人的正常生活模式，也可以改变人的心理和行为。患病后，人从常态社会角色中转变为病人角色，部分或全部放弃原有社会角色行为模式；寻求医疗机构和医生的帮助，随着疾病症状强度、持续时间和治疗效果产生不同的求医和遵医行为；心理也会发生变化，产生一系列不同于常人、与疾病诊疗相关的心理行为特征。

一、病人角色与心理分析

（一）病人角色期望与角色转换

病人角色（sick role）又称为病人身份，由美国医学社会学家帕森斯（T. Parsons）于1951年提出，是指处于疾病状态并有求医行为的特殊的社会角色。生活在社会中的个体，一旦被确诊患有疾病时，便具有了病人身份，在心理和行为上会产生相应的变化。帕森斯赋予病人角色4个基本性质：①病人可以免除正常社会角色的责任与义务；②社会必须承认病人无法随心所欲的好转；③病人希望病情好转；④病人寻求医疗帮助并配合治疗。社会对病人角色也有一定期望，例如：如实陈述病情、遵从医嘱、配合治疗、防止疾病传播、遵守医院规章制度、与医护人员互相尊重、负担相应的医疗费用等。

当病人由原有社会角色进入病人角色，或在康复时由病人角色转变为健康人的社会角色，称为病人角色转换。如果能快速进入病人角色或健康人角色，称为病人角色适应；反之，称为病人角色适应不良。角色适应对病人采取恰当方式有效配合医疗和护理措施、促进疾病治疗和康复有重要意义。尽管个体所患疾病和病情严重程度不同，在社会中的地位、职业、生活习惯、文化程度、宗教信仰也各有差异，但对病人角色的认识和接受都需要一个过程。实现这一转变并不容易，有时医生已经做出正确诊断，但病人仍否认自己的病情；有时病人虽已进入病人角色，但患病期间仍偏重其他社会角色（如父母、配偶、子女、领导、下属等角色），带病工作或照顾家庭，导致病情加重；有时病人的心理和行为与所患疾病严重程度不符，小病当大病，大病当重病，长期安于病人角色，疾病痊愈后不愿出院。因此，医务人员应充分重视病人角色适应情况，识别病人角色适应不良问题并帮助病人调整，促进疾病治疗和康复。

（二）病人角色适应不良

常见的病人角色适应不良有：病人角色缺如、病人角色冲突、病人角色强化、病人角色消退等。

1. 病人角色缺如　疾病诊断已经明确，但病人仍不承认自己患病，未进入病人角色，也没有寻求疾病治疗的行为，或出现不配合治疗的行为。长期病人角色缺如会导致病情恶化、延误治疗。导致病人角色缺如的原因有：①缺乏疾病相关知识，没有认识到自己患病；②对突然患病缺乏心理准备，不愿意接受自己患病；③因经济原因、担心影响工作或学习等，不愿意承认自己患病；④由于某些疾病的特殊性质，如性病、传染病、精神疾病等存在患病羞耻感，拒绝承认自己患病。

2. 病人角色冲突　病人在适应病人角色过程中不愿意或不能够放弃原有的社会角色，与正常状态下的各种社会角色发生心理和行为冲突。当正常状态下的社会角色强度超过求医动机时，病人容易产生心理冲突，常见于工作繁忙、家庭责任重等不能安心治疗者（见理论与实践10-1）。正常状态下社会角色的重要性、事件的紧迫性、个体的个性特征等影响病人角色冲突的强烈程度和持续时间。

理论与实践10-1

病人角色冲突

在导学案例中，李女士是否存在病人角色适应不良？可能有哪些原因？应如何进行评估？

【解析】　李女士虽然出现黑便、明显疲劳感等症状，但在适应病人角色过程中不愿意或不能够放弃原有的社会角色，与正常状态下的社会角色发生心理和行为冲突，属于病人角色冲突。原因可能由于家庭责任重不能安心治疗，应进一步通过交谈法、观察法评估产生这种冲突的原因及相关心理行为反应。

3. 病人角色强化　进入病人角色后，病人表现为对患病状态的过分认同，影响向其他社会角色功能的转换。病人往往表现为过度依赖医护人员，对自身疾病过度关注，过度要求医护人员和家人的照顾，对自身能力表示怀疑；即使疾病好转或痊愈，病人仍过分沉浸于病人角色，对疾病痊愈后要承担的社会角色惶恐不安，对恢复正常生活没有信心，长期居住在医院或家里休养，不愿重返社会。

4. 病人角色消退　病人已经进入病人角色，但由于某种原因（如家庭、工作中的突发事件）导致病人忽略，甚至放弃病人角色，回到正常状态下的社会角色中。此时，病人往往疏于疾病治疗，使病情恶化，常见于突发的、对病人意义重大的事件，如亲人突然患病、工作单位考评晋职等。

5. 其他角色适应不良　如正常个体为获得某些利益（逃脱社会责任和义务或金钱利益等），谎称自己患病或由于疑病症，虽反复确诊正常，仍怀疑自己患病；有些病人承认自己患病，但担心预后不好或认为治疗措施不佳，四处寻求偏方，有病乱求医、滥用药，甚至出现拒绝接受正规治疗、延误治疗时机的行为；有些病人受到疾病和治疗困扰，出现恐惧、烦恼、悲观、失望、抑郁等不良情绪，甚至出现拒绝治疗、自残、自杀等行为。

二、病人求医行为和遵医行为

（一）求医行为

求医行为（healthy-seeking behavior）是指个体得知自己患病后，寻求医疗机构和医护人员帮助的行为。求医行为有三种类型：

1. 主动求医　个体得知自己患病后，主动寻求医疗机构和医护人员帮助的行为，有利于疾病治疗和康复，但也见于疑病症及谎称自己有病者，甚至因为病人角色强化而影响治疗。

2. 被动求医　求医行为由他人（亲属、朋友、同事等）督促进行，即个体虽然患病，但不愿意主动求医，在他人的劝说、督促或帮助下寻求医疗机构和医护人员帮助的行为。常见于病人角色缺如、角色冲突、角色消退者。

3. 强制就医　个体虽知道患有对社会、公众、本人有严重危害的疾病，但无就医行为，而被他人强制送至医疗机构的行为。如不承认自己有精神疾病的病人。

（二）遵医行为

遵医行为（compliance）是指个体能遵照医嘱（如服药、检查、复诊）或其他医护人员的嘱托（如饮食、运动、生活方式的改变）进行检查、治疗、康复和预防疾病复发的行为。良好的遵医行为是疾病治疗和康复的重要保证。与遵医行为相对应的是不遵医行为，指个体没有积极遵照医疗建议或违背医护人员建议的行为。依据程度不同，遵医行为分为遵医、部分遵医、部分不遵医、不遵医等几类，但对于遵医行为与不遵医行为之间的不同层次仍没有统一的划分标准。

影响遵医行为的因素有：

1. 病人因素　病人的年龄、文化程度、经济状况、病程、疾病认知水平等均会影响其遵医行为。一般来说，老年病人、文化程度较低者、经济状况不好或医疗费用支付方式自费比例高者、病程较长者、对疾病认知较差者容易发生不遵医行为。

2. 医护人员因素　医护人员业务水平、对医嘱的解释和指导影响遵医行为。一般来说，当医护人员的操作技术能增强病人的安全感和信赖感，对治疗过程的重要性和注意事项解释清楚能引起病人足够重视时，可减少不遵医行为。

3. 治疗方案因素　治疗方案是否复杂、是否有效、是否容易使病人接受影响遵医行为。一般来说，治疗方案越复杂、治疗效果与病人期望差距越大、不良反应越多，越容易出现不遵医行为。

4. 其他因素　如病人是否具有强大的社会支持系统、在制订诊疗方案时病人是否充分参与。一般来说，争取家属和社会的支持，对病人加强行为监督；制订诊疗方案时重视病人和家属的参与，可减少不遵医行为。

三、病人心理社会行为特征

患病后个体出现不同于正常状态的心理行为特点，常见的有焦虑、抑郁、恐惧、依赖、否认、敏感多疑、情绪不稳定、愤怒、孤独、自卑、羞怯等。

1. 焦虑（anxiety）　研究显示，约一半以上的内科病人会出现焦虑情绪。焦虑是个体感受到威胁时，预期将要发生危险或不良后果时所产生的担心、紧张、恐惧等情绪体验，并伴有生理功能的改变。可分为心理焦虑（如紧张、担心、忧虑、无法集中注意力等）和生理焦虑（如心慌、出汗、气短、胸闷、肌肉紧张、震颤、尿频、尿急、坐立不安等）。引起焦虑的原因有很多，例如：在疾病早期对疾病诊断、病因、预后不明确，病人希望对疾病进行深入检查，但又担心出现可怕的结果，从而产生焦虑；有些病人对某项检查的必要性、安全性有疑虑而产生焦虑；有些病人因为患病后生活方式的变化及对日常生活的影响而产生焦虑。

2. 抑郁（depression）　研究显示，约1/3病人有不同程度的抑郁情绪。抑郁是指个体在负性生活事件中产生的消极情绪体验,常表现为不高兴、沮丧、兴趣降低、失去信心、无价值、无助、无望、沮丧、语言减少、失眠,甚至悲观厌世、有自杀行为等(见理论与实践10-2)。常见于预后较差、面临生命威胁或长期慢性疾病病人。女性抑郁发病率高于男性。

理论与实践10-2

李女士的心理行为特征

在导学案例中,李女士存在哪些心理行为变化需要关注和评估?

【解析】 李女士心理行为变化主要表现为:与护士无交流时,总是自己一个人安静地躺在床上,目光望向窗外,情绪低沉,不爱言语;与护士交流时,偶尔看向护士,眼神会穿过护士而没有眼神交流,言语间会深深叹气,轻声哭泣。当被提问时,李女士总是沉默一会儿再回答。这是个体在负性生活事件中产生的消极情绪体验,医护人员需要关注和评估。

3. 恐惧(fear) 患病后病人感觉生命安全受到威胁,此时会出现恐惧反应。恐惧通常伴有对诊断、治疗方法及其效果的怀疑,对药物副作用及手术后遗症的疑虑等。患儿的恐惧情绪通常是由疾病诊疗过程中环境的变化、疼痛、对医护人员的陌生感引起;成人的恐惧情绪通常与疾病预后、检查或手术导致的疼痛及效果有关。例如:恶性肿瘤病人害怕死亡、害怕疾病预后差、寝食难安、反复向医护人员和相同疾病病人询问与疾病有关的信息。

4. 依赖(dependence) 部分病人在患病后产生依赖心理,表现为行为变得幼稚,希望得到他人的关心与支持,自己可以完成的事情却依赖家人、朋友、医护人员完成,这体现出病人对患病后的日常行为和生活自理的信心不足。过度依赖不利于疾病的康复,医护人员应注意发挥病人的能动性,多鼓励病人完成力所能及的事情,并提供恰当的帮助,建立疾病治疗和康复的信心。

5. 否认(deny) 患病后,尤其对恶性肿瘤等预后不良的病人来说,否认心理是常见的一种反应。否认的实质是病人对危害情境应对的一种心理防卫机制,可以缓冲突然面临的强烈的负性生活事件,避免精神痛苦和崩溃。因此,否认可以在一定程度上、一段时间内缓解病人的心理应激,但一味地否认、不能顺利接受患病的现实,会延误疾病治疗。同时,这种心理防卫机制本身对病人来说也是一种应激源,会导致焦虑、恐惧等情绪反应。

6. 敏感多疑 病人常因患病变得敏感,对别人的言语妄加推断,当听到别人小声说话或避开自己谈话时,就认为是在讨论与自己病情有关的内容,尤其怀疑自己的疾病已经很严重,怀疑他人都在哄骗自己。同时对医护人员的诊疗水平、操作技术及安慰产生怀疑。

7. 情绪不稳定和愤怒 由于患病及诊疗带来的痛苦、求医过程受阻、疾病治疗效果不佳、医患之间的冲突、日常生活方式的变化、生活不能自理等原因,病人情绪变得焦躁,容易冲动,易与医护人员和亲人朋友产生冲突,甚至产生攻击行为。医护人员应理解这是病人情绪发泄的需要,冷静处理,但过度的愤怒伴有生理指标的变化,对疾病治疗和康复不利。

8. 孤独 患病后病人离开熟悉的生活环境,尤其在无陪护的重症监护病房中,有严格的探视制度,家人和朋友不能随便出入,人际交往减少,单调的住院生活和周围环境、人员的陌生,容易产生孤独感。医护人员应加强陪伴和关心,减少病人的孤独感。

9. 自卑 有些肿瘤病人,如乳腺癌病人,因术后乳腺外观的改变,感到失去女性的重要特征,担心丈夫的嫌弃,对自己缺乏自信,导致产生自卑心理。

10. 羞怯 多见于未婚先孕的人工流产者或不能生育者。由于疾病、诊疗带来的痛苦及周围人们的议论,导致产生紧张羞怯心理。

第二节　引出病人的心理顾虑

病人入院后，首先由责任护士和医生在规定的时间内，与病人及家属进行较深入的交流。在这次最初的接触中，会对病人疾病的起因、发展、病人及家属的反应有详细的了解，并向病人及家属介绍医院环境、规章制度、住院期间的衣食住行等，使病人尽快适应环境，完成病人角色转换。此时，医护人员会通过对病人言谈举止的观察和语言沟通的内容，初步判断病人对疾病和诊疗的心理反应，识别是否有病人角色适应不良及不遵医行为的可能，初步识别有严重焦虑、抑郁、恐惧等情绪的病人，进一步观察和处理。因此，从接触病人开始，医护人员就应树立对病人情绪状态和心理反应评估的意识，通过交谈、观察，必要时使用评估量表采集信息，并通过恰当的沟通技巧，引出病人的心理顾虑。

一、交谈法

在医疗工作中，医护人员与病人及家属的交谈是医护人员工作的重要内容之一。护士提出问题，病人回答问题，或护士向病人介绍疾病相关知识，都是交谈。

（一）交谈法的特点

1. 目的性　任何交谈都是为了解决病人的某个问题而进行的。例如：在收集心理反应的相关资料的交谈中，护士要使用恰当的提问技巧，围绕困扰病人的心理问题展开谈话；而在对病人进行疾病相关健康教育时，护士要采用恰当的语速、语调围绕健康相关内容进行交谈。

2. 互动性　交谈是交流信息、想法的双向沟通过程，交谈双方都要参与，相互影响，共同互动。例如：在收集病人心理反应的相关资料的交谈中，当病人提供关于疾病、心理反应的相关信息时，护士要耐心的倾听，收集准确的信息，尽量让对方把话说完，不要轻易打断对方或抢接对方的话题，也不要表现出不耐烦、心不在焉或长时间没有反馈等。

3. 口语化　交谈时所说的话，一般不要做刻意的修饰，应朴素自然、通俗易懂、有自然明快的口语特征。如果在交谈中刻意追求辞藻堆砌，语言、声调不自然，会使交谈生硬刻板，倒人胃口，达不到交谈的目的和效果。

4. 随机性　交谈的时间、地点可以根据交谈双方的意愿确定。医护人员和病人及其家属的交谈，可以在医生办公室、病房、走廊，或在治疗的过程中随时进行。只要双方愿意，在任何时间、地点均可以交谈。因此，交谈的内容具有随机性，可以根据交谈目的随机选择交谈内容、时间和地点，甚至不用做特殊的准备。

（二）交谈的方法

与病人交谈过程中，医护人员可以通过有效提问、倾听与参与、运用共情、恰当表达观点，引出病人的心理顾虑。

1. 有效提问　有效提问是准确评估和建立帮助性关系的基础。例如：当询问病人"你是否觉得焦虑"时（这是一个封闭式提问，而且是涉及贴标签的问题），你得到的信息会比询问病人"目前的心理感受是什么"或"有什么顾虑"（这是一个开放式提问）要少得多。因此，是否善于提问、通过有效提问记住对方说了什么、收集到有用的信息，是护士需要考虑和学习的。

（1）提问种类要恰当：从问题的特征来看，有封闭式提问和开放式提问两种。①封闭式提问：即限制性提问或有方向性提问，对方回答问题时可以用简单的"有""没有""是""不是""对""不对"或选择性很小的回答，如年龄、性别、文化程度等。封闭式提问可以让对方坦率地回答、迅速获取有价值的信息、节省时间、用来打开局面，但封闭式提问使对方回答问题的自由空间很小，没有充分解释自身想法和释放感情的机会，不利于交谈的深入进行；②开放式提问：对问题的回答范围没有限制，对方可以开阔思路，充分分享自己的想法、感受、意见、观点，常用"什么""为什么""怎么"等提问方式，有利于进一步深入谈话内容，以更多地了解对方的想法、情感和行为，但开放式提问需要较多的交谈时间，并且容易偏离主题，需要医护人员把控交谈方向。

封闭式提问与开放式提问在实际交谈中都有很重要的作用，应根据具体交谈情况采取恰当的提问方式。一般来说，在初次见面、在交谈刚开始时，为缓解紧张、拘束的气氛，可以采用封闭式提问进行开场，例如："您叫什么名字？""您今天多大年纪了？""您吃过早饭了吗？"可以初步了解对方的一般情况。随着交谈的深入，可以采用开放式提问引出病人的心理顾虑，例如："来住院您有什么顾虑吗？""为什么觉得不开心呢？"可以获得更多的信息。表10-1列出了封闭式提问转换为开放式提问的举例，在实际交谈中，我们可以使用开放式提问深入了解对方的心理感受及原因。

表10-1　封闭式问题转换为开放式问题举例

封闭式提问	开放式提问
您心里有顾虑吗？	您有什么心理顾虑吗？
您今天感觉难受吗？	您今天感觉怎么样？
您喜欢这里的住院环境吗？	您觉得这里的住院环境怎么样？
您还有问题吗？	您还有哪些问题？

（2）提问的内容要具体：护士提问的目的是获得所需要的信息。因此，花时间策划提问的内容，并不断练习，在护患沟通中精通并熟练运用这些提问技巧，得到护士所需要的、真实可靠的信息非常重要。可以从以下四个方面对问题进行具体化（见理论与实践10-3）：

1）为什么：开始任何询问之前，先默默询问自己："我为什么要问这个问题？这个问题得到的信息将如何指导我帮助病人？"如果你得到的答案是你已经知道的信息；或是基于个人好奇心而提问，对病人的护理没有帮助；或会对护理实践起到混淆作用的不必要信息，那么这个问题就不需要提问。反之，如果你确定得到的信息对确定病人病情或心理感受有重要作用，就可以提问。在提问之前，向对方阐明你提问的目的，可以有效把控交谈的方向。

2）问什么：提问内容必须简单、具体、明确、措辞清楚，才能使病人明确知道他要回答什么，过分阐述与问题无关的信息，容易使病人产生混淆；当提问内容过于复杂时，提问之间的逻辑顺序要正确。

3）问谁：通常来说，病人就是你询问的对象。但当病人不能回答或不愿回答，而其他重要的观察者却能提供重要信息时，询问这些人可以获得有价值的信息。例如：当你看到一位情绪低落、难以交流或不愿表述自己心理感受的病人时，你希望得到他的家人对病人日常和患病后情绪状态的描述。但需要注意的是，当你咨询其家人和朋友时，尽可能使病人知情和在场；如果要询问的其他人不在场，可以征询病人同意后，另约时间与病人和家属共同交谈。

4）何时、何地问：提供与病人谈话完全私密的空间，就目前医院环境条件来说还很困难。但护士要尽可能安排一个交谈时间和地点，使谈话不会被噪音、其他病人、电话和其他医疗活动干扰，尤其当探讨敏感的心理感受问题时，需提前计划时间和地点，尽量避免来自他人的干扰。

理论与实践10-3

有效构建提问过程，评估病人心理问题

以下是责任护士与导学案例中的李女士，下午3点钟在病房中的交谈内容，当时的在场人员有责任护士、李女士和李女士的丈夫。责任护士意识到病人角色与社会角色的冲突可能是导致李女士心理顾虑的原因，通过为什么、问什么、问谁、何时何地问四个方面构建询问病人心理顾虑的过程。

1. 为什么提问

责任护士:"李女士,我还不太清楚您心理压力大的原因,我想了解一下可能的原因,一个可能性是您的家人对住院期间您对家庭成员的照顾问题。现在我想问一些关于您家庭成员的问题,以便知道您住院的心理顾虑是否和这些因素有关,您愿意跟我一起讨论吗?"

【解析】 这一部分展示了责任护士向病人询问家庭成员信息的目的阐述,以免有些人在透露家庭问题或工作相关问题时会感到不舒服。当病人了解了交谈的目的,就容易向你敞开心扉,告诉你一些信息,而不是对你的意图感到不安而有所戒备。

2. 问什么

系列(1):询问家庭成员及病人社会角色,责任护士:①"您家里有几口人?"②"平时您跟谁住在一起?"③"平时需要您照顾家里的老人和孩子吗?"……

系列(2):询问住院期间家庭成员的照顾问题,责任护士:①"您能告诉我住院期间主要是谁来照顾您吗?"②"住院期间由谁照顾家里的老人和孩子?"……

系列(3):探讨可能的解决途径,责任护士:①"住院期间,能不能找一位或雇佣一位其他人暂时代劳照顾老人和孩子?"②"还有什么其他可行的方法?"……

【解析】 这一部分展示了责任护士向病人询问家庭成员信息的具体问题,护士将一系列复杂的提问内容分为:循序渐进、符合逻辑的系列问题,通过简单、具体的多个问题向病人提问,使病人明确知道他要回答什么,可以有效获取大量病人心理顾虑的相关信息。

3. 问谁

责任护士:"李女士,我已经了解了您关于家庭照顾问题的一些看法,关于您住院期间家里老人和孩子的照顾问题,我们可以听听您家里人的意见,看看有没有好的解决办法,可以吗?"

【解析】 这一部分展示了责任护士在向病人询问完成有关家庭信息、征询病人知情同意后,向家庭其他成员(在病人身边的照顾者)询问相关信息和解决办法。同时,与家属的谈话是在病人在场的情况下进行的,既是对病人的礼貌和尊重,也是消除病人心理顾虑的有效方法。

4. 何时、何地问

责任护士与李女士的交谈是下午3点钟在病房中,当时的在场人员有责任护士、李女士和李女士的丈夫。

【解析】 责任护士安排的时间尽可能避开了查房、检查、治疗,当时在场人员除了两位交谈者,还有病人住院期间的主要照顾者,保证了问题回答者均在场。

2. 倾听与关注 倾听是指用心去听、去感受、去理解,并做出积极的反应。如果想要深入地理解病人的心理顾虑,提出问题后,就必须学会倾听,避免出现走神、开小差、或交谈之后仍没有掌握重要信息等现象。为了能有效接收病人发出的交谈信息、理解和掌握其含义,护士就需要成为有效的倾听者和关注者。

(1)认真倾听,积极关注:与病人交谈时,应集中注意力,倾听对方所说的内容,避免心不在焉、似听非听、思考其他事情。①交谈中要与病人保持目光交流,对病人谈话内容及时做出应答和恰当反馈,如点头或回答"好""对""是的",必要时可以进行恰当提问,以鼓励病人进一步诉说;②表现出足够的耐心和尊重,不要双手或双腿交叉放置,也不要东张西望或反复看表;③对重点内容及其原因、发生发展过程进行记录,记录后及时向病人进行眼神或语言反馈,避免只顾埋头记录而不顾病人的情绪反应。

(2)要感受性地听,不要评判性地听:与病人交谈时,应感受对方话语中表达的情绪、情感,站在病人的角度去体会、思考。有时,病人并不需要你去评判她所讲述的内容,只是需要有人倾听,有人表现出理解他的感受。

(3)不要随意打断对方:在病人表述其内心感受时,不要随意打断对方,更不要对病人的表述妄加评论,这样会使对方感到没有得到尊重和理解。正确的做法是,当病人长篇幅地讲述自己的内心感受时,医护人员要在适当的时机,简单明白地表示理解,切忌长篇大论。

（4）听出"言外之意"：除了听到病人所讲的内容,还要抓住病人所讲内容的关键点,并理解产生这种现象的原因。为了避免理解上的偏差,可以通过提问来确定自己的理解是否准确,也可以通过积极的反馈进行验证和修正,切忌妄加推断和曲解病人言语交谈中隐藏的含义。

（5）恰当确认信息：要使说话者感到你在倾听,需要及时向对方反馈一些信息。确认是一种反馈方式,是为了验证自己的理解是否准确,同时可以使对方感受到自己的谈话很受重视。确认的具体方法包括：①复述：将病人的话复述一遍,不加任何判断,但注意复述关键内容。例如：病人说："我感觉不开心。"护士可以用关心的目光看着对方说："你感到不开心,是吗？可以跟我说说吗？"有时,也可以将对方的话用不同的说法叙述出来,但意思不变,或将因果关系、言外之意阐述清楚。例如：病人说："最近工作太忙了,我觉得特别累。"护士可以用这种方法进行确认："你是说最近特别累,因为工作太忙了,是吗？"②澄清：当病人说出一些模棱两可、含糊不清、不够完整的信息时,护士需要更具体、明确的信息,可以采用澄清的方式引导病人进行描述："我没有完全理解您的意思,能否详细描述一下您的感受？"或"根据我的理解,您的意思是目前情绪很低落,是这样吗？"

3. 共情　共情是通过沟通理解他人内心世界的行为。作为一名护士,应知道如何通过交谈表达共情和关心,理解病人的行为。如果交谈中病人发现医护人员非常理解他的感受,无条件地接受病人所需要的帮助,而不会对病人的心理感受进行判断和评价,病人会有放松、自由、被理解、被接受的感觉,就可以消除疑虑,向医护人员提供真实、深入内心感受的信息,包括他是如何想的、为什么会这样理解。共情并不是逐字复述病人说的话,这样只会激怒对方,因为这意味着你没有充分理解他们所处的境地就做出反应。进行共情表述时,可以选择自己的语言,提供准确的表述（见理论与实践 10-4 和 10-5）。

理论与实践 10-4

运用共情,使病人配合治疗

导学案例中的李女士,在一次交谈中,李女士问护士："我这得住几天院？我什么时候能出院,家里老人和孩子都等着我照顾呢。"护士说："我特别理解你担心家里的老人和孩子,我尽快联系医生为您检查和治疗,咱们好好配合治疗,争取早日出院。"

【解析】　这种回答表达了护士对李女士担心家人的共情,使用恰当的语言表达对李女士的理解,同时表明下一步治疗策略,使李女士配合治疗。

理论与实践 10-5

运用共情,引出病人的心理顾虑

王女士是一位 25 岁的年轻女性,刚刚结婚还没有孩子。在单位体检中,王女士被检查出右侧乳腺结节性病变,最终确诊为乳腺癌,进行乳腺癌改良根治术。在与王女士的交谈中,护士发现她一直眉头紧锁,眼睛里泛着点点泪光。护士说："我理解你担心疾病和手术对你身体的影响,有什么想法可以跟我谈谈,让我来解释一下你这个疾病的前因后果,我想这样可以消除你的顾虑。"她迟疑了一会儿,问护士："你说……我这病能治好吗？……我们以后会有自己的孩子吗？……他以后会不会嫌弃我……"。

【解析】　这种提问运用了共情的准确性和特异性,也使用了恰当的语言表述,在开始讲解疾病知识前,清楚地表达了护士理解病人的担忧,使病人感觉护士是可以信赖的,愿意向护士敞开心扉。

4. 恰当表达观点　在与病人交谈过程中,医护人员恰当地向病人分享自己的观点,不仅可以帮助病人解决问题或做出决定,还可以增强护患之间的信任,有助于充分引出病人的心理顾虑。

（1）何时表达观点:在与病人的交谈过程中,病人无时无刻都希望得到医护人员的建议,这有助于病人对自己心理感受进行判断和对改进方案进行选择,帮助病人做出决定,但应避免病人对护士的建议过于依赖或因过度表达观点影响病人自己做出决定。在引出病人心理顾虑的交谈中,医护人员可以从以下几个方面表达观点:①当病人的情绪反应需要医护人员关心时,医护人员可以通过积极、具体的反馈表达看法;②当病人询问医护人员的建议时,或在做决定前需要医护人员提供信息时,医护人员可以客观地表达看法;③当医护人员发现病人的某些问题认识和做法出现偏差、需要提出建议时,及时提供正确的信息。

（2）恰当表达观点:医护人员要表达的观点源于其知道如何处理类似情况或类似病人,但要注意的是:不同个体存在差异性,同时应恰当表达观点,避免病人产生敌意或怨恨情绪。因此,表达意见时应注意:①避免教条,应体现对特殊情况的考虑;②试探性地提出建议,询问病人是否有兴趣听你的看法;③客观陈述事实,避免主观判断,确保病人有足够的信息自己做出决定,而不是依赖于医护人员的观点采取行动（见理论与实践10-6）。

理论与实践10-6
_____

恰当表达观点

1. 请避免使用以下言辞表达观点

- 我认为你应该采取A治疗方案。
- 很显然,这才是你行动的方向。
- 你这样做一定会痊愈的!
- 没事儿的,你放心!
- 你听完我对这件事的观点,你就不会这么说了。
- 如果我是你,我会选择疗效迅速的A治疗方案。
- 我真不知道哪种方案对你更有效!

2. 恰当的表达观点方法举例

- 以前有一位病人告诉我一个好方法,可以应对你现在的情况,你愿意听听吗?
- 我刚读过一篇文章,有些好主意可以帮助你解决你现在的问题。
- 去年我也遇到了这样的困难,经过一些努力,我学到了一个很好的方式解决这些问题,你愿意听听我的经历吗?
- 我见过一些遇到类似麻烦的人,从这些经历中总结出了一些方法,你想听吗?
- 有些建议比较适合你,你听听这些建议怎么样?
- 这些建议适合你的情况吗?
- 在我的护理经验中,以往这种护理措施比随意使用的方法更有效,这可能会帮助你做决定。

（三）交谈策略的常见问题和解决办法

在实际沟通中,不恰当的交谈策略会降低交谈的有效性,以下是一些交谈过程中的常见问题及解决办法,为有效避免和克服沟通中的错误提供借鉴。

1. 错用封闭式或开放式提问　当需要病人详细阐述他们的心理感受或获得某些问题的详细信息时,使用开放式提问;当需要得到明确的答案时,使用封闭式提问。在实际沟通中,应该使用封闭式提问而实际沟通中使用了开放式提问时,会使得到的问题过于笼统,无法得到明确有用的信息;应该使用开放式提问而实际沟通中使用了封闭式提问时,会错过详细深入的信息(见问题与思考10-1)。

错用封闭式提问或开放式提问

【问题】 导学案例中的李女士要做手术,她很害怕手术过程。护士问:"您是感到害怕吗?"

【分析】 这是一个封闭式提问,只会得到一个"是"或"不是"的答案,而不能让病人详细阐述她的心理感受和原因。

【解决方案】 正确的提问方式是采用开放式提问,如:"您现在感觉如何?"

【思考】 请思考什么情况下,询问"您感到害怕?"这句话较为合适?

2. 委婉混淆的询问 有时为了解释提问的目的,我们会对提问的内容做详细介绍,反而喧宾夺主,混淆了提问内容,使病人无法理解问题,无法准确回答(见问题与思考10-2)。

委婉的询问

【问题】 护士在评估李女士对疾病的心理反应时,害怕病人不愿意透露自己的真实感受,于是采用以下询问,同时解释收集资料的目的:"正如你所知道的,为了指导我们的工作,这里还有一些资料需要填,这能保证我们的工作做得更全面。我会问你一些关于你心里感受的问题。当然,这些资料都是保密的,如果你觉得对某些问题很尴尬或感觉不舒服,你可以拒绝回答。你也知道,要认识并且正视这些心理感受是一件不容易的事,导致这些心理感受的原因也是复杂多样的,例如:有些人是因为担心疾病,有些人是因为害怕治疗带来痛苦,有些人是因为担心家里没人照顾。所以我要问您一些关于您心理感受的个人问题,为的是给您寻求一种好的心理支持方案,能让您感到舒适和平静。只有当我们知道了所有的相关信息,我们才能帮您找到最好的办法,我们可以开始了吗?"

【分析】 像上面这样冗长的询问,询问者过于丰富细致地解释转移了询问的重点,会使病人无法理解询问的目的,无法准确回答。

【思考】 您认为应该如何明确具体的提问?

【解决方案】 您认同以下这种简洁的提问方式吗:"我想问您一些关于患病后的心理感受的问题,目的是为您找到一种适合的心理支持方案,以避免和减少各种原因导致的心理压力。当然,这些资料都是保密的,如果您觉得对某些问题很尴尬或感觉不舒服,您可以拒绝回答。您能告诉我您现在最担心的是什么吗?"

3. 剥夺病人的发言权 有时护士为了短时间内获得大量信息,采用"连珠串"式的提问;或有些时候为了显示自己的热情,在给病人说话机会前,插入自己的观点和想法。这种提问方式会使病人感受到压力,不利于表达病人自己真实的观点,甚至可能会使其感到焦虑或激怒病人(见问题与思考10-3和10-4)。

剥夺病人的发言权——连珠串式提问

【问题】 一位孕晚期孕妇前来就诊,护士希望了解其对分娩方式和母乳喂养的认识:"张女士,您好,我们需要了解一些信息,以帮助您顺利分娩和产后恢复,您能说一下您了解有哪些分娩方式?您更倾向于选择哪种分娩方式?您和您的丈夫讨论过这个问题吗?您会选择无痛分娩方式吗?孩子生下来以后您打算母乳喂养吗？您知道母乳喂养的好处吗？"

【分析】 一连串轰炸式的提问会使张女士思维快速转动，她刚想回答一个问题，又会被下一个问题打断，这会使她感到烦躁、混乱，同时可能会感受到护士没有给予她充分表达观点的机会。

【思考】 此时，应如何组织提问过程，使张女士知道后面还有很多问题，同时又能很清楚地回答每个问题呢？

【解决方案】 我们可否这样组织提问过程："张女士，您好，我们需要了解一些信息，以帮助您顺利分娩和产后恢复。首先，您能说一下您了解有哪些分娩方式？"这时停下来仔细倾听张女士的回答，有问题时你可以给予适当解释，然后询问："在这些分娩方式中，您更倾向于选择哪种？"再暂停一下，听完答案，向病人做一下反馈和确认，然后继续下一个问题。

问题与思考10-4

剥夺病人的发言权——提问后强行表达自己的观点

【问题】 一位病人感受到强大的心理压力，想寻求专业的心理咨询帮助。护士说："您想寻求专业心理咨询师的帮助，是吗？我知道心理咨询的过程是怎么样的，我认为专业的心理咨询可以帮助你减轻心理压力。另外，家里人的陪伴更重要，我认为你应该先寻求家里人的帮助。"

【分析】 此时，病人体会到强烈的受挫感，感到护士没有认真考虑他的感受和建议；护士则觉得她的想法比病人的想法更重要，病人应该按照她的想法去做。

【思考】 当病人的自身健康需求与医护人员的专业意见和建议发生矛盾时，护士应该如何处理呢？

【解决方案】 医护人员要意识到自己对病人的健康肩负责任，应该给病人表达观点、选择治疗方案的机会，让病人参与进来。并仔细倾听对所提问题的回答："您想寻求专业心理咨询师的帮助，是吗？"得到病人准确的答复后询问："我想知道关于专业心理咨询，您是怎样想的？这样我可以向您推荐恰当的方法。"这样可以使病人充分表达观点，最后提出"家里人的陪伴也很重要，您愿意试试先从家里人那里得到一些支持吗？"

4. 缺乏共情　如果交谈过程中不能恰当运用共情，病人会感到信息不被医护人员接受，他们会产生排斥和防范的感受，不愿意提供关于其心理顾虑的信息，以保护自己免受进一步的评论，或用挑战性的企图捍卫自己的感受。这样会妨碍病人心理问题的评估(见问题与思考10-5)。

问题与思考10-5

缺乏共情

【问题】 一位恶性肿瘤病人对护士说："我怕死……我这个病是不是好不了了……我脑子里都是一些乱七八糟可怕的想法"。护士说："哦，这个病没什么可担心的，你会没事儿的，我们医院每年这种疾病治疗好几百例，现在不都好好的吗？"

【分析】 这是一种缺乏共情的回应。护士否认了病人的恐惧、轻视他所阐述的心理感受，这种反应使病人感觉护士没有在意他所说的话和他的内心感受，他的话没有被理解和接受，所以他今后不会再主动向护士阐述他的真实感受了。

【思考】 请思考，富有共情的回答是什么样的呢？

【解决方案】 富有共情的护士可能会这样回答："我理解你对疾病产生的害怕，我能为你做些什么？"这种表述表明你理解病人的恐惧情绪，并表示愿意提供帮助。病人会信任你，并进一步阐述更多的心理感受。

5. 滥用"为什么" 护士需要确定病人出现心理反应的原因,如为什么心理压力过大、为什么不能安于治疗、为什么不遵医嘱等。但在提问时,最好别过度使用"为什么",有时这会是一个略带攻击性的词语,使病人产生被指责的感觉(见问题与思考10-6)。

问题与思考10-6

滥用"为什么"

【问题】 ①一位病人正在用枕头猛烈地砸床头,护士问:"先生,您为什么这么做呢?"。②一位孕妇哭得很伤心,护士问:"您为什么不顾及胎儿的健康呢?"。③一位截肢病人一直学不会使用拐杖,护士问:"您为什么不好好练习呢?"。

【分析】 这些"为什么"的提问都带有攻击性,这样的提问会让病人觉得被指责,变得不信任、自卫、无理,甚至抵触,不利于病人敞开心扉阐述心理感受。

【思考】 你能寻找到与这些问题相同、但不带有攻击性的提问方法吗?

【解决方案】 ①向正在用枕头砸床头的病人问:"您能告诉我发生了什么事情吗?"。②对伤心的孕妇说:"是什么事情让您这么伤心?"。③对不会使用拐杖的截肢病人说:"需要我帮您一起做些练习吗?"

二、观察法

观察法是对病人非语言行为的观察,是交谈法的重要补充。"听其言,观其色",可以使我们更准确地了解病人的真实心理感受。观察法包括对病人仪表、面部表情、眼神、身体姿态、手势的观察等(见理论与实践10-7)。

理论与实践10-7

李女士的非语言行为特征

导学案例中,护士观察李女士存在哪些非语言行为特征? 可能有哪些含义?

【解析】 李女士的非语言行为特征主要表现为:①安静地躺在床上,目光望向窗外,表示情绪低落;②与护士交流时,偶尔看向护士,眼神会穿过护士而没有眼神交流,表示说话时不看对方,没有眼神接触,有戒心或心不在焉;③有时双手紧握,表示焦虑、紧张、需要安慰。

(一)观察法的特点

1. 真实性 病人的非语言行为不像语言行为那样可以受到意识的控制,如交谈中病人可以选择词汇、掩饰信息,但非语言行为是人真实情感的不由自主地自然流露和表达。当一个人焦虑、恐惧、兴奋、惊讶时,其面部表情、眼神、动作都会真实表现出来,很难掩饰。例如:在接受检查时,病人会说:"我一点也不害怕,不紧张。"但从紧锁的眉头、咬紧的牙关、向后退缩的身体姿态、攥紧的拳头可以看出他真实的心理感受。

2. 情境性 非语言行为与沟通所处的语言环境密切相关,同一种非语言行为在不同情境中,其含义不尽相同,也就是说情境决定了非语言行为的含义。例如:同样是流眼泪,在不同情境中可表现为幸福与悲伤、高兴与难过、满足与委屈、感激与仇恨等完全不同的心理感受。因此,必须联系具体的沟通情境,才能理解非语言行为的真正含义,避免引起误解和错判。

3. 组合性 非语言行为往往通过组合的方式出现,个体通过同时使用身体多种器官来传情达意,是身体多部位的姿势、表情、空间位置的联动组合,具有整体性的特点。例如:当病人极度恐惧时,往往会身体缩作一团、双手捂脸、双眼紧闭、全身肌肉紧张,这表明人的情绪是由整个身体共同表达的。

4. 广泛性　非语言性行为是由人类共同的生理、心理和社会行为特点决定的。在绝大多数情况下，不管哪个国家和民族、男性和女性、大人和小孩，人们往往用笑的方式表达友好、喜悦的心理感受，用哭的方式表达痛苦、悲伤的心理感受。在语言有差异的个体中，可以通过非语言行为进行沟通。因此，非语言行为是非特异性的，可以在不同群体中广泛使用。

（二）观察的方法

交谈过程中通过对非语言行为的观察，对个体所说的话有解释、澄清、纠正和强化的作用。如果发现病人的非语言行为与语言表述有明显差异或强化，应给予关注和记录。

1. 仪表　借助于对病人外表的观察，可以获取年龄、性别、职业、社会角色、兴趣爱好、情感意志、态度倾向等方面的信息。此外，可以通过对方服饰颜色、样式、整体搭配判断对方的心理状况和个性特征。例如：原本衣着得体、衣冠整洁的个体，患病后突然不注意仪表和着装、不修边幅、衣着邋遢，可能预示着情绪不稳定，患病对其打击很大。

2. 面部表情　通过对病人面部表情的观察，可以获取病人对快乐、惊讶、恐惧、厌恶、愤怒等的感受。眉间舒开、嘴角上扬表示快乐；眉头紧锁表示紧张、恐惧；面红耳赤、咬牙切齿表示愤怒等。

3. 眼神　眼睛是心灵的窗户，个体的心理感受可以通过眼神传达出来。护士在沟通中要恰当理解病人的眼神所传递的情感，因此要明白不同眼神及眼神变化所代表的含义。例如：注视对方的双眼和面部，表示尊重、理解；微笑伴有眼神注视表示感兴趣、肯定、鼓励继续谈话；在开始说话时眼神移开，表示集中思路、避免打扰；说话中停顿但不看对方，表示略做思考；说话时不看对方，没有眼神接触，表示有戒心或心不在焉；说话结束时重新又看着对方，表示尊重或话已讲完、期待对方继续话题。不同眼神的常见含义见表10-2。

表10-2　不同眼神的常见含义

眼神	常见含义
眯眼睛	看不清，或不同意、反感、生气等
眼珠来回转	说谎、厌烦、分心、不感兴趣等
目光固定、微笑、瞳孔变大	感兴趣、信任、关心、有诚意等
不敢正视、缺乏目光接触	心虚、害怕、紧张、说谎等

4. 身体姿态　身体姿态反应病人的精神面貌。如果病人处于站姿，交谈时双手展开、直立舒展状态表示有信心、能控制；昂头踮脚表示趾高气扬；低头垂肩、双膝弯曲、走路拖拉的人表示心情抑郁；跺脚表示兴奋或愤怒。

5. 手势　手势在非语言行为中具有丰富复杂的表现力，在表达内心感受时有重要作用。不同手势的常见含义见表10-3。

表10-3　不同手势的常见含义

手势	常见含义
手抖	焦虑、紧张、不安等
双手搓动	思考、愿意参与等
手指敲桌子	不耐烦、紧张等
展露手掌	信任、陈述事实等
紧握双手	焦虑、紧张、需要安慰等
手叉腰	敌意、挑衅、傲慢、愤怒等
双手交叉在胸前	生气、不同意、防卫、保守等
触摸自己	紧张、焦虑、恐惧等

三、量表法

量表法是依据一定的心理学理论，采用心理量表为主要测量手段，通过一定的操作程序，对个体的情绪状态、心理健康程度等心理特性和行为进行定量测量、分析、评价（见理论与实践10-8）。常用的量表包括焦虑自评量表（SAS）、抑郁自评量表（SDS）、症状自评量表（SCL-90）、生活事件量表、社会支持问卷、成人心理压力量表、医学应对问卷、简明精神病量表等。使用这些量表时需注意以下问题：

1. 评定者　评定者要具有相关的专业知识，在评定之前进行训练，充分掌握评定量表的使用方法，必要时需要专业心理人员的指导。

2. 评定工具　根据评估目的、量表的适用条件选择正确的评定工具。有些量表适用于正常人群；有些量表适用于慢性病病人；有些量表评定检查当时或过去一周或两周内情况；有些量表调查过去一年内时间的情况。

3. 评定方法　严格按照量表使用手册规定的方法正确、合理使用评定量表。对量表的适用人群、使用方法、计分方法、结果解读有正确认识。量表是筛查工具，不是诊断工具。当量表评定结果与临床所见不相符或自己不能解决的疑难时，应向专业心理人员求助，避免过分依赖和滥用评定量表。

理论与实践10-8

李女士的量表评定结果

在专业心理人员的指导下，护士采用抑郁自评量表（SDS）对导学案例中的李女士进行心理测评。结果显示，李女士抑郁严重指数为0.65，为中至重度抑郁水平。于是护士联系心理咨询科医生进行心理咨询。

【解析】　在专业心理人员的指导下，结合李女士临床表现和量表测量，对李女士的心理反应进行评估，有助于进一步明确诊断和采取干预措施。

（吴　雪）

学习小结

1. 常见的病人角色适应不良有角色缺如、角色冲突、角色强化、角色消退等。

2. 求医行为包括主动求医、被动求医、强制就医。

3. 影响遵医行为的因素有病人因素（年龄、文化程度、经济状况、病程、疾病认知水平）、医护人员因素（医护人员业务水平、对医嘱的解释和指导）、治疗方案因素（治疗方案是否复杂、是否有效、是否容易使病人接受），以及其他因素（强大的社会支持系统、病人在制订诊疗方案时是否充分参与）。

4. 病人常见的心理行为特征包括焦虑、抑郁、恐惧、依赖、否认、敏感多疑、情绪不稳定和愤怒、孤独、自卑、羞怯等。

5. 对病人心理顾虑的评估从最初接触病人即开始，通过有效提问、倾听与参与、运用共情、恰当表达观点引出病人的心理顾虑，同时通过观察法和量表法对病人心理问题进行评估。

6. 提问包括开放式提问和闭合式提问，通过为什么、问什么、问谁、何时何地问构建提问过程。

7. 倾听时要认真倾听、积极参与；要感受性地听，不要评判性地听；不要随意打断对方；听出"言外之意"；恰当确认信息。

8. 运用共情可以消除病人疑虑，使其向医护人员提供真实、深入内心感受的信息。

9. 恰当表达观点可以增强护患关系的信任，有助于充分引出病人的心理顾虑。

10. 运用观察法可以更准确地了解病人的真实心理感受，包括对病人仪表、面部表情、眼神、身体姿态、手势的观察。

11. 对某些病人可以在专业人士的指导下进行心理量表测量。

1. 与病人交谈时,应如何有效提问,以引出病人的心理顾虑?

2. 交谈时有哪些不当交谈策略影响交谈的有效性? 如何解决?

3. 交谈过程中可对病人的哪些非语言行为进行观察?

第十一章　治疗性沟通

第一节　治疗性沟通概述

问题与思考

王某，男性，65岁，小学文化。心功能Ⅱ级。因"急性腹痛、腹泻1小时"于门诊就诊，门诊诊断为"急性胃肠炎"，遵医嘱给予静脉点滴泮托拉唑、注射用五水头孢唑林钠。

护士："（备齐药物至病人旁边）王叔，您好，感觉怎么样了？医生给您开了点滴的药，帮助您缓解症状。"

病人："（护士穿刺、调节滴速完成后）这滴的速度太慢了，要输到什么时候呀。一会儿我还要接我孙子放学，能不能调快点。"

护士："王叔，根据您的身体状况，您的液体不能输太快的。您先休息着，一会儿输完叫我，我帮您换液。"

（15分钟后，病人呼叫护士）

病人："我觉得心脏好难受，有点喘不过气来（病人已经将滴速调节到最快）。"

护士："刘叔，您输液的滴速太快了，我帮您调慢点。您的心功能不是很好，如果滴速调得过快，您的心脏会受不了的。就好比水龙头，开的刚刚好时，洗手不会感觉到水冲着疼；但是如果开到最大，咱们在下面洗手，会感觉到水打着手有些生疼。因此，我才没给您调太快。我这样解释，您可以理解吗？"

病人："嗯，大概懂了一些，但不是特别明白，不过我知道我输液体时不能调太快了。放心，我不会再私自调快了。"

思考： 案例中，护士主要运用了什么样的沟通方法？作用是怎样的？目的是什么？

随着现代人们健康观念的不断转变，生物 - 心理 - 社会医学模式的不断改进，护理人员角色的扩展和变更，护患之间的沟通显得越来越重要。在临床护理工作中，治疗性沟通在病人的治疗和康复中起着重要作用，不仅可以促进病人的康复，还可以减轻病人焦虑、紧张等负性情绪，帮助病人树立战胜病魔的信心。治疗性沟通作为一种治疗手段，对药物和手术等治疗手段是一种补充，在提高病人生活质量、帮助病人治疗疾病的同时，维护了和谐的护患关系。治疗性沟通是体现护士职业价值的行为之一，是护患沟通中不可缺少的沟通方式。

一、治疗性沟通的概念

治疗性沟通（therapeutic communication）是心理学上常用的一种治疗工具。它是一种沟通技巧，目的是帮助病人应对与适应不能改变的环境和现状，克服心理上的障碍，以及学会如何有效地与人相处。在治疗性沟通中，护患关系是一种以病人为中心的合作性关系。以病人为中心的指导思想是以满足病人的需要为工作的出发点。治疗性沟通与一般性沟通的比较见表11-1。

表11-1　治疗性沟通与一般性沟通的比较

	治疗性沟通	一般性沟通
目的	协助病人恢复、促进和维持健康	根据双方需要而制订，主要是加深了解
目标	以病人为中心，满足病人需要	无特定目标
时间	在特定的时间内	无特定时间
观念	病人的观念被理解	观念一致
责任	护士负责引导	双方共同负责
内容	与病人的健康相关	无特定话题
焦点	双方预先了解	双方不一定都了解
情感运用	鼓励病人表露自身情感和感受	因人而异，无特定要求
关系的长短	根据目标制订	无特定要求
关系的时间	经计划与讨论	没有计划或无法预见

二、治疗性沟通的应用现状

治疗性沟通的理论框架不断完善，并在实践中得到广泛应用。美国最早将治疗性沟通运用于护理专业学生的教育领域并获得了重要的地位。在护理学生的临床实践中发现，运用治疗性沟通可以帮助学生应对抑郁病人，提高其对护理职业的信心。我国香港地区精神科护士与病人进行沟通交流时，发现不同文化背景影响护患之间的沟通交流，治疗性沟通有利于促进护患关系的发展，提升护士的工作成效。

在实践中，人们意识到治疗性沟通能够改善病人的心理问题，因此受到了医护人员的重视和研究。例如：在对蛛网膜下腔出血病人的治疗过程中融入了治疗性沟通手段，结果发现，治疗性沟通有利于病人疾病的康复；将治疗性沟通技巧运用到对临终病人的沟通中，通过与病人建立信任关系、鼓励病人说出自己的感受、帮助病人扩大视野，站在不同的角度看待同一事物，随着病人心理体验的不断改变而修订沟通方法，可以帮助病人克服心理的恐惧等；在癌症的治疗过程中，治疗性沟通也起着重要作用，它帮助病人战胜恐惧、焦虑、悲伤等负面情绪和心理问题，同时帮助病人缓解疼痛，提高生活质量。治疗性沟通在临床已广泛应用，对肿瘤病人、卒中病人、妇科疾病病人、精神疾病病人的治疗取得了良好的效果，受到了越来越多的重视。因此，医护人员需要熟练掌握治疗性沟通方法并运用于临床。

三、治疗性沟通的类型

（一）指导性沟通

指导性沟通是主动 - 被动型沟通。护理人员处于主导地位，根据病人提出的问题，帮助病人解答疑惑，提出解决的方案。或围绕着病人的病情进行阐述，解释原因和医学相关知识。治疗性沟通可以充分发挥护理人员的专业知识、沟通能力和解决问题的能力。其优点是用较少的时间，高效率地解决病人存在的问题。但是缺点在于病人的参与度较弱,病人仅仅作为被动的执行者,护士和病人之间的互动也较少。故治疗性沟通主要运用于对病人的文化背景、生活习惯非常了解或目标明确的交谈中。

(二)非指导性沟通

非指导性沟通是主动参与型沟通。围绕病人的问题,以病人为中心与病人进行探讨。鼓励病人参与到疾病的治疗和护理中,帮助病人找出影响健康的问题、改变不利的生活方式和习惯。护患双方处于平等的地位。病人参与到决策当中,因此,病人能够更积极地执行决策,采取新的有利于健康的行为方式。

在日常工作中需结合指导性沟通和非指导性沟通的不同特点,选择合适的沟通方式。例如:在康复科或精神科,护理人员有较多的时间,任务是帮助病人疾病的愈后,因此可以选择非指导性沟通。但非指导性沟通的前提是病人有能力认识和解决自身存在的问题。在工作任务繁重的一线科室,病人这一时期的主要需求是疾病的治疗。因此,指导性沟通更容易运用到实践当中。

四、治疗性沟通的目的

(一)建立良好的护患关系

护患关系的好坏直接影响着病人与护士之间的沟通,间接影响了病人疾病的康复。治疗性沟通能帮助护士与病人之间建立并维持一种积极向上、相互信任、开放的良好护患关系。

(二)收集病人健康档案资料

通过与病人的沟通,了解到病人存在的健康问题,并通过与病人的治疗性沟通,解决病人存在的健康问题。动态地评估治疗过程,了解并收集病人的健康资料,帮助病人疾病治疗。

(三)促进病人共同参与护理问题

通过与病人的治疗性沟通,让病人了解到自身存在的健康问题,引起病人对自身健康状态的重视。

(四)提高病人护理计划的参与性

通过与病人的沟通,共同商讨并确定双方都希望的、目标明确的护理计划。病人参与其中,了解护理计划的步骤和实施方式,促进护理计划的有效执行,提高护理计划的执行率,从而实现促进病人健康的目标。

(五)提供信息并指导病人执行

通过与病人的沟通,使病人了解自身疾病,掌握疾病相关的健康知识。同时,护理人员可指导病人的日常健康行为。

五、治疗性沟通的原则

(一)目的性原则

治疗性沟通具有明确的目的性。在良好护患关系的基础上,通过与病人的沟通,了解病人亟须解决的健康问题,拟定主题,围绕主题帮助病人解决健康问题,以满足病人的需要,达到促进病人康复的目的。

(二)个体化原则

因病人年龄、性别、职业、价值观、文化程度、社会角色、理解能力、文化背景具有差异性,不同病人的诊疗过程和健康问题也会存在一定的差异。因此,在进行治疗性沟通的时候应根据不同病人选择不同的沟通方式和技巧,适应个体的需要,便于病人接受。

(三)人文原则

在交谈过程中,通过主动倾听,了解病人的需要、意见和建议。把握病人的心理变化,使病人参与其中,尊重病人的自主权,给他们自主选择的权利。不能把医护人员的主观意见强加给病人及其家属。

(四)伦理原则

在与病人沟通的过程中,注意尊重病人的隐私、信仰、人格尊严和自主权,以严谨的工作作风和专业的工作态度与病人沟通。注意语言的礼貌、举止的严谨和态度的友好，与病人建立良好的护患关系，创造和谐的沟通环境。同时，严格执行知情同意原则，在沟通开始前，取得病人的知情同意。

（五）全局观原则

治疗性沟通的对象不仅仅局限于病人，病人家属也是重要的沟通对象。表现在两方面：第一，护理人员首先以病人为中心，视病人为生理、心理和社会的统一体，在沟通中需要充分注意这三者可能给沟通带来的影响。第二，护理人员也应该重视病人家属及社会关系中每个成员对病人带来的影响，良好的社会支持也有利于病人问题的解决，帮助病人树立信心。在沟通过程中，护理人员应重视与病人家属的沟通，使其意识到家属在病人疾病康复中的重要性，并鼓励家属积极参与到病人的疾病治疗中。

（六）专业原则

在与病人及其家属沟通之前，充分了解病人与疾病有关的情况，对病人具有比较全面的了解。通过对病人的了解，查阅相关资料，对资料进行整合，制订好沟通策略，以专业的态度与病人进行沟通。

六、治疗性沟通的影响因素

治疗性沟通作为以病人为中心的沟通方式，通过与病人的沟通交流，了解病人的需要，帮助病人解决存在和潜在的健康问题，促进病人康复，维持病人健康。但治疗性沟通的效果受许多因素的影响和制约。主要的影响因素来自沟通双方，即护理人员和病人两个方面。

（一）护理人员方面

1. 健康状况　护理行业的特殊性，使得护理人员的工作压力、工作强度及排班制度与其他行业有很大的差别，容易使护理人员产生疲劳等健康状况和心理问题。在沟通时，如果护理人员的身心健康没有达到正常的水平，可能会影响沟通的效果。

2. 沟通技巧　护理人员的个性化差异，没有正确地运用如倾听、安慰、目光交流等沟通技巧，以及护士本身的语言习惯和表达技巧的欠缺，可能导致病人对护理人员的不信任，从而影响护患关系的发展。

3. 专业水平　护理人员扎实牢固的专业技能，可以使病人对护理人员产生信任。如果专业知识缺乏或操作技术不熟练，将使病人产生不信任感，影响沟通效果。

4. 职业因素　护理人员对职业的情感影响了其对工作和与病人交流时的行为表达。护理人员如果对护理行业持消极态度，将不利于护患沟通。

（二）病人方面

1. 病情变化　在病情发展的不同阶段，病人的情绪、情感体验会有所不同，对周围环境和人员的态度也会产生相应的变化，这影响了护患双方的沟通交流。

2. 知识储备　病人缺乏对自身疾病的了解和疾病的相关知识，导致沟通不畅。

3. 社会背景　不同的病人在文化程度、宗教信仰和价值观方面的不同，导致其行为准则和沟通能力等具有差异性，这直接影响了护患沟通效果。

4. 生理因素　病人由于年龄和性别的差异，对同一事物的理解能力和看法有所不同。护患沟通时，同一种表达在不同人之间的反应和理解也可能产生一定的差异。

第二节　治疗性沟通的实践

问题与思考

张某，女，56岁，退休在家。2年前，因肉眼终末血尿2天伴尿意不尽感，行膀胱镜检查见膀胱左侧壁、左输尿管口上方见新生物，病理提示：膀胱移行细胞癌。行膀胱部分切除术＋左输尿管移植术，术后给丝

裂霉素多次膀胱灌注。2 年后，因右下腹胀痛，B 型超声检查示：肝占位。入院后遵医嘱化疗 1 次，化疗过程顺利，病人无恶心、呕吐等反应。医护人员与其沟通时，发现病人情绪低落、表情抑郁、沉默不语。

思考：

1. 该病人消极紧张情绪的原因有哪些？

2. 如何利用治疗性沟通缓解病人的抑郁情绪？

一、治疗性沟通的基本步骤

（一）准备与计划阶段

1. 资料准备　包括了解病人的基本情况、明确交流目的和内容、制订交流的提纲、提供适于交流的环境。

2. 明确交谈目的　①建立良好的护患关系；②收集资料；③促使病人参与治疗护理，积极合作；④向病人宣教健康知识，提高其自我护理能力；⑤为病人提供心理社会支持，促进身心健康。

3. 环境准备　一个较为私密的环境，和病人或家属进行私密的交谈，暂停外界的干扰，停止一切操作。保护病人的隐私，促进病人舒适。

（二）交谈开始阶段

1. 有礼貌地称呼对方　切忌简单地称呼病人的床号，这样会使病人感觉没有受到尊重。

2. 主动介绍自己　告诉病人自己的姓名、职务，让病人对自己有初步了解，建立初步的信任关系。

3. 说明交谈的目的和需要的时间　病人和医护人员第一次进行沟通时病人不确定沟通的目的，可能产生对未知的恐惧，不利于沟通的进行。因此，在进行交谈前要告知病人交谈的目的和时间。

4. 帮助病人采取舒适的体位　舒适的体位可以帮助病人放松，有利于交谈的进行。

（三）交谈阶段

1. 提出问题　一次只问一个问题；问题应该简单明了；内容符合病人的年龄、职业、文化程度、社会地位；使用病人能听懂的语言。

2. 采用不同的语言表达技巧　包括指导性交谈和非指导性交谈。指导性交谈是护理人员确定问题并提供解决办法。在交谈中，病人向护理人员寻求专业性指导和帮助，护理人员凭借掌握的医学基础知识和丰富的临床经验，根据病人的咨询，为他们分析病因、解释病情，并提出适当的护理方法。指导性交谈中病人具有服从倾向，容易产生拒绝采纳医护人员建议的现象。非指导性交谈是由病人引导谈话，护理人员的作用是促进交谈进行，对病人在某一问题表现出的自我探索给予支持性反应，并帮助病人确定、正视和解决问题。非指导性交谈具有承认病人认识问题、介入诊疗和改变生活的自主能动性。具有疾病自我治理的潜能。交谈过程中双方地位平等、参与态度积极，病人容易产生形成决策后的自豪感和相应的遵医嘱行为。

3. 注意非语言沟通　通过面部表情、眼神或身体语言传递信息。身体的语言更能表达双方的真实感受。相互的非语言沟通可以增进双方的信任，有利于沟通的进行。

4. 及时反馈　通过与病人的交谈，了解病人的感受，及时反馈信息，对内容做出调整。

（四）交谈结束阶段

1. 适时结束交谈　根据计划及现场的情况，决定结束的时间，结束并不是戛然而止，突然打断病人的讲话，而是让病人说完，适时引导，不再引出新问题。

2. 概括并核实重点内容　对交谈的内容进行总结、记录，同时也具有核对的作用。

3. 预约下次交谈时间　提前与病人预约时间，以便双方有充足的时间准备下次的交谈。

4. 致谢　表达对病人的谢意是交谈必不可少的内容，可使病人得到心理上的满足。

二、治疗性沟通的常用技巧

（一）共情

共情是一种对他人情绪状态的感同身受，认知理解和协调行为反应的能力。

（二）信任

信任就是病人期待疾病诊疗与护理问题得到解决，并相应地接受一系列医疗和护理的行为。这些行为的结果若没有达到病人的预期，将带来负面的心理影响，病人对医护人员的信任度降低；反之，行为的结果与预期相符时，将带来正面的心理影响，病人对医护人员的信任程度增加。

（三）倾听

倾听是指接受口头及非语言信息、确定其含义和对此做出反应的过程。倾听是倾听者在接纳基础上，积极地听，认真地听，关注地听，并在倾听时适度参与。

（四）提问

医护人员所提的问题和提问的方式在很大程度上可以影响病人的思想和情感，所以在与病人交谈中要注意提问的技巧。

（五）说服与拒绝

说服与拒绝是治疗性沟通模式中常用的沟通技术，可以正确引导病人的思路，使其拥有积极、主动、正确的疾病认知与应对的态度，进而促进康复。

（六）自我表露

自我表露是在和别人交往时，表达自己真实的感情，让对方了解到真实的自我，并且找到自己的价值和意义。

治疗性沟通模式常用的技巧还有控制、探究等，无论什么方式，护理人员要注意把握住几个中心点：以病人为中心；把握住沟通的主题；尊重病人，以帮助病人解决现存的心理、生理等问题。

三、治疗性沟通的评价

治疗性沟通的效果评价可以是多样化、多层次、多角度的，但是最终的目的却是相同的，即病人的生活质量是否得到了改善。治疗性沟通的效果评价有三个层次（图 11-1）：

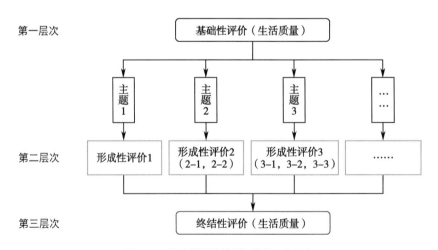

图 11-1　治疗性沟通效果评价的三个层次

（一）基础性评价

治疗性沟通开始前，与病人进行初步的交谈，对病人有初步的了解、评价，并做出预测。了解病人对自身疾病的认知度和治疗的配合程度，以及病人自身的身心状态，帮助进行治疗性沟通的护理人员制订沟通计划。其目的是沟通者所设计的治疗性沟通方案与病人相匹配,适应病人的需要,以病人为中心,帮助沟通双方处于良好的沟通状态。预测的基本内容不仅包括病人对疾病的认知、信念、行为等情况,还可以包括病人住院期间的各项检查指标,以及对医院给予病人治疗方案和护理效果的满意程度和对社会支持的利用程度,同时还包括对共同效果的预测,如病人生活质量改善情况的预测。

(二)形成性评价

在治疗性沟通过程中,针对某一特定主题,根据沟通进行的程度,修订沟通的方向,而进行系统性评价。主要目的是及时调整治疗性沟通的方案或计划,使治疗性沟通更加完善和切合病人的实际,达到更好的沟通效果。一方面,通过不断的评价及反馈评价的信息,使医护人员了解到沟通需要补充或修改的方向,然后不断修订、不断改进治疗性沟通的干预效果;另一方面,保证干预对病人现在或潜在的健康问题具有良好效果。根据主题数量的差异,形成性评价的次数也会相应变化,主题数量和评价次数为正相关。一般的评价顺序为:在一个主题结束后,对治疗性沟通的效果进行一次评价,了解这个主题想要帮助病人解决的健康问题是否已达到目标。如果健康问题得到解决,就进行下一个主题的治疗性沟通;如果未完全解决,那么需要修订治疗性沟通的主题,再次进行沟通、评价,直到这一健康问题完全得到解决。

(三)终结性评价

在针对一组主题的治疗性沟通结束后,为判断其最终的效果进行评价。例如:在针对糖尿病病人自我管理的治疗性沟通中,设定主题的治疗性沟通结束后,对糖尿病病人自我管理能力进行沟通效果评价,了解病人自我管理能力是否得到了改变和纠正、是否有利于糖尿病病情的控制。其目的是阶段性评价病人对疾病知、信、行的改善程度,评价病人生理、心理、社会等方面的适应能力。

(王　涛)

学习小结

本章首先通过治疗性沟通基本信息的介绍,让学生对治疗性沟通的概念、历史和与其他沟通方法的区别有直观的了解,掌握治疗性沟通的目的、方法、影响因素;其次对治疗性沟通模式的解释,让学生学会运用治疗性沟通解决临床上病人的一些心理问题,熟练掌握治疗性沟通方法;最后通过具体案例,使学生得以实践。

复习参考题

1. 治疗性沟通与一般性沟通的区别有哪些?
2. 治疗性沟通的目的和原则是什么?
3. 治疗性沟通的实施步骤有哪些?
4. 如何评价治疗性沟通?

第十二章　共　情

学习目标	
掌握	共情的概念、定义特征、表达方式。
熟悉	共情的组成部分。
了解	共情的表达方式；如何运用共情护理病人。

第一节　共情的概念

共情是护理人际沟通课程中的专业核心技能,需要深入学习、理解和掌握,并广泛运用到工作和日常生活过程中,以提高人际交往能力和护理专业素养。

共情最初是应用于心理学领域中,并与心理辅导、心理咨询与心理治疗效果密切相关的一个概念,其目的都是通过建立相互信任的工作关系从而对来访者进行帮助,以促进来访者的改变或成长。目前,这一概念在护理学领域也得到了推广应用与发展,并发现其具有普适性,可以广泛应用于所有人际关系相关的领域,例如:师生关系、家庭关系、同事关系、朋友关系等,有助于建立积极的人际关系。而且,共情已经是现代护理专业领域里的核心概念之一,是护士必须具备的一种为病人提供专业性照顾的沟通能力。

一、概念

共情(empathy)是指进入对方的内心世界,了解对方的心理感受,并将了解的内容传达给对方的一种能力。所以,具有共情能力的人能够深入他人的内心世界,洞察其心理感受,并对他人的心理感受做出恰当的反应。在人际沟通中,能够回应对方的感受是一种最佳的回应方式。因此,共情不仅是一种体察对方内心世界的能力,也是一种最核心和最重要的人际沟通能力。

中国台湾地区和中国香港特别行政区的学者将"empathy"这个词译为"同理心"或"同感心",我国大陆/内地的心理学界将其译为"共情"。译为"同感心",从字面上更贴近"empathy"的核心含义"感同身受"。"同感"是指感受他人的感受,特别强调动用自己心理的情感区域去感受对方的情感和情绪。译为"同理心",主要是认为"empathy"这个词同时包含了理性和感性的成分。理性成分是指倾听者能正确地了解当事人为什么会有这种感受;感性成分是指倾听者能与当事人的感受产生共鸣。译为"共情",是当对方描述对某件事情的感受时,自己好像也能感受到同样的感受,即倾听者具有"换位思考"和"感同身受"的能力。所以,我们应该知道英文"empathy"在不同的专业领域或不同的地域使用了不同的翻译名称,但"共情""同感心""同理心"这三个词汇在护理学专业领域都具有通用性和等同性。

二、对共情的阐述

对于共情，许多学者有着精辟的阐述。由人本主义心理学的创始人卡尔·罗杰斯(Carl Rogers)所阐述的概念最为清楚和准确，并得到了学术界的广泛认可。他指出：共情是对当事人的内心世界有准确得犹如亲身体验的了解(感同身受)，倾听者能够敏锐地进入当事人的内心世界，包括当事人的处境和想法，以及他的恐惧、恼怒、困扰或其他情绪，而不加以评判，也不尝试去揭露当事人潜意识的感受，并将了解的内容传达给对方，让他知道他已经被了解了。这种共情的了解和回应，能够促使当事人更实际而透彻地探索自己，从而增加对自身的认识，也能体验到被别人了解后的释放感。可见，共情不只是倾听者具有能够进入当事人内心世界的能力，也不只是倾听者能够敏感地感知当事人的感受，而且要用语言表达出他对当事人的理解。

罗杰斯认为共情是指体验别人内心世界的能力，包含3个方面的含义：

1. 咨询师借助求助者的言行，深入对方内心去体验他的情感、思维。

2. 咨询师借助于知识和经验，把握求助者的体验与他的经历和人格之间的联系，更好地理解问题的实质。

3. 咨询师运用咨询技巧，把自己的同感传达给对方，以影响对方并取得反馈。

梅洛夫(Mayeroff)认为，共情就是：关怀一个人，了解他和他的内心世界，就好像我就是他，我能够换位思考地站在他的角度，用他的眼光去看他能够看到的世界和他的处境。而且，能够设身处地进入他的内心世界，与他同在他的世界里，从内部去体会、察觉和认同他的生活方式及他的目标与方向；而不把他看成物件一样，从外面以旁观者的视角去审视、观察和评判他，认为他应该怎样，不应该怎样。

帕特森(Patterson)进一步指出，具有共情的理解是不以客观的、外在的或个人的参照标准来看待事物，而是放下这些标准，设身处地地以当事人的参照标准来看待事物。即使倾诉者的叙述与你的为人处事的态度和价值观截然不同，倾听者还是要了解和接纳对方，并且能准确地做出回应。

三、对共情的理解和解释

(一)共情是什么？

1. 共情是在人与人交流中表现出的、对他人设身处地理解的能力，广义的共情是指所有人际场合中产生的设身处地为他人着想的能力。

2. 共情是"设身处地换位思考""感同身受地理解和接纳"和"准确地回应"。

3. 共情是对他人的情绪和情感的觉知、理解与把握，主要体现在一个人的情商能力方面，如换位思考能力、倾听能力、表达尊重的能力等。

4. 共情是一种能够了解、预测他人行为和感受的社会洞察能力。

5. 共情是不仅能正确感知对方的感受，还对他人的处境有合适的同感性回应。

6. 共情是倾听者一边倾听对方的叙述，一边进入他的内心世界，设身处地地换位思考，感受他的感受，然后又能够从他的处境中跳出来，以言语尽可能准确地表达出对他内心体验和感受的理解，使他感受到被理解。

7. 共情是站在他人的角度看问题，设身处地地领悟他人的所思所感所为，从心底理解他人、关心他人。

8. 共情是深深地去体会另一个人在其独特生活经验中的某一特定时刻的感受。

9. 共情是站在他人的立场，凭直觉感知他人的感受，即设身处地地用他们的眼光来看待问题，体会他们的感受。

10. 共情是设身处地地认同和理解他人的处境、体验、情绪和感受的能力。

11. 共情是同感的状态(being empathic)，意味着一个人去感受另一个人感受到的痛苦或快乐，就"犹如"亲身体验过，或"好像"他感受到的那样。好像自己就是那个人，但又永远不失去"好像"的境界。如果失去了这个"好像"，那么这种状态就会成为一种认同。

12. 共情是一种复杂的、高要求的、强烈的却又是细微而温和的存在方式。

13. 共情的能力不仅限于感同身受，还包括协助对方处理情绪，帮助他从情绪中走出来，让他看到事物的其他可能性，以及提升他以后遇到类似情况后的处理能力。

14. 共情是将心比心。人与人之间的冲突，通常起源于对彼此的误解，或彼此看问题的角度和切入点不同。如果双方都能够设身处地地换位思考，同样的时间、地点、事件，把当事人换成自己，就能够设身处地去感受和体谅他人。

15. 共情是换位思考。中国有"己所不欲，勿施于人"和"老吾老以及人之老，幼吾幼以及人之幼"的劝诫；西方谚语中也有 "Put yourself into someone else's shoes（设身处地地为别人着想）"的说法。

16. 共情不仅是为了理解别人，也是为了让别人理解自己。

17. 共情意味着体会他人的情绪。

18. 普通人的共情是一种善良的表现，即"理解他人的情感状态，设身处地为他人着想"。

19. 共情是一种美德，是无私、仁慈、正直、善良、公平的基础。

20. 共情既是一种态度，也是一种能力。作为态度，它表现为一种对他人的关切、接受、理解、珍惜和尊重。作为一种能力，它表现为能充分理解他人的心事，并把这种理解以关切、温暖、尊重的方式表达出来。

21. 共情是人类与生俱来的一种天赋，但共情与许多后天习得的能力一样，很难成为一种自然的、本能的习惯。但是，通过不断的练习，能让我们更加熟练地掌握和运用这种技能。要真正掌握共情的能力需要进行教育、培训和实践。

22. 共情是一种保持心理平衡的有效方法。同样，它也可以帮助他人在失去心理平衡时重新获得平衡。

（二）共情不是什么？

1. 共情不是去迎合他人的感情，而是能够理解和尊重他人的感情；并在处理问题或做出决定时，充分考虑到他人的感情及这种感情可能引起的后果。

2. 共情不等于善良。善良是一种态度，善解人意则既是态度又是方法。善良的人如果缺乏善解人意的能力，就难以体现他的善良，在利他时也往往会造成误解。善解人意是一种能设身处地从别人的角度去体会并理解别人的情绪、需要与意图的一种人格特质。具有共情的人，会给人留下善解人意的良好印象。

3. "共情不能改变事实，但能改变我们的心情。"其实，心情变了，事实也有可能发生变化。

4. 共情并不意味着失去你自己，只是充当其他人的一面镜子。

（三）共情与同情的区别

同情是在感情上对他人的处境产生善意的关怀性反应。通常是指对他人的苦难、不幸所产生的关怀、理解的情感反应。狭义的同情是针对弱者或不幸者所产生的情感体验或情感表露，而且往往带有主观色彩。所以，可能会伤害被同情者敏感的自尊心，容易导致被同情者的反感。因为任何一个人都不愿意成为被别人可怜或怜悯的人，越是不幸的人越有极其敏感和脆弱的自尊心。因此，同情往往是在感情上对别人的遭遇产生的共鸣，是对他人痛苦的感同身受，是将他人与自己视为一体，对别人的悲惨处境感到心里不舒服，并有可能会在一定程度上通过言语或非言语的方式表露出来。但是，这种同情心的表露往往是站在旁观者的视角，给人以妄加评判的感觉，会伤害他人的自尊心。而共情的表露一定是首先要做到换位思考，能够站在他人的视角，表达自己的理解和感同身受，并且不评判他人的是非曲直。

广义的同情是一种普遍性的关怀情感反应，无关乎他人的强弱或贫富，甚至会延伸至对动植物的同情。人人都应该具有一定程度的同情心，不伤害别人，尽量帮助每一个人。同情是能与他人情感产生共鸣的一种能力，这种感情反应不一定是悲伤或怜悯。所以，具有共情的人一定会具有同情心，但是，具有同情心的人不一定会表达共情。

这两个概念最大的区别在于共情是一种客观的情绪体验，既能与他人感同身受，又能对他人情绪进行客观的认知、理解和分析；而同情则不要求对他人有感同身受的理解。

四、共情的分类

伊根（G. Egan）把共情分为两种类型。

1. 初级共情（primary empathy）　其含义接近于罗杰斯提出的共情定义，与咨询技巧中的无条件积极关注技巧有关。

2. 高级共情（advanced empathy）　对咨询者有更高的要求，需要运用咨询技巧中的影响技巧来直接影响来访者。

五、共情的分层

德瓦尔认为完整的共情包含许多层次，就好像"俄罗斯套娃"，由内到外，一层套一层。

1. 情绪感染　最内部的是"情绪感染"，这是一种最初级的共情。例如：小孩子看到大人们吵闹，自己也会哇哇大哭；情绪感染是无意识的，是可以瞬间触发而不经过思考的。类似的"传染"还有笑和打哈欠，都是一种无意识的同步效应。

2. 感同身受　第二层次是"感同身受"或"为他人着想"，这是共情的核心部分。感同身受也可以是无意识且瞬间发生的，但是，感同身受者在心里会重现他人的状况，即"身体先进入角色，大脑才慢慢领会"，从而更好地理解他人。因为感同身受需要设身处地和换位思考，所以感同身受比情绪感染更深入。

3. 同情和关心　第三层是同情和关心，对他人提供"定向帮助"的行为。

六、共情的组成部分

共情是一个具有多维结构的概念。

罗杰斯描述的共情有 3 个组成部分：情感上的共情、认知上的共情、沟通上的共情。

帕特森描述的共情包括 4 个组成部分：

首先，助人者必须是善于接受他人的沟通，这是情感上的共情。

其次，助人者必须把自己放在对方的角度理解他人的沟通，这是认知上的共情。

再次，助人者必须把对当事人的理解告诉给对方，这是行为上的共情。

最后，帕特森建议，共情应该尽可能允许当事人证实助人者对他的理解是否正确，这是关系上的共情。关系上的共情被定义为当事人经历或感知到的共情。它与助人者的认知能力和行为上的沟通能力有关。

在护理文献上，摩尔斯（Morse）等在综述了大量文献的基础上，确认了共情有 4 个组成部分：道德上的、情感上的、认知上的和行为上的共情。

1. 道德上的共情　是一种内在的利他主义的力量激励助人者去实践共情。

2. 情感上的共情　是一种在主观上感受和分享他人的心理状态或内心感受的能力。

3. 认知上的共情　是帮助者确认和理解他人的感觉和观点，但又不会失去客观性的能力。

4. 行为上的共情　是一种沟通反应，用于传递对他人观点的理解。

第二节　共情的定义特征

一、定义特征

定义特征是指出现这个概念时必须具备的一些特点。共情的定义特征包括：

1. 像他人一样看这个世界（See the world as other see it）　这个特征强调了换位思考的重要性。只有换位到对方的位置，你才能够具有他人看问题的视角，才有可能体会和理解他人的感受和需要。

2. 理解他人的感受（Understand another's feelings）　在换位思考的基础上，才能真正体察他人的处境、心理感受、内心渴望和需求。如果没有换位思考，你对他人的理解只能是一种旁观者视角下的推测，认为"我觉得他可能是遇到什么麻烦了……"但是，这种"我觉得""我认为"始终是站在自己的角度在看问题、想问题、下结论，而忽视了对方的真实情况，这是一种没有换位思考而自说自话的结果。

3. 不评判他人（Non-judgmental）　不评判是尊重他人最基本的表现。所以，评判他人会使对方感觉没有受到起码的尊重，从而容易引起他人的反感情绪。

4. 沟通对他人的理解（Communicate the understanding）　有了以上换位思考、理解他人的感受、不评判他人，还需要把你对他人的理解用语言的方式表达出来，让他人明确地感受到你真正理解他了，从而感受到被理解后的释放感。否则，如果缺乏明确的沟通，对方就不能获得明确的反馈信息，就会有一种对沟通效果的不确定感，而不能感受到真正地被理解和被接纳。所以，明确的语言沟通和非语言沟通是表达共情的重要环节。

二、案例分析

下面以4个案例分析说明掌握和运用共情的4个定义特征的重要性。

（一）典型案例

一位35岁的卵巢癌病人经常情绪低落。她的责任护士通过心理护理试图给她以心理支持。该病人向护士倾诉了她的遭遇及她对自己患病感到很愤怒，而且经常冲自己的2个孩子发脾气。护士倾听了病人的诉说，没有评判她的行为，而是能够站在她的角度看待她的处境，表示理解她的感受和行为，并且帮助她分析其中的原因和解决问题的办法。这样，病人感受到的是护士理解她的感受，而且没有因为她的愤怒行为而责备她。这是护士具有共情的一个例子。

（二）边缘案例

一个男孩子的父亲去世了。在回到学校上课的第一天课间休息时，他趴在桌子上哭了。他的老师走过去，想倾听他心里有什么感受或想法。这个孩子希望他的父亲没有去世，他认为老师理解他。所以，他什么也没有说。老师也没有再说什么。这个孩子心里认为老师理解他因为父亲的去世而伤心，并且是一个爱哭的孩子。但是，他没有在老师的反馈中得到确认，因为老师什么也没有对他说。这使得这个孩子对他们之间的沟通结果感到不确定，因为他不知道老师是不是真的像他认为的那样理解他。

（三）相关的案例

一个女孩子很伤心，因为她总是很晚才回家，终于遭到家长的责骂并被从家里赶了出去，而且她将因此失去一次每个同学都有机会参加的重要舞会。她的老师却说："可怜的孩子，我知道你现在的感受。想当年，我像你这么大年龄的时候，有一次我因为不小心裙子上划破了一个洞，因为没有合适的衣服可以穿，我也曾经失去过一次重要的舞会。"这只是一个具有同情心的例子：她的老师看这个女同学正在为失去了一次参加舞会的事情而伤心，而且认为她也有过同样的感受。事实上，这个老师只听到学生叙述的一部分事实就开始发表感想，但是，她是站在她自己的背景和经历上来解释这件事情，与学生所发生的事情的性质完全不一样。尽管学生感到老师对她的关心让她感到温暖，而且老师也没有对她的所作所为进行评判。但是，学生没有感受到被理解。

（四）相反的案例

一名女性病人对自己的病情和治疗效果感到绝望，她告诉护士她简直活不下去了。护士却回答："噢，别傻了，你还年轻，你有太多的理由要活下去。"这是一个相反的没有共情的例子，因为病人绝望的感受没有被承认和理解；护士没有试图从病人的角度来看问题，没有表现出对病人的任何理解；而且，护士对病人的想法进行了评判，认为她的想法太傻了。病人感受到的是被别人劝告或告诫。可对她来说，她确实很绝望。但是，她知道没有人愿意去理解他，因为她被认为不值得为这件事情而烦恼。

第三节 共情的表达方式

卡可夫（R. Carkhuff）将共情的表达划分为五个不同的层次或水平。

下面我们以护士与病人沟通时的对话为例，举例说明具有不同层次共情的护士可能会做出什么样的反应。

病人问："护士，我这个病能不能治好啊？"

第1层次：没有理解，没有指导。 回应只是劝告、空言安慰或否认。例如："不要担心，我们会帮助你的嘛。"

第2层次：没有理解，有些指导。 忽略了情感或感觉，只对说话的内容或想法做出回应。例如："你对我们没信心吗？"或"你怎么那么多问题呀？"言外之意是"你怎么那么难缠？""你真是好难相处"等。

第3层次：存在理解，没有指导。 对内容、意义或情感做出了反应，但却没有给他指明方向。反映对方的感受，可以让他感受到你明白他。例如："你对这个病好像有些担心，不过，别担心，我们会帮助你的。"

第4层次：既有理解，又有指导。 对情感做出反应，回应对方的感受，了解对方的问题。例如："你担心自己这个病治不好，你是怎么想的呢？"

第5层次：理解、指导和行动都有。 包括第4层次共情的回应，并鼓励对方采取行动，寻求解决问题的办法。对第4层次的内容均做出了反应，并提供了行动措施。

例如："你担心自己这个病治不好，你是怎么想的呢？"

等对方回答后，护士了解了病人的想法，并提出有针对性的解决问题的办法，建议可以采取的行动。护士可以建议对方：

例如："你觉得你跟你的主治医生谈谈你的想法，会不会有帮助啊？"

又如："你似乎已经做了最坏的打算，你有没有跟你家里的人谈过你的想法呢？"

在这五个层次中，第一和第二层次是没有共情的表现，第三层次是可以接受的最低层次的具有共情的反应，相当于初级共情的水平。第四层次相当于高级共情的反应。第五层次代表着更高层次的促进性的行动。

第四节 表达共情的过程

一、过程

表达共情的过程可以分为以下4个动态的步骤。

第一步，开放自己的感官，与自己的感受起共鸣。 共情的首要条件是先开放自己的感官，倾听自己的真实感受，使观察能力变得敏锐，才能正确地接收对方发出的信息。假如：倾听者无法触及自己的感受，就更难以感受和体会别人的感受。因此，倾听者必须先把自己调整到可以感受自己的感受，并能敏感地捕捉别人的感受和线索的状态。

开始交谈时，要做到单纯地去听，不附加自己的解释；耐心地倾听对方在讲什么，并留意对方的非语言行为所表达的信息。因为每个人成长和生活在不同的环境背景下，护士必须保持一种开放性的态度才能真正了解病人，了解他们如何感知和认识他们的疾病、他们对疾病的态度和感受、疾病对他们意味着什么，以及他们如何应对疾病。这是护士对病人进行共情的了解。

同时，护士需要放下自己看待事物的价值观和习惯。因为护士在自己的人生阅历和工作经验中早已形成许多既定的标准，他们常常以自己的经验、判断力和情感反应来做出判断，以致很少能够开放性地接纳当事人的看法和立场，所以他们会倾向于对他人的情绪反应和行为做出各种评价，甚至批评。因此，他们可能无法进入当事人的内心世界，也无法理解当事人的处境和感受。

第二步，敢于表达自己的感受。倾听者在交谈过程中，要敢于适时地表达自己的感受，才能表现出对对方的理解和尊重。如果倾听者未能回应对方的想法、处境、困难和感受，通常会被认为忽视了倾诉者的感受。相反，如果倾听者没有听完对方的倾诉就急于回应对方，那么，他表达的想法和感受是根据他自己的推测而产生的，不一定是对方想表达的。所以，通常会被认为忽视了对方。

第三步，倾听他人的感受，并与他人的感受起共鸣。倾听对方已表达的和隐含着的意思，才能完全理解对方，与他人的感受起共鸣。当然，在交谈过程中，倾听者开始时可能对对方表达的意思接收正确，也可能会有偏差，但是，可以在继续交谈中得到进一步的证实或澄清。

倾听者可以问自己：对方讲了什么？没有讲什么？他有什么地方没有提及，但你已经意会到的？有什么地方是对方还没有察觉到的？而这些往往是问题的症结。这有赖于倾听者敏锐的观察能力，并了解对方在思想上、感受上更深层的含义和意义。

在表达自己的感受时，重要的是选择表达感受的方式。一旦你自己的感受与表达方式不再干扰你倾听别人后，你才能开始练习体会他人的感受。当你一听到别人的感受就会发出某种反应，并让对方认为你听进去了，且能体会他的感受，你将成为一个受欢迎的、值得信任的人。没有共情的人很容易被病人所感知，从而影响沟通过程。

第四步，回答他人的感受是最佳的回应。以理解和接纳的态度和情怀回应对方的感受，目的是表示我们了解和接受对方的感受，并鼓励对方寻找解决问题的办法。

以不同层次的共情进行回应，所达到的效果是不一样的。倾听者要适当地回应当事人的情感，但又不会被当事人的感受（如受伤害、痛苦等）所淹没，而导致不能回应对方。

回应对方时可以用你自己的话或巧妙地引用对方所说过的话，也包括适当的身体接触给对方以情感支持。例如：

1. 对方提到过去一件令他非常伤心的事情。你可以说："他伤过你的心。""当时，你一定很难过。"

2. 如果对方很愤怒。你可以指出他正在发脾气，请他谈一谈是因为什么事情而愤怒。例如："你看起来好像很愤怒，是什么事情让你这么生气呢？"

3. 如果他在数落自己的亲友，你可以说："听起来你对他很失望。"

4. 如果他讲到自己孤立无援的时候，你可以说："发生了这么多事情，都是你一个人面对，你觉得很孤单？""你有没有尝试过跟你的亲戚和朋友讲一讲你的困难，或许他们知道了你的遭遇会愿意帮助你的。"

这些都能达到某种程度的沟通，并且有效地影响当事人后面的谈话内容。

二、注意事项

1. 表达共情的操作过程可以分解为：能设身处地地感受他人的情绪，理解他人的意图，并以恰当的方式表达自己对他人情绪与意图的感受、理解与尊重。

2. 共情是能够想象自己置身于对方处境，并体会对方的感受的能力。

3. 共情必须具备两种能力：一是分辨他人的情绪的能力，二是与他人感同身受的能力。分辨他人情绪是指觉察并且判别他人的喜怒哀乐，这看似不难，但却并不是每个人都具备的能力。在分辨他人情绪之外，倾听者还需要抛开自己的价值观和参照标准，进入另一个人的内心世界里，感受他人的感受。

4. 人只能看到和听到他所能看见和听见的东西。因为人有其固有的局限性，所以要想理解别人，首先要学会换位思考、观察和倾听。

三、关键要素

（一）学会换位思考

换位思考是指能从对方角度为对方的行为寻找合理性，以最大限度地理解对方。从操作上看，就是要尽可能地对他人的行为做善意的解释,替他人的行为寻找理由。

1. 换位思考的要点　尽可能多地从各种角度为对方寻找理由,尽可能地从善意的角度去理解对方。

2. 换位思考的表达句式　可以先按照以下参考句式去练习,然后学会举一反三。

(1)参考句式一:表达对人情感的理解

"你现在的感受是……,因为……"

"你感觉……,因为……"

"你感到……,因为……"

(2)参考句式二:表达对对方意图的理解

"你想说的是……"

"你现在最希望的是……"

"你的意思是……"

(3)参考句式三:表达对对方情感与意图的尊重

"我理解你的感受,我知道这对你很重要。"

"我能理解这种心情,我知道这种事处理起来很难。"

(4)参考句式四:以具体的行为表达对对方的关心

"需要我为你做些什么吗?"

"你看我能为你做些什么?"

(5)参考句式五:表达不同观点的方法

"你的话有道理,但是我还有一点不同意见……"

"你的观点挺新颖,但是,我有一点不同看法……"

…………

只要你真诚地对他人表现出关心、理解和尊重,还可以有很多种表达共情的方式。而且,运用共情的沟通方式,还能促进利他、宽容、合作、尊重等人格特质的发展。

(二)学会倾听

倾听是指能全身心地聆听对方的表达。倾听不仅指听取其言语表达的内容,还包括观察非言语的行为,如动作、表情、声音、语音、语调。要求倾听者全神贯注,不打断对方讲话,不做价值判断,努力体验对方的感受,及时给予言语和非言语的反馈。

刚开始练习使用共情的人,最好的办法是做一个优秀的倾听者。善于倾听的人,在生活中都受欢迎的人,是朋友愿意与之倾吐心事的人。

1. 倾听的要点　良好的倾听需要做到:

(1)专注:以对方为中心,专心致志,不轻易插话。用身态语言和言语回应对方,让对方知道你在倾听。

(2)不做评判:评判最容易影响我们对他人的理解,也容易激起他人的反感和敌意。

(3)尊重他人的选择:如果对方的观点与你自己的价值观有很大冲突,而你又需要指出这种差异时,可以用礼貌而又尊重的态度表达自己的观点。

参考句式:

"我理解你的意思,但在这个问题上我的看法和你不太一样……"

"你说得很有道理,但在这点上我的看法是……"

(4)通过提问确认问题:倾听中的提问是为了确认对方想要表达的内容,也是为了让对方感受到你真心希望理解他。

参考句式:

"你的意思是……"

"你想说的是……"

"你看我的理解对不对……"

2. 倾听时的注意事项　在倾听中,当我们试图理解他人时:

(1)作为局外人,你可以猜测他人的感受,但了解自己最深的,还是他自己。只有他自己最了解他真正需要的是什么。所以,你不要替他做选择和决定。

(2)要站在他人的角度,而不要站在自己的角度去思考他人的问题。

(3)不要将你或别人的经验套用在他人身上。因为经验只能供参考,不可复制。

(4)与他人的想法、观点不一致时,要学会尊重和认可他。

(5)通过提问向他人反馈,确认你的理解是否存在偏差。可以询问"我这样理解对吗"。

(6)对他人的情况不确定时,或不知如何提供帮助时,直接开口询问,由对方告诉你他需要什么,而不要费尽心思去揣测。

3. 练习倾听　角色扮演,两两一组,互相交替扮演倾听者和倾诉者。

(三)学会表达尊重

1. 尊重的表现形式

(1)尊重对方的个性和能力,而不是对其进行评判、埋怨或指责。

(2)接纳对方的信念、选择或决定,而不是对其进行评论或试图替其做决定。

(3)尊重对方的选择,不做价值判断。

(4)从善意的角度理解对方的观点和行为,而不是采取排斥的态度。

(5)以尊重和恭敬的态度表达自己与对方不同的观点。

2. 练习表达尊重

(1)用一句完整的话,对一个你不同意其观点的人以尊重的态度表达出自己的不同见解。

(2)设身处地地为一个你不喜欢的人的某个行为找出5个以上的理由。

(四)增强对他人需求的敏感性

为了帮助学生提高共情能力,增强对他人需求的敏感性,可以从以下几方面入手进行训练:

步骤一,学习摆脱自我为中心。人们通常习惯于站在自己的角度,以旁观者的视角来看待事物,并对所发生的事情评头论足。所以,共情的第一个要素就是要有意识地学习摆脱自我为中心,实现换位思考。

步骤二,培养对他人需要的敏感性。

练习:分组讨论"假如……"

1. 假如你是父母,最需要已经上大学的孩子周末回家时做什么?

2. 假如你是一个生活很有规律的同学,晚上宿舍熄灯后你需要什么?

3. 假如你来自一个贫困家庭,需要同学以什么样的态度与你相处?

步骤三,学习观察并体验自己和他人的情绪。通过对他人情绪的观察与体验,提高对他人情绪的敏感,增强对他人的共情。

步骤四,通过观察非言语信息增加对他人的了解。人际互动中,有65%的信息是以非言语形式传递的。所以,要养成观察的习惯,把非言语信息当作了解他人的重要线索,准确体验并理解他人的感受与意图。

步骤五,增强对他人的理解力。真正的理解包括理解他人的动机和能力,以及对他人观念的尊重。理解以倾听为前提,以准确地表达出自己的理解为结束。

当然,无论你在主观上多么努力去理解他人,也无论你多么善解人意,你都有可能受个人经验、阅历、信念,甚至偏见的影响而误解他人的意图。所以,理解他人并不是一件容易的事,需要通过用心学习和实践来感悟和提高。

四、重要性

首先,具有共情的倾听者能协助病人自我表达。当病人倾诉时,如果他感到倾听者能够明白他的处境和想法,这种被理解的感受就会促使他继续表达自己和探索自己思想或想法的来龙去脉,通过这种自我剖析和自我认识的过程有助于找到解决问题的方法,以及从精神困扰中解脱出来。因为当病人的处境、想法和感受能被别人了解,而且倾听者没有对他加以批评和判断,他就会产生一种被接纳的感觉,他就会感到终于有人理解他了,他没有被评判谁是谁非,也不再需要为自己辩护。因此,他会有一种舒畅、释然和满足的感受,有助于缓解病人的心理压力。因为他不再害怕会被人误解或拒绝。情绪发泄以后,往往使人更容易接受不可改变的事实,他不再只会抱怨、消沉,甚至拒绝别人的帮助。而且,一个好的倾听者能替当事人梳理困扰的情绪,使他开始感到有能力和信心去应付困难。因此,共情的回应能给病人的情绪带来很大的帮助。

其次,共情有助于做到以病人为中心的护理,满足病人的个体化需求,也有利于建立护患信任关系。对病人进行个体化的整体护理,在理念上认识到病人是一个独特的人,对自身疾病有独特的观点和个体化的需求。具有共情的护士能够从当事人的角度来看待这个世界,具有正确认识病人的个体化需求的能力和对病人观点的敏感性,能够更好地理解当事人并对他们的需要做出反应。而且,病人对护士有没有共情是很敏感的。研究发现,能够取得病人信任的护士往往是那些具有共情的护士。

(一)具有共情的好处

1. 护士能设身处地地理解病人,从而更准确地评估病人。

2. 病人感到自己被理解、被尊重、被接纳,从而会感到身心愉悦和满足,对建立良好的护患关系会有积极的影响。

3. 通过护患双方的深入交流,可以促进病人的自我表达、自我探索,从而了解自己内在深层次的想法、感受和需求,达到更多的自我了解。

4. 对于那些迫切需要获得理解、关怀和情感倾诉的病人,能够得到更好的心理安慰和情感宣泄。

5. 共情有助于发展爱心、利他、宽窄、合作、尊重、善解人意等人格品质。

6. 共情有助于人摆脱自我为中心,学会关注他人的情感需求。

7. 心理学家发现,无论在人际交往中发现什么问题,只要你坚持设身处地、将心比心,尽量了解并重视他人的想法,就比较容易找到解决问题的方法。尤其在发生冲突和误解时,当事人如果能够把自己放在对方的处境中想一想,也许就可以了解到对方的立场和初衷,进而求同存异、消除误会。

8. 共情是利他行为的基础,因为具有共情的人能切身感受到他人的需要与苦恼,并能以得体和尊重的方式向他人提供支持与帮助。因此,非常有助于建立良好的人际关系。

9. 日常生活中,具有共情的人很少与别人发生冲突,因为他总能最大限度地理解别人,并以平和的心态与人相处。即使与他人产生矛盾,具有共情的人也能平和地以建设性方式去处理。

10. 共情有助于个人的发展和提升。具有共情的人对别人越真诚,越善于倾听、体谅、尊重或宽容,别人对你也会越真诚和信任,尤其是对你人格、态度或价值观方面的信任。因此,容易发展人际关系和获得个人发展空间。

11. 人与人之间的关系是互相影响的,我们对人最大限度地体谅、理解和关心,通常也会为我们赢得别人的理解和关心,使我们拥有强大的社会资源。

12. 当你对他人表现出共情时,他们的防范意识会下降,积极的能量会取代负性的情绪,从而采用更有建设性或创造性的方法来解决问题。

13. 共情能够帮助当事人消化那些负性的情绪、体验和感受。当你真的能够倾听他、理解他时,那么,他加工不了的那些负性情绪,你可以帮着他去加工,慢慢地帮着他去渡过难关。

14. 共情使我们与一个自己不喜欢的人相处时懂得留有余地,尽可能从对方的角度去想问题,可以减少很多不必要的烦恼,我们的内心才能收获一份平静和安宁。所以,这样做的目的也是给自己留有余地,懂得利他有助于建立健康的人际关系。

15. 共情能够扩大我们的感知能力,让我们准确地理解所处的环境和情感关系。在生活中,我们设身处地地对待另一个人,懂得了他过去的经历,用他的眼睛来看周围的世界,感受着他的情感,想象着他的想法,这种换位思考,可以增加对彼此的理解和包容。

16. 共情能够通过后天学习而掌握,并能够通过学习在更多的领域、层面、范围内对他人产生共情。

17. 能设身处地替人着想,可以使我们减少很多不必要的烦恼,懂得利他也有助于我们与他人建立健康的人际关系。很多时候,共情使我们与一个自己不喜欢的人相处时懂得留有余地,尽可能从对方的角度去想问题,而这样做,往往就是给自己留了余地。

18. 健康的利他是会带来双赢结果的,而且常常是物质和精神上的双赢。利他有很重要的心理保健功能,作为社会人,生命的价值和意义源于与他人的建设性联结。而建立和维持这种建设性关系的关键在于彼此的付出和利他。所以,利他是一个人和一个社会能够持续和谐发展的基石之一,利他就是健康的利己。

(二)缺乏共情的不良影响

1. 共情是建立人际关系的基础 如果没有共情的能力,没有深入体会别人感受的能力,所建立起的人际关系就会很肤浅和表面化,难以建立起彼此的信任和良好的人际关系。

2. 求助者会感到失望 认为你对他不理解、不关心,因而会感到失望,减少甚至停止自我表达。

3. 求助者会觉得受到了伤害 由于你过多的站在自己的角度,以第三者的旁观者身份在看待问题,没有设身处地地换位思考,你就很难真正理解求助者的问题,有时会表现出不耐烦、反感,甚至批评,这会使求助者觉得受到了伤害。

4. 影响求助者的自我探索 自我探索是求助者成长与进步的必要步骤。如果你缺乏共情,没有对求助者的自我探索加以注意和有效引导,将会影响求助者的自我了解。

5. 影响对求助者的正确反应能力 由于缺乏共情,你就不能真正了解求助者的问题与需要,所做出的反应就会缺乏针对性。

(三)准确表达共情的注意事项

1. 表达共情需要走出自己的价值观和参照标准,进入对方的价值观视角。

2. 表达共情不必有相似的经历和感受,而是要设身处地地理解他人。

3. 表达共情要善于把握角色,把握时机,适度表达,才能恰到好处。

4. 表达共情要因人、因事而异,考虑对方的性别、年龄、文化背景、习俗等特点,视情况而定。

5. 表达共情要善于使用躯体语言,如目光、面部表情、声音、语调、身体姿势和动作等。

总之,如果护士普遍学会了表达共情,就能够使病人被理解的需要得到满足,并使他们感受到自身的价值,有助于他们开始决定理解自己和改变现在的处境,心理护理工作将变得得心应手。护士在与病人沟通的过程中,也能感受到自己对病人是有帮助的,从而体会到自身的专业价值。同时,不断丰富自己的经验,从而促进自己的专业成长。

(刘均娥)

学习小结

本章介绍了护理沟通中的专业核心概念"共情",包括共情的概念及其解释、共情的定义特征、共情的表达方式、表达共情的过程,以及表达共情的重要性。

第十三章　自我表露

学习目标	
掌握	自我表露的定义、原则；个人关系和专业关系中的自我表露；帮助关系中的即时反应和自我表露。
熟悉	自我表露的模式。
了解	自我表露的意义。

　　自我表露是人际沟通中最重要的一项技能，通过自我表露可以促使一段人际关系建立、发展及趋于稳固。明确自我表露的定义、意义、模式及使用原则，有助于个体培养该项沟通技能。同时掌握不同关系中自我表露的作用、具体实施步骤，是有效地进行自我表露的重要保障。临床护理人员更需要通过自我表露，获得病人的信赖，与病人建立良好的护患关系，以满足不同病人提高健康水平的需要。

第一节　自我表露的定义及意义

问题与思考

　　王女士，45岁，明日即将行子宫肌瘤切除术，对责任护士小刘说："刘护士，您有时间吗？我有点事情想和您说。明天我就要手术了，现在心里有点害怕，对于手术的所有细节，包括我怎么从现在的病床躺到手术床上，我都想知道，您能给我讲一讲吗？"

　　思考：作为责任护士，如何分析并理解病人的话？

一、自我表露的定义

　　表露是指不封闭或开放，自我表露时需要将自己的思想、情感及个人经历展现给他人。因此，自我表露（self-disclosure）是指个体在自愿的情形下，将纯属个人的、重要的、真实的内心所隐藏的一切向他人吐露的历程。

　　自我表露的行为是自愿的，指自我表露是在无外力因素影响下，个体有意的行为。如果个体在受到他人以某种方式施加的压力下，而吐露出一些信息，则不属于自我表露。自我表露的信息是个人的，指自我表露过程中吐露给他人的信息，包括思想、情感及经历，应该是表露者本人的信息，而非他人的信息，如甲乙双方交流的是第三者的隐私，则不属于自我表露；自我表露的信息是重要的，指个体向他人透露的信息对自己而言是重要的，而不是无所谓或显而易见的信息，如个体向他人吐露的是身高、年龄等易察觉的信息,则不属于自我表露;自我表露的信息是真实的秘密,指吐露的信息真实存在,而非虚构,并且是他人不知道的信息,如个体的情绪变化已经被他人观察到,并知道原因,此时再告知他人沮丧或得意的心情,则不属于自我表露。

二、自我表露的意义

在人际交往过程中,自我表露是必要的、渐进的历程,随着自我表露的增多,从他人的回应中获得自我认同,在彼此深入了解的基础之上,增加信任感,并且积极向他人寻求帮助,由此人际关系将更趋亲密、稳固。自我表露对建立良好人际关系的意义具体包括以下几个方面:

1. 认识自我　沟通的重要性不仅局限于维持生存,也是个体认识自我的途径——事实上,是唯一的途径。个体对自我的认识源自与他人的互动,在互动过程中,通过向对方坦露个人的想法或信念,获得对方的反馈,由此认识自我。如果个体在与他人沟通的过程中,缺乏自我表露,导致他人无法获得深层次的信息,在缺少他人回应的情况下,个体将很难积累自我认知的信息。

2. 增进了解　在人际关系建立和发展过程的最初阶段,沟通的双方会选择一些表面的、肤浅的、社会应酬性话题,如问候类的话语或谈论天气等,缺少自我表露的行为,导致双方在交往之初缺乏深入的了解。但是,随着互动的增多,自我表露的频繁会增进双方的了解。

3. 建立信任　在沟通双方的努力之下,通过自我表露可以打破交往之初的心理壁垒,随着交流信息的重要性、私密程度的增加,双方的信任程度也将逐步增加,为彼此建立深入、稳定的人际关系奠定基础。

4. 寻求帮助　当个体在生活或工作中遇到困难时,可以通过向亲人、朋友及工作伙伴进行自我表露,而获得他人的帮助。

自我表露具有上述一些积极意义,但也有可能会带来一些负面的风险,可能会招致他人的拒绝、嬉笑或怒骂,也可能会给对方留下负面的印象、降低关系的满意度、伤害对方及丧失影响力等,因此表露与否需要做出智慧的判断。

相关链接

阿韦龙野孩

"阿韦龙野孩"指的是一个长期赤身裸体地流浪在法国南部森林地带的男孩,在 1799 年被当地农民发现,他像动物一样奔跑和吼叫,行为举止完全不像人类。该男孩不会说话,他不仅缺乏社交技能,更值得关注的是,他缺乏作为人类的自我认同。如同"阿韦龙野孩",每个人在降生之初,只有微量的甚至没有自我认同感,在与他人不断互动的过程中,透过他人的诠释,才逐渐了解自己是谁。

第二节　自我表露的模式

问题与思考

小张与小李在一次聚会中相遇,在之后的交往中,双方的关系从陌生人变为朋友,谈论的话题也从初次见面的天气、兴趣爱好等,逐渐转变为对事物的看法,以及个人的情感问题。

思考:双方谈论话题的改变、对彼此的了解及人际关系的加深,具有何种意义?

一、社会穿透模式

美国社会心理学家厄文·阿尔特曼(Irwin Altman)和达玛斯·泰勒(Dalmas Taylor)于 1973 年提出社会穿透

（social penetration）模式，用以描述两种在沟通中自我表露的模式。

1. 社会穿透模式的向度　如图 13-1 所示，在该模式中，存在两个自我表露的向度——广度和深度。信息的广度（breadth）是指自愿提供的信息的广度，即所讨论话题的范围，如病人向护士自我表露的广度是指病人开始谈论护理之外生活中的信息，正如谈论护理相关的信息；信息的深度（depth）是指自愿提供的信息的深度，如病人从谈论非私人化的信息，转换为谈论私人化的信息。

2. 社会穿透模式的应用　每一段人际关系都是由不同的话题广度和不同的表露深度组合而成，因此根据沟通双方分享信息的广度和深度，一段关系可以被界定为随意的或亲密的人际关系。随意的人际关系的特点是双方谈论的话题范围也许很广但却无法深入；亲密的人际关系的特点是可能只对一个领域进行探讨，但是很深入；最亲密的人际关系的特点是相互表露的信息内容不仅有深度，而且有广度。社会穿透模式将一段人际关系的发展过程描绘成一个从边缘向圆心运动的过程，是一段典型的、随时间推移不断进展的过程。

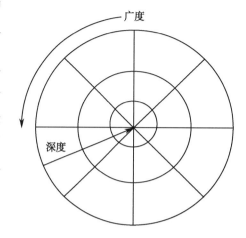

图 13-1　社会穿透模式

在进行自我表露时，应用社会穿透模式可以使传递出的信息更具深层次的意义，衡量深度的一种方式可通过界定自我表露两个向度的程度来确定。第一，"有特殊意义"。对于信息接收者而言，有些信息比其他信息更"有特殊意义"。例如：护士的两种不同说法"我很愿意照顾我负责的病人"与"我很愿意照顾您"之间的差异，以及对接收该信息的病人的意义。第二，"隐私程度"。如果个人分享的信息只告诉给少数比较亲密的朋友，这就是一种深度表露的表现。例如：病人分享给护士的信息，从来没有告诉过任何人，显然该情境下表露的程度就更深。此外，陈述事实（"我是科室里新调入的护士。"）比套用陈词滥调的表露深度深；给出观点（"我真的很佩服您对抗疾病的毅力。"）比陈述事实的表露程度深；而倾述感受（"……但是，我有时真的感到有些累了。"）比给出观点的程度更深。

二、周哈里窗

美国心理学家乔瑟夫·勒夫（Joseph Luft）和哈里·英汉姆（Harrington Ingham）于 20 世纪 50 年代提出的周哈里窗（Johari window），可以用来探讨自我表露与人际关系间的关联。

1. 周哈里窗的四个"我"　如图 13-2 所示，一个人的自我可以分割成四扇窗，分别称为开放的自我、盲目的自我、隐藏的自我和未知的自我。

（1）开放的自我（open self）："开放的自我"即自己知道，他人也知道的部分。有一些外表的特征，大家一目了然，如性别、身高、长相等，都属于开放的自我。另外，有一些个人资料，经过自我介绍，他人也会有所认识，如过去的经历、现在的心情、未来的计划等，也属于开放的自我的范畴。

每个人的"开放的自我"会因对象、因时、因地而改变。例如：对于好朋友，"开放的自我"会增大；对于陌生人，"开放的自我"会缩小。"开放的自我"的大小即表示自我表露的程度。有学者建议，要增进彼此的沟通，就必须增大"开放的自我"。但是也应注意，自我表露并非毫无风险，它可能招来嬉笑怒骂，或成为他人攻击的把柄。因此，表露之间仍需做智慧的判断。

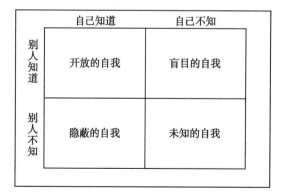

	自己知道	自己不知
别人知道	开放的自我	盲目的自我
别人不知	隐蔽的自我	未知的自我

图 13-2　周哈里窗

（2）盲目的自我（blind self）："盲目的自我"指自己不知道，而他人知道的部分。例如：每个人都有一些口头禅、小动作或心理防御机制，自己平常并不自觉，他人却看在眼里。

（3）隐藏的自我（hidden self）："隐藏的自我"指自己心知肚明、他人却被蒙在鼓里的部分。包括一些人们想表露却尚未表露的态度，如不喜欢某种食物的味道；也包括人们刻意抑制、隐瞒的动机、想法或已经发生的事实，如伤心的往事。

（4）未知的自我（unknown self）："未知的自我"指的是自己不知道，他人也不知道的部分。可以说，这是自我尚未开发的一片处女地。例如：个人的某些才能最初并未显露，直到某个机缘巧合，才显露出这一才能。

2. 周哈里窗的应用　在人际交往过程中，根据周哈里窗模式可以检验自我表露的水平。通过绘制周哈里窗可以发现，当个人的"开放的自我"面积增大时，"盲目的自我"面积会缩小，增进彼此了解的同时，加深对自我的认知。透过描述个人"隐藏的自我"的内容，分析不愿表露该部分内容的原因，以及带来的好处和风险。审视个人"盲目的自我"，思考在接收到他人的反馈信息后，或在愿意接受反馈信息后，该部分面积的变化。衡量"未知的自我"的面积，决定是否需要拓宽表露的广度和加深表露的深度，以求深入地挖掘自我的潜能。

第三节　自我表露的原则

人际关系的建立和发展需要自我表露，但是自我表露的好处和风险并存，因此有效的自我表露并不是一件容易的事情。在不同的情境中进行自我表露，可以参考以下原则。

一、自我表露的恰当性

自我表露需要把握时机，在某些情境下，个体需要进行自我表露。例如：在与一个想要亲近而之前很少有机会交流的人沟通时，恰当的自我表露可以有助于建立人际关系；病人与护士共同讨论护理计划时，也需要病人敢于表露自我观点和意见，以利于护理计划的实施。相反，某些情境中表露个人的隐私是不恰当的行为。例如：面对陌生人；正在进行工作讨论；在公开的社交媒体上发帖等。自我表露的信息量也需要遵循恰当性的原则，尽管自我表露可以增进彼此的了解，但是过多或太过频繁的暴露个人的隐私，可能会起到负性的影响。此外，过多地隐瞒信息可能会被认为有欺骗他人的倾向。因此，在自我表露之前，需要因时、因地、因人地分析情境，做出恰当的选择。

二、自我表露的风险性

自我表露具有潜在的风险性，因为个体表露是纯属个人的、重要的、隐私的信息，尤其是公开某些负面信息遇到麻烦的可能性会更大。为了实现组织和个人的目标，沟通者可能需要保留个人的观点。在工作中，表露个人的观点和感觉需要非常谨慎。例如：在科室讨论排班方案时，尽管存在个人的观点，但是考虑到大多数护士的意见，此时最好保留个人的观点；当与病人讨论护理计划时，尽管病人提出的想法，可能不太切合实际，也需要站在病人的角度，保留个人的想法，维护病人的权益。因此，在自我表露之前，需要评估沟通对象的信赖度和支持度，同时需要注意根据实际情况进行预测，切勿臆想出过于严重的后果，而畏缩不前。

三、自我表露的建设性

恰当的、有效的自我表露可以促进人际关系的亲密程度，有利于人际关系的建立和发展，但是运用不当将会起到相反的效果。每个人在心理上都存在一条"底线"，底线以下的区域是每个人的敏感区，触及底线以下的区域容易引发他人的反弹，同时也会伤害到彼此的关系。因此，在对他人坦诚表露之前，需要思考表露内容的建设性，及可能引发的后果，例如："我觉得你的静脉穿刺技术还需要进一步提高。""你在疾病面前太懦弱了。"，类似的观点对于倾听者，以及彼此的关系而言都具有毁灭性。

四、自我表露的互惠性

通常情况下，沟通双方自我表露的信息量会大致趋于平衡，由此避免出现一方因为过多的吐露隐私而感到不安。因此，为求建立稳固、深入的人际关系，沟通的双方需要配合彼此的节奏，循序渐进的、交替的表露各自在广度和深度上与对方大致匹配的信息。但是，在某些情况下单向的自我表露也可以被接受。例如：当病人寻求专业人员的帮助时，为了治疗疾病、恢复健康，病人会告知医生和护士有关个人的信息，并且不会期待医生和护士谈论个人的病痛。

相关链接

他褪去了 / 黑色眼圈 / 神秘不再 / 显露他的眼睛 / 然后 / 他等待着 / 暴露无遗 / 而我 / 唱着这首歌 / 在周围徘徊 / 直到发现 / 一段副歌 / 道破了 / "窗户" / 往外看 / 其实就是 / 往里看 / 我的朋友……

里克·马斯腾（Ric Masten）

第四节　自我表露的应用

一、个人关系和专业关系中的自我表露

自我表露不仅可以增进沟通双方的了解，获得自我认同，也可以向对方表达理解，进而促使双方共同行动，达到目标。护患沟通过程中，护士通过有效的自我表露，可以向病人展现共情，获得病人的信赖，提升护患间的信任水平，促进良好护患关系的建立。

（一）个人关系中的自我表露

案例 13-1

你的同事小李，一位刚刚入职一个月的新护士，对你说："我太高兴了！今天是我经历的最棒的一天！我一直非常留意一位病人的瞳孔反应与血压值，我注意检查他的生命体征，最后检查出血压升高的趋势和瞳孔的低灵敏度反应，我及时将我的发现报告给了医生。医生核实了我的检查结果，并立即安排病人进行手术，通过手术除去了血栓。我太兴奋了，因为我的细心工作，挽救了那位病人的生命，这让我感到所有的辛苦工作和学习都是值得的付出。"

试分析：

1. 在个人关系中自我表露的作用有哪些？

2. 你将如何回应小李的表露？

在个人关系中，自我表露没有固定的形式和规则，可以有多种形式，包括抱怨、吹牛、表明政治观点或宗教信仰，也可以是分享爱好、秘密等。沟通的双方通过大致对等的自我表露达到相互间的平衡，起到加深和稳固人际关系的作用。而亲密的人际关系的特征就是比表浅的人际关系更多地了解彼此之间的隐私。

（二）专业关系中的自我表露

案例 13-2

张先生，因"患有 2 型糖尿病引发的并发症——糖尿病足"入院治疗。入院后，张先生沉默寡言，一次他对责任护士小王说："我得糖尿病这么多年了，真是受尽了折磨。我是个天生的美食家，得病后吃什么都需要小心注意，越来越觉得吃什么都不香了。如果这两天血糖值控制得好了，我就高兴；过两天血糖值不好了，我就感到痛苦，这真是一个周而复始、备受折磨的过程。"

试分析：

1. 专业关系中的自我表露对病人和护士分别具有什么意义？
2. 作为责任护士应该如何回应张先生？

护士在从事护理工作的过程中，由于其工作性质、职能范围等方面的特点，需要与各种服务对象，包括健康人、患有各种身心疾患的病人及其家属、医疗保健机构中的其他医务人员等建立各种专业性的人际关系，以便为病人提供良好的身心修养与康复环境，促进病人的康复。在护士所建立的众多专业性人际关系中，护士与病人的关系是最重要的关系。护士在专业范围内进行的自我表露与一般的人际沟通中进行的自我表露有所不同，一般的人际沟通中进行的自我表露往往以自我的感受为中心，而护士实施自我表露出于专业职责的要求，需要以病人的健康为中心，可能是为了对病人采取心理干预，而进行治疗性的自我表露，也可能是为了解决病人的问题，寻求医疗团队中其他医务人员的配合或帮助。

二、帮助关系中的即时反应

（一）帮助关系中即时反应的定义

在帮助关系中，即时反应是指双方直接的沟通。病人在参与医疗护理计划的制订过程中，会遇到很多的人际关系问题，这些问题也可能出现在医护关系中。当护士发现人际关系问题后，需向病人求证，帮助病人分析情境，鼓励病人积极的表达思想、观点及情感，共同解决妨碍病人充分加入自我护理行为与设计的人际关系问题，使病人能够配合护理活动的进行，提高护理服务的质量。

（二）需要即时反应的情境

美国心理学家杰勒德·伊根（Gerard Egan）于 2002 年在 *the Skilled Helper: a Problem-Management and Opportunity-Development Approach to Helping* 一书中提出以下沟通情境中需要即时反应。

1. 紧张　当护患间进行交谈时，护士察觉病人的紧张情绪后，可以试着说："请您稍等，我想询问您是否对我们讨论的话题感到舒适？"当病人在护士的帮助下，确认了紧张情绪的原因后，将能够更舒畅地进行交谈。

2. 信任　当护士察觉病人不信任自己时，可以试着说："您看上去对我们正在讨论的问题比较犹豫，请问您是不是担心我不能替您保守秘密？"对于病人而言，知道如何正确地分享信息很重要。例如：病人要求护士承诺不泄露任何讨论的问题时，护士需要让病人知道，如果是对病人或其他人有危险的事情将不能保密。因为病人可能表露出轻生的想法，为安全起见，护士必须将该信息与其他相关人员分享。通常情况下，当病人知道护士关心他，愿意随时提供帮助时，就会卸下防备，逐渐信赖护士。

3. 多样性　当病人与护士之间存在文化、年龄及性别的差异时，这些可能会妨碍护理工作的开展。当护士意识到以上差异后，可以尝试着说："您的生活阅历比我丰富，不知道这会不会影响我对您的帮助？"面对男性病人时，女护士可以说："和女性讨论这类话题，您会不会感觉有些尴尬？……我们需要获得与您的健康相关的信息，我们也将尽全力，帮助您克服困难。"

4. 依赖性　当病人犹豫不决、无法做出决定、需要护士给予建议时，可以试着说："看上去您想让我给您答复和指导，我可以给您提供相关的信息，但是最终做出怎样的决定，还需要取决于您自己。"

5. 吸引力　当病人想要将护患关系转化为社会关系时，护士可以试着说："把我们的关系维持在专业性帮助性关系的层面很重要，这样您能获得最好的护理。"如果这个问题依然存在，或病人被护士所吸引，此时需要寻求支持和咨询，以保持与病人的护患关系。

三、帮助关系中的自我表露

在护患沟通过程中运用自我表露，需要护士做特殊的思考。帮助关系需要建立在对病人有益的基础之上，以病人为中心，因此护士在进行自我表露时，需要站在病人的角度，表达想法、感想及经验。为继续保持护患关系的合理界限，护士必须思考为什么、在哪些方面、什么时机、怎样与病人进行自我表露。

（一）帮助关系中自我表露的意义

在社会关系中，应用自我表露的目的可能是让其他人更好地了解自己。但是在护患关系中，自我表露是一个技巧，护士通过恰当而有效的自我表露可以使病人感到被理解，因为护患间有相似的想法、感想或经历。例如：当询问病人是否有忘记服药的情况时，护士可以这样说："有时由于忙碌，我可能会忘记按时服药，您有这样忘记的麻烦吗？"病人将很容易认同，这样就允许护士介绍服药提醒系统。

自我表露的目的是产生共情——表达护士理解病人，因为双方有相似的经历，有效的自我表露能够传递前一章中列举的共情的全部好处。护士进行自我表露是在与病人分享自己的经历，因此，它能加深护士与病人的联系，让病人感到护士也是一个普通人，利于护士引导病人进行深层次感想的表达。尤其治疗性的自我表露能提高病人的舒适度、诚实度及开放度，虽然同样存在风险，但绝对不会给病人增加负担。

（二）帮助关系中自我表露的内容和时机

1. 帮助关系中自我表露的内容　护士在进行自我表露前，需要回答两个问题：第一，护士打算表露的内容是否能有效地证明其对病人的理解；第二，向病人表露的信息内容是否恰当，是否会导致尴尬及法律或伦理道德方面的问题。经过认真思考后，如果得出的答案是可靠的、肯定的，护士才能应用自我表露。

自我表露时，建立护患双赢的局面很重要。如果病人赢，说明护士的自我表露使病人感到被理解；如果护士赢，说明护士具有了能使病人感觉更好的沟通技能。如果病人输，说明护士的自我表露可能与病人无关，转移了病人关心的主要问题，感觉被误解；如果护士输，说明护士的自我表露令自己感觉不舒服或很尴尬。

2. 帮助关系中自我表露的时机　英国人类学家格利高里·贝特森（Gregory Bateson）曾在书中写道：我们人类的思想通过故事潜移默化的学习。虽然，每次沟通的情境和对象都有所不同，但是人们会在不同中参与、沟通及学习，即在实践中不断学习，并积累经验。护士进行治疗性自我表露的目的是让病人知道其被理解，自我表露需要共情，以加深护患之间的信任度。当护士希望加强理解度与信任度，并对自我表露的内容感觉舒服时，那么此时进行自我表露是恰当的时机。

（三）帮助关系中自我表露的步骤

在临床护理工作中，护士进行有效的自我表露需要遵循以下准则：①集中注意力，清除杂念。②时刻提醒自己关注说话者。③注意收集病人传递的语言或非语言信息。④询问自己："说话者想让我听什么？"。⑤在自我表露前，先共情病人的处境或情绪，以病人为中心，然后才是护士本人，如此通常可以获得更好的效果。自我表露将促进共情表达，可以促使病人深信自己得到了理解。⑥实施后检查共情与自我表露是否有效。以下将通过一个具体的示例（理论与实践），对实施自我表露的过程进行进一步阐述。

理论与实践

林太太，40岁，丈夫患有冠心病，刚刚向责任护士小张表达了下面的信息："昨天，我真的要被吓死了。

白天一切都很正常，晚饭后，我和先生下楼散步，走着走着他突然开始咳嗽并且满脸通红……然后他就胸痛得弯下身子。当时我以为他要死了。幸运的是，他的硝酸甘油正好在衣服口袋里，我把药喂给他吃，很快他就镇静下来了，疼痛也在数分钟后消失了，真是谢天谢地呀！"

1. 步骤一——倾听　在经历了丈夫的痛苦及恢复的宽慰后，林太太希望听到相关的信息。

2. 步骤二——共情回答　护士在应用自我表露之前，需要给出如下的共情回应："天啊！我猜您一定害怕您的丈夫犯了致命的心脏病，尤其是当他痛苦得弯下腰时。身边又没有医院全套的急救措施，您一定非常着急。还好硝酸甘油起作用了，真的是太惊险了！"在令人满意地表达了共情之后，接下来需要进行自我表露。

3. 步骤三——自我表露　"我妈妈也患有严重的心绞痛，有一次她在上厕所的时候突然发病，面色苍白、大汗淋漓，看上去十分的痛苦。我能做的仅仅是站在她的身边，盼着硝酸甘油能快点起作用。那时我感到非常的绝望和无助，您昨天也有这种感觉吗？"这个回答刚好符合有效地自我表露的尺度，因为护士与家属对挚爱的人都有过相似的经历，护士表露的信息与林太太相关，且该信息简短、重点突出。林太太会立即察觉到，进而感受到护士能够理解她在与丈夫相处时的内心感受。

4. 步骤四——核实　护士实施的自我表露，想达到令人满意的程度，还需要满足一个条件：试探性。问题："您昨天也有这种感觉吗？"让林太太试着去说出更多的感受，重点转回到家属的身上，并让其认同或表达出更多的感受。通过类似的问题，护士可以检查实施的自我表露是否切题，让林太太去评论，根据其反应适当地转换焦点。

对林太太而言，完整、可接受的自我表露如下：

"天啊！我猜您一定害怕您的丈夫犯了致命的心脏病，尤其是当他痛苦得弯下腰时。身边又没有医院全套的急救措施，您一定非常的着急。还好硝酸甘油起作用了，真的是太惊险了！我妈妈也患有严重的心绞痛，有一次她在上厕所的时候突然发病，面色苍白、大汗淋漓，看上去十分的痛苦。我能做的仅仅是站在她的身边，盼着硝酸甘油能快点起作用。那时我感到非常的绝望和无助，您昨天也有这种感觉吗？"

以上回答结合了倾听、共情、自我表露与核实四个步骤，如此护士便能清楚地表达对林太太的理解。

（马晓璐）

学习小结

在人际交往过程中，自我表露是必要的、渐进的历程，在自愿的情形下，将纯属个人的、重要的、真实的内心所隐藏的一切信息告知他人。通过他人的回应获得自我认同，在彼此深入了解的基础之上，增加信任感，并且积极向他人寻求帮助，由此人际关系将更趋亲密、稳固。因此，本章介绍了自我表露的定义、原则，个人关系和专业关系中自我表露的方法，帮助关系中的即时反应和自我表露等内容，有助于护士进行有效的自我表露，向病人表达理解，获得信任，建立良好的护患关系，为深层次地了解病人、更好地满足其需求、提供高质量的护理服务奠定基础。

复习参考题

1. 列出自我表露的意义。

2. 选择一个人际关系，根据社会穿透模式及绘制周哈里窗，试分析双方的人际关系水平如何？

3. 试述帮助关系中自我表露的步骤。

第十四章 　阻断沟通的行为

第一节　阻断沟通的行为概述

问题与思考

王先生，男，67岁，肺癌晚期病人。入院后家属要求对病人暂时隐瞒病情，与医护人员沟通后告知老人是肺炎。护士总是安慰他说"您要配合医生治疗，很快就会好的"。住院2周后，护士小李给王先生输液时，王先生坐起来问小李："我住院这么久，检查做了不少，药也没少用，也花了不少钱，咋还没有好，啥时候可以出院啊？"小李写着输液观察卡说："您啥时候出院得听医生的，我们说了不算数，我先去给其他病人把针扎上，您先安心休息。"王先生叹了口气躺回床上，小李加快脚步离开了病房。

思考： 阻碍王先生与小李之间进行有效沟通的行为有哪些？

护患沟通是护患之间通过语言和非语言的交流方式分享信息、含义和感受的过程。沟通能力已经成为护士的核心能力。目前护士对影响护患沟通的一些负面行为尚缺乏足够的认识，在实际工作中经常有意或无意地犯一些妨碍有效沟通的错误。因此，识别在护理关注中阻断沟通的语言和非语言行为，并在护理工作实践中有意识地避免此类现象的发生，以达到护患之间的有效沟通。

一、阻断沟通的行为概念及表现形式

（一）阻断沟通的行为

阻断沟通的行为（blocking behavior）是指在沟通过程中，在护士沟通行为方面存在着一系列试图阻断病人正在交流的话题，从而妨碍有效沟通的行为现象。这些行为可能是护士有意或无意中采用语言或非语言的行为，其可以阻断病人的沟通意愿，影响护患间的有效沟通。例如：与病人交谈时注意力不集中，有意无意地在病人交谈时抱怨工作很忙、会谈时经常打断病人、插入自己想谈论的问题等。

（二）阻断沟通行为的表现形式

美国护士昆特（Quint）在1972年对护士与癌症病人在临床中存在沟通困难这一现象及其原因的研究

和分析中发现了这一概念,并在护理专业及其他领域得到了进一步的推广应用。昆特发现与癌症病人沟通困难的护士有如下行为表现:①不直接回答病人的问题,而是转介给其他医务人员;②改变谈话的主题;③通过保持沉默而忽略或不理睬病人的问题;④讲一些敷衍塞责的话想办法脱身。1978年邦德(Bond)在英国护士中也发现了类似的现象,提出英国的护士们普遍在使用一些语言阻断策略回避与病人的沟通。从此,阻断沟通的策略在护理专业被认识。同年出版的一本专著也归纳了倾听者可能采用的一系列阻断沟通的策略,包括:①转介到别处;②只对部分信息选择性地做出反应;③完全改变谈话的主题,用以转移或中断交谈的话题。

(三)阻断沟通行为的普遍性

李秋萍进行的相关研究发现,不同学历和工作年限长短不同的护士均对阻断沟通的行为缺乏足够的认识,由于既往接受的护患沟通的教育和培训较多的是以理论形式从正面进行的,忽略了实际沟通过程中出现的妨碍有效沟通的行为,这些阻断沟通的行为在临床上具有广泛性和普遍性。例如,当病人问:"护士,我这病能不能治好啊?""护士,我这病怎么还不见好啊?"护士回答:"您别担心,您会好起来的。"或"您别着急,只要您安心养病,配合治疗,您的病就会好起来的。"等,这些空洞的安慰或劝告的话,既没有深入挖掘和了解病人对疾病的担心和顾虑,也没有抓住与病人沟通心理问题的机会,其结果是就此中断了护患之间进一步的信息交流。而且,类似的沟通现象既反映了护士对自己阻断沟通的行为没有认识,又反映了护士在护患沟通过程中的语言贫乏。

相关链接

护士沟通者的分类

1991年,英国威尔金森(Wilkinson)根据护士在对癌症病人进行护理评估中的沟通行为特点,确认了4种类型的沟通者:

(1)促进者:对于处于病情各个阶段的病人,都能采用促进沟通的语言策略深入地评估病人的问题。

(2)忽略者:忽视或不理睬病人发出的想要沟通的线索,在沟通过程中频繁关闭或转换病人正在交谈的话题,以保持自己处在不需要付出情感的谈话内容范围内,尤其是当病人在诉说生病后的痛苦经历时。

(3)告知者:在整个护理评估过程中以专业人士自居,告诉病人应该如何,不应该如何,不恰当地使用信息给予和建议,而且只关心病人的身体方面的问题。

(4)混合者:在评估过程中混合使用促进和阻断沟通的语言行为。护士始终控制着沟通内容的主动权,当护士想要深入了解某方面的信息时,就会使用促进沟通的技巧;当护士不想(深入)了解某个话题的内容或认为已经获取了足够的信息时,就会适时地使用阻断沟通的技巧转移话题。

二、阻断沟通的行为产生的原因及预防策略

(一)阻断沟通的行为产生的原因

1. 缺乏足够时间与病人进行充分沟通　在临床上,护理人员大部分时间都是忙于治疗性的操作,没有充足的时间与病人充分沟通,以致在与病人谈话的时候会有意无意地采取一些策略试图阻断与病人的继续交谈。同时,也由于没有足够的时间了解病人的病情,所以当病人问起关于病情的问题时,护士只好转介给他人如:"这是医生管的事情,你得去问医生。"

2. 对阻断沟通的行为认识不足　既往的教育和培训中很少关注阻断性沟通的行为,护士对这些行为了解不足,经常有意或无意地使用阻断沟通的行为。

3. 缺乏沟通技巧　虽然目前护患沟通意识有所加强,但是仍有部分护士对护患沟通的重要性及必要性认识不深,沟通能力不强,尤其是不知道如何根据不同情景采用不同的沟通技巧。

（二）阻断沟通的行为的预防策略

1. 强化护患沟通意识，开展沟通知识和技巧的教育和培训　良好的护患沟通不仅能够确保临床护理工作的正常进行，提高护理工作质量，而且能促进病人康复，减少护理差错事故的发生，切实做到以人为本、以病人为中心的整体化护理。在护理工作中，强调以人为本和整体护理观念，让护理人员深刻认识到在"生物 - 社会 - 心理"医学模式下，开展护患沟通的重要性和必要性。同时继续开展关于沟通知识和技巧的在职培训，尤其是要加强对阻断性沟通行为的知识教育。通过学习教育，使学习者能够懂得何为阻断沟通的行为、其表现方式有哪些、应如何避免，以引起对这一行为的认识和注意。同时要创新培训方式，引入体验式教学，让护士模拟病人感受病人的痛苦、害怕和无助，运用情景模拟教学重点培养护士观察病人的心理及情绪反应能力、思维能力、信息获得能力和交往能力等，使其在掌握沟通基本技巧的基础上，能针对不同病人、不同情景做出正确的反应。

2. 适当增加护理人员配置，合理利用时间　针对目前我国医院护理人力资源不足的情况，应适当增加护理人员的配置、严格控制加床；护理管理者积极调动病区人力资源，进一步完善职责分工及管理监控机制，为护理人员提供便捷、舒适的工作环境及条件，优化工作流程，提高护理人员单位时间内工作效率；同时激励护理人员利用病人做治疗和护理的时间与病人交流，合理利用时间，取得深层次的沟通。

第二节　阻断沟通的语言行为

"良言一句三冬暖，恶语伤人六月寒"，语言是传递信息的第一载体，护士在临床工作中常使用以下三种语言行为，有意或无意地阻断了与病人的有效沟通。

一、转介到别处

主要表现为不直接回答病人的问题，而是转介给其他医务人员。例如：护士来输液时，病人问现在用的药治疗效果如何，或问护士我的检查结果怎么样、我究竟得了什么病。护士会说："这事儿我不是太清楚，您去问医生吧。"当病人问为什么现在检查结果还没有出来，护士会说"这个事情我也处理不了，你去问问做检查的大夫吧。"病人可能认为"护士不想回答我的问题。""护士不想继续与我交谈。""护士根本不懂这个，回答不了我的问题，我问错人了。"等诸如此类的问题，病人终止了与护士之间的沟通意愿。

二、改变谈话的主题

改变谈话的主题是指不能够围绕病人想交谈的话题展开，中间插入其他话题转移内容，致使病人认为护士随意打断自己，是不尊重自己，护士只想谈论他感兴趣的事情，而对自己的想法不感兴趣，护士和自己交谈只是想从自己这里获取信息，不给自己获取想知道的信息的机会。而且，如果改变后的话题不是病人此时此刻关注的内容，会抑制护患之间继续交谈下去的意愿。

三、对部分问题选择性回应

对于病人提出的若干问题，护士只选择自己愿意回答或便于解决的问题进行回应。面对难以回答或不想回答的问题时，通过保持沉默而忽略或不理睬病人的问题或是讲一些敷衍塞责的话想办法脱身。

1. 通过保持沉默而忽略或不理睬病人的问题　面对病人的询问，有时候护士可能会一直忙着手里的活儿，假装没有听见病人的问题，进而来逃避回答病人的问题。病人看到这种情况会认为"护士只顾着干活，根本就没有听自己说话，或是压根儿就不想理睬自己。"

2. 讲一些敷衍塞责的话想办法脱身　有时候面对病人的询问，护士会看看表说："我现在要去处理一件紧急的事情，咱们再约时间吧。"或者说"××床该换输液了，我得走了。"等。这样就使病人认为"护士很忙，根本没有时间坐下来跟我谈话。""护士只关心完成自己必须干完的活儿，不想多管闲事儿。"等，认为护士比较冷漠。

第三节　阻断沟通的非语言行为

　　非语言行为也能传递丰富的信息，肢体语言如身体的姿势、手臂的位置、手势，甚至微笑都可以在没有语言的世界里很好地传递信息。所有的护士和病人都会使用肢体语言，在不经意时传递有关他们的沟通意愿或是自身的恐惧和担忧的情感，下面我们将解读哪些不当的非语言行为会有意或无意地阻断与病人的有效沟通。

一、不当的面部表情

　　面部表情可以传递惊喜、感兴趣、生气、悲伤、喜悦或恐惧的心理；可以传递很强的情感，如生气和惊喜；同时也可以表现出平静或面具般的感情。恰当的时候，微笑通常传递着温暖和乐观的情绪。反之，在一个不恰当的情况下微笑会令人产生不安感。不正确的目光投射方式、不雅的笑容、不符合个体文化背景的一切面部的表达方式都将对有效沟通产生阻碍。

　　1. 不正确的目光投射方式　斜视、盯视、他视、虚视。斜视就是通常说的不正眼看人，表示对对方轻蔑、反感，没有丝毫兴趣，若对对方厌恶至极，则连眼皮都不抬一下。盯视指目不转睛地注视某人或某处，表示你正在出神或挑衅。他视是在交谈时，眼睛看着别的地方，注意力不集中，给人不友好、不尊重的感觉。虚视时眼裂变窄、瞳孔缩小、眼神不集中，表示失意、胆怯、疑虑等。护理人员用这种眼神，病人就会认为护士无能，产生不安全感。另外不宜对病人上下打量，会给人以不尊重的感觉。

　　2. 不雅的笑　冷笑、狞笑、窃笑、怪笑、媚笑、假笑、奸笑等都属于不雅的笑。冷笑含有无可奈何、不以为然、讽刺、愤怒、不满的意味，非常容易使人产生敌意。媚笑虽然是发自内心地想要拉近与对方的距离，但是具有一定的功利性，在异性之间容易给人以轻浮的印象。假笑不是发自内心，给人以不真实、不坦诚的感觉。怯笑指羞涩或胆怯的笑，笑时因不好意思会用手遮住嘴，不敢正视对方的眼睛，面色红润。

　　3. 不符合个体文化背景的眼神交流　某些文化背景下，人们可以理解当眉毛抬高时，或是充满敌意的、侮辱性的注视所表达的含义。然而，美国人则可以用直接的眼神交流传递感兴趣、直爽或是诚信之感。有些时候长时间眼神的交流，特别是结合一些身体上的接触被认为是很亲密的。在亚洲太平洋岛的居民看来，向下一瞥的眼神动作可以被视为一种尊重的表现。

二、错误的体态

　　体态语言可以表达一个人对另外一个人接受的程度。阻碍沟通的体态语言主要包括下列几个方面：

　　1. 身体姿势与动作　在交谈中，僵硬的体态传递着对谈话内容不愿意去倾听的态度，交叉双腿表明自我保护，轻敲双脚则表明紧张或是不耐烦，同时也可能表明封闭的沟通状态。与其他人交流时张开的手臂姿势代表着开放和诚实。交叉、合拢的双手或缠绕的手指则代表着在谈话中对他人有所保留，或对泄露个人信息感到困惑。交叉着双臂也可以传递一种受到伤害和需要自我保护的感觉。

　　2. 手势　手势是人的第二双眼睛，在传递信息、表达意图和情感方面发挥着重要作用，使用手势时要注意避免以下几点：

　　（1）易于误解的手势：容易被别人误解的手势有两种，一是个人习惯，但不通用、不为他人理解；二是因为文化背景不同，被赋予了不同的含义。

（2）不卫生的手势：在他人面前搔头皮、搓泥灰、抠鼻子、掏耳朵、剪指甲、抓痒痒、剔牙齿、摸脚等不卫生的手部动作都是不可取的。

（3）不稳重的手势：在大庭广众之前，双手乱动、乱摸、乱举、乱扶、乱放，或是咬指尖、折衣角、抬胳膊等，都应禁止。

（4）失敬于人的手势：掌心向下挥动手臂、勾动示指或弯曲拇指招呼他人、用手指指点他人，都可能会给别人留下不礼貌、不稳重、没有教养的形象。

三、不适宜的体触

体触是通过接触抚摸的动作来表达情感和传递信息的一种行为语言。阻碍沟通的体触包括：

1. 未能及时满足病人的体触需求　不能及时识别病人对体触的需求，会使病人不能从护士那里得到及时有效的支持，进而阻碍情感性沟通的进行。

2. 生硬的抚摸行为　生硬的抚摸行为可能会被误解为一种控制和敌对的信息。与沟通情境、双方关系及文化背景不符的体触会阻碍沟通的进行。面对情绪激动的病人时不适合使用体触。在一些病人看来，抚摸被认为是一种性行为，在面对这类病人时需谨慎，同时需要解释抚摸的意义以免产生误解。一般情况下，如果不是为病人做身体护理时，抚摸高于肘部会使一些病人产生混淆的感觉。因此需要认真评估病人对空间感的需求和他们对抚摸需求的反馈，可以有效避免由此带来的尴尬和不便。

四、让人不适的身体距离

不同的身体距离代表着两个人的关系形态。身体距离在护士与病人之间也是相互影响的，让人不适的身体距离有：

1. 未经允许进入病人亲密距离内　通常情况下，护士为了完成生活护理或药物注射工作，往往要求护士与病人之间更加亲密接触。未经允许进入病人亲密距离内会让人感到不适，此时需要询问病人能够接受的亲密距离是多少，让他有准备接受所要改变的这种距离，并让病人对他周围的环境和即将开始的护理措施有一种可控的感觉。

2. 护士未能注意到不同疾病的病人对身体距离的需求会发生改变　焦虑的病人或是有心理疾病的病人需要更多的空间才会感到舒服；疼痛的病人或有过疼痛经历的病人，往往需要护士更加亲近地与他接触或抚摸她作为鼓励。每一个病人都是一个独立的个体，所需要的空间也是不同的，对每一种情况的评估和调整都应令病人感到安全舒适。

3. 护士没有注意到文化差异对人们身体距离的影响　身体距离是在不同文化背景下和关系类型中的一种非语言沟通的方式。

相关链接

当做什么都无能为力时应该怎么办？

有时，情况极为糟糕，无论你说什么都无法使之好转。例如：你需要通报突然死亡或意外死亡的消息。此时，虽然你不能让情况变好，但你可以尽力避免它变得更糟，还可以帮助家属接受现实。

在你遵从以上建议，诚恳而谨慎地向病人传达了消息后，就需要陪在病人及其家属身旁，给他们一些安慰和鼓励。不要让他们认为你对其漠不关心——不要转移话题、不要立马谈及现实、不要表示他们的悲痛是正常的、也不要试图让他们振作起来。最好沉默一会儿。如果给病人充足的空间以发泄其情感，你就会知道他的反应，从而明白接下来该怎么做。在这个悲痛的时刻，很多人想要其隐私得到保护，希望独处；病人可能会有一些出于现实的担忧，对此你则可以提供帮助，如开具死亡证明或打电话通知其他家属。如果你认识逝者，可以叙述一下病人的情况，如他们是多么安宁肃穆；或是安慰其亲属，病人并不是在孤独或痛苦中去世的。

（黄彩辉）

学习小结

　　本章对阻碍沟通的行为的概念、起源、表现形式、产生的原因和预防的策略依次进行了详细的介绍，并进一步明确了哪些属于阻碍沟通的语言和非语言行为。通过本部分的学习，要求在深入认识阻断性沟通行为相关知识的基础上，能够在临床护理工作的具体情景中识别阻碍沟通的语言和非语言行为，并避免出现这种行为，以促进护患间的有效沟通。

复习参考题

　　1. 举例说明什么是阻断沟通的行为？

　　2. 试列出阻断沟通的语言行为。

　　3. 试列出阻断沟通的非语言行为。

第十五章　寻求支持的沟通技巧

学习目标

掌握　社会支持的种类；支持系统评估的内容及方法；用果断和自信的方式寻求支持的技巧。

熟悉　社会支持与健康的关系；运用不同方式寻求支持的特点和相应的效果。

了解　社会支持的概念及种类。

第一节　护理工作或学习中需要的社会支持

在工作和学习中，学生或护士都需要来自各方面的支持，以顺利完成工作、维护自身的身心健康、创造和谐的工作氛围、建立良好的护患关系。因此，学生或护士要明确在工作或学习中需要的社会支持的类别，并采用有效的方式来获得这些支持。

一、社会支持的概念及种类

（一）社会支持的概念

支持在汉语中有"撑住、勉强维持、支援赞助、照料应付"之意。支持能够帮助个体满足自己的各种需求，有认知上的、情感上的和物质上的，是能帮助你工作更有效和使你的工作状态感觉更好的任何事情。

社会支持（social support）是以个体为中心的各种社会关系对个体所提供的稳定的物质和／或精神上的支持，包括客观支持、主观支持及对社会支持的利用度三个维度。

客观支持也称实际社会支持，包括物质上的直接援助和社会网络、团体关系的直接存在和参与，前者是指人、财、物或服务的支持，后者是指稳定的社会网络（家庭、婚姻、同学、朋友、亲属、同事等）或不稳定的社会关系（非正式团体、暂时的社会交际等）的大小和可获得的程度。主观体验到的支持也称领悟社会支持，即个体所体验到的情感上的支持，也就是个体在社会中受尊重、被支持、被理解而产生的情感体验和满意程度，与个体的主观感受密切相关；对支持的利用度是指个体对社会支持的利用情况，有些人虽然可以获得支持，却拒绝别人的帮助。人与人之间的支持是相互的，支持别人的同时也为别人给自己提供帮助打下了基础。

（二）社会支持的种类

根据社会支持所提供资源的不同，可将社会支持分为以下四类：

1. 情感支持　指个体的价值、经验等受到他人的尊重、称赞和接纳，又称作表现性支持、自尊支持。

其行为表现为提供尊重、情感、信任、关心和倾听等。

2. 信息支持　指帮助个体界定、理解和应对问题。通常称为忠告、评价支持和认知指导。其行为表现包括肯定、反馈、社会比较、建议、忠告和指导。

3. 友谊支持　是指与人交往、被人接纳、帮助个体实现与他人交往的需要，从生活困境中解脱出来，保持积极的情感状态，可称为归属感支持。其行为表现为娱乐活动、与人来往或共度时光。

4. 工具性支持　指提供财力帮助、物质资源或所需服务等，也可称为物质支持、有形支持。其行为表现包括提供财物、劳动、服务或直接帮助个体解决问题。

二、社会支持与健康的关系

研究表明，社会支持与健康是正相关的，社会支持不仅影响人们应对压力、处理危机或处置严重疾病的能力，而且还影响人体免疫系统的功能。早期对社会支持的研究都是关于病人的，最近越来越多的研究开始关注工作环境中的支持，以寻找方法帮助员工应对职业紧张和压力。在工作环境中，支持小组是一种应对压力的有效方式。工作场所中的支持小组对护士带来的积极作用包括：①减轻压力，预防职业倦怠；②增加工作满意度，控制或降低工作人员的离职率；③教会护士冲突管理的方法，更好地进行团队协作，改进工作氛围；④提供咨询病人问题的机会，提供各种会议信息，增加护士角色的信息；⑤帮助护士建立更积极的护患关系，提高工作质量；⑥帮助护士应对超负荷的感觉，进行情感释放；⑦对护士工作以外的生活产生积极的影响。

三、护理工作或学习中需要的支持

（一）认知上的支持

认知上的支持（cognitive support）也称信息支持，是指在护理工作中向他人提供有助于其解决问题的事实和建议，包括职业建议、思想启发和角色塑造等。认知上的支持可以帮助你敏锐地思考自己的工作，决定如何解决问题，发现如何和为什么以某种方式做事情，同时提供相关的工作标准。信息支持一般能从知识丰富、技术娴熟、具有一定资历或资格的护理人员或管理者那里获得，她们可以充当指导者的角色，为护士提供支持。对于新入职的护理人员，可以通过进行入职培训帮助她们适应新的工作环境，明确自己的角色和职业规划；对于有经验的护士则需要改善其知识结构，提升咨询能力，应对各种变化。

相关链接

指导者的角色、能力和素质要求

指导者（mentor）在希腊神话中定义为忠诚的朋友和顾问。默里（Murray）提出护士的指导者应该是具备一定的知识、掌握一定的技术、具有较丰富的工作经验或较高职称的优秀人才，同时要具有下列情感特征：热心友好、接纳别人、富有同情心和怜悯心、有耐心、虚心求教、乐于和他人分享、能够为他人的优秀或卓越感到欣喜。每个新入职的护士都希望在陌生的环境中，遇到自己职业的指导者，她可能是一位让大家敬仰的前辈，可能是科室的护士长，可能是一位年资比较深的老护士，可能是科室里具有一技之长的责任组长。她们观念积极向上、甘为人梯，热爱护理事业、沟通能力突出，在指导新护士成长过程中承担了顾问、教练、楷模、倡议者和激励者的角色。

（二）情感上的支持

情感上的支持（affective support）是伴随着与同事之间直接的、开放式的沟通所产生的良好的感觉。情感上的支持可以保证团队成员将考虑你的观点，而且能够自由表达意见的舒畅感将增加你对工作的正向感受。护士们希望他们所做的工作被认可。护理管理者们需要持续支持和鼓励护士承担护理工作中的重要角色。护理管理者应该经常对护士们的积极表现给予肯定，而不仅仅是在一年一度的评价时才被尊重、给予荣誉和被赞赏。

（三）物质上的支持

物质上的支持（physical support）是在人力、计算机、设备或环境的空间安排上给予的具体的帮助，这些帮助能够使护理工作得到进一步的改善。包括：人员配备和排班上的需求；物品供应、仪器设备和环境便捷上的需求。物质上的支持是护理工作中最基本的支持。

第二节　支持系统的评估

护士要想做到工作时心情舒畅、充满自信，就需要不遗余力地去寻求必需的支持。首先需要对工作或学习中的支持进行系统评估，确定自己在工作或学习中必需的支持是什么。护士对完成护理工作所需要的支持越清楚，就越有可能获得所需要的支持。

一、确定个体对当前支持的质量和数量是否满意

使用获得支持系统评分表（见表 15-1）确定个体对当前认知上的、情感上的、物质上的支持的质量和数量是否满意。质量是指支持的本质或特征，数量是指支持的量。

表 15-1　获得支持系统评分表

说明：本表是针对认知、情感、物质支持的每一项的描述。请根据自身的情况，描述自己对获得的这三个方面支持的质量和数量是否满意。

系统名称	质量		数量	
	满意	不满意	满意	不满意
认知支持				
1. 激励　同事的知识和技术水平可以影响你的护理质量				
2. 信息　书面材料可以清晰地提供有关护理流程的信息或说明				
3. 建议　同事愿意给你专业指导				
4. 挑战　同事鼓励你对自己进行自我考评				
5. 指导　同事与你分享有关的护理理念，这对你非常有帮助				
情感支持				
1. 共鸣　同事关注你，愿意倾听你的想法，你能从中获得尊重和理解				
2. 认可　同事认可你的知识和技能，你能够独立自主、自由发挥				
3. 夸奖　同事对你的工作表示赞赏，真切地关注你的护理才能				
4. 恢复信心　接纳工作中的疏漏或细小的不足，以后争取做得更好				
5. 关心　同事对你热情，对你的事情感兴趣，愿意与你共事，关注你是否幸福				
6. 反馈　对业务的评价真诚坦率，查看方便；批评直接、清晰、具有建设性，表达的方式能让人接受				
7. 合作　同事与你沟通想法，愿意一起努力以提高护理质量，没有恶性竞争				
8. 热情　工作热情高，气氛活跃；鼓励创新				
物质支持				
1. 人力资源充足　护理人员具备基本的知识和技能，能胜任护理工作				
2. 分享　同事在工作中互相帮助，共同分担工作量，极少出现互不帮助、心不齐的情况				
3. 储备物资　护理和管理物资充足，能确保工作顺利完成				
4. 设备　设备运转正常、取用方便				
5. 环境　工作环境使你工作方便，精力集中				

二、标记出真实获得的支持

用铅笔在获得支持评分表上用"+"和"－"对真正获得的支持进行标记,无论这些支持是来自学校的还是来自医院的。因为人们平时很容易忽视这些支持的存在,标记出来后就能让人摆脱这种理所当然的心态,充分认识这些支持带来的益处。

三、对未曾获得的支持进行深入分析

接下来分析你希望却未能得到的支持有哪些?针对你不满意的支持数量和质量,回答下列问题:我对哪些支持的数量和质量不满意?如果给我机会,我能做些什么确保我能获得所需要的支持?一定尽可能具体地回答这些问题,对问题的描述越清楚、细致,改正的机会就越大。通过回答这些问题,你就能厘清自己心中的期望。

第三节　寻求支持的策略与方法

确定了你所需要的支持后,要判断你是否有决心获得支持。可以采用自问自答的方法,询问自己两个问题:如果没有这些支持你是否能够应付当前的情况?获得支持能否改善自己当前的工作状况?一旦你决定去寻求这种支持,你需要回答下列问题:谁是能够提供这种支持的最佳人选?寻求这种支持的最佳方式是什么?我以什么方式提出请求能够增加我获得所需支持的可能性?

一、寻求支持的方法

下面将用一个案例介绍采用果断而自信的方式、不自信或优柔寡断的方式、攻击性的方式寻求支持的方法。

现状:在病房里没有护士与病人交谈的合适空间,给护士询问病人的一些隐私问题带来了困难。即护士需要一个合适的空间能够与病人交谈一些可能涉及个人隐私的问题。现实是科室里绝对不可能单独辟出一个用于交谈的单独的房间,所以你需要预定一个可以和病人进行私密交谈的房间,这个房间原本有其他的用途,如你发现郭大夫下午很少使用办公室。为了更准确地收集病史,一个专门的房间至关重要,按照科室沟通的惯例,你应该向护士长提出请求。下定决心后,你就要选择采用何种方式实施你的策略。

(一)果断而自信的方式

个人的做事风格会影响到事情的成败,温顺或间接的方法会引起误会或没人理睬、攻击性的方式如吵架或过分对抗会引起他人的防御心理,很可能被拒绝。所以,你需要找到一个平衡点,既能保证你获得支持的权利,又不伤害他人。你已经了解到科室里其他护士也认为私人房间是非常必要的。所以首先你得找到护士长,让她确定会面时间,探讨这个问题。一旦确定会面时间,就要准备会谈的策略。用词应简洁、清晰、直入主题。

护士:"护士长,我想跟您约个时间,讨论一下入院评估需要的私密房间的问题。接下来5天我都上班,在这段时间您能否抽出20分钟跟我商量一下这件事儿?"

利用15分钟的时间,你必须让护士长知道提供病人私密空间的重要性,你将自己和同事们想到的理由逐条列出,你确信,如果能给出合理的解决办法,你的要求会得到批准,所以将使用郭大夫办公室的理由列出来。准备交谈时,设想谈话时你看起来放松、自信,你预想她会认真听你的理由并且表示同意,并能成功化解她的质疑。在你脑海中,会谈是成功的,这样能增加你的自信。

护士:"护士长,我想跟您谈一谈我们需要一个比较隐私的空间能够完成病人入院评估的问题。我已经跟其他护士讨论过了,我们都认为入院评估能够使病人提供出一些重要的信息。但是,我们现在遇到的一个主要问题是在病房里没有为我们护士设计一个与病人交谈隐私问题的空间……，我们担心有些病人可能会因此而隐瞒一些对病人病情有重要价值的信息。"

护士："我们希望病房里能有一个房间让我们做新入院病人的入院评估，这样可以方便我们与病人交谈一些隐私问题。我们初步发现，郭大夫每天下午很少在她的办公室办公，所以，我和其他护士们商量了一下，大家建议下午借用郭大夫的办公室与病人交谈，您认为我们这个想法可行吗？"

护士长："我理解你说的隐私问题很重要。我会找郭大夫谈一谈下午能否使用她的办公室的问题。谢谢你的建议。"

这名护士通过表明她和同事支持入院评估，避免和护士长站到对立面，吸引护士长继续听她说需要单独房间的理由：病人的安全和尊严。关于郭大夫办公室空置的数据增加了建议的可信度。建议的最后，请护士长发表看法，表示了对护士长的尊重。

（二）不自信或优柔寡断的方式

在不自信或优柔寡断的方式中，你会因为害羞或对非常重要的事情轻描淡写，不能直接、清晰地表达自己，而丧失了对正常权益的掌控。不自信或优柔寡断的护士不敢与护士长提前约定时间，只能找机会引起护士长的注意。因此，也不可能提前制订有效的计划，更不会想象自己能够成功，在语言表达上会显得软弱无力、含混不清。

护士："护士长，您有时间吗？我想跟您谈件事儿。"

护士长不知道你要说什么，也不知道要谈多长时间，可能她很忙，或正有重要的事情需要处理。

护士长："我时间不多，你简单跟我说说吧，你有什么事啊？"

护士："嗯，是有关你想要我们进行收集新入院病人病史的事。我认为这件事做起来很困难……我的意思是，有时候病人周边有许多人。没有一个隐私的空间是很难与病人交谈的，你明白我的意思吗？我觉得我们得想办法解决这个问题。"

这个护士没有把话说完整，只让人感觉到你完成病史收集有困难，而没有说出来采集病史时尊重病人隐私的必要性，这样做很可能使护士长产生对立心理，很难得到她的理解和同情。

护士长："是啊，我知道收集病人的这些病史资料困难，但是，收集这些信息是很必要的，因为这涉及病人住院期间的用药、监护等方面的安全。"

护士："哦，是的……这项任务是很重要。我是想说我们能不能找一个比较安静的地方跟病人交谈？比如说，去郭大夫的办公室谈怎么呢？"

护士长："那怎么能行呢？郭大夫是主任，她自己独立一间办公室，虽然有时候是空着的，但是她随时回来就要用的。谈话困难的问题还是我们护士自己想办法解决吧。比如：你们可以使用房间里的角落，或谈隐私问题时把谈话声音压低一点，或让其他人离开房间。"

护士："那好吧，但愿能做到像您所的那样，我们试试看吧。"

这种寻求支持的方式就失败了，原因在于该护士没有能清晰表达行为的理由，在面对质疑时，也不能坚持自己的建议，这样管理者就会忽视你的建议，让你维持现状。

（三）攻击性的方式

采用攻击式的方式时，你太急于满足自己的需求，企图迫使别人就范，不能给予他人应有的尊重。

护士："护士长，我需要尽快跟你谈谈关于收集病人入院评估资料的问题。你什么时候有时间呀？今天行吗？"

这样的催促没有给护士长喘息的时间，你要求马上与她商谈，没有尊重护士长的时间安排，很有可能遭到拒绝。

护士："你让我们收集所有新病人的入院评估资料，但是你得想办法给我们找到一个安静的地方，好让我们跟病人谈话。因为在屋子里的其他人能够听到我们之间的谈话内容的情况下，病人不可能说出他的隐私问题……"

护士："如果你不能给我们找到一个安静的房间，那我们肯定做不好你要我们做的入院评估工作。为什么我们不能使用郭大夫的办公室呢？我们那么多护士为了做好工作连一点儿隐私的空间都没有，可她一个大夫就占了一整间办公室。这样公平吗？"

护士长："在我们病房里，如何分配办公空间不是由你决定的。当你学会了如何正确地向上级提议解决问题的方案时，再来找我。顺便提醒你，做好你该做的工作（新病人的入院评估）。再见。"

由于护士公开表示不满，护士长被迫站到了她的对立面，该护士与护士长的关系出现了裂痕。现状由一个问题变成了两个：缺少采集病史需要的私密空间、与护士长的个人冲突。攻击别人时，别人只会全力保护自己受伤的情感，而不会关心你的问题。采用攻击性的方式大大减少了你获得支持的概率。

二、寻求支持时的注意事项

1. 坚定获得支持的决心和信念　一旦确定某种支持对你很重要，就应当投入充足的精力和时间去获取。

2. 确定给予支持的最佳人选　一般选择该事情的直接负责人。

3. 提前与支持提供者约定会面时间　提前约定时间能够体现出对对方的尊重。

4. 采用自信的策略　先设想对方会同意你的观点，会谈过程中坚决果敢、放松镇静，清晰、客观、直接陈述观点，展示自己的坚定和自信，注意对方对你所说问题的关注程度并做好记录。

5. 避免采用攻击性的方式　采取攻击性的方式企图迫使他人就范时，会使别人感到难堪、丢面子或受到威胁，被迫站到自己的对立面，关系出现裂痕。而且情绪激动时很难控制自己，很难条理清晰地阐述问题，减少获得支持的成功率。

6. 做好不能获得支持的准备　在工作中无论如何努力都不能够获得同事的支持时，可能是因为同事没有兴趣或能力支持你，或者是时间或资金不允许。这时要确定自己在没有支持的情况下如何工作，如尝试向家人或朋友求助。

7. 积极向他人提供支持　获取支持的一个方法是向他人提供支持，这样就形成了鼓励双方同时给予和获取支持的关系。

（黄彩辉）

学习小结

本章对社会支持的概念及种类、社会支持与健康的关系、护理工作或学习中的社会支持的种类、评估步骤及方法、寻求支持的策略及方法进行了详细的介绍。通过学习，要求护士或学生明确在工作单位或学校所需要的社会支持的种类，说出支持系统评估的内容及方法；能够识别运用不同方式寻求支持的特点和相应的效果，练习运用果断和自信的方式寻求支持的技巧。

复习参考题

1. 举例说明护理工作或学习中常见的社会支持。
2. 说出支持系统评估的步骤。
3. 说出果断而自信的方式寻求支持的技巧。
4. 说出寻求支持时的注意事项。

第十六章　建立沟通者的信心

16章

学习目标

掌握	评价焦虑、意象的概念;自信处理工作绩效评价的策略;降低考试焦虑的技巧;自信处理学生业绩评估中棘手问题的策略;给予、接受反馈的策略;冥想放松的步骤;现场放松的策略;如何应用意象提高沟通能力;将自我对话应用在人际沟通中。
熟悉	评价焦虑的特征;批评的好处。
了解	促进放松的简短伸展练习;面临对抗时的自我对话。

问题与思考

　　护理人员工作繁重、人手不足,面临各种考核,护理工作要求的质量非常高。加上医院人际关系复杂,使护理工作充满了压力,挫伤了护士的自信心和积极性。

　　思考: 护士作为医护队伍的重要成员,如何提高自信心?

第一节　克服评价焦虑

　　受竞争文化的影响,人们崇拜卓越的个人绩效、产品和服务,不断被广播、电视上使用"更好""改良""创新"字眼的广告冲击着。多年的教育中,人们的身心素质受到各式各样考试和精心设计的评分系统的评判。错误是优秀的对立面,因为人们太关注完美,很难接受犯错误是人之常情。学会如何以更积极的方式处理评估、测试和批评,对学生及其整个护士生涯都有帮助。

一、评价焦虑的概念

　　评价焦虑(evaluation anxiety)是指在被别人审视和评价时所产生的焦虑。无论何时,当人的知识、技能和行为被评估时,当面对诸如追求完美、不允许犯错这些不切实际的期望时,当对自己的表现感到不满并忐忑不安时,就会产生评价焦虑。例如:工作业绩测评焦虑、批评焦虑、考试焦虑、求职焦虑等。

　　考试焦虑是评价焦虑的一种形式,它对学习成绩有着消极的影响。学生的考试焦虑在笔试和临床技能考核中均常出现。高度焦虑的学生,不是专注于任务,而是担心其表现如何,以及别人做得如何,并反复考虑和取舍。它与无关想法的入侵有关,如全神贯注于能力不够的感觉、预期的惩罚、失去地位和自尊。

医务人员经常遇到的一个重要问题是：害怕犯错和负面评价。临床医生在诊断或治疗时害怕出错，学生和护士同样如此。其他引起护士焦虑的护理活动，如初次到临床实习、护理操作、设备使用、院系评价、导师检查、与医生交谈等。其中两个主要原因是担心病人安全和自身安全。

评价焦虑是一种威胁护士及其他卫生专业人员的一种令人不快、潜在的现象。作为护士，其致力于为病人作出积极的改变，但在当今的工作环境中，充斥着实现这一目标的潜在障碍：人员配备不足、病人病情严重、信息过载和医疗改革的不确定性。最起码，评价焦虑会减少工作乐趣；严重时，它会干扰护士的工作胜任力。作为学生或护士，她们需要运用使焦虑最小化的方法，以便能够自信地应对各种考试、工作绩效考核、每天受到的批评等所有护士工作中司空见惯的事件。

二、评价焦虑的特征

（一）关注自我而非关注任务

有些人花更多的时间关注自己的表现而非工作，这将使工作分心。关注自我是消极的，是对自己的低估。其将导致自我怀疑，还影响工作表现，而负面的工作表现又产生焦虑。

（二）自责

评价焦虑的人往往责怪自己工作表现不佳，而不是归因于外部环境等因素。

（三）担心和关注评价

轻度焦虑的人认为成绩评价与外部环境、情境、任务有关，能够考虑工作任务或环境，促进任务的解决或完成。高评价焦虑的人倾向于把注意力放在与别人比较，以及考官对自己的评价，对其而言，失败意味着能力不足，认为自己是失败的主要原因，不善于尝试各种办法或寻找外部因素。学生和护士如果在以往经历中有创伤性事件的发生，或在业绩评估中有过多焦虑，则更容易产生重度焦虑。

三、控制评价焦虑

（一）放松法

放松使个体更有效地专注于工作，使工作更高效。放松让人感觉舒适，并且克服评价焦虑的负面效应。

（二）想象法

想象法帮助设想自己以一种自我感觉良好的方式进行工作。积极的意象让人专注于自己的最佳表现，产生积极的情绪，从而压倒焦虑带来的不安。

（三）反馈

学习听取别人的反馈有助于个体做好面对评价的准备，与同事的操练可提升自信。

（四）积极的自我对话

应用积极的自我沟通克服自我挫败感。相信在日常活动、考核评价时，内心的告诫一定会消除恐惧。

四、自信面对业绩评价

（一）评价前

1. 找出单位的评价安排　许多机构对新员工在试用 3～6 个月时评价，以后每年一次。

2. 提前准备好评价标准　便于熟悉所处职位的要求。

3. 见领导前，准备好自我评价　提前准备好自己达到工作描述要求的具体事例，知道哪些地方需要提高，希望得到什么帮助来改变自己。

4. 制订工作目标　目标尽可能清晰、明确，以便能够在绩效评价时清晰表达。

5. 如果错过评价日期，向领导请求评价　评价能指导你如何继续或改变工作行为，反馈告诉你工作是否符合单位要求，是否达到预期目标。

6. 为面试做好心理准备　确保自我谈话令人鼓舞,想象在面试中保持镇定、自信。

（二）评价中

1. 面试中适当的时候告知领导自己的目标。

2. 让领导在评论时不受干扰。

3. 不确定的内容要问清楚。请求领导给出依据,用实例证明其观点,以明确领导对自己的期望。

4. 对领导提出的建议,只同意对时间分配、潜能和工作支持具有实际意义的做法。

5. 分享自己的工作目标,并寻求帮助。向领导询问工作需要达到的目标。

6. 如果领导的评价准确、公正,感到非常满意,就签字确认。

7. 感谢领导的监督和反馈。

8. 确认下一次评价的时间。

（三）评价后

1. 反思自己在评价中的表现　多表扬自己,并记录下次评价需要改进的地方。

2. 遵循设定的目标　考虑实现目标采用的策略,并设定中期和最终目标。思考可利用的人力和物力资源,促进能力的发挥。

3. 写好工作表现记录　以备下次评价。

按照上述程序评价时,护士就不会感到焦虑。

五、应对笔试焦虑

（一）考试前

1. 全面了解考试内容,以帮助缩小学习材料的范围。

2. 复习课程的学习目标和相关重点内容。

3. 明确考试题型,决定学习方法。

4. 若需要学习指导,请教老师、咨询中心或学习指南。

5. 组建或加入学习小组。有效的学习小组可以使备考高效,并产生乐趣。

6. 制订切实可行的学习计划,并持之以恒。跟上时间进度,冲刺阶段时优先考虑掌握重要的内容。

7. 熟悉考场,选择舒适的座位,切记考试时间。

8. 确保带齐必备的考试工具,如带削尖的铅笔、手表、面巾纸等。

9. 心理准备,想象在考试读题时因知道答案而镇定自如、面带微笑。备考时,确保积极的自我对话,告诉自己已全面复习,鼓励自己,不允许内心出现失败或犯错的念头。

10. 模拟演练。如果是笔试,找到历届考题,按规定时间答题;如果测试护理技能考核,操作给同事和同学看,并用教师的标准评价。

11. 计划考试后的奖励,让人有所期待,并防止考试结束后过多的担忧。

（二）考试中

1. 预先确定到达考场的时间。如果考前喜欢跟同学交谈,可提前到达;如果考前与同学交谈会增加焦虑,就在适当的时候到达。

2. 看试卷前放松,做深呼吸。

3. 考试中保持专注和冷静。如果想象考试通过或失败,而不是关注考题,注意力就会下降。其他任何杂念都会让人焦虑,并干扰注意力。

4. 如果因外界干扰而分心,请考官处理。对于可处理的干扰,请考官处理;如果不能,就重新集中注意力答题。

5. 答题前将试卷看一遍,以合理分配时间,控制答卷速度。

6. 答题前理解题意,按题意作答。

7. 先做会的题目,以增加自信。

8. 分配每道题的时间并严格按照时间作答,避免到最后时间太紧张。

9. 如果提前答完,仔细检查后再提交。这样可保证答完所有题目并可以修改。

（三）考试后

1. 决定是否与同学核对或分析正确答案。有时这样做会增加焦虑。

2. 考试后庆祝一下,做些有趣的事情,有助于身心放松。

3. 知道成绩后,总结哪些做得好,哪些需要提高。

六、处理批评

（一）把批评看成礼物而非噩耗

批评是给自己重新评估业绩的机会,说明批评者对你或你的工作比较关心。

（二）找到批评人的相关信息

询问你被批评的具体事实,有助于确定批评的正确性。

（三）不必认同所有批评

花点时间总结批评,采纳或接受适合自己实际情况的批评,抛弃不符合实际情况的批评。

（四）留心再次听到曾经有过的批评

反复听到的批评可能有正确的地方。

（五）回应不公正或攻击性的批评

纠正不公平行为会使人心情舒畅。有些人喜好卖弄自己,作出的批评有害无益,这时可坚信自己,不必接受。

（六）礼貌回应

无礼、粗鲁或不客气的行为违背了相互尊重的原则。

（七）认识到批评并不意味着自己有问题

一个人会因为低效或错误而受到批评,但这不意味着被批评者一无是处。

七、自信地处理学生实习评定中的问题

（一）严厉的批评

临床上学生有时候会受到带教老师严厉的批评,这对师生都是挑战。如果处理得好,会有助于学生的成长;否则,只会造成学生的不满,甚至影响到对工作的热爱。遇到这种情况,首先分析批评的合理性。如果合理,就认可和接受,并且寻求改进的方法。

案例 16-1

严厉的批评

某天,带教老师表扬学生小欧表格记录得好,治疗顺利,无菌技术到位。同时,也批评小欧的组织能力太差,她注意到小欧的房间很乱,说:"你跟病人怎能在如此混乱的房间中找到需要的东西呢? 我注意到大多数时间你没有在中午之前将床铺整理好,房间里总是乱糟糟。作为护理专业人员,你应该感到羞耻!"

这个评论稍带攻击性,但也合理。针对这个问题她做出如下回答:

"首先感谢您对我护理技能的肯定。另一方面,我不知道如何提高组织能力,在读护理之前已苦于这个坏习惯很多年了。我一直很钦佩那些既能把工作做好,同时又能保持环境井井有条的优秀护士。而现在，我也不知道该从哪里入手，您能给我一些改进的意见吗？"

试分析：小欧的回答怎样，是否积极可取？

（二）意料之外的批评

学生有时候会受到来自护士长、带教老师、病人及家属等毫无防备的批评。此时要镇定，正确积极的回应是认可批评，并向批评者寻求改进的方法。

案例 16-2

意料之外的批评

小安在医院某科室实习已七周，最后一周时，她决定到护士长办公室表示感谢。但未曾料到，护士长说："很高兴你在这儿实习，在你离开前我想给你一些建议：你的表格书写需要改进，真的太乱，我曾花了十多分钟来辨认你某天潦草的记录。如果不能让人明白你做的事情，你永远不会成为一名好护士。"

小安丝毫没有料到这个结果，她这样回答："我意识到我的表格太乱、难以看懂，我的带教老师也指出了同样问题，您有什么方法来帮助我提高吗？"

试分析：小安的回答怎样，是否积极可取？

（三）无根据的评价

学生有时候会遇到他人没有根据的评价，并影响自己的职业生涯。遇到这种情况要镇定，进行自我评价，要求评价者给出具体的事实。同时，要求再次评价，然后才在评价表上签字。

案例 16-3

无证据的评价

带教老师对小李过去三周在产科病房的实习做了最终评价，对她处理婴儿及同产妇沟通给了负面评价。但是，老师没有具体的例子来支持自己的说法，也从来没有直接观察过小李的实习。小李相信自己的做法是可接受的，并且符合操作标准。她向老师回答道：

"对于处理新生儿问题及同产妇沟通，我觉得我很尊重她们且很细心。我希望你能具体地提出我粗暴的证据，这样的判断对我的职业生涯很不利。我曾分别和张护士在婴儿室、和李护士在病房一起工作，这些护士可以对我评价。我希望能和这些护士还有你一起开会讨论我的行为问题，会议之后我才会在评价表上签名。"

试分析：评价小李对带教老师的回答是否可取？

第二节　反馈

反馈（feedback）指对行动、事件或过程的评估或纠正信息的传递。反馈一词包括"feed"和"back"两部分，其中"feed"是滋养、安慰，或满足他人的需要；"back"是某物的返回。当两个词结合在一起时，可理解为将有意义的东西送给别人。

一、反馈的重要性

（一）反馈有助于对自己行为的了解

反馈帮助人们从另一个角度看待行为，了解与他人沟通的效果，帮助判断是否继续目前的行为方式，因此,反馈是自我成长的跳板。自我满意是人生中最开心的经历之一,是对自我的认可,进而巩固自我概念。改变既有的行为方式使人深思熟虑,这是一种真正意义上的对自我概念的崭新设想。

(二)反馈具有拓展人类发展的潜力

为了达到最高效率,对目标实现过程的反馈必须经常且具体。以护理程序为例,评价阶段,根据病人的反馈和持续评估的信息,可以改进评估、计划和实施。自弗洛伦斯•南丁格尔时代起,根据反馈改进服务已成为护理过程的重要部分。但反馈与建议不同,前者仅反映他人的行为所造成的影响,并不是建议应该如何改变。接受反馈后,病人或同事可能希望改变行为,并询问反馈者:"你认为我要如何做呢?"通常这时反馈者会提出建议。

二、如何给予反馈

(一)思考反馈的理由

思考为何要给对方反馈,这是反馈的第一步。什么促使你给对方反馈?通过反馈希望达到什么目的?总之,提供反馈的理由,以增加他人自我成长的机会,这是反馈的根本目的。在护理、治疗关系中,有许多反馈的理由不被人接受,如有人缺乏涵养、心怀不满、打击报复、抬高自己贬低别人等,这些都不是提供反馈的理由。

(二)取得对方的允许

接下来是取得病人或同事允许之后再反馈,这样反馈的意见容易被对方接受。通过口头询问对方是否需要反馈,或使用非语言的方式获得允许。例如:

护士教给一位新爸爸为宝宝洗澡,他也进行了演示,护士说:

"我注意到你抱女儿的方式很安全。我敢肯定她会很有安全感,看起来她对你的洗澡方式很惬意,尤其是你和她说话的方式。但我想告诉您一个更好的方法。"

说到这里护士可以暂停一下,看看这位新爸爸的表情,如果他点头同意再继续。

"如果你女儿的脐带被弄湿,她就很容易感染。有几点建议可以保持脐部干燥、预防感染,你愿意听吗?"

说到这里再次观察孩子的父亲,直到他对护士的建议感兴趣再继续。

"你往浴盆里少放一点水,抱她时保持45°仰角,擦身体时把毛巾尽量拧干,这样水不会滴到脐带上。"

(三)反馈要具体

护士给病人或同事提供反馈不代表自己有机会随意攻击他人的行为。要使反馈效果好,重点必须放在具体、可观察的行为上。例如:

一个刚开始值夜班的新护士小欧,对工作程序还不是很熟悉。在大夜班交班前,通常在最后做记录,并完成交班报告。在前三次夜班交班前,夜班李护士总早到30分钟,并跟小欧谈论生活琐事。尽管小欧暗示她,此时没有时间谈论这些,然而她没有理会,仍然喋喋不休地谈她的约会等。小欧可以这样说:

"李护士,我想跟你说,你和我聊天会影响我工作。"

说到这里小欧可以停下来,直到她同意再继续谈:

"我很乐意和你聊天,但这会分散我的注意力、干扰我,因为快下班时我还需要整理许多零碎的事,以便与夜班交接。我时间很紧迫,不能注意听你说的话,也不能按部就班地完成工作,对吧?"

在这里小欧应该暂停一下,给李护士反应的时间。接下来小欧可以说:

"我有一个建议,让我把最后一分钟的工作做完,走之前再找机会聊一下。可以吗?"

小欧的反馈具体,防止脱口而出伤害性强的话,如"你就不能等你上班以后再和我闲聊?"或"我真不能容忍你这么烦我。"具体可行原则使反馈真实,更容易被对方所接受。

(四)表达观点

提供反馈时务必提醒自己这是自己的观点。无论从主观还是客观上,自己的观点没有对错,是自己的世界观。护士和同事及病人的任何关系都对双方有意义和影响,自己的反应对别人很重要。

当换新发型照镜子时,你会满意地微笑,也可能尴尬脸红,或拒绝为如此骇人的发型付款。理发师会笑着夸奖你的新形象,而你的朋友会持有不同的观点。任何一种评价都合理,没有哪个好哪个不好。任何反应都是基于评价人各自的世界观作出的反馈。务必记住,同你的观点一样重要,接收者可能不同意你的观点。

为做到礼貌反馈,反馈者可以这样措辞:

"我认为……""就我而言……""我的看法是……"

使用第一人称表达想法或感受,避免指责他人或给他人的行为定性。

例如:我在医院负责员工培训,职责是对服务差的员工提出反馈。当我是一名病人时,我会非常方便地评价服务质量,通过反馈与工作人员进行交流。一次我去实验室抽血,一位女士走进房间,没有佩戴胸卡,经询问得知她是一名学生,向工作人员了解到学生不需要胸卡。我向管理者提出了看法,指出不知道是谁在为自己工作,让我很不舒服,她同意并安排给学生提供胸卡。反馈要求别人改变做法,通常不那么顺利,但这是为他人着想,只有这样才能提升员工的形象。

(五)自信地提供反馈的准则

提供反馈会遇到困难的情形,如果一个人想指出别人的行为影响到了自己,请求对方改变。以下用于培养自信的准则很实用:

1. 当你……(描述行为而不评判)

2. 影响是……(具体说明事情的影响)

3. 我觉得……(描述你的感受而不要责备,"我"代表个人观点)

4. 我更希望……(描述想要的变化,如有可能,允许他人提出解决办法)

例如:

1. "你说话的声音太大了,我要很努力才能听清楚电话。"

2. "我听不清楚,我必须让对方重复一遍。"

3. "我感到尴尬,病人会觉得病房里太混乱了。"

4. "你如何处理这件事情?我认为你应当说话小点声或离电话远一点儿。"

下面以胸卡事件为例:

"因为你没有戴胸卡,所以我不知道你是谁,需要帮助时也不知道问谁。我不愿意待在没有医护人员的地方,甚至不能确定你是否在这里工作。你佩戴胸卡了吗?没有?既然这样,我想核实一下,因为戴胸卡让病人感到更舒服。你认为是这样吗?"

(六)请接受人提出意见

反馈是个人的观点,记住对方的感受非常重要。可使用这样的句子来观察对方的反应,例如:"你认为我的评论怎么样?"或"能告诉我你的反应吗?"给出反馈时要仔细考虑。反馈者不知道他人对自己的反馈做何反应,但必须允许对方有所反应。对方需要时间来理解反馈的观点,仔细考虑,要求更多信息,然后表达他们的感受和观点。

(七)真诚反馈

反馈者表达观点时必须真诚。真诚反馈会建立信任,如果表达积极的事情,而脸上却显示不满,接收者会感觉疑惑。所以,保持表里如一是非常重要的。

(八)检查反馈的接受度

如果你诚恳地提供了让人十分满意的反馈,给予反馈前得到对方的允许,而且评语具体、表述婉转,那么就体现出对他人的关怀。

除了自我评价,还应该从病人或同事那里寻找反馈是否被接受的迹象。如果他们理解一个护士的建议，口头或非口头上都希望护士今后继续提出反馈，就表示接受了反馈。如果他们显得尴尬或气愤，或躲开护士，就表明对方没有接受反馈，至少超出了可接受范围。如果发现对方露出防御心理，请务必暂停，尽量与对方就如何继续反馈进行协商。也可以完全停止，或选择更加温和、易于接受的语言进行反馈。

三、如何接受反馈

（一）集中注意力

接受反馈时要集中注意力，不考虑或担心其他问题，专心倾听。反馈有助于发展临床和人际关系技能，建立自信和自尊，并加深对自己的了解。

（二）安排足够的时间

留出充足的时间也很重要。如果自己非常繁忙，告诉对方为珍惜他的观点，想另外安排时间听取反馈。这样做很重要，表明对别人意见的尊重，并打算接受。例如：

"非常感谢您给我的建议。我们能否约个方便时间谈一下？我很想听听您的建议，但是今天没有时间。"

（三）确定理解反馈

给反馈者足够的发言时间，清楚表达其观点，有疑问时可以咨询。

例如：带教老师给予学生无菌技术的反馈后，学生可以如下回答。

"我明白您的意思。您是说我在洗手前打开了无菌盘，洗手时暴露在空气中。我按自己的方式放置病人的柜子，所以只能俯下身子，几乎污染无菌区。我认为这是我最需要改进的对方，对吗？"

重复反馈以确保理解，不仅是尊重，而且通过概括要点帮助记忆。

（四）咨询如何改进

如果一个人想按照反馈做出改变，那么询问改进的方向，并且真心实意。例如：

某护士长在带领实习护士的第一周，有人对其领导方式提出了反馈。大部分评价是肯定，同时也指出她总是自己做决定，有时让人感到不受重视。

该护士长很吃惊，因为她一直认为作为领导这样做是她的权利，但是团队成员的感受让其心情沉重。她想变成更受欢迎的领导，可以这样回答：

"感谢你的建议，感谢对我工作的肯定。我真心希望克服独断专行。我怎样做能让你们觉得参与了决策呢？"

（五）对反馈表示赞赏

即使不需要做出改变，也同样要感谢提供建议的人，听到别人对自己的看法总会有益。举例如下：

一位护理老师告诉一名学生，匆匆吃午饭会导致疲惫，她担心学生的健康。学生可以这样回答：

"感谢您的关心。我原来在别的科室较清闲，来到这里9天了，正在逐渐适应这里的节奏。相信不久以后工作就会有条不紊地进行，有时间放松下来慢慢吃午饭。"

（六）思考反馈

反馈让人受益，要抓住机会，仔细思考反馈的建议。例如：一位病人因为疼痛不适，经常对别人发脾气。一天早上护士给她洗澡时，她大发脾气：

"就是你！你就是那个让人讨厌的护士！你笑起来令人作呕，你今天早上的欢笑实在太多。你走开，叫别人来！"

护士的第一反应可能受到了伤害，但认为病人发脾气是因为疼痛而非本意，可以不理睬病人的话。随着时间的推移，护士可能会想起那些话，但弄不清是否因为自己过于高兴没有把握好分寸，因此可能会保持距离，没有感觉到病人的悲伤或恐惧。正确的做法是：护士应该认真审视自己是否存在麻木不仁的可能。

再次评价给予病人温暖和同情心的能力，清楚了自己的优势，医患关系将更加和谐。反馈可以促进成长，让工作更加专业化和人性化。

四、如何寻求反馈

（一）做好接受反馈的准备

寻求反馈前确认已做好准备。当不能直接接受反馈时，就通过语言或非语言传达信息。语言上表现为生气、反对或为自己的行为找借口；非语言上表现为中断眼神交流、转过身去，或将手臂抱起，对正确理解反馈的含义人为制造障碍，这两种表现都是对反馈者的不尊重。

有时人们确实事先没有准备，这时应该保护自己，不必顾忌别人的反应，除非当时信心十足。信心不足会使自己的表现更差。主动请求反馈具有风险性，但只要做好了准备，就会极大地促进自我成长。

（二）请求反馈的细节

阐明哪些行为需要得到反馈。对此做详细描述，以引起病人或同事注意，确保得到希望听到的信息。例如：开完病人术前教育会后，提出如下问题：

"你认为这次会怎么样？"

这种请求模糊，不能让病人说出具体问题。而以下请求有助于病人提出具体建议：

"我讲的内容都在这个小册子里，留给您。这里面记载了手术后需要注意的事项。现在您还有什么问题？"

（三）将反馈用作业务交流

如果按照上述的指导提供、接受和请求反馈，就可以自信地进行反馈。反馈是体现责任心的过程，参与各方能够充分利用所获取的信息。行为科学告诉人们，无论奖励什么行为，它都会得到加强或重复。记住，花时间与同事交流业务，让工作更加轻松，反馈对培养人际沟通技能发挥着至关重要的作用。

相关链接

写下来

有人问一名护士长如何激励员工？当员工对病人、家属或同事做了更多的事情时，是如何书面感谢或送给员工卡片表示感谢的？在"护士周"，护士长向每位员工发送一张卡片，以感谢她们的贡献，并给出具体的描述。员工表示要珍藏保存这些卡片，并做好笔记回忆在一起的时光。

第三节　放松

为平衡生活、工作和学业，学生或护士会经历压力带来的负面影响。没有快速释放压力的办法，因为压力是消极环境、不健康生活方式和自我挫败感及信念之间相互作用的结果。本节学习工作中应对压力性人际关系的技巧，养成每天放松的习惯，消除体内压力。

一、放松身体的重要性

慢性肌肉紧张、紧张性头痛或消化功能紊乱反映了人的身体不适，压力累积会耗费精力，导致人在人际交往中退缩或封闭。接受放松训练的学生，焦虑大大降低。对于护理专业学生，这一点很重要，因为过于焦虑影响学习。学会在工作中减少压力，扩大放松非常有用。就个人压力和疾病而言，自我照顾技能、冥想和放松练习有助于建立自我意识和弹性。放松不仅对自己，对病人和同事都有好处。

二、以冥想的方式放松

（一）腾出冥想时间

为了获得冥想的效果，每天至少冥想一次，时间 15～20 分钟。

（二）适合冥想的环境

找一个不被打扰的地方。关掉手机或静音。告诉别人，尽可能不在此时打扰自己，并保证冥想之后即可联络。做好这些准备可以让自己放松，而不被环境中的声响所干扰。许多人发现最好是清晨在家里冥想，这时安静，还不会被外界所干扰。对于轮班工作的护士，可以安排其他时间。

（三）舒适的体位

选择一种真正舒适的姿势，让细小的肌肉活动支持身体，必要时支撑背部和脚，达到最小耗能状态。调整室温，温度适宜更容易放松而避免心情烦乱。

（四）养成积极的心态

冥想时很容易分心，尤其是开始学习集中注意力时。告诉自己：没人考察自己的冥想能力，不在意具体的技术，不考虑消极的事物。

（五）选择冥想方式

为帮助思想从其他思绪中转出，选择一种冥想方式，如一个短语、一句话或一种声音。重复这种声音，也叫咒语，有助于消除杂念。建议用单音节的声音或文字，如吸（in）、呼（out）、1（one），不带有爆破音，方便反复或低声念叨。可以选择一个不需要情绪且对自己有安抚作用的咒语。

（六）放松身体

开始冥想时，首先通过扫描放松身体。从头到脚所有肌肉群都放松。对自己说："脸部放松；颈肌松解，让头部放松；移走肩部的张力；让胸肌放松；让腹部变软；让背部肌肉松解；让大腿肌肉放松；让小腿软化；让双脚舒适地支撑起来。"当学会调整肌肉的张力大小，就学会了迅速让身体松弛，并以此作为冥想的开始。衣着舒适，宽松的衣着有利于放松姿态的形成。

（七）专注于呼吸

注意呼吸，用鼻呼吸，有意识地呼吸。自然舒适地呼吸，每次吸气都让空气进入体内。缓慢呼气，让所有气体从肺部排出。你会发现，专注于呼吸会非常平静。当有压力时，呼吸加快；通过放慢呼吸和感受节律，你开始缓解紧张。记住不要刻意控制呼吸，要自然舒适地呼吸，以防头晕。

当专注于呼吸时，可以同时默念精神咒语。吸气时，试着对自己说："我在平静地吸气。"呼气时，试着想，"我正在吹走紧张和消极情绪。"

（八）10分钟冥想

刚开始练习冥想时，冥想10分钟，随着体验的累积，可延至15～20分钟。如果闭眼有助于专注呼吸和咒语，则在冥想中闭上眼睛，期间不要思考事情或试图解决问题。在这段10～20分钟的安静时间里，只是静坐和呼吸，不要花费精力判断你的思绪或纠结任何烦心事；让他们简简单单地从脑海中飘过，把注意力集中在此时此刻、集中于你的呼吸、集中在你的冥想方式上。

（九）体验个性化的冥想

冥想没有规则或"应该"。享受平和的间隙，身心舒展并体验放松的感觉。你可能会体会到之前因为太忙而没有注意到的感觉。除了平和，还达到一种平静的水平，会充满喜悦，与生命同在。这种强大的感觉能清除所有的恐惧，包括死亡，能创造一个充满温暖、欢快及和谐的地方。

（十）平和地结束冥想

打算结束冥想时，稍停一下再站立。先闭目静坐一会儿，然后缓慢睁开眼睛。不要匆忙回到现实，而是逐渐地、精神焕发地、轻松地进入你的世界。

三、就地放松练习以缓解人际压力

（一）淋浴

假想你的头顶上方有一个淋浴喷头，你能感到水由头发流下，温暖颈部后流向背部。在温暖中，你紧耸的双肩松弛,你感到温水舒缓你的肌肉,使皮肤加热。肥皂泡沫流动时按摩你的皮肤,在流逝之前温暖你的腿部和足部。当你抬头面向喷头时,一股清澈的水流自头上冲过。可能有人调整了一下喷头,你感到脸上、脖子和背部有脉冲样的水流,这种水流的冲击让你觉得又舒服又刺激,让你容光焕发,这种舒适的感觉让你的不悦一扫而去。喷洒的水流速度变缓而更加舒适,当水流停止,皮肤逐渐变干,你感到温暖和清新。当你放松下来,对自己说"这是在放松,这就是放松的感觉,这就是我所需要的。"

(二)日光浴

假想一个发光的球体位于头顶,放射圆锥状的光线围绕着你,所形成的光圈直径为40cm。你被光线围绕着,温暖而舒适。你扬起脸沐浴在温暖的阳光中,感觉到光线融入你的身体、渗入你的细胞,这种体验舒适,令人惊讶的是,你从头暖到脚感到环绕光线的温暖。现在,你感到阳光闪烁、拂过肌肤,你觉得神采飞扬。闪亮的光束飘荡在你的皮肤上,驱散你的紧张。当你放松时,在日光的沐浴下,你的肌肉松弛,你感到无比舒适和安全。当你放松下来,对自己说"这是在放松,这就是放松的感觉,这就是我想要的。"

(三)保护罩

当你面临危险时,假想一个透明的有机玻璃罩罩着你。保护罩半径为60cm,允许你自由移动,全方位保护着你。保护罩是透明的,你可以很清楚地看到外面的世界。保护罩里,清新的空气在你周围流通,让你感到清爽兴奋。这是你专有的空气,当你呼吸时,你会感觉到空气渗入你的肺部,活化你的细胞,使人精力充沛。你也注意到,在保护罩里你感觉到平静和得到充分保护,因为你意识到保护罩会使你远离外界压力。你坚信:保护罩隔开了外界的压力,使你放松。你缓慢地呼吸着有营养的空气,感到肌肉松弛,因为你是安全的。当你放松下来,对自己说"这是在放松,这就是放松的感觉,这就是我想要的。"

(四)扫把

假想一个魔法扫把扫除你身上的紧张。它扫过你的头发,刺激头皮,促进循环,你头部温暖,紧张消失。神奇扫把扫过颈肩部,你感到僵硬的脖子软了,肩松了,肩上的压力也消失了。你站立时不再僵硬,背部不再有任何张力。扫帚的威力强大,彻底扫清一切紧张。你感到刷毛从腹部、下肢扫去紧张。当双脚被扫时,你感到轻松,令人精神一振。当压力被扫离身体时,你知道不会再有压力,这有助于你处理各种事情。仿佛身体被充了电,仿佛双脚正以全新的能量站在一个圆球上翩翩起舞,你感觉到了生命和自由!当你放松时,你对自己说"这是在放松,这就是放松的感觉,这就是我想要的。"

(五)按摩

想象一双手在按摩你的双肩,这双大手温暖、有力,且温柔。按过背部,你觉得暖暖的,肩更灵活了,没有了僵硬的不适。向上按摩你的颈部,很神奇,仿佛仅仅把手放在那里即驱散了一切紧张与压力。接着,双手移到腰部,随着每一个圆形按摩,你注意你的呼吸跟着轻松了。这双神奇的手抚慰了紧张的你,你感觉到颈部、肩膀和背部的肌肉充满血液,你无比的放松和自由。当你放松时,你对自己说"这是在放松,这就是放松的感觉,这就是我想要的。"

上述方法皆简单易行,大约一分钟的时间让你迅速摆脱紧张,转向放松和胜任感,让你从内心里获得自信。放松是一种技巧,是一种精神与肉体的协调。只要你愿意花时间和精力练习,你一定能掌握这些技巧。

四、伸展运动——放松见面时的紧张

当面临一次压力极大的人际约会时,预先做一些使自己镇静的舒展运动,以便冥想和现场放松。在遇到压力时,或在忙碌的工作中,脱离单位匆忙的脚步,寻求一丝静谧放松一下肌肉。在浴室或空办公室找个私人空间,选择一种可以不需要器械辅助即可实现的伸展运动。这些训练包括拉伸和放松肌肉,当个体能够控制肌肉时,就能够控制情绪。

（一）双臂高举

直立，举手过头，深呼吸，挺胸，头轻轻后仰。慢慢展上肢，越高越好，保持3秒钟。呼气时以长缓的气息让气体流出，同时手臂轻轻放于身体两侧。肩膀下垂，头向前倾，轻曲双膝，保持3~5秒，让所有的紧张离开身体。重复几次即可。

（二）肩膀旋转

肩部旋转拉伸可以提高肩膀的灵活性，放松肩胛带。站立，双脚自然分开。抬肘到肩，前臂和手随意放松。肘向前以中等速度旋转大圈，保持手和手臂放松。肩膀以最大弧度移动大约20圈。

（三）耸肩

耸肩放松在打电话时即可以练习。站立，双脚自然分开，深吸气，耸肩至耳，适度收紧全身肌肉，保持3~5秒。深长呼气，垂肩，松松肌肉，膝盖微微弯曲，头向胸倾。重复几次即可。

（四）伸臂

站立，双脚分开，伸手臂，仰头部，挺胸收腹，伸的动作尽可能到位，手臂下垂，随意放松。头下垂，下颌至胸，屈膝，尽量放松，感到紧张感消失。重复几次再工作。

通过练习，你可以随时放松，释放肌肉中的紧张感，保存精力，重新找回处理人际压力的能力。

第四节　意象

本节讲述怎样应用意象来提高人际沟通，知晓与病人和同事交流形成一幅清晰画面的步骤，使用意象来帮助实现愿望。学习时，想象自己是一名自信而成功的护士，能坚定自信地交流，赢得他人尊重，并成为病人忠诚的代言人。

一、意象的概念

意象（imagery）被定义为心目中的形象。它与"可视化（visualization）"术语可以互换，可视化是心里看到或想象出来。应用意象为无形的、不存在的、抽象的东西创造一个图像。意象或可视化是在脑海中勾勒人们希望现在或将来发生的事情场景的过程，是在心中描述一幅画面的过程。在想象这张图画时，可以融入感官来品尝、嗅闻、感受它，想象它的声音，产生与之相关的情感。例如：当我们想象一个刚出炉的苹果派，我们会真实地闻到它、品尝到它，甚至想象吃掉它。

理论与实践

酸柠檬实验

闭上眼，想象在自己家里。设想自己走进厨房，看见了冰箱，打开冰箱，拉开蔬菜水果层抽屉，看到一个又大又亮的黄色柠檬。拿起来，注视它的颜色、光泽、凹凸不平的表面，感受它在手里的重量。现在把柠檬放在菜板上，切开前紧紧握住它，此时你已经闻到柠檬的香味，切开它，缓慢吸入的香气。张开嘴，在舌头上滴几滴冰凉的、酸酸的柠檬汁。睁开眼，舌头是蜷曲的吗？你能看到、闻到、尝到柠檬了吧？这个实验有助于了解意象的过程。

当人们用意象沟通并形成思维图像时，如主动倾听，就能听到自己表达共情的话语；感受到温暖、真诚和自然；并享受与病人或同事之间积极的互动。

意象就像有目的、刻意的白日梦，但并不是纯粹的幻想。明确自己所想并在想象中遵循一定的方向是可视化成功的关键，脑海里不要有任何限制和约束是成功的重要步骤。

短暂的意象练习以应对压力

当你想冷静面对强烈的情绪时，考虑选择下列其中一个简短画面。紧张的情绪不利于判断，并让人说话不经思考。放松和专注将更有利于个体理性思考而不是感性反应。想象下面某一个吸引自己的场景，当在精神上体验时，注意所有的感觉。

1. 叶子在向下飘去。

2. 云朵飘过天空。

3. 氢气球正在上升。

4. 泡沫被吹走。

二、应用意象提高沟通能力

（一）明确你想要的结果

在想象如何沟通之前，必须清楚想要达到的目标是什么，目的是变得温暖和令人舒心吗？想从病人或同事那儿得到特定的信息吗？想弄明白一个观点？无论沟通的目的是什么，必须清楚想要达到的具体目标。人的思维演练调整的越符合真实，它对最终表现的影响就越大。

（二）心中勾画整个沟通过程

如果在心里勾画出整个沟通的过程，将对沟通感到更有心理准备。例如：在教病人如何护理结肠造口时，不要局限于跟她交流的时间，把准备时间、讲述后时间及讲授过程都考虑在内。如果提前设想一下准备过程，就能预计到所需教具并且准备好。也许在向男性病人讲述结肠造口护理和性方面内容时，护士会感到尴尬，意识到这点会促使护士在指导病人前去寻求更有经验同事的帮助，以减轻不舒适。

（三）集中想象细节

为宣教想象一个理想的环境，并考虑到所有细节。实际上，环境包括隐私性、灯光、温度、仪器的使用，以及其他重要条件。

想一想沟通过程中如何穿着。如果是在儿科与孩子游戏，想象自己穿着色彩鲜艳的便装。如果是进行工作面试，想象自己穿着自我感觉最好的制服，还要注意姿势和面部表情。如果想在第一次护理查房时表现得轻松自信，那就想象自己能展现出这种镇定。

使用视觉以外的其他感官，如聆听说话的内容及方式。如果不能按照自己想的方式说话，就重新开始。重新开始时，想象能与心里所想的方式一致。心理预演的优势可以重复多次，直到做好为止。调整到想说的话和方式，努力听到想要的内容和质量。

想象一下在沟通过程中的感受，确保集中在积极的方面。在沟通中产生平静、自信、有能力和共情的感受，或想要的真实感。在预练中停下来，体验这些美好的感受是很重要的，这样你就能有更深的认识。同时，想象一下病人或同事有与情境相一致的感受。

（四）按最好的想象，做充分准备

有时人们担心无法按自己期望的方式与病人或同事进行交流。想象积极的排练可以解决这种担忧。为增加自信，想象现实中可能遇到的意想不到的事件，练习如何处理它们。例如：如果第一次教产前课程，担心遇到不会回答的分娩问题，想象回答这些问题的场景，然后排练出最好的回答方式。如果事先想象，可以这样回答："我不知道，但我可以帮你查一查"。或愤怒的同事因为敌意而让自己惊吓，如果事先想象她的攻击，便可以更有准备、更有效地处理这次愤怒。

（五）必要时反复演练

每个人都有缺乏自信的人际状况。有些人在与愤怒、充满敌意的人打交道时感到不寒而栗，而有人却能冷静、共情地处理。有人害怕讲课,而有人则喜欢这样的机会。对那些感到不舒服的人际场合,反复积极的想象,反复重温自己在困难情况下成功的画面。一次预想不能使人注意到成功沟通所必须做的事情,在心里反复演练这些画面,防止在实际事件中措手不及,将会做得更好。

(六)回忆现场表现,并更新预想

沟通结束后,花时间评估该部分。如果部分沟通不尽人意,积极地思考下一次沟通如何改善,并设想一下画面。例如:如何措辞、如何准备房间,或包括触摸之类的手势。这次排练为下一次沟通做好准备。

不要因为错误而低估自己。相反,给自己改进的信心。记住每一次练习都使自己向理想的沟通方式迈进一步。回想一下自己的演练,注意哪些与理想一致,甚至超越了自己的理想。拍拍肩,祝贺自己成功,嘉奖赞美自己也会增加自信。

第五节　积极的自我对话

自我对话常不由自主地出现在人的头脑中,它对人的情感和行为产生消极或积极的影响。要控制好自我对话,需要倾听自己的想法,决定要改变的内容,并且系统地改变思维,这样才能达到人们的预期行为。

一、自我对话概述

(一)自我对话的概念

自我对话(self-talk)也称为内心想法、内心演讲、自我命令的自我言语表达。它可以是积极的,给人鼓励或赞扬;也可以是消极的,让人气馁和沮丧。自我对话会影响到身体健康,有研究显示:乐观者比消极者的老化速度平均慢7.6年。

人的思想是对世界的诠释,是对自己行为的判断,是他人对自己反应的假设。人的感觉直接受到思想的影响,人的行动受世界观的指导。所以,重要的不是发生了什么事,而是如何理解所发生的事,以及在这些想法的影响下应该如何做。

无论遇到什么情况或人际问题,自我对话决定了以下内容:

1. 人们对事情的态度。
2. 人们看到、听到、注意到的内容。
3. 如何解释所采取的措施。
4. 所认为的结果会是什么。
5. 将如何行动(想、说、做)。
6. 如何评价行动的后果。

(二)自我对话的影响

自我对话要保持在最大益处的状态,因为这对人的表现有持续深远的影响。认知心理学家认为,内部对话在不合理、不现实或无效的情况下会出现一系列问题。

自我对话可能产生建设性或破坏性的影响。例如:一位母亲总是告诉自己很笨,她信以为真,所以她的自我对话是消极的。她说:"我很笨,总是伤害自己"她会发现她真的很笨。然而,当她把自我对话变成"我很优雅、自信"时,她发现自己不笨了,错误就会减少。

以下是一些积极和消极的自我对话的临床案例,阅读时想想对护士的影响。

小张和小王是实习学生,当想到下一个要轮转的科室时,脑海里产生了以下想法:

小张:"我听说这个科护士长是个'暴君',性情古怪,我讨厌这样的人,不喜欢和她一起工作。我可能会犯一些错误,她肯定会挑我的毛病,这让人很烦,我希望这个轮转快点结束。"

小张已经自我设定了一个不愉快且不成功的情景,她对护士长的消极看法使她对实习感到痛苦,这种消极的自我对话是破坏性的。依照她的想法,她很可能会采取防御性的行动,也可能会犯错误。她的态度会让她得不到科室的支持。

小王:"我听说护士长是个名护,对员工要求很高,我很高兴能去这个科室,我相信会学到很多东西,很期待去学习那里的护理。我很紧张,我是新手,不知道要面临什么,但我会遇到好老师,会从中学到很多经验。可惜,这只是一个短暂的轮转。"

小王在心理上为愉快和有益的实习做好了准备。她理解什么是优秀护理,期待着向她们学习。她积极的自我对话给自己与同事学习的机会和勇气。

以上例子表明积极的自我对话有助于增强人的优势和处理问题的能力,这种精神准备让人充满希望和自信。人们有权利对所处理的事情感觉良好,积极的自我对话是保证这种权利的方法。保持积极的自我对话是自信和坚定的表现,思想上的自我否定及贬低是不负责任的。

相关链接

自我对话的评估

从评估开始学习如何改变自我对话,巴特勒(Butler)建议自问以下五个问题:

1. 我告诉自己什么?
2. 我有什么破坏性的消极想法?
3. 我有什么建设性的积极想法?
4. 自我对话对我有意义吗?
5. 怎样把自我对话变为积极的?

这些问题使人分辨自己的思想是否对自己有益,提醒人们是否需要作出改变。当被消极思想控制且开始焦虑时,要静下来对自己喊"停!"来中断消极思维的蔓延。

二、自我对话在人际沟通中的应用

(一)有关换位思考的自我对话

这是一位护士有关换位思考的自我对话:

"我不能换位思考,因为那很不自然。如果我对病人感同身受,别人会以为我做作;如果我改变自己的方式尝试去共情,同事会笑话我。在真正的对话中,我觉得不能对即兴的对话做出动情且真挚的反应。共情让我感到尴尬。"

根据自我对话的评估内容,分析这位护士的自我对话:

1. 她在告诉自己什么? 如果她尝试投入情感就会感觉不舒服、愚蠢、不自然。她说服自己朋友不欣赏她的尝试,并且会失去朋友的尊重。

2. 她有哪些破坏性的消极想法? 她确信换位思考对她无效。她希望自己的第一次尝试成功,不允许有任何的失败,对同事的支持不抱有希望。

3. 她有怎样的积极想法? 这位护士没有用积极的想法给自己希望和鼓励自己去尝试换位思考。

4. 她的自我对话有益处吗? 她的想法让自己的沟通缺乏移情。这些想法使她在两个方面感觉不良:她不给别人感情并且对自己的无情感到失望,对自己和同事没信心。她的想法是不自信、不负责任的,对她没有任何好处。

5. 她怎样使自己的做法变得有益? 下面有一个例子:

"我会尝试换位思考,即使一开始会不自然和尴尬。我深信共情的重要性,并且知道同事跟病人会肯定我,即使我做得不完美。一些同事会对我的改变指指点点,但这不会阻止我在交流中换位思考。可能寻找合适的词需要花费一些时间，对我来说似乎需要更长时间，但没关系。我真的想提高自己的沟通能力，并知道学习新事物需要花费时间，我有时间和耐心学习，直至能自然地与别人有感情地交流。"

这种积极的自我对话是肯定的、负责任的，它强调了护士共情的重要性，且给予自己尝试更多理解他人的勇气。这不是一个简单的对话，是对自己能力的真实评估，经受尝试新事物的思想斗争，让它自然变成沟通的一部分。这个积极的自我对话是有益的，既增加了自信，也丰富了技能。

（二）有关反抗的自我对话

这是一位护士有关反抗的自我对话：

"为保持平和，针对这些天老板对我的粗鲁行为，还是沉默为好。如果反抗，他会认为我过于敏感，对我有戒心、生气。我越想越感到不安，他可能会记仇，并且不经意报复在我身上。如果我非常不安，言辞混乱该怎么办？那时我就像个傻子。"

分析这位护士的自我对话：

（1）她在告诉自己什么？她确信即使这个话题很重要，但还是不要反对老板为好，认为老板的情绪更重要。

（2）她有哪些破坏性的消极想法？这个护士通过自我欺骗否认自己的感觉，认为让这件事过去就好了。这种自我欺骗破坏了她的判断，通过暗示自己敏感或得到礼貌待遇是不可能的，并增加了自己的负面情绪。她用老板的发怒及无法处理老板怒气的假设来吓唬自己，想象到了最坏的结局并劝说失败的会是自己。

（3）她有怎样的积极想法？完全没有。

（4）她的自我对话有无益处？这种消极的自我对话只会阻止她去争取对自己重要的事：用尊重来礼待，这种想法否定了她面对及处理老板怒气的能力。她消极的自我对话是不自信的、不负责的，因为她允许了对自己的不公待遇，应该拒绝这种行为的发生。

（5）怎样使自己的做法变得有益？下面有一个例子：

"我不喜欢反抗老板，但我也不喜欢不尊重的对待，所以我要反抗。我会用不卑不亢的方式说明自己的立场。反抗可能使老板生气发怒，但我不会后退，有面对他怒气的信心。如果反抗不成功也没关系，至少表明我的立场，不能因为他是老板就不尊重人。我有权得到尊重，只有这样才可能被尊重。"

这个积极的自我对话是肯定的、负责的。鼓励自己站出来，且考虑到了处理可能情况的能力，积极的自我对话给自己反抗的自信。

（三）同事沮丧时的自我对话

这是一位护士遇到同事沮丧、痛哭时的自我对话：

"我不喜欢同事哭泣，我意思是，当病人哭泣时还行，我能预见到他们的不安。当工作人员哭泣时，我不知道该怎么办。同事哭，我也想哭，对他们来说没用。当成年人哭泣时，我毫无办法，我不知道做什么让她好过些，要是她没有停止哭泣怎么办？我不能让她平静下来，我好没用。"

分析一下这位护士的自我对话：

（1）她在告诉自己什么？她告诉自己，工作人员与病人不同。她对自己的期望很高，认为如果不能安慰同事的不安，她就是一个没用的人。她认为如果她也哭的话，将会影响到同事。

（2）她产生了什么有破坏性的消极想法？她给自己施加了很大压力，认为自己帮不了同事，是不可信任的人。把她表现不完美定义为失败，从而感到紧张。

（3）她产生了什么积极想法？完全没有。

（4）她的自我交谈有没有帮助到自己？她的想法否定了自己帮助别人的作用，是不合理的，因为扭曲了事实。她的自我对话阻止她向同事伸出援助之手，和运用有益的方式交流。这种消极想法使其力不从心、感情匮乏。

（5）怎样改变她的自我交谈才能让它更积极？下面有一例子：

"每个人都有烦恼，同事也不例外。我不能阻止她哭，但可以安慰她。当同事哭时，我也会哭，没关系，这更显示了我感性，我哭并不表示我帮不上忙。我的努力不能让她平静下来，不表示我不是好护士。当我们沮丧时，每个人都想找个人依靠，她不用做太多，只是在那里陪伴聆听就好。"

这些内心想法让人心安和自信，是负责任的，这不是歪曲事实，使护士了解自己帮助别人的愿望和能力，这种积极的自我对话是有益的。

（四）当出现团队矛盾时的自我对话

一位护士在护理团队中出现矛盾时的自我对话：

"我想要和谐的工作环境，讨厌周围总有矛盾。我想在周医生工作室工作，那里没有矛盾。我对工作人员之间的冲突无能为力，或许我应该申请另一办公室的职位。我认为我们曾经彻底解决了这场冲突；我讨厌这些持久的分歧。每当我们讨论令人沮丧的问题时，我就胃痉挛，感觉情绪就要爆发，不知道还能承受多久。我对矛盾无能为力而受其折磨，应该把想法告诉主任，她能控制这场冲突。"

检查这个护士的自我对话。

（1）她在告诉自己什么？她错误地认为矛盾是简单的、容易解决的、一次性的。自欺欺人地认为有些地方没有矛盾。认为自己对矛盾无能为力，认为办公室主任能神奇地解决矛盾。

（2）她产生了什么破坏性的消极想法？对矛盾的错误认识使其痛苦，认为自己解决不了矛盾即是无能。不愿意面对矛盾，遇到极小的矛盾即焦虑。

（3）她产生了什么积极想法？完全没有。

（4）她的自我交谈有没有帮助到自己？她的想法不自信，没有给予她解决矛盾的力量，扭曲了事实，是不负责任的。这种想法无益处，禁锢自己且增加烦恼。

（5）怎样改变她的自我对话让事情更积极？这里是一个范例：

"办公室工作人员之间都会有矛盾，与他人合作矛盾是不可避免的。有时主动、有效地处理才能解决矛盾，还可能得到益处。我可以冷静表达对矛盾的感受，越冷静越有说服力。我将尽一切可能解决矛盾，直到全部解决。没人能独立消除冲突，但每份努力都重要。当单位发生矛盾时，我会不安，但不会妥协，会去掌控它。"

这种积极的内心想法是自信和负责任的，承认冲突是正常工作的一部分，并且有助于分歧的消除，更利于问题的解决。这种积极的自我对话有助于找到处理各种问题的有效办法。激励及现实的自我交谈是提高与人交往能力肯定的、负责的方法。

心理学家宣称人内心有两种声音："内心敌人"和"内心盟友"。内心敌人储存着人的弱点，如痛苦、不愉快，并片刻呈现出来；内心盟友倾向于行动、成长和改变，阻止人们陷入疑虑和恐惧之中。内心盟友向人们保证成功的好处和回报，尝试的乐趣，鼓励人们冒险。犯错时，是内心盟友给以安慰，帮助我们从正确的角度看待错误。在练习和巩固人的沟通技巧时，关注内心盟友所言。在学习过程中用安慰和现实的想法去支持和鼓励自己。

（孟庆慧）

学习小结

本章首先从评价焦虑的概念、特点、控制评价焦虑、处理批评等方面详细阐述了如何克服评价焦虑；学生通过本部分的学习，能认识评价焦虑的基本知识，知晓如何控制评价焦虑。其次从如何给予反馈、接受反馈、寻求反馈方面介绍了反馈的具体操作方法；通过学习，学生应能够正确地给予、接受和寻求反馈。再次从冥想放松、现场放松练习、伸展放松等方面详细阐述了放松的应用方法；通过学习，学生应能够利用各种放松技巧来放松自己。然后从意象的概念、应用意象提高沟通能力等方面详细阐述了意象在护理人际沟通中的应用；学生通过学习能了解意象，并在护理人际沟通中应用意象。最后从自我对话的概念、自我对话对行为的影响及在沟通中的应用方面阐述自我对话的基本知识；学生通过本部分的学习，能将积极的自我对话应用到人际沟通中。

复习参考题

1. 简述冥想练习指南。

2. 阐述给予反馈的策略。

3. 如何应用意象提高沟通能力？

第十七章　跨文化沟通

学习目标	
掌握	文化的定义、结构、功能；多元文化的概念；跨文化沟通的语言、非语言沟通技巧。
熟悉	文化的内涵；东方和西方的文化特征与核心价值观及其差异性。
了解	跨文化沟通的理论。

当今，全球化不断深入，世界文化正经历前所未有的整合与分化，跨文化沟通比以往更加频繁与活跃。不同文化间的交往开拓了人们的视野，为分享彼此的智慧提供机遇。明确文化的概念、特征、结构、功能，以及掌握跨文化沟通的语言、非语言沟通技巧，对有效地进行跨文化沟通起着重要的作用。同时了解跨文化交际的理论，以及东西方的文化特征与核心价值观及其差异，对正确地进行跨文化沟通奠定理论基础。

第一节　文化概述

自远古以来，人类在认识和改造自然，以及相互的交流中创造了灿烂的文化。文化不仅使人摆脱愚昧状态、确立自身的主体性，而且建构了生活的规范与意义，不断地推动着社会向前发展。

一、文化的概念

（一）文化的定义

文化（culture）是指不同的人种、民族、社会成员特有的生活、思想、行为、交往等方式及与之密切相关的一切后天习得的方式，既包括一定社会的物质生产和生活状态，也包括社会的组织、制度、习惯、风俗等方面，其核心是生活在不同社会中的人们所表现出来的丰富多彩的精神领域。

文化是一个非常广泛和最具人文意味的概念，文化根植于我们的生活之中，但是却很难被准确或精确的定义。东西方的学者以不同的研究视角剖析和定义人类的文化现象，为了解文化的定义提供了丰富的素材。

1. 东方对文化的定义　文化一词早就出现在汉语中，但其意义与西方的理解有较大的出入。在汉语中，"文"的本意是指交错的纹理、错杂的颜色、交汇的笔画乃至复杂的现象等。"文，错画也，象交文。"后来，它的意义被引申为包括语言文字在内的各种象征符号，进而具体化为文物典籍、礼乐制度；又由纹理之意导出彩画装饰之意，引申为修饰和人为，进一步推衍为美、善、文德教化及文辞和文章。"化"的本意是变化、造化和化育等。它表示，两物相接，其一方或双方改变形态或性质，由这层内涵引申为教行、迁善、告谕、使人回心转意和化而成之等。

"文"与"化"并联使用，较早见于战国末年儒生编写的《易·贲卦·彖传》"刚柔交错，天文也。文明以止，人文也。观乎天文，以察时变；观乎人文，以化成天下。"西汉以后，"文"与"化"合成一个整词，如汉代刘向的《说苑·指武》说："圣人之治天下也，先文德而后武力。凡武之兴，为不服也。文化不改，然后加诛。"因此，在汉语系统中，"文化"的本义指"以文教化"，表示对人的性情的陶冶，品德的教养，属于精神领域的范畴。这种用法一直延续到清末民初。其后，随着西方思想观念的大量输入和逐步的本土化，文化在汉语中含义不断发生演变，现已大体接近西方的现代定义。

2. 西方对文化的定义　英语的文化一词源自拉丁文的动词 colere，用以表达耕种、居住、敬神和保护等意义。早期，文化主要意指礼貌、涵养及心灵的陶冶等，后来指宗教和高雅艺术。19 世纪以来，它开始产生平民化转向，呈现出某种现代的意义，指有特色的生活方式。文化在当代的用法大致有三种：①用来描述知识、精神与美学发展的一般过程；②用于指一个民族、一个时期、一个团体或整体人类的特定生活方式；③用来象征知识，尤其是艺术活动的实践及其成品。

通过分析学者们定义文化的角度，可以看出学者们主要从两个视角来界定文化：第一种视角是从全人类出发，把文化当成整体来解读，强调人的作为与自然造化之间的区别；第二种视角是从不同的文化主体对不同的文化实践进行分析，注重人群之间的差异。

（二）文化的内涵

人类的属性具有双重性，既生物属性和社会属性，人类的各种行为都会受到以上两种属性的影响，其中也包括交际行为。文化属于人类非生物学组成部分，因此，文化视角即社会视角，研究人类的社会属性。文化具有以下几个方面的内涵：

1. 文化是一种历史的进程　代表了人类的文明程度，人类在认识和改造自然的实践过程中，创造出的物质和精神财富即是文化，它凝结着人类精神活动的成果。

2. 文化是一种社会现象　始终伴随着人类社会的发展而存在，渗透进社会生活的各个领域，每个领域都存在与其相对应的文化形态。

3. 文化是一种生活方式　从人们的行为方式中抽象出来，反过来在更高的层次上指导着人们的行为规范，因此文化具有前导性。生活方式与人类的生存、种族的延续密切相关，由此形成的各种现象均可纳入行为文化的范畴。

4. 文化是一种民族现象　各民族都有其独特的足以体现本民族性格的文化形态。民族文化是民族性格的具体化，蕴涵着保持民族现象的强大凝聚力。

二、文化的特征

文化是各社会群体独特的行为模式与世界观，意味着不同的社会群体具有不同的文化，那么在不同的背景下具有以下特征才能称之为文化。

（一）地域性

文化是人适应自然和超越自然的产物。由于不同地域的人们依据各自的地理环境和自然禀赋谋求生存与发展，探寻生活的意义，因此各社会群体的文化打着鲜明的地域烙印。所谓东西方文化、海洋型和大陆型文化，以及都市文化和乡村文化等都是文化地域性的具体例证。

都市文化与乡村文化

都市文化具有独具特色的思想、价值观念、基本信念、城市精神、行为规范等精神财富,它既包括世界观、人生观、价值观、发展观等具有意识形态性质的部分,也包括科技、教育、习俗、语言文字、生活方式等非意识形态的部分。城市文化作为城市的精神产品,规范着人们的思想和行为。

乡村文化是指乡民在农业生产与生活实践中逐步形成并发展起来的道德情感、社会心理、风俗习惯、是非标准、行为方式、理想追求等,表现为民俗民风、物质生活与行动章法等,以言传身教、潜移默化的方式影响人们,反映了乡民的处事原则、人生理想及对社会的认知模式等,是乡民生活的主要组成部分,也是乡民赖以生存的精神依托和意义所在。

(二)历史根植性

文化的建构是一个渐进的过程,历史根系不仅为文化提供生存的基础与合理性,而且为它的成长提供丰厚的营养。文化的历史根植性在传统中得到了最充分的体现。西方文化中的希腊—罗马经典,中华文化中先秦诸子百家和宋明理学等皆是文化传统的印证。传统具有双重作用:一方面,它为文化认同的构建及自身复原力的形成奠定根基,为文化未来的发展确立方向;另一方面,它也使文化产生惰性和封闭性——文化定式和文化偏见等都和传统相关。

(三)社会建构性

文化属于集体而非个人所有,个人的创举有时不乏社会影响,但只有在它得到集体的认同后才能成为文化。换言之,文化乃社会的创造,代表着群体的价值取向,而社会化则是文化产生与沿革的必由之路。文化的社会建构性表明:文化虽然受到历史与传统的约束,但非历史预定;在很大程度上,它是各个时代的社会群体相互交流、相互碰撞、相互融合的产物,随着时代及各群体相对地位的变化而变化。文化被社会力量建构的例子不胜枚举,中国文化在各个朝代所经历的社会性变迁,世界民族大家庭中众多社会建构型新兴文化的出现都是很好的例证。

(四)系统性

每个文化皆自成一体,遵循各自的价值规范,相对独立于其他的文化。既然文化是系统的,那么它就必然有排他性,因为系统具有免疫力,会自动排斥异物,恢复自身的平衡与正常运行。不可否认人类文化存在共性,但也不能无视文化间的差异性。文化差异在文化系统的核心价值观上表现得尤为突出。不同的文化体系往往具有大相径庭的价值取向,有时甚至发生相互冲突。霍夫斯泰德提出的以英美为代表的西方个体主义文化及以中日为代表的集体主义文化表明,人类虽然共享诸多价值观念,但不同的文化具有系统性与结构性差异。文化的系统性首先告诫人们,每个文化体系相对独立,它们之间有一定的不可通约性,不存在普遍、统一的可以衡量所有文化的标准,只有置身于某一文化之中,以它的视角进行观察和思考,才能理解它。美国作家赛珍珠(Pearl S. Buck)曾说:"若想找一个能用英语写中国文化之人,非中国人莫属。"

文化的系统性还提醒人们,文化调整有其适可的限度。文化调整一般具有功利性,难以触及核心价值,即便触及往往也很肤浅,那些涉及核心价值的调整需要较长的时间,需要克服巨大的阻力。文化系统中某些核心价值与符号几乎不可改变,民族图腾、语言及宗教节庆等都属于这一类符号,不能随意调整与更改。因为一旦文化群体彻底放弃其核心价值,要么意味着文化的异化,要么意味着文化的消亡。

(五)流动性

古埃及文化在欧亚等地的传播、汉文化在东南亚等地的发散,以及当今美国大众文化在全球的流行等都说明文化具有流动性和开放性。传播学家曾按媒介的不同把人类文化的传播活动划分为四个历史阶段：①口语传播时代；②文字传播时代；③印刷传播时代；④电子传播时代。文化的流动性使各个文化既构成相对独立的体系，同时又保持较高的开放性和相应的混合性，极大地促进了文化的交流与发展。例如：中国文化包含本土的儒教、道教和印度的佛教，它是中国与印度等国互相往来、取长补短的成果；美国、加拿大与澳大利亚等移民国家的文化更是文化流动与文化融汇的产物。

三、文化的结构

文化的要素组合起来的方式即文化的结构。文化是一个复杂的整体，从不同的角度出发分析文化的结构，可以具体划分为以下两个方面。

（一）文化的层次结构

文化可分为物质文化、行为文化、制度文化及精神文化，它们之间的关系既相对独立，又相互制约，构成一个意义与价值共存的文化系统。其中物质文化是基础；行为文化是外壳，是各种文化动态的反映；制度文化是关键，将其他三种文化统一为一个整体；精神文化是主导及中心，决定着其他文化的变化和发展。

1. 物质文化　又称显性文化，处于文化的表层，是以满足人类物质需要为主的文化产物，包括饮食文化、服饰文化、居住文化、科技文化、网络信息文化等。例如：中国的中山装、西方的西服；中国的四合院、西方的城堡等，分别展现出各个民族不同的文化。物质文化最容易为人们直观感觉，是人工创作的物质产品，其本质是物质性。

2. 行为文化　行为文化属于实践文化、现象文化，处于文化结构的浅层。产生于意识与行为统一的活动中，以动态形式作为存在方式的活动文化，包括人们的言行举止、风俗习惯。例如：见面礼仪中，中国的拱手礼、日本的鞠躬礼、意大利的贴面礼等，显示出各国不同的行为文化。

3. 制度文化　又称方式文化，处于文化结构的中层，包括法律制度、民主制度、检察制度、人事制度、奖惩制度等。制度文化是属于外在的、硬性的调节方式，是管理文化的一种有形载体，更多强调外在的监督与控制，是行业倡导的文化底线，常以各种规章、条例、纪律、准则、标准等形式表现出来。

4. 精神文化　又称社会意识，处于文化结构的深层。主要包括社会心理和社会意识的各种形式，是意识因素占主导地位的文化，如道德观、价值观、审美观等。精神文化形成深层内化的结构，处于极为稳定的状态，以文化自律和软性的文化引导进行调节。

（二）文化的空间结构

根据文化的空间范围可将文化的结构分为以下四个层次。

1. 文化区　一个大文化中具有相同或相似文化特色的空间范围，是文化的空间结构划分中最小的单位，如某医院中内外妇儿各个科室可形成不同的文化区。

2. 文化区域　共享一种文化模式的区域，有多个文化区组成，如拥有不同医院文化的公立或私立医院可形成不同的文化区域。

3. 文化圈　不同的文化模式之间存在的空间范围，其空间范围比文化区域更广阔，如中国的护理文化、美国的护理文化。

4. 国际文化　两种或两种以上的文化区域，在其边际处产生的混合文化，显示出两种文化的冲击与融合，如一些文学、艺术作品的诞生。

四、文化的功能

文化系统内部各要素对于该文化作为整体所发挥的作用和效能即文化功能。英国语言学家帕默尔（L.R.Palmer）曾说"获得某一种语言就意味着接受某一套概念和价值。在成长中的儿童缓慢而痛苦地适应社会规程的同时,他的祖先积累了数千年逐渐形成的所有思想、理想及成见也都铭刻在他的头脑中。"文化的影响力对社会和个人具有决定性的作用,其主要功能有如下五个。

(一)认知功能

人类在认识和改造自然的实践过程中创造了文化,文化又时刻影响着人类的生活。每个人、每个民族都在前人所创造的物质和文化基础上生存和发展,通过文化创造文化,不断提高认知能力。

(二)塑造功能

新生儿需要经过文化的教育和熏陶,才能成为真正意义上的完整的人。人们通过对文学、艺术作品的欣赏和创造,丰富精神世界,培养情操,提升人文素养。

(三)规范功能

文化是人们以往共同生活经验的积累,是人们通过比较和选择认为合理并被普遍接受的共识。某种文化的形成和确立,就意味着某种价值观和行为规范的被认可和被遵从,影响着人们的思想和行为。而且只要这种文化在起作用,那么由这种文化所确立的社会规范就会被遵守下去。

(四)工具功能

人类的知识和经验在世代流传的过程中,得以丰富和积累,且能向新的世代流传,即下一代也认同、共享上一代的文化。因此,文化可以作为工具为人们利用,进行学习;后人主要通过学习间接知识,培养技能,创造新的知识技术。

(五)凝聚功能

社会群体中不同的成员都是独特的行动者,基于个人的需要、根据对情景的判断和理解采取行动。但是,由于每个民族都具有经过长期历史沉淀下来的为民族成员所认同的价值观,其作为中介,可以促进成员间的有效地沟通,消除隔阂、促成合作。因此,文化具有协调社会成员行动的凝聚作用。

(六)经济功能

现代社会人们用于物质生活的开支所占的比重越来越小,而更多的开支流向非物质方向,向文化的、休闲的方向消费转移。文化经济在经济学中属于实体经济,非资本主义国家的品牌经济。文化经济是文化知识产权所有人通过工具包括计算机网络非实体工具,在现实生活和虚拟的计算机网络空间中创造的产品,包括实体的和非实体的价值。例如:画家、文学家、音乐家等创造的各类文化艺术作品,在市场流通中获得经济价值。

五、多元文化的定义

多元文化(multiculture),即指在一个区域、地域、社会、群体及阶层等特定的系统中,同时存在具有独立文化特征而又相互联系的多种文化。随着人类社会越来越复杂化,在信息流通越来越发达的情况下,文化的更新转型也日益加快,各种文化的发展均面临着不同的机遇和挑战,新的文化也将层出不穷。在现代复杂的社会结构下,必然需求各种不同的文化服务于社会的发展,这些文化服务于社会的发展,就造就了文化的多元化,也就是复杂社会背景下的多元文化。

多元文化主义(multiculturalism)一词出现始于20世纪80年代的美国。1988年春,斯坦福大学校园的一场课程改革成为后来被学者们称为"文化革命"的开端。这场改革迅速波及整个教育界继而在其他社会领域引发不同的影响,学术界对此现象进行探讨和争论。到20世纪90年代,由于争论的激烈程度,有人甚至把多元文化主义及相关的争论称为"文化战争"。20世纪初,"文化多元论"作为对"同化论"的质疑而引起欧美学术界的关注。以达尔文的"进化论"为基础,认识文化的发展过程,必然是由野蛮过渡到高度文明的历程。质疑者认为文化是由不同时间和地点的人们以不同的方式集体所做的事情,该理念成为现代多元文化主义的基础。

第二节　跨文化交际理论

一、高、低语境文化理论

跨文化交际论理首先要解决的问题是文化差异。造成文化差异的因素既可能是不同的文化类型、文化预期和文化心理，也可能是不一致的行为模式或组织方式等。文化交际研究中，讨论差异的理论有很多，如早期的文化休克论、文化模式论等。本章将介绍美国人类学家和跨文化学家爱德华•霍尔（Edward T. Hall）提出的高、低语境文化理论。

（一）理论的内容

在跨文化交际中文化和语境是两个至关重要的因素。文化是人的延伸，它帮助人们过滤经验，做出选择和解释；语境帮助人们克服语言的局限性，完整地理解意义。霍尔依据文化与语境之间不同程度的联系，把世界文化抽象为从高语境型到低语境型的文化连续流。

1. 高、低语境文化的定义

（1）高语境文化（high context culture）：是指倾向于传递高语境信息的文化，它通过外部环境或内化于人们心中的价值观与规范等来表达大部分意义，而用语言明确传达的仅仅是整个信息的一小部分。中国、日本及韩国等国属于典型的高语境文化，其成员倾向于整体地观察世界，更多地运用社会文化背景知识来传递信息。

（2）低语境文化（low context culture）：是指倾向于把大部分信息编入明晰的语言之中，直接地表达出来。美国、德国、瑞士和北欧等国家属于典型的低语境文化，其成员偏好分析性地审视事物，更多使用明晰的语言进行交流。

霍尔认为，在世界文化连续流中，没有任何一个国家的文化位于两个极端，它们都分布在两极之间的某个位置上。言外之意，高、低语境文化的分类是相对的，每种文化都有一定的混合性，不存在绝对意义上的类型。

2. 高、低语境文化的特征

（1）思维方式：高语境文化侧重整体的、多元的思路；低语境文化侧重分析的、一元的思考方法。

（2）交际媒介：高语境文化更多使用非言语的中介表达意义，低语境文化主要借助语言。

（3）交际程序：高语境文化交际常常围绕社会关系展开，在进入直接的对话和交锋之前要做很多铺垫性的工作；低语境文化交际基本上聚焦于信息，节外生枝的情形不太常见。

（4）交际结果：高语境文化交际的意义在很大程度上是预定的，其最终情形很少出乎意料；低语境文化交际的意义大部分在交际过程中产生，其结果具有较大的偶然性。

（二）理论的贡献与局限性

1. 理论的贡献　高、低语境理论强调语言以外的各种文化代码在交际中的作用，揭示在跨文化交际中，无论是高语境文化的成员，还是低语境文化的成员，都既要关注语言信息，又要留意隐含在各种语境中的非语言信息，不应仅仅从个人的价值定位出发，武断地理解对方的意图。

2. 理论的局限性　高、低语境理论的局限性主要表现在其文化决定论倾向，理论没有采用两分法，将东西方文化界定为位于完全依赖语境和基本不依赖语境的两个文化连续流。虽然理论深刻地揭示了东西方文化运作机制的差异；然而不能因此而忽略一个现实：虽然非语言行为占据了交际活动的大部分，但在跨文化交际中沟通与理解的主要渠道仍然是语言。非语言信息不仅隐含在文化情境或内化于人们的头脑之中，实际上其往往以各种灵活的形式出现在文学、宗教、民俗和艺术等类型的文本之中，对于那些心照不宣的非言语文化进行分类和解释的同样是语言。语言自身并不完备，学会一门外语也不能确保跨文化交际的成功，但相对而言语言无疑是最常用和最可靠的工具。

二、文化适应理论

跨文化交际理论不仅要解释交际者之间存在的文化差异，而且要解释其如何进行调整，从而实现相互适应、相互理解与达成共识的问题。文化调适大体包括长期与短期两个基本类型，涉及宏观与微观两个基本层面，分别表现在认知、情感和行为三个主要方面。加拿大女王大学心理学系的教授约翰·贝利（John Berry）提出的文化适应理论，系统地解析少数群体如何在新的社会中适应新的文化。

（一）理论的主要内容

1. 文化适应的概念　文化适应（intercultural adaptation）是指双向的文化过程及在跨文化接触后发生的心理变化。它包括两个层面的变化——群体的与个人的。在群体层面上，涉及文化实践在社会结构与制度中的变化；在个体层面上，涉及个人行为的变化。文化适应过程中，交际双方相互谦让、相互调整，彼此都发生改变。

2. 文化适应策略与后果

（1）文化适应策略：指移民在新社会中进行文化调整时选择的方法，一般包括态度和行为两个要素。态度是指移民们如何适应当地文化的偏好；行为是指他们在社会交往中的实际行动。文化适应策略构成整个文化适应理论的主干，它的起点是移民们进入新社会时思考的两个基本问题：①若想维持自身的文化传统与文化身份，该怎么办？②若想参与交流、融入移居社会，又该如何？对于这两个基本问题，移民们可能做出不同的回答，由此产生四种文化适应策略，即同化（assimilation）、分离（separation）、整合（integration）及边缘化（marginalization）。

（2）文化适应后果：文化适应受到环境、策略、压力及调整因素的影响。移民们进入新社会时，产生的四种文化适应策略——同化、分离、整合、边缘化，将会导致不同的后果。如果移民们希望融入主流社会，一般会选择同化或整合；如果他们希望保持原有文化身份一般会选择分离或边缘化。倘若主流社会要把文化强加于少数群体，整合的策略就无法落实，转而变成同化；倘若主流社会不愿与少数群体分享文化，推行文化歧视，少数群体将面临文化隔离。在四种基本的策略中，文化整合是少数群体最愿意选择的策略，其文化调整的压力最小，文化适应的效果最佳。与此形成鲜明对比的是边缘化，作此选择面临的压力最大，适应的效果最差。分离与同化的压力及调整的效果介于前两者之间。

（二）理论的贡献与局限性

文化适应理论的主要贡献在于其超越同化论单向、线性的文化适应模式，从宏观层面上揭示文化适应过程的复杂性与多维性，全面地解析了少数族群在文化适应过程中的四种策略。但是理论仍未考虑许多变量，尤其是在解释同化、分离与边缘化时显得勉强。

三、交际认同理论

在跨文化交际理论中，有关差异的理论侧重探究交际的困境，有关趋同的理论主要解析交际过程与结果，整合两种理论的视野——关于身份与认同的理论。任何参与跨文化交际的人都会有自己特定的文化认同，任何交际既是信息的交换，同时又是身份的确立和认同的商谈。美国宾夕法尼亚州立大学的人类传播学教授迈克尔·海齐特（Michael L.Hecht）等人提出的交际认同理论，通过探讨核心词"认同"，揭示个人如何在社会交际中通过协商实现自我认同。

（一）理论的主要内容

1. 理论基础　交际认同理论立足于经典文化对自我与认同的阐释，其直接的理论源泉来自社会认同理论和身份理论。

（1）社会认同理论：该理论视认同为社会分类的产物，诸如族群、性别和职业等社会分类被看作社会结构化的一部分。个人归属于不同的社会范畴，在获得成员资格的基础上形成身份。社会赋予每个个体以社会身份，使其心甘情愿地接受其所属的社会分类。相应地，社会认同通过团体身份把个人与社会联结到一起，影响着他们的信仰、态度及与其他社会群体的关系。

（2）身份理论：该理论出自符号互动学说，以角色的概念来解释个人与社会的关系。在身份理论中，角色是指："一个人在特定社会环境中、占据特定地位时发挥的功能或所起的作用"。个人角色的合适与否取决于社会其他成员在各种场合对他人的预期。角色一旦内化，角色认同就随之形成。因为认同是在自我与他人的对立或联系中产生，所以，角色有与生俱来的社会性。

2. 理论的确立和发展　交际认同理论赞同社会认同理论及身份理论把个人与社会有机地联系在一起的论断，吸收了前者集体认同和社会分类的概念，后者社会角色和社会归属的概念。在此基础之上交际认同理论进一步提出交际不仅影响身份而且是身份的实现；身份与交际相互交织，它在交际中形成、维系、调整及转换。

交际认同理论主要围绕关键性概念"认同"展开，认同存在于多重载体之中，不仅寓于独立的个体，而且寄身于社会过程。可以分为四个层面：个人的、实现的、关系的和群体的。第一，个人的层面是指作为认同载体的个人。认同以自我概念、自我形象、自我认知、自我情感和自我存在感等形式储存于个人层面。第二，实现的层面是指认同在交际中通过信息的交换而付诸实践。在这个层面中，自我被看作行动的、得到表达的自我。第三，关系层面是指认同属于人们在交际中相互商谈和相互塑造而形成的产物。包含三层含义：①个人以社会互动的方式建构认同，认同的建构是一个开放、没有止境的进程，不断受到他人观点尤其是社会范畴的影响；②个人通过与他人的关系建立自我认同；③人际和社会关系本身就是认同的单元，因此夫妇、上下级和同事等单元能够建立认同。第四，群体层面是指认同所属的集体。群体成员往往有共同的、特定的和集体的记忆，他们在共有特性和共同历史的基础上建立集体认同。认同的四个层面相互联系、相互渗透，在各种特定的场合中形成复杂的互动关系。

（二）理论的贡献与局限性

交际认同理论的主要贡献在于其对认同本质、层次、特性及形成过程的解释，为跨文化交际研究提供了一个基础性的分析框架。对认同建构双重性的诠释尤其具有启发意义。每个社会个体一般都有多重身份，认同的建构与确立必然要经历各种选择、对抗及调和，而个人与社会两个层面各自的运作和互动模式无疑最具根本性。社会交际的复杂性使得认同的建构涉及许多具体的因素，例如：个人在做自我选择时，其文化背景、教育程度、社会地位、地理环境和人身安全等因素都会影响最终的结果；社会在对个体实行约束时，也会受到时代背景、文化定位、社会思潮、权力的大小及经济的发达程度等因素的影响。将交际认同问题放在跨文化视野中考察时就会发现，文化差异同样对认同的建构发生影响。

第三节　跨文化差异

问题与思考

M女士从法国来到中国某高校教授法语，由于她具有一定的中文水平，因此在日常生活中没有遇到太多的麻烦。她喜欢到住所附近的小市场买菜，有比较固定菜铺。某天她又去买菜，女摊主热情地问她需要买什么菜。她的中文还没有达到可以随意叫出每一种菜的名字，在她犹豫期间，女摊主热情的开始招呼其他人了。M女士略有不快，但是还是等着。直到摊主招呼了三四位客人，她忍不住，说道："是我先到的呀！"摊主一笑："呦，您选好了，您半天没说话，我以为您还在选呢！"M女士体会到一种身在异乡被歧视的感觉。

思考：

1. 女摊主歧视M女士了吗？

2. 她为什么会有不好的感觉？

东方原指欧洲以东的地区，即亚洲，包括中国、日本、朝鲜、印度及东南亚、阿拉伯等国家和地区，东方文化泛指上述地区的文化。西方原指美国、加拿大、澳大利亚、新西兰等国家，由于这些国家大部分集中在欧美，因此有时也称"欧美国家"，西方文化指上述地区的文化。二次世界大战后，东西方的概念中加入了政治和经济方面的含义。西方指经济上的资本市场经济，政治上的民主共和体制，文化上的基督教地区，代表资本主义制度和经济发达国家；东方指实行社会主义制度和经济不发达国家。

一、东方文化特征与核心价值观

从文化层面理解东方文化主要指亚洲地区的文化，另外包括非洲北部部分地区的历史传统文化，其渊源是中国文化、古埃及文化、古巴比伦文化及古印度文化。中国文化是东方文化中最具代表性的思想和哲学体系，自汉朝开始形成了以儒学为主、释学和道学相辅的相对稳定的意识形态，对我国，乃至亚洲，甚至世界其他地区的文化发展产生了深远的影响。中国文化在自身特有的自然和历史条件下产生和发展，具有独特的文化特征和核心价值观。

（一）中国文化的特征

1. 统一性　中国文化是逐渐形成和发展起来的、以中华文化为中心、囊括各民族灿烂多彩文化的统一体。中国文化具有非常强大的同化影响力和高度的统一性，即使在国家和民族内忧外患的危急关头和政治纷乱的情况下，都不曾被分裂和瓦解过。

2. 连续性　中国文化在历史发展过程中一脉相承、传承发展、具有一定的连续性。例如：中国文学，自诗经、楚辞、先秦散文、汉魏诗赋、唐诗、宋词、元曲至明清小说，其传承发展的脉络清晰完整；与之相反，古埃及、古印度、古巴比伦以及古希腊文化均在其历史发展的进程中发生过中断。

3. 包容性　中国文化的核心特征是包容性。中国文化是一个开放性的体系，历来兼收并蓄，包容和整合了各种不同的文化，包括对不同民族不同学派的文化的汲取、融合。

4. 多样性　中国文化具有多元一体多样性的特征。由于中国幅员辽阔、民族众多、地质各异，所以中国的区域文化和民族文化风格迥异、各具特色。从主体文化和客体文化的角度看，中国文化是主体文化与客体文化相辅相成，共同构成的一个内涵丰富多样的统一整体。

5. 体现人本　中国文化提倡以人为本，关注人的生存和发展，偏重于政治和伦理领域的实用性，不追求精神层面的严谨及知识上的功利，缺乏宗教神学体系的支撑。虽然在中国文化中也包含着宗教内涵，但宗教的影响从未超越世俗政权，王权也始终高于神权。宗教肯定的是人的现世生活，也是一种世俗文化。

6. 群体本位　中国的文化崇尚群体本位的伦理价值观，将人和环境的关系看成是一个有机和谐的整体，并强调个体追求符合群体利益的价值目标，如仁、义、礼、智、信。个人需要为集体或国家的利益尽义务，甚至牺牲个体。

7. 中庸之道　中国文化主张"以和为贵"追求"中庸之道"，也就是中国文化中的中和主义。中国人对"中庸之道"的普遍认识形成了注重保持和谐的社会意识，以及做事不走极端、求大同存小异的处事原则。

8. 寻根情怀　中国文化在以农业为核心的自然经济基础上形成和发展，因此固守土地的意识是一种根深蒂固的意识，使人们形成了对土地的热爱和依赖。因此，中国人具有异乎寻常的思乡和寻根的乡土情怀，以及不主动追求冒险和刺激的生活态度。

（二）中国文化的核心价值观

中国文化的核心价值观指渗透于中国文化现象和活动中的宗旨或思想，也是中国文化发展的内在驱动力和思想意识基础，对社会的发展具有深远的影响。中国文化的核心价值观是中和主义，"中和"是古代中国人追求的最高目标和最高境界，反映的是中国古代人的朴素的辩证思维模式，早在周朝时便已经形成。

中和主义的"中"指矛盾双方都在自身应有的范围内适度发展，使矛盾统一体适中处于平衡状态。此后，孔子将"中"发展为"中庸"，建议人们立身和处事时要采取不偏不倚和无过无不及的态度。中和主义的"和"指事物多样性的统一，即对立因素的交融。"中"与"和"实质是一致的，是"和而不同"，是不同元素相配合的矛盾均衡状态，二者互为转化。

中国文化的核心价值观主要体现在对人与自然和社会关系的认识和处理上，即在人与自然的关系中做到天人合一、天人和谐，在人与社会的关系中要做到相融相生、和而不同。在中和主义思想的基础上，形成了一套以仁守中、以义时中、以礼制中、以智执中的"致中和"方法，影响着中国人的行为方式。

二、西方文化特征与核心价值观

西方民族共同生活在欧洲和美洲大陆，有着共同的文化渊源和宗教信仰，因此西方国家都有着相似的民族心理特征。西方人的心理特征属于外倾性，包括外向、激进、张扬、夸张、激烈及痴狂等特点，表现为讴歌酒神精神、崇尚悲剧和冒险、追求竞争的新奇等。此外，研究表明，西方人的思维方式和心理性格具有明显的男性倾向，即在对待客观事物，常报以对立的态度，善于分析和抽象思维，多具有阳刚、直白及外向型性格。

（一）西方文化的特征

西方文化以围绕地中海的北非的尼罗河文明、西亚的两河流域文明、爱琴海文明及南欧的古希腊和古罗马文明为基础，经过来自北方的日耳曼民族大迁徙而形成。在这个文化圈中生存着众多的种族，这些文化之间相互碰撞、交流及融合，形成了跃动的、积极进取的特征，是一种扩张性的文化。

1. 个体文化　西方文化以个体性为主要特征，其核心内容是崇尚个体的自由度，因此西方文化可称为"个体文化"。西方人认为人性复杂、个性多种多样，因此强调个人的自由、权利，并通过个人奋斗和竞争来实现自我价值。

2. 基督教精神　在西方人心目中基督教是绝对和永恒的精神向导。基督教的教义追求人人平等，每个人都是独立的个体，有权利主宰自己的信仰。西方的宗教精神与世俗世界完全对立，认为人需要超越充满罪恶感的现实世界，最后得到上帝的拯救而获得永恒的生命。

3. 崇尚理性　在征服自然和培养科学意识的过程中，西方人形成了科学理性，西方文化以崇尚理性思维为典型特征。这种理性依靠人的智慧和认识能力征服自然，并推动社会的进步。西方人认为理性是内在自主的活动，其中包含着辩证过程，因而历史的变迁对理性本身的发展并未产生影响。

4. 天人相分　西方文化中天人是相分且对立的关系，人要生存就需要获得生活资源，为了征服自然必须认识自然。这种观点促使西方人深入研究自然界的各种现象和问题，推动哲学和科学的进步，促进人类对宇宙的认识和观察。

（二）西方文化的核心价值观

西方文化的核心价值观是个人主义，这也是西方道德的根本原则。西方人认为个人主义与唯我主义或自私自利存在本质差别，自私自利的行为可以由个人做出，也可以由一个集团做出。个人主义包含有本体论、认识论、伦理论、宗教论、政治论及经济论等几种基本理论。

1. 本体论　本体论的个人主义是个人主义的核心，认为个人先于社会而存在，个人是本源，社会、国家是个人为了保障其某种权利或利益而组成，除了个人的目的，社会或国家没有任何其他目的。

2. 认识论　认识论的个人主义与本体论的个人主义紧密相关，其核心是强调认识的个人特征，很多自由主义者关于个人自由的论证以此为出发点。

3. 伦理论　伦理个人主义在个人主义中至关重要，其否认道德的绝对性，认为道德的本质属于个人。该理论认为善和恶完全是个人的主观评判，因为不可能从对象本身的本质之中的出任何有关善与恶的共同标准。

4. 宗教论　宗教个人主义指个人对其宗教命运负责，个人有权以个人的方式并通过努力直接与上帝建立联系，而无须他人的帮助。

5. 政治论　政治个人主义阐述个人权利的至高无上性，建立政府的目的是保护个人的权利和利益，这种个人主义的延伸必然要求政府的决策得到社会成员的广泛认可，即民主。

6. 经济论　经济个人主义强调个人追求经济利益的合法性，个人通过市场竞争以实现个人利益，避免政府的干预。

第四节　跨文化沟通的技巧

问题与思考

某公司人力资源的一名美国籍副总裁与一位被认为具有发展潜力的中国员工交谈。他很想听听这位员工对自己今后五年的职业发展规划，以及期望达到的位置。中国员工并没有正面回答问题，而是谈论起公司未来的发展方向、公司的晋升体系，以及目前他本人在组织中的位置等，说了半天也没有正面回答副总裁的问题。副总裁有些疑惑不解，没等他说完已经不耐烦了。谈话结束后，副总裁忍不住向人力资源总监抱怨道："我不过是想知道这位员工对于自己未来五年发展的打算，想要做到什么样的职位而已，可为什么就不能得到明确的回答呢？""这位老外总裁怎么这样咄咄逼人？"谈话中受到压力的员工也向人力资源总监诉苦。

思考：试分析美国籍副总裁和中国员工的沟通中，可能存在哪些阻碍因素？

跨文化的沟通行为是来自不同文化背景的沟通者建立人际关系的基础，为使沟通有效，并为进一步建立良好的人际关系奠定基础，沟通者需要具备一定的跨文化沟通技巧。随着技术对健康护理的重要程度日益增加，人文关怀将成为护理工作最有价值的方面。此外，护理概念的核心——关怀，以及全球各地区人口的多样化趋势，要求护士需要掌握跨文化的沟通技巧。

一、阻碍跨文化沟通的因素

（一）语言的障碍

1. 母语的差异　当沟通的双方母语不同时，翻译就成为双方沟通的工具。而翻译的困难主要是在于意义的流失，因为即使是最显而易见、最直截了当的翻译，它的含义在不同文化中也可能存在根本的差异。例如：一位美国人夸奖自己的异性朋友"hot"，中文的直译就很容易脱离原来的含义。

2. 心理的影响　语言本身对人的思维、情绪和行动都有很大的指导或限制作用。曾经有心理学家做过这样的一个实验：给出一个英语句子，分别让美国和中国的被试者数出句子中一共有几个字母"f"。这个句子是："Finished files are the result of years of scientific study combined with the experience of years." 实验的结果表明，越是英语好的被试者越容易出错，越是英语不好的被试者相对而言正确性越高。这是因为，在英语习惯中，"of"只是一个助词并没有具体含义，因此很容易被忽视。反而，若把同样的一句话从中文翻译成英文，英语不好的人很容易漏掉"of"，而英语好的人则会把"of"加上。这个例子很好地说明了英语好的人也会受到自己语言的限制，而不能想到其他语言的问题。

3. 表达的方式　在不同的文化中，其语言的表达方式有很大的差异。中国人讲话时非常自谦，很多场合更愿意多讲自己的缺点，而不愿过多地宣传优点。例如：中国人在社交中往往会说"我的太太没什么文化。"或是"我太太没有你的太太漂亮。"而这在美国人眼中是不可思议的，因为跟他人讲妻子的缺点，这是对妻子的不尊敬，即便妻子真的很丑，他也会说"我的太太很美，我非常爱她。"

4. 语言的意义　这是跨文化沟通的一个重要障碍。语言作为一种交流的工具，很容易在跨文化沟通的过程中让人产生错误解读,这就给沟通双方带来了一定的困难。常见的意义差异体现在词汇、语用及非言语信息使用等维度上。

(二)沟通风格的障碍

1. 平和与争辩 东方人偏好于辩证的思维方式,西方人更倾向于逻辑分析的思维方式。表现在沟通风格上,东方人比较多的运用比喻、比拟及意会的方式,而西方人则运用较多的分析、批判和逻辑思辨的方式。由此导致东方人在沟通时不喜欢争辩性的表达方式,更倾向于平和、理性和意会,而西方人的沟通风格倾向于争辩。

2. 整体与个案 东方人较多使用整体性、系统性的表达,西方人较多使用具体性、个案性的表达。例如:中国人习惯于采用高屋建瓴、纲举目张之类的由上而下的沟通风格,喜欢声称"全体人民""全体同学""全体师生"等来营造团体的声势和压力。而西方人的表达更愿意从个人的角度出发,采用个案来喻示想要表达的意思和信息。

相关链接

东西方之"劝学篇"

中国荀子的《劝学篇》写道:

君子曰:学不可以已。青,取之于蓝,而青于蓝;冰,水为之,而寒于水。木直中绳,揉以为轮,其曲中规。虽有槁暴,不复挺者,揉使之然也。故木受绳则直,金就砺则利,君子博学而日参省乎己,则知明而行无过矣。

英国哲学家弗朗西斯·培根(Francis Bacon)的《论求知》写道:求知可以作为消遣,可以作为装饰,也可以增长才干。当你孤独寂寞时,阅读可以消遣。当你高谈阔论时,知识可供装饰。当你处世行事时,求知可以促成才干。有实际经验的人虽能够办理个别性的事务,但若要综观整体,运筹全局,却唯有掌握知识方能办到。

(三)认同感的障碍

1. 情绪反应 人类是生活在团体中的社会动物,进化的历史使得适应存在于团体中的个体较多的生存下来。因此社会团体具有保护作用,且在人类的基因中传承。当个体认同一个团体,不仅意味着明确"我是谁",而且排除了"他人"。对本团体的偏好,是人类追求正面自我概念的一个方式。泰吉弗尔(Tajfel)和比尔戈(Billig)发现一些随机的甚至是毫无意义的团体区分,可能造成对本团体的偏好和对外团体的敌意。例如:根据驾照的最后一位数字将人分为奇数组和偶数组,就可以让分入该组的人更喜欢本组的其他人,却不喜欢另一组的人。

2. 行为倾向 个体在与外界团体的成员进行沟通时,团体间的差异容易受到社会偏见的影响,该影响往往通过心理的惯性来维持。尤其当影响是被社会所接受和提倡的时候,很多人会没有任何犹豫和反抗的追随。这种从众的倾向性,某种程度上并不是对其他人有敌意,而仅仅是希望得到所在团体的认同。

3. 思维方式 个体在解释其他团体中的个体行为时,容易忽略社会环境的影响,而夸大其内在特性。这种误差的产生,一部分原因是注意力集中到人的身上,而非环境。一个人的文化和种族特性是鲜明的;而环境的影响往往在背后产生作用,因此不容易引起注意。例如:当解释男性和女性社会地位差异时,很容易将其归于男女之间的生理特征,因为这些特征鲜明突出。而社会的文化及规范对两者的影响和限制,容易被忽略。

4. 刻板成见 强烈的社会认同感会产生一个心理效应,即对外界团体成员的刻板成见。刻板成见是一种泛化的、对外界团体成员的概括,人们经常泛化对外界团体成员的印象。例如:认为英国人的绅士风度、法国人的浪漫、美国人的外向，以及德国人的严谨。刻板印象的存在，很大程度上因为人们不愿意为获得某种信息花费过多的时间和精力。

二、护理工作中的跨文化沟通技巧

（一）文化敏感性和文化共感性

1. 文化敏感性　文化敏感性（cultural sensitivity）是指个体对母文化和异文化异同的敏锐性，并且了解这些文化特点对自己和他人言行举止的影响。即具备文化敏感性，需要同时关注母文化与异文化，只有两者碰撞之时，被忽略的母文化特征，才会从潜台词走向前台，成为被关注、被思索的方面。

护士在培养自身的文化敏感性时，需要处理好两个问题。第一，必须处理好文化身份感（cultural identity）或文化认同感（cultural identification）的问题。面对文化差异，悲观者易滋生出悲观情绪，认为差异无法调和，别无选择，或认同母文化，或认同异文化，而无论哪一种都不是最好的定位；乐观者则可以看到其中的灵活性，在认可对方文化身份的同时，也不必否定自身的文化身份。第二，必须真正享受跨文化互动和跨文化差异。尽管研究表明，不是所有人都会真心喜欢文化差异和跨文化互动，但是如果拥有喜爱的感觉，将会提高沟通者的满意度。此种喜爱可分为几种情况：①喜欢与来自不同文化的人交谈、互动；②喜欢在多元文化团队中工作，并且和来自不同文化的人建立良好的工作关系；③喜欢在外国或新文化环境中工作。

2. 文化共感性　文化共感性（cultural empathy）有不同的层面：第一个层面是在跨文化沟通中，能够体会或感受到谈话对方的感受，以及这种感受背后的文化根源；第二个层面是在体会对方感受的同时，能够察觉自身由文化差异引起的情绪感受的变化，如厌恶、同情、悲伤等；第三个层面是在体会和察觉对方和自己的感受及文化根源的同时，能够分析情绪或感受的根源，并能够进行自我情绪管理，从而能够创造性地解决基于文化冲突的矛盾。

共感能力强的人不仅能够理解对方沟通中所携带的语言信息，而且能够关注对方情绪和情感层面的信息，并且做出恰当的回应。除此之外，具有高文化共感性的人更容易说服对方，达到有效沟通，因为他／她了解不同文化中的人们看重什么、怎样更容易被说服。

护士与病人进行跨文化沟通中，既要了解自己的母文化，也要了解病人的异文化，同时还要具有良好的文化共感性，并能够运用一定的沟通技巧，通过得体的沟通行为达到良好的沟通效果。

（二）文化评估

文化评估（cultural assessment）涉及对病人健康观念和行为的评价，获得的信息可用以指导恰当的护理干预。文化评估已经成为病人评估的首要标准，无论在紧急或是严重的情境下，对新收治的病人均需要进行文化评估。护理理论家珀内尔（Larry D. Purnell）和保兰卡（Betty J. Paulanka）研制的文化支撑能力模型，可以帮助临床护士对病人的沟通类型进行较全面的评估。

1. 主导语言和方言

（1）确定这一群体的主导语言。

（2）确定阻碍沟通的方言。

（3）探究这一群体文化上的说话形式，以及通常采用的音调和音量。

（4）探究个人分享想法、感觉、思想的意愿。

（5）探究社会关系及其意义，包括家人、朋友、陌生人、同性异性和健康护理提供者。

（6）确定个人空间和距离，探究朋友和陌生人相比较的距离改变。

（7）探索不同人群的眼神交流，是否具有特定意义？朋友、家人、陌生人之间的眼神交流都是如何进行的？对不同种族的眼神交流是否不同？

（8）探究各种面部表情的意义，具体的面部表情是否具有特殊意义？人们是否爱笑，如何展示情感？是否通过面部表情展示情感？

（9）经常站着还是到户外？

2. 暂时的人际关系

（1）探究这一人群暂时的人际关系，个人主要的方向是过去、现在，还是未来？个人怎样看待过去、现在、未来？

（2）确定他们对社会时间和钟表时间解释的不同。

（3）探究这一人群如何解释时间因素，个人在工作、约会、社会活动时是否希望严格的守时？

3. 书写姓名的格式

（1）探究个人称呼的方式。

（2）个人期望陌生人或健康护理从业者如何称呼？

（三）语言沟通的技巧

当护士与病人的母语不同，或病人说着护士不了解的方言时，护患沟通将遇到阻碍。接受治疗和护理的病人，正在经历住院这一应激事件，加上无法将内心感受和需求告知医务人员，将增加应激焦虑。

1. 完全无法沟通　当护士与病人完全无法直接通过语言沟通时，护士可以考虑如下技巧：①请专门人员充当翻译者；②注意病人的非语言沟通；③给病人和翻译者单独对话的时间；④用简单的手势传递信息；⑤运用纸、笔与病人沟通；⑥避免请病人的亲属当翻译者；⑦护士像病人提问而非翻译者提问；⑧选择与病人年龄和性别相似的翻译者。

2. 部分沟通　当护士与病人能够通过语言进行部分沟通时，护士可以采用如下技巧有效沟通：①评估病人的语言和非语言沟通；②保持护患间的视线在同一水平，并评估病人对目光接触是否感到舒服；③语速要慢且声音柔和（除非病人有听力障碍）；④避免使用医学术语；⑤寻求病人的反馈；⑥给病人时间思考并组织语言；⑦创造轻松的谈话氛围，避免给病人造成压力；⑧可使用纸、笔以补充语言沟通。

相关链接

提高交叉文化沟通的指导（LEARN）

L：listen　带着同情和理解的态度倾听病人对问题的观点

E：explain　向病人说明你对问题的观点

A：acknowledge　认可与讨论异同点

R：recommend　介绍治疗方法

N：negotiate　协商协议

（四）非语言沟通的技巧

非语言沟通是指沟通中除了语言以外的其他所有线索，包括目光接触、身体接触、个人空间、时间知觉、声音、身体姿态、手势等各个方面。研究证实，在沟通过程中，非语言信息相对于语言信息占有更大的比重。美国心理学家莫拉彬（Mehrabian A.）提出，人们在面对面的沟通时，所有的感觉当中，只有7%的感受来自语言，而38%的感受来自声音，55%的感受来自面部表情。在跨文化沟通中，非语言沟通是最容易产生误解的部分，因为非语言信息的编码和解码充满了灵活性、不确定性和情境性。

1. 目光接触　目光的接触可以传递尊重及渴望交流的信号。中国有很多描绘眼睛、目光或眉毛的成语，如"贼眉鼠眼""眉目清秀"，此时，眼睛除了具备生理的形状，也是人们在沟通中用以判断他人整体状态的途径，同时流露出中国文化的审美标准。眼睛和目光的接触在非语言沟通中扮演者非常重要的角色，但如何运用目光接触，各文化间存在差异性。

在美国文化中，持续的目光接触是一种很重要的期待。有研究得出，在美国人面对面的谈话中，听者有 60% ~ 75% 的时间看着说者,而说者有 40% 的时间看着对方,双方对视平均 3 ~ 4 秒钟便会移开。而不看对方,则会被解读为躲避、试图隐瞒、不诚实、不敢面对、不感兴趣等负面含义,因此许多美国的影片中常有目光交锋、眼神碰撞的特写。而在另一些文化中,以目光直视对方,往往会被视为挑衅、不尊重、不顺从,而目光低垂则表示恭敬、顺从或诚意,如阿拉伯国家。当两种不同文化的个体相遇时,来自目光接触文化的个体可能无法正确解读非目光接触文化的个体所传递的非语言信息。因此,基于不同的文化对目光接触有着不同的理解,护士在掌握不同文化对目光接触的要求后,与病人进行跨文化沟通时,可结合其文化背景恰当地使用目光接触。

2. 身体接触　身体触摸常用来传递比较亲密的信息,如关心、牵挂、体贴、理解、安慰、支持等。不同文化背景对触摸的接受度存在明显的差异,霍尔根据身体接触情况,把文化分为"接触文化"(contact culture)和"非接触文化"(noncontact culture)。接触文化最主要的特点是沟通双方有更多的身体接触,典型的代表为阿拉伯、印度、地中海沿岸国家和拉美国家。而非接触文化除了身体接触少之外,与之相伴的还有相互距离较远、目光接触可能更少、身体更有可能侧对,典型的代表为北美国家和北欧国家。与接触文化相比,非接触文化的个体不易在短时间内建立亲密关系。在关注接触频率的同时,还应注意接触的含义。在一些文化中,同性之间的亲密接触被看作是社会规范接受的行为,而在一些文化中,则会被当作有暧昧性的含义。

因此护士在触摸病人的身体前,需要进行文化评估,在充分了解病人的文化背景对身体接触的接受程度后,结合此次身体接触的护理意义,审慎的在专业范围内进行身体接触,并需要随时注意病人对护士实施触摸的反应。

3. 个人空间　人们在成长的过程中,逐渐学习场合与人际距离的关系。个人空间也是人际距离,因为它是动态的,会随着双方的关系、情境、所谈主题等发生变化。来自不同文化背景的个体,对私人空间的要求存在差异。一般中产阶级的美国人,与不熟悉的人距离过近会感觉不舒服。美国地域辽阔,传统的美国人一般个人距离较远,而印尼人、阿拉伯人及法国人则喜欢亲密的空间。护士在选择与病人的恰当距离时,可以选择让病人靠近,当病人感到护患间的距离恰当时,会主动停下来,此时正是病人可以接受的舒适距离。

4. 时间知觉　时间在社会交往中扮演着重要的角色,不同文化的人用不同的方式看待时间。时间观可以分为三种,即线性时间观、灵活时间观及轮回时间观。

(1) 线性时间观(linear time):将时间看作是重要资源,可以被花费、消耗或浪费——"时间就是金钱"是其最好的写照。显著的特点为:①看重准时,相对于迟到的人,人们会对准时的人评价更高;②按时间表做事,尊重日程安排是一种美德,与人会面,需要预约;③在一个时间段内只专注做一件事情,这样做被认为是正确的、有效的,否则,会被认为是不会管理时间,或不专心。

(2) 灵活时间观(flexible time):将时间看作是灵活的、开放的资源。显著的特点为:①时间为关系服务,如果需要建立一种关系,原本预定一个小时的谈话可以延长至数小时,或在预约时根本就不约定结束的时间;②可以接受不按时间表做事,对一些临时安排的事情有更高的忍耐度;③在一个时间段内可能会同时做几件事情,多头并进。

(3) 轮回时间观(cyclical time):认为时间管理着一切,时间能够治愈一切,时间拥有最高的智慧。显著的特点为:①时间是轮回的,"历史总是惊人的相似""以史为鉴"鲜明地突出了这种轮回;②从长远的角度看待问题,并非总是为眼前的利益建立关系,而是从全局的角度出发,看到将来;③可以在同一时间段内关注多件事情,并认为事物内部之间有着复杂的联系。

护理工作中,护士与病人的沟通往往有时间要素的参与,如果时间观出现差异,可能会产生一些误解。此时,需要护士分析并阐述双方的时间观差异,在相互理解的基础上解决问题。

(马晓璐)

本章从文化的概念、特征、结构及功能,跨文化交际的理论,东西方的文化特征与核心价值观,跨文化沟通的技巧详细阐述了如何有效地进行跨文化的沟通;学生通过本章的学习,能初步认识文化的概念和特征,知晓文化的结构和功能。本章还介绍了如何借助跨文化交际的理论及东西方的文化特征与核心价值观分析跨文化沟通的策略和有效性;学生通过对跨文化沟通的技巧的掌握,能够在护理工作中进行有效的沟通,并能够在多元文化背景下,能够与病人进行有效的跨文化沟通。

复习参考题

1. L 女士,28 岁,美国人,在中国游玩途中突发阑尾炎需入院手术治疗,由于病人不会说中文,作为责任护士将采用什么措施解决护患间的沟通问题?

2. 责任护士小张,在向一位美国病人解释医院对住院病人的探视规定时,小张试图通过面部表情传递信息,让病人明白其要求无法满足,但是病人似乎懵懂不解。试根据霍尔的高、低语境理论解释护患间的沟通阻碍,并提出恰当的解决方式。

3. 从婴儿呱呱坠地,到垂垂老矣,试述文化在人们生命周期中不同阶段的影响。

第十八章　认识和处理临床困难的沟通情境

学习目标

掌握	常见临床困难情境的沟通原则。
熟悉	临床困难的沟通情境。

问题与思考

　　某护理高职院校的毕业生，在学校学习期间已经完成了人际沟通课程的学习，该门课程中讲授了许多人际沟通的原则和技巧，如语言沟通、非语言沟通、主动地倾听、开放式提问、沉默、触摸等一系列沟通技巧。但是，当她毕业走上临床工作岗位后，发现她在学校里所学的沟通技巧都是一条一条的技巧。例如：跟病人交谈时，距离病人1米左右，眼睛注视着病人，身体向前倾斜表示对病人的关注，开放式提问等。但是，临床的情境都是综合而复杂的，有时又是突发而紧急的，根本没有时间摆好姿势进行程序化的沟通。所以，护士感到很困惑：怎么我在学校所学的一条条的沟通技能感觉都派不上用场呢？而且，我人际沟通课程的成绩是"优秀"，为什么我却不能充满信心地去应付这些临床常见的护患沟通情境呢？我到底欠缺了哪些关键的知识、能力或技巧呢？

　　思考：

　　1. 回顾与反思你已经学过了哪些基本的沟通技巧？

　　2. 处理临床常见的沟通情境，除了需要具备基本沟通技巧，还应该具备哪些沟通能力？

　　临床困难的沟通情境包括：与有情绪反应的病人沟通（如否认、愤怒、焦虑、抑郁、烦躁、恐惧、哭泣、悲哀或绝望的病人）、向病人传达负性信息、回答比较敏感的或难以回答的问题、与感觉缺失病人的沟通、与急危重症的沟通、与临终病人的沟通、与病人家属的沟通、处理病人及其家属的投诉等。本章和后面的章节将陆续介绍几种常见情境的沟通原则与技巧，希望学生能够举一反三和融会贯通地加以掌握和运用。

第一节　与有情绪反应的病人及其家属的沟通

一、与情绪低落的病人沟通

病人可能出现情绪低落，不愿意跟其他人或医务人员交流。他可能总是躺在床上看着天花板，或蒙头大睡，表现出对周围发生的事情不感兴趣。仔细地观察或评估病人与其家属或朋友之间的交往，可以发现他的行为表现可能是由于他很难向别人倾诉自己的心理痛苦或遭遇，也可能是由于他自己的性格本身造成的。护士要注意观察，发现这类病人，并给以较多的关心和帮助。例如：

护士："××，你这几天好像很安静，很少说话。你有什么心事吗？想跟我聊一聊吗？"

病人："跟你说了也没有用。"

护士："你肯定吗？"

病人："我很好，我没事。噢，我想……"

护士："你想什么？"

病人：……（开始说自己的一些想法和顾虑）

当病人出现情绪低落的时候，可能是因为他知道了自己的诊断，认为这种病是一种绝症而感到无能为力或绝望。通过护士的主动询问，病人可能会有机会谈及自己的心理问题、想法或顾虑，通过交谈可能会改变病人的想法或观点。交谈时，最有效的方法是先换位思考，认同病人的遭遇和不幸，评估疾病给病人带来了多大的影响及这些影响的本质是什么，能否帮助病人克服。一旦找到了病人情绪低落的原因，就可以进行有针对性的心理护理了。为了使病人高兴起来而给病人提供虚假的希望，或埋怨病人对医院的医疗和护理缺乏信任是没有用处的。

二、与哭泣的病人沟通

哭泣或落泪是有治疗作用的，因为这是一种情绪宣泄的应对机制，有助于缓解当事人的丧失、悲痛、恐惧、挫折和愤怒的感觉。然而，给正在哭泣的病人提供情感支持对护士是一种挑战。在病人情绪特别激动的情况下，试图与病人交谈，一般情况下是不能奏效的，因为语言不足以减轻病人非常不舒服的感觉和严重的心理痛苦。所以，当病人因为宣泄情绪而哭泣时，护士要主动去关心和安慰；等病人平静下来后，就能够跟别人谈论这件事情了。病人也会开始思考所面临着的实际问题和困难，以及下一步应该怎么做。护士不能改变病人生病的客观事实和处境，但能通过沟通和心理支持改变病人的情绪。让病人把心理感受哭诉出来，心理压力就会得到释放。同时，也让病人感受到你很关心他，愿意花时间听他人讲述生病的经历和感受，而且理解了他的处境。

1. 对于病人哭泣的正确反应　让病人宣泄自己的悲伤情绪，允许其发泄和哭泣，表示理解他和接受他。

（1）使用共情："您看起来很伤心？"并递给她一个纸巾。

（2）使用主动的倾听：坐在病人床边椅子上，尽量保持跟病人在同一高度水平上，眼睛看着病人。

（3）使用触摸：一只手放在病人的手或胳膊上，"您怎么啦？为什么哭啊？"或"您为什么伤心啊？"

（4）使用非语言沟通：给病人一个微笑，传递一个信息——我是一个倾听者，可以向我倾诉。

2. 对于病人哭泣的错误反应

（1）想要病人尽快平静下来：听到或看到病人在哭泣，护士感到不舒服，甚至有点心烦意乱，忽略或很少会去询问病人哭泣的原因，表现出觉得病人不应该哭泣，甚至会对病人的哭泣很反感。例如："没必要哭啊，你不是挺好的吗？""行了、行了，都哭半天了，别哭了。"

（2）使病人压抑或隐藏自己的情感和问题：护士没有表现出共情，而是以旁观者的角度给病人提出建议、虚假的保证，甚至是责备病人不应该出现这样的情绪反应。例如："你应该控制着点自己的情绪。""多往好处想一想。""想想你的家人。""别担心,你会好起来的。""你不应该这样想。""你是一个男人,你应该像个男子汉的样儿。""你知道诊断都这么长时间了,你的情绪应该好起来了。"

三、与其他类型情绪反应的病人沟通

(一)与焦虑的病人沟通原则

1. 成为主动的倾听者。

2. 引导病人说出其感受。

3. 与病人建立信任关系。

4. 对于严重焦虑的病人,说话用镇定、肯定并简短的句子。

5. 表达出对病人的共情。

6. 用语言及非语言的行为表示对病人的支持。

7. 允许病人发泄情绪。

8. 引导病人做其他活动,以转移注意力。

(二)与抑郁的病人沟通原则

1. 让病人认知和接受自己的感受,如闷闷不乐、挫败感。

2. 用行动表达对病人的关心,如握着病人的手、给他倒一杯水等。

3. 主动地倾听,表达对病人的理解和接纳。

4. 帮助病人通过认知重构和多重选择,使自己的患病"正常化",减轻自己的心理压力和情感反应。辩证唯物主义的观点认为"任何事物都是一分为二的",所以,让病人知道任何一件事情可以从不同的角度去思考,用不同的解释去说明积极的想法。例如:虽然自己生病了,但是,仔细审视一下自己的疾病,你可以认为"人吃五谷杂粮,怎么会不生病呢?""任何人的一生都不是一帆风顺的,人不生这病就会生另外一种病。""尝过了人生的苦辣酸甜才能算活得精彩。""虽然生病了,但是发现得早,治疗效果会比较好。""虽然得了重病,但是还有机会接受治疗,比起那些天灾人祸中突发死亡要幸运多了。"即:当我们改变不了患病的现实时,只能通过改变自己的想法以减轻疾病对自己的打击和伤害,减少疾病的挫败感,使自己能够正确地面对疾病、接纳疾病、放下疾病,从而有利于疾病的治疗和康复。

(三)回答敏感或难以回答的问题的沟通原则

1. 不是简单地决定"告诉或不告诉"病人的问题。

2. 不直接回答病人的问题,而是问他在想什么。实际上,病人可能也并不想真正知道问题的答案,尤其是答案可能是"显而易见的坏消息时"。所以,仔细地确定病人需要什么样的信息,然后根据病人目前的知识水平和想法满足病人的心理需求。

四、与病人家属的沟通原则

1. 让家属知道他们不是在孤军奋战,医护人员与他们一起走这条路,有什么问题、困难和需求可以随时提出来,大家一起想办法解决(共情——心理支持)。

2. 指导家属照顾病人的有关技巧,告知病人的病情、诊断和可能出现的副作用。

3. 肯定病人家属的爱心与关怀,多称赞他们。

4. 关注病人家属所关注的问题,尽量了解他们的处境,并给予帮助。

五、指导病人家属的照顾技巧

1. 说出心里的真正感受。

2. 找出解决问题的有效办法。

3. 给自己一点空间，寻求"喘息服务"支持。

4. 要有能够照顾好病人和自己的坚强信念，不要被困难难倒。

5. 适当地运用自我防御机制，从一个全新的角度去思考人生和看问题。

6. 主动去寻找帮助。

7. 与同类病友们的家属多沟通。

其他类型临床困难的沟通情境还有很多。例如：诸多要求的病人、病人家属的投诉、愤怒的病人、愤怒的病人家属、要求隐瞒病情、病人要求提早结束生命、回应尖锐的查询、照顾丧亲者的悲伤等。

第二节　与有情绪反应的急危重症病人家属的沟通

一、急危重症病人的特点

在临床上，急危重症病人的分布具有普遍性和广泛性，无论在哪个临床科室，护士都会遇到急危重症病人。所以，护士非常需要学习和掌握相应的沟通原则和技巧。

急危重症病人可分为急症病人和危重症病人。急症病人包括各系统疾病急性发作的病人、外伤病人，通常分布在医院的急诊科，或经绿色通道进入心脑血管治疗中心。危重症病人包括各系统疾病的重症病人，通常分布在医院的综合重症监护病房（intensive care unit，ICU）、各专科 ICU 或急症抢救室。急危重症病人的疾病特点是"急"和"重"，可能面临着生命危险，对病人和病人家属都会造成一定的心理紧张和压力。有些急危重症病人存在意识障碍，如 ICU 谵妄、肝性脑病、一氧化碳中毒、呼吸性脑病、脑血管出血或卒中等病人；有些病人可能神志清醒，如急性心肌梗死、外伤病人。

轻度意识障碍的病人（如 ICU 谵妄、肝性脑病）可能有意识混乱，出现躁动、被害妄想、拔管、闹着要回家等，需要在病因治疗的同时，给病人以适当约束，好言安慰。据报道，人的听觉是最早恢复和最后丧失的一个感官功能。所以，对于昏迷的病人，尤其是对于轻度昏迷、术中麻醉或临终状态的病人，护士应该持有慎独精神，一视同仁地照顾病人，给病人必要的语言刺激和安慰。

二、与急危重症病人家属的沟通

急危重症病人的病情可能会急转直下，而死亡更是随时的威胁，信息的提供可降低家属因未知而产生的焦虑。所以，医护人员愿意主动提供信息或回答疑问是与家属沟通的重要环节。急危重症病人家属的信息需求包括：解释为什么给病人做了某些检查和治疗等事情；解释正使用之仪器的用途；提供有关病人病情的数据；以简单易明的用词解释艰深难懂的医学用词和病况；愿意回答家属的询问。

病人在生死关头，面对死亡的威胁，必定会引起家属强烈的情绪反应，常见的情绪反应有：焦虑和震惊（anxiety，shock），否认（denial），愤怒、怀有敌意和不信任（anger，hostility，distrust），懊悔和愧疚（remorse，guilt），哀伤和沮丧（grief，depression）等。

1. 与焦虑、震惊的病人家属沟通：

（1）提供简单、正确、重点突出和确切的数据。

（2）反复强调一些重要的数据，不要嫌麻烦。

（3）护士也可鼓励家属写下一些重要的实况，作为提醒和依据。请家属重述刚才谈话内容的重点，以确保家属已接收到正确的信息。

（4）容许家属流露情绪。即使家属有比较激动或焦虑的情绪，医护人员也要处变不惊，这样才有助于稳定对方的情绪。

（5）部署应对措施，包括人员的调动、严密观察家属的反应。

【举例】 陈某,男,52 岁,晨练时突发急性心肌梗死,入住冠心病监护病房(CCU),面临生命危险。护士紧急打电话通知病人的妻子到医院,决定尽快施行介入手术。妻子到病房时,表现出非常紧张,一看见护士就很焦急地问了许多问题。

妻子:"护士,为什么我丈夫的身体上接了那么多线?医生说他的病危险不危险?有没有给他打针?他有没说过什么?"

护士:"哦,你就是陈某的妻子啊。我们很急地找你,可能把你吓坏了,因为你丈夫的情况很危急,所以我们要你立即赶来医院。我知道你现在很着急,有很多问题。我先把医生叫来,我们坐下来慢慢说,好吗?"

2. 与否认的病人家属沟通

护理人员应该了解家属的"否认"可能有其心理保护的缓冲功能,就是为自己争取"心理时间",从而调动可利用的资源以应对危机和压力。所以,护士不要对家属的否认给以积极的支持,但也不要轻率地粉碎家属对未来所存的希望。但是,需要评估否认的时间是否太长,尤其需要评估否认是否会带来延误治疗的后果。若否认持续得太久或丧失了"否认"的功能时,即否认已不再是一缓冲期,可让家人先镇定下来再谋对策。若家人的否认已带来对病人的伤害时,医务人员应该直截了当地向家人解释实况,以协助家人面对现实和做出适当的决定。

【举例】(案例同上。)

医生:"你丈夫今天送来的时候,已经昏迷了。他现在的情况很危险,我们初步的检查怀疑他是急性心肌梗死,我们要尽快给他做心导管检查以证实,若检查时发现病人有心脏血管阻塞的情况,我们会同时给他做冠状动脉介入治疗术。做这项手术治疗需要家属知情同意,并签字。所以,我们要跟你商量,请你尽快做决定。"

妻子:"医生,我丈夫的身体一向很好,他打球又游泳,他又不胖,为什么说他有心脏病啊?我想你们不会弄错了吧?"

…………

医生:"我想你也不要再耽搁时间了,抢救生命是一分一秒也不可以浪费的,你丈夫有没有其他的家人,大家可以商量一下?"

妻子:"医生,我丈夫没有什么家人,我们只有一个孩子,刚出来工作,见识不多,我跟他讲,一定会把他吓坏的。"

护士:"我明白你的困难,但是这个时候家人的支持和决定是非常重要的,你不打算跟孩子说,那有没有其他的家人,可以商量一下?"

妻子:"我也没有其他的家人。"

护士:"你丈夫现在的情况不可以再等了,我们怕病人的病情会急转直下,到那时就治不了了,这是你跟我们都不想发生的后果。我建议你,赶紧把你的孩子叫来,我们慢慢给他解释清楚。他已经工作了,年龄也不小了,可以承担责任了。你也需要孩子的支持,大家可以商量一下,你说是吗?"

护士这么说的目的,是要让这位妻子思考一下护士说的道理,就是要争取时间督促家人尽快做决定。这种情况下,医疗行动是分秒必争,不可以容许家人的耽误。

3. 与愤怒、怀有敌意、不信任的病人家属沟通

(1)容许家属流露愤怒的情绪,澄清愤怒背后的想法、恐惧和信念,并让对方知道医护人员接纳他们流露出的情绪。

(2)切不可将这激动的情绪个人化,以为跟自己有关。例如:我做错了什么或讲错了什么话了?

(3)在尽可能的范围和能力内平息家属的愤怒。例如:尽快安排相关的医护人员到来提供资料和解答问题。

(4)家人表现出愤怒的时候,在附近的工作人员切不可走开,除非医护人员感到会被袭击,构成人身

安全的问题。因为这样家属会误以为医护人员在逃避责任或不尊重他们。

（5）部署应对措施，包括人力调配、通知保安以备不时之需。

（6）当家人的情绪逐渐平复下来的时候，可以跟家人讨论，怎样将愤怒的情绪转化成对自己、对病人的正能量。

【举例】 丈夫将自杀的妻子送到医院。医护人员立即开始抢救，故先请病人丈夫暂离病床。不料丈夫赖着不走，还指着护士扯高嗓门儿大声责骂：

丈夫："这是什么道理！我太太出了事，做丈夫的陪伴着她有什么不对，我在这里也不碍事，你们怕什么？"

护士："我们知道你非常关心妻子，她现在最需要的是分秒必争的抢救，你在这里不碍事，但是我们怕自己不小心，把你踫倒了，我们反而要照顾你，耽误了对你妻子的治疗。"

丈夫听后，急忙离开病床，把空间让给护士，并加上一句："奥，我知道了，我碍你们的事，我出去等。但是，有什么消息，你要赶紧告诉我，我在外面，不会走开的。"

4. 与懊悔和愧疚的病人家属沟通

（1）切不可为安慰家属而将他们的内疚合理化。

（2）要倾听、鼓励家属表达情感之后，才表达个人的观点和看法。

【举例】 丈夫将自杀的妻子送来医院，病人被抢救过来了，反而埋怨丈夫不让她死。丈夫在护士面前懊悔自己以前冷落了妻子。

护士："你以前没有留意到自己冷落了妻子，你现在有没有想过以后如何补偿妻子，对妻子好点儿呢？"

丈夫："我当然要做补偿。"

护士："你想想看，如果你当时不是那么果断地立即送她来医院，她就活不过来了。你哪有机会补偿她呢？所以，你这次表现不错，以后就看你怎么将功补过了。"

5. 与悲痛和沮丧的病人家属沟通

（1）留意观察家属哀伤和沮丧的情绪。

（2）协助家属明白自己的哀伤和沮丧情绪，为什么会有这份失落等。给予家属时间流露悲痛的情绪，而不予以阻止。

【举例】 一个2岁的小男孩因流感症状经急诊入院，数小时后，病情突然急转直下，有呼吸困难和高热症状，性命危在旦夕。医生向其父母解释病情可能随时转坏，并且有生命危险。没想到，不到1个小时，孩子心跳突然停止，经抢救无效死亡。医生与护士一起去见孩子的父母，告知噩耗。

医生："刚才孩子突然没有了心跳，我们已尽力抢救。我们做了心脏按压，打了强心针，我们用尽了所有办法。但是，都没有能力把他抢救回来。"医生停了一会再说："对不起。"

父母听着，呆了。过了一会儿，母亲突然大哭了出来，说："不可能的，不可能的，他不会丢下妈妈的，他不会就这样丢下妈妈的。"

父亲大声地说："不可能的，你们没有尽力吧。我求求你们，再尽力，再给他打点什么针，让他醒过来吧。"

父亲在那里央求，母亲在那里大哭，医生和护士没说什么，只是在那里默默无言地陪着这对伤心的父母。过了很久，父母哭得很久、很累了，护士建议说："我陪你们一起去看看儿子，好吗？"

到了病床旁边，护士搬来两张椅子，请他们坐。护士说："你们在这里陪陪孩子，我们不干扰你们，有需要帮忙，请找我们就好了。但是，在我出去以前，我想问问你们，有没有一些亲属需要我们帮忙联络的？"

护士主动提出这些帮忙是很重要的，因为孩子的父母脑子里已经很乱，没办法想那么多的事情。另外，有家属过来给予支持是很需要的。

当这对父母安定下来以后，护士可建议说："你们想不想给儿子清理干净，我可以跟你们一起做。"

护士可以在那里等他们俩的答复。一般来说，家人是会接受医护人员的建议的。

在这个时刻，悲痛的家属并不需要辅导，只需要医护人员给予实际的建议、帮忙和协助，并需要医护人员的体谅，给予充足的时间和空间处理情绪而不予以阻止。家人可能对病人的情况有过于乐观或过于悲观的想法，医护人员有责任在适当的时间向他们澄清。

【举例】 有一个急性卒中的中年男子入院，生命危在旦夕。但家人好像听不进坏消息，仍询问病人什么时候会苏醒。

护士："按刚才医生给你们的解释，你们认为机会有多大？"

护士也可补充说："医护人员已尽力，但是什么事情都有可能发生，或许也会有奇迹发生，病人可能会醒过来，但是不管怎么说，他的活动能力肯定是会受到影响的。"

与这类家属沟通时，护士可以与家属澄清他们的希望是否属实，并肯定真实的希望。若家属的希望并非真实，护士可以通过提问，以协助他们想想看自己一厢情愿的想法是否属实。但请留意不可轻率地粉碎家属的希望。

（刘均娥）

学习小结

本章介绍了临床困难的沟通情境包括的常见类别。第一节介绍了与有情绪反应的病人及其家属的沟通原则，包括与情绪低落的病人沟通、与哭泣的病人沟通、与焦虑的病人沟通、与抑郁的病人沟通、回答难以回答的问题、与病人家属的沟通、指导家属照顾病人的技巧。第二节介绍了与急危重症病人家属的沟通技巧，包括与焦虑、震惊的病人家属沟通，与否认的病人家属沟通，与愤怒、有敌意、不信任的家属沟通，与懊悔和愧疚的病人家属沟通，与悲痛和沮丧的病人家属沟通等，希望学生能够从中学会举一反三。

第十九章　与愤怒或投诉的病人沟通及医院工作场所暴力

学习目标

掌握	与愤怒病人的沟通技巧；投诉病人的处理方式及与其沟通的技巧；医患暴力的应对技巧及事后处理要点；团队冷暴力的处理技巧。
熟悉	愤怒病人的行为特点；投诉病人常见原因及方式；医院暴力的原因、类型。
了解	愤怒的定义与分类；投诉的概念、常见对象与范畴；医院暴力的概念及相关法律法规。

第一节　与愤怒的病人沟通

问题与思考

　　杨某，女，50岁，因腹痛、呕吐两次（呕吐物为食物）由家属护送到急诊科就诊。入院时痛苦病容，双手捂着腹部大声呻吟。医生为其做完体检后，安排B超及抽血化验，之后让病人及家属等待血液检查结果。期间病人症状反应较大，不断地呻吟喊痛，并骂医务人员不顾人死活，只知道检查赚钱。家属更是不理解，并要求医生马上用药止痛。此时，医生较忙，只是简单回答了一句："等检查结果出来后才行，不能乱用药的。"之后便去处理一个情况较急的病人了。

　　该病人此时还是双手捂住肚子大声呻吟，家属见状，立马生气地吼："人都快死了，还等什么检查结果，你们到底会不会看病，有没有职业道德，是救人还是杀人哦！"医生忙着为病人急救并未回答家属。此时家属越发生气，便去拉着在配液的护士骂："没看到人都快死了吗，赶紧给她输液打针啊，不然你也别想去管其他人，而且我马上告你们并找记者给你们曝光。我们只是一个简单的肚子痛，你们就搞这么多花样，你那些乱七八糟的检查费不关我的事！"护士边配药边回答："用药必须见医生的医嘱，我不能乱用的"。家属："我不管，反正你们就是见死不救，一点良心都没有。而且输液打针就是你的事情。"接着便大声喊："医生杀人啦，杀人啦……"

　　思考：

　　1. 为什么病人家属如此愤怒？

　　2. 我们应该怎样应对愤怒病人和家属？

一、愤怒病人的特点

在许多医疗场所，愤怒是医患冲突和暴力伤害的前兆，提高护理人员与愤怒病人的沟通能力，对于保护医护安全、创建和谐医患关系尤为重要。当病人愤怒、以多种形式表达时，医务人员也会产生愤怒情绪，这种局面对解决问题毫无意义。本节将阐述护理人员如何与愤怒病人进行沟通。

（一）愤怒的概念

愤怒（anger）是一种常见的负性情绪，愤怒是客观事物不符合个人需要或阻碍个人需要的满足而引起的不快体验，愤怒的情绪会让人消沉、沮丧、意志衰退、忧郁寡欢，使人身心受到摧残。情绪认知理论将愤怒作为一种适应社会的行为，在个体利益受到侵害或遇到挫折时，出于保护的目的，个体会表现出愤怒，进而做出相应的行为。愤怒容易使个体处于一种激惹状态，如本章前面案例中，病人家属因要求未得到满足，超越适应功能，出现愤怒情绪的爆发。

（二）愤怒的原因与分类

由于医疗行业的特殊性，医务人员工作中时常会遇到各种病人愤怒的情景，造成病人愤怒的原因有：病人缺乏疾病知识，对检查治疗不理解；患病导致病人心情低落、情绪暴躁；对治疗结果期望值过高或认为费用不合理；对医务人员服务态度不满意，觉得未受到重视。愤怒情绪不仅影响病人治疗的积极性和遵医行为，加重疾病治疗难度，拖延康复时间，增加病人自身的痛苦；还会影响医护人员及医院的形象，降低医务人员工作热情，容易产生医护患矛盾，引起纠纷。

根据愤怒的指向，可将其分为愤怒外投、愤怒内投和愤怒控制3类。

1. 愤怒外投（anger out）　指个体向周围环境中的他人和事物表达愤怒的程度，这种攻击可以是言语性的或物理性的，如面红耳赤、说粗话、拍桌子等。

2. 愤怒内投（anger in）　指个体将愤怒情绪针对自身，即愤怒体验被抑制或压抑，如生闷气等。

3. 愤怒控制（anger control）　指个体有意识地控制或减少愤怒的情况，反映了在认知上控制愤怒的能力。

二、与愤怒病人的沟通技巧

（一）沟通前评估

沟通前评估是对病人情绪的评估，评估时要求环境安静舒适、安全。一般情况下男女表达愤怒的方式不同，女性通常情绪化，愤怒行为通常是非进攻行为。男性的行为通常是进攻性和竞争性。对于高愤怒水平具有攻击性的病人，沟通评估时首先注意环境安全，不能有容易造成伤害的物件，如刀具、玻璃器物。沟通时，评估时应注意收集病人愤怒情绪诱发的因素，在此基础上对病人或家属的需求做出初步判断。确定病人愤怒的类型，确定沟通的方式。

（二）倾听

此阶段是采集信息，确认需求阶段。需认真倾听病人问题，并适时予以反馈，如使用点头、微笑等非语言行为。倾听过程应体现对病人关心、尊重，鼓励短时间内说出自己的观点及想解决的问题。如需打断时要注意礼貌、适度，注意提问方式的选择，如针对愤怒外投的病人应多使用封闭式提问、愤怒内投病人多使用开放式提问。

（三）情绪疏导

对于高愤怒水平病人，护理人员在沟通时应注意让病人及家属适当发泄不满情绪。例如：采用转移法或相关措施缓解护患关系对立情绪，主动关心病人，询问让病人高兴的事情，将病人或家属愤怒点移开。但对于愤怒内投病人要鼓励病人表达。对于提出不合理要求或无理取闹的病人，应使用专业知识争取主动解释，舒缓病人愤怒情绪。

（四）共情

共情技巧的应用关键是让病人知道你正在理解他的感受。在沟通过程中,用自己的语言重复解释病人感受,并对病人的感受表示理解。注意态度应真诚、适时给病人调整反应的时间,随时关注病人情绪,多用安慰性、鼓励性语言,正确感化病人及家属措施。

（五）道歉

在临床护理服务过程中,难免会出现由于护理人员失误、错误导致的病人愤怒,此时积极主动补救,在核查事实后,真诚向病人进行道歉。评估失误的严重程度及造成的不良后果,结合病人性格、心理期望值、教育背景等采用合适的方式表达歉意,也可基于事实与病人或家属协商补救措施。道歉及采取补救措施后,均应该关注病人后续的感受,做好心理疏导。

（六）沟通后支持

在经过有效沟通后,如果病人表示理解、对处理效果满意,那么仍需与病人确认有无其他问题,如是否还有其他顾虑等。沟通结束时应向病人及家属表示感谢,并给予病人所需的疾病知识、治疗、护理等措施支持,提高病人自我护理能力及对医院的理解。

第二节　与投诉病人的沟通

一、病人投诉概述

（一）投诉的概念、常见范围与方式

1. 概念　投诉(complaints)是病人期望值与医院服务之间失衡的结果,它反映了病人对医疗质量和服务水平的需求和满意程度。2009年卫生部下发的《医疗投诉管理办法(试行)》指出,医疗投诉主要指病人及其家属等有关人员对医院提供的医疗、护理服务及环境设施等不满意,来信、来电、来访等方式向医院反映问题,提出意见和要求的行为。随着社会的发展,人们的维权意识增强,对医疗服务质量要求逐步提高,病人对医疗服务需求不仅在满意的疗效,还包括良好舒适的就医环境、较高水平的服务及低廉的价格等。病人就医时对医疗护理质量与内心期望值对比,当实际效果小于期望效果,病人产生不满情绪,当病人不满时,医务人员未有效关注、及时处理,就会引发病人投诉。

2. 病人投诉范围及常见方式　病人投诉涉及医疗服务各个环节,包含医疗质量、医德医风、医疗费用、医院管理制度等。常见的病人投诉有三种形式:一是当面对医院的工作人员表示不满,即在接受诊断、检查或治疗的同时,直接告诉医务人员自己不满意地方。例如:在等候检查时,见有人插队主动向值班护反应;病房太吵,不能很好休息时,直接告诉科室护士长对病房环境的不满等。二是通过电话、写信、邮件向医院领导发泄不满,即在遭受不满意的经历后,向医院相关负责人反映情况。例如:在出院后通过信件向医院医务部反映住院期间曾有某医生对自己态度恶劣、冷漠,或告诉医院对收费、饮食等不满意的地方等。三是向医院主管部门或新闻媒体反映问题,向卫生行政部门或媒体告知自己在某医院的遭遇等。

（二）病人投诉的原因

病人投诉原因主要有三个方面:一是对医护技术不满,如病情观察不及时造成漏诊、误诊,未向病人履行告知义务,违反规章制度或操作技术常规导致病人病情加重,辅助检查过多等;二是对医护人员服务态度不满,如个人医务人员收受红包、检查过程中未尊重病人隐私、语言态度生冷、与病人交流过程中缺少人文关怀等;三是对医院管理不满,如医院药品检查费用标准、科室布局、就诊流程烦琐等方面。

二、病人投诉处理方式

（一）医院内部调节

目前，各医院内部均已建立病人纠纷投诉管理部门，并已制定相关工作制度流程。当护理人员接到监督电话、意见箱、登记本、投诉信、多次来访等各种病人投诉时，应及时做好记录，了解清楚病人投诉的原因及问题，及时将问题反馈到相关科室。对于事实清楚，通过沟通解释能够理解的简单工作缺陷，向病人讲明医院规章制度及操作流程，取得病人谅解；对于一般性问题，需进行实地调查，正确了解问题发生过程、后果，并采取相应措施。例如：确定医方错误，应向病人做出道歉，短时间内采取补救措施等。如发生重大投诉，如病人死亡或医疗事故应进行医疗争议处理。

（二）司法调解

医疗投诉经过受理、初步调查，被认为案件时，提交医院相关部门审核同意后才能正式被确认为立案。进入案件处理程序，会产生一系列处理流程，包括受理、立案、通知、回复、调查、协商、协议、医疗（司法）鉴定、民事诉讼、办结等流程环节。调查结论后与病人进行协商，协商成功双方签订协议。对于医疗纠纷处理按照法律法规相关要求，目前2002年发布的《医疗事故处理条例》中医疗事故损害赔偿、非诉讼渠道等已不适用，国务院于2018年发布了《医疗纠纷预防和处理条例》。

（三）医疗责任风险分担机制

医疗职业因疾病不可预见性、人类认识能力有限及医学技术的局限而属于高技术、高风险的职业领域。尽管医院可以通过加强内部管理、减少病人投诉及纠纷，但更依赖于从法律和政策，对风险的合理分配和分散。国家卫生计生委2014年发布了《关于加强医疗责任保险工作的意见》，指出要充分发挥以医疗责任保险为主要形式的医疗风险分担机制，使其发挥在医疗纠纷化解、医疗风险管理方面的重要作用。近年来，部分省市先后试行医疗责任风险分担机制，运用保险手段为解决医疗责任赔偿问题建立一条第三方途径和渠道，将医疗纠纷处理从医疗机构内转移到医疗机构外，依法依规进行调解、处置和理赔，有利于更好地明确医疗纠纷中医患双方的权利和义务，为应对涉及医疗事故的病人投诉提供了更有利的保障。

三、与投诉病人的沟通技巧

（一）正确对待投诉病人

病人的投诉能使我们认识到工作缺陷或病人的一些隐性要求，因此正确对待投诉是提高服务质量的重要方法。医院应设立通畅的投诉渠道，让病人知道如何投诉；医院的每位员工都是投诉的接待者和处理者，都应尽量在自己工作的能力范围内为病人解决投诉的问题。

1. 了解投诉目的　前来投诉的病人身体上和心理上处于焦虑状态，在求医过程中遇到困难时，对他人信任感减退，蓄积的愤怒和怨气一触即发。工作中我们经常见到投诉者横蛮强硬，但与来势汹汹相反的是表象之下的脆弱。在应对投诉病人时，需把握好分寸进行交流，沉着冷静地倾听，待病人讲述完事情经过，接待投诉人员应耐心细致地安抚病人，声音不要太大、不要太急躁，要保持心平气和地态度告诉病人不要着急，一定会想办法帮其解决问题。找出病人为什么会投诉，投诉的目的是什么。不必即刻对所投诉问题进行争论辩解。

2. 拒绝不合理要求　作为护士，我们能接受到各种要求，如果要求违背了法律法规、医务人员道德准则、违反技术操作规程等问题，应学会拒绝病人。与此类病人沟通时，医务人员应克制住自己情绪，以自信方式向病人做好解释，可适时向病人提出替代方案，注意在沟通中保持冷静、礼貌。

（二）协商与调解

协商解决，是指争议双方在没有第三方介入的情况下，就医疗纠纷争议进行协商、谈判，从而消除争议，达成共识的行为。在与病人进行沟通时，应本着使医患、护患双方立场平等、自愿的原则，予以对方充分的尊重并注意对病人隐私的保护。由于无需对纠纷事实进行定性、病人医学知识缺乏、心理上都存在着一定的弱势情况，在达成协议时应注重医患双方均需要认可和接受。当病人投诉所涉及的情况较为复杂、分歧较大、矛盾冲突较深时，双方往往无法达成共识，需要依赖第三方来帮助进行解决纠纷。除了可以交由法院进入诉讼程序，也可以在某中立方的干预下对当事双方加以劝导，使双方同意并愿意让步，这种解决方式称之为调解。最常见的是由卫生行政部门主持劝说纠纷双方当事人排除争端，达成和解，称为行政调解。在与此类病人沟通时，应避免矛盾激化，积极配合有关部门的调查，将矛盾激化程度降到最低。

（三）医疗机构需建立的投诉防范机制

对于病人投诉，重在预防。因此，医院应健全机制，畅通投诉渠道，注重建立防范机制，包括转变服务理念、增加文明用语和主动服务意识、对有效投诉及时进行上报反馈、增加护理人员风险防范意识等。尊重病人权利，注意保护病人隐私，履行告知义务，以取得病人及家属的理解和支持。增加医疗服务透明度，对于病人收费疑问及时解答，公布公开项目和收费标准与依据。

（四）常用沟通技巧

投诉病人心理感受往往存在郁闷、期待、生气、愤恨等情绪，因此在与愤怒病人沟通时，应注意以下技巧：

1. **热情接待，尊重倾听**　以平等、平和的心态接待，通过言行、目光等一举一动传递真诚，让对方将不满情况倾诉完，让投诉者感到自己被尊重、被同情、被关心、被重视。

2. **换位思考，理解对方**　病人投诉不管是对治疗方案的不理解、对治疗抱有过高的期望，还是对医疗服务不满，很多时候投诉的内容并不存在定性的医疗差错、事故，往往是医护疏于解释、言语不慎或没有告知，造成病人心理上的不平衡和伤害。我们换位思考，站在病人立场上看待问题、理解感受，让病人感到我们明白他的处境。对所有的病人投诉，无论已经被证实，还是没有被证实的，最重要的不是先去分清责任，而是要让病人感觉得到肯定和关怀，会有效避免矛盾升级。

第三节　医院工作场所暴力

问题与思考

2014年某口腔医院发生打人事件。医院告知病人董某有重症抢救病人需要住进其病房，在该病人住进后，董某觉得病人及照料者皆为男性，不方便，于是联系父母。其父母董某和袁某在电话联系院方协调未果后来到医院，先到女儿病房了解情况，后找到病区护士站。当时袁某隔着护士工作台使用折叠伞打了护士肩部和腰背部各一下，并走进护士站抓住护士衣领，将其拉出护士站。董某稍后赶到，与前来制止的医护人员发生推搡，后被人劝开。被打伤护士陈某的伤情司法鉴定为"轻微伤"，出现的临床症状和体征与本次事件存在直接因果关系，打人者袁某在几天后被警方刑事拘留。

2016年某医院口腔科发生了一起大学教授殴打护士事件，多名网友爆料并称打人者为某大学教授彭某。病人称当时在该院口腔科挂号等候近三个小时，咨询时在护士态度不好的情况下起了冲突，相互推搡。该院门诊主任称，涉事护士确实被打，主要伤在脖子、前胸，并有头部脑震荡，在这一过程中并未还手。派出所已介入调查。

思考：

1. 近年来，为什么医患、护患关系如此紧张？

2. 面对医院暴力事件，我们应该如何应对？

随着社会的进步、科学的发展，人民群众对医疗卫生服务的需求多层次、多样化。营造良好的医疗执

业环境和病人就医环境也成为社会关注的热点和人们共同的期望。但近年来医院暴力事件屡屡发生,特别是恶性伤医事件愈演愈烈,群体围攻医院或殴打医务人员现象经常发生且呈增加趋势,有些甚至演变成恶性刑事犯罪,这些事件严重干扰了医院正常的诊疗秩序,对医务人员造成人身或心理伤害,还引起医院的秩序震荡,影响其他病患的就诊,引起社会各界的高度关注。

一、医院工作场所暴力概述

(一)概念、原因与类型

1. 概念 医院工作场所暴力(hospital workplace violence),简称医院暴力(hospital violence),世界卫生组织(WHO)在《新的研究表明工作场所暴力威胁卫生服务》中将医院工作场所暴力定义为卫生从业人员在其工作场所受到辱骂、威胁或袭击,从而造成对其安全、幸福和健康明确或含蓄的挑战。医院暴力事件受诸多的社会因素和制度因素的影响,它是目前医疗系统广泛存在的一种现象,不仅在发展中国家不断升级,在发达国家也是屡见不鲜,它的存在具有全球性和普遍性,任何国家、任何医疗机构都无法避免医院暴力的发生。

2. 医院暴力的原因 医院暴力事件作为医患冲突的极端表现形式,其产生有着特定的诱发因素。在分析具体原因要透过现象看本质,其产生原因与医患冲突具有共性。宏观层面主要包括社会矛盾堆积过多、医疗资源供求矛盾突出、社会整体信任缺失、社保制度不完善等;微观方面包括诊疗实际结果与患方期待落差大、医患沟通不到位、诊疗费用高出患方承受能力等。同时新闻媒体报道、医务人员服务态度、医院诊疗流程和工作效率、医方对待患方诉求态度和行为,以及是否是精神疾病病人失控所致等方面也与医院暴力的发生密切相关。

3. 医院暴力的特点 医院暴力事件发生由多种因素交织形成,因而具有以下特点:

(1)突发性与不确定性:暴力事件往往从医患冲突或医患纠纷开始萌芽,在爆发之前会有一些征兆(包括隐蔽征兆),如病人怀恨在心、意图报复,医务人员无法察觉。暴力事件一旦出现,暴力爆发期也很难评估,肢体冲突瞬间造成人身伤害。

(2)具有舆论倾向性:因医院暴力事件具有很强的新闻性,作为焦点事件一旦出现,就会很快引起公众和舆论的强烈关注,如果媒体舆论引导缺乏公正理性判断,将严重影响医务人员对自身职业的认同度和忠诚度。

(3)具有破坏性与急迫性:暴力事件扰乱医院正常的医疗秩序,威胁着医务人员的生命安全,引发连锁反应,具有很强的破坏性,留给管理者的应对时间非常有限。

4. 医院暴力的类型 根据医院暴力的形式分为心理暴力、身体暴力、团队冷暴力等。

(1)心理暴力:包括口头辱骂、威胁和言语性骚扰。

(2)身体暴力:主要是体力攻击,即使未导致伤害,也可能造成轻度损伤、明显损伤、功能障碍或永久性残疾。身体暴力还包括性骚扰和强奸(含未遂)。

(3)团队冷暴力:医护团队中的职场排斥是不容忽视的冷暴力,易造成员工难发泄、情绪低落、无心工作。冷暴力以各种形式普遍存在于大部分护士群体之中,特别是低年资护士和实习护士更容易受到危害。

(二)与医院暴力有关的相关法律法规及专项整治

1. 法律 法律是人权的基本保障,是保护及救济医护人员人身权益的最后屏障。在治理医院暴力问题上,法律不能缺席。纵观我国法律规范,明确提到医护人员权利内容及法律救济的有四部:

(1)《中华人民共和国侵权责任法》:从民事侵权、承担民事侵权损害赔偿责任的角度来关注医护人员人身权益。该法第六十四条 医疗机构及其医务人员的合法权益受法律保护。

(2)《中华人民共和国执业医师法》:明确禁止医疗暴力行为。该法第二十一条第(五)款 医师在执业活动中,人格尊严、人身安全不受侵犯;第四十条 阻碍医师依法执业,侮辱、诽谤、威胁、殴打医师或侵犯医师人身自由、干扰医师正常工作、生活的,依照《中华人民共和国治安管理处罚法》的规定处罚;构成犯罪的,依法追究刑事责任。

（3）《中华人民共和国治安管理处罚法》:对医疗机构场所的认定不利于保护医护人员人身安全。该法第二十三条 扰乱机关、团体、企业、事业单位秩序,致使工作、生产、营业、医疗、教学、科研不能正常进行,尚未造成严重损失的,处警告或二百元以下罚款;情节较重的,处五日以上十日以下拘留,可以并处五百元以下罚款。

（4）《医疗事故处理条例》:重点保护的医疗秩序,无从体现对医护人员人身权益的法律手段及责任认定。条例第五十九条 以医疗事故为由,寻衅滋事、抢夺病历资料,扰乱医疗机构正常医疗秩序和医疗事故技术鉴定工作,依照刑法关于扰乱社会秩序罪的规定,依法追究刑事责任;尚不够刑事处罚的,依法给予治安管理处罚。该条例虽然间接体现了对医护人员人身权益的法律保护,但是,显然法律对医护人员人身权益的保护力度仍然较低。

（5）《关于全面履行检察职能为推进健康中国建设提供有力司法保障的意见》:从 2016 年起,最高人民检察院发布《关于全面履行检察职能为推进健康中国建设提供有力司法保障的意见》,明确依法惩治故意伤害、杀害医务人员的犯罪;2017 年公安部明确处置"医闹"事件时,出警要配备必要的出警装备,对正在发生的暴力伤医和破坏医疗办公设施设备的违法行为要坚决果断制止,坚决防止在民警到达现场后仍继续发生伤害或公然侮辱医务人员的情况。

（6）《医疗纠纷预防和处理条例》:2018 年 10 月正式实施的《医疗纠纷预防和处理条例》,明确了公安部门依法出警的义务,并对医患双方在不同情况下承担的民事、刑事等责任作出了规定。

（7）《中华人民共和国基本医疗卫生与健康促进法》:2019 年底,全国人大常委会表决通过《中华人民共和国基本医疗卫生与健康促进法》。该法明确规定:禁止任何组织或者个人威胁、危害医疗卫生人员人身安全,侵犯医疗卫生人员人格尊严。

（8）《北京市医院安全秩序管理规定（草案）》:2020 年北京市人大常委会正在制定《北京市医院安全秩序管理规定（草案）》。以维护医院安全秩序、惩治涉医违法犯罪行为、保护医务人员安全和社会公众利益为立法目的,按照医警联动、预防为主、综合治理、共同维护的工作原则,设计制度,制定措施,设定条款。

但是,"徒法不足以自行",仅靠出台法规和方案是远远不够的,最关键的是要通过普法宣传,使潜在的涉医犯罪相关的医患双方、医疗机构、执法部门和执法人员,均能够统一认识,达成共识,采取行动,群防群治。通过全民参与,提升全民共治,从根本上形成打击和预防犯罪的社会基础。

2. 政府层面专项整治 近几年,从国家层面开展依法严厉惩处涉医违法犯罪等整治活动。例如:2012年 5 月 1 日卫生部、公安部发出了《关于维护医疗机构秩序的通告》;2013 年 10 月 12 日国家卫生计生委、公安部出台了《关于加强医院安全防范系统建设的指导意见》;2016 年 6 月 30 日,国家卫生计生委、中央综治办、公安部、司法部 4 个部门联合召开严厉打击涉医违法犯罪专项行动视频会议,部署落实 9 部门联合印发的《关于严厉打击涉医违法犯罪专项行动方案》等。通过专项整治,开展全国医疗机构安全大检查,保障医务人员和病人人身安全,营造安全、有序的诊疗环境。

二、医患暴力的应对技巧

（一）暴力风险评估与识别

1. 风险评估 发生医患暴力前应注意识别医暴先兆,可将其梳理为医方成因。患方先兆及外环境因素三个方面。医方原因包含沟通技巧差、态度冷漠、未解释病情、未做预后估计、工作环节出错等。患方先兆包含不满意因素,如费用过高、效果不合理、产生并发症对医护人员主观态度不满意等;同时还包含暴力行为先兆,如改变正常的语气,激动、大声说话,表现出攻击性的敌意的姿势或态度等。外环境因素,如医闹、外界媒体舆论报道等不利影响。

2. 高发场地　医院是暴力高频发生的场地,各科室均能发生。但研究显示,儿科病人自我表达不确切、家长重视程度高且紧张为医院暴力高发科室;ICU、手术室、门急诊等危重症病人集中科室及妇产科、外科、手术室等手术较多的科室均容易引起医院暴力,护理人员需增加风险先兆识别。

(二)暴力事件应对技巧

1. 高风险医暴病人应对技巧　在沟通时沟通者应注意个人情绪控制,积极疏导病人负面情绪,运用询问、澄清、沉默等方式进行深度沟通,帮助病人疏泄由相对剥夺感而衍生的压抑与"怨恨医护"的情绪,以降低他们由此而生的暴力倾向。根据社会心理学的攻击理论,若减少引发挫折感、厌恶性刺激等因素,会降低发生攻击行为的可能性,同时充分了解病人及家属的需求,因此医务人员应正面激励病人,帮助病人走出心理困境,引导病人及家属建立合理的诊疗期望,提高其心理承受力。此期间沟通时,应注意不要随意向对方许诺,充分履行告知义务。

2. 正当防卫　对于暴力发生前,护士应注意个人安全防范措施,包括不要与对方有身体接触、安全着装、掌握一键呼救等。觉察病人怨气,尽量缓和矛盾,如发生暴力行为,应用脱身法、控制法、约束法等防暴技能应对。《中华人民共和国刑法》《中华人民共和国民法通则》《中华人民共和国侵权责任法》中明确规定,公民有权利对正在发生的侵犯本人或他人的人身财产等行为进行制止,甚至在过程中若发生了损害后果,本人并不需要承担法律责任。因此对于暴力行为严重病人,应当实施正当防卫,依法保护自己的生命健康权。

3. 特殊人群的暴力应对技巧　对于我国急诊科、精神科、门诊等暴力事件高发的科室,针对专科病人的特点分析风险因素、暴力先兆、评估技巧,学习专科化的防暴知识与技能,掌握脱身法、护送不配合病人方法、病人抵触前行护送法、3人控制法、保护性约束等方法,从理论上追求良好的护患关系和沟通,实践上运用安全舒适的手法,控制有暴力倾向的病人,降低暴力事件的发生,提高了职场安全性。

三、医患暴力发生事前预防

(一)医院安全预警机制建立

医院作为暴力伤医应对的重要主体,应建立医院暴力行为的快速预警机制。一旦出现伤医情况,应立即启动预警系统及相关流程、应急预案,联合多部门作出快速反应,有效制止暴力行为,维护医务人员的权益。从预防的角度出发,在病人不满或投诉将产生时,实施早期干预,主动处理,最大限度降低暴力发生的概率,及时上报,将暴力的破坏程度控制在最小的范围。

(二)医院暴力知识培训

目前,国内医院管理方面对医务人员自身的安全关注度不高,关于防暴培训开展较少。《医疗工作场所防止暴力行为中国版指南(2013—2014)》及相关研究指出:特别强调事前防范的重要性,以将恶性事故消弭于萌芽之中,是避免医疗场所暴力行为的最有效措施。因此,医院需增强医务人员的风险意识与应急反应能力,将暴力风险评估表与防暴技能联合使用,应将防暴培训内容纳入到医院常规业务培训,对全院职工分期分批开展培训,务必做到人人参与、人人有责、人人皆会。在培训时应注意内容科学合理、具有可行性;应急演练应分工明确、简单易行,贴近临床岗位,提高医护人员安全感。

四、医患暴力事后处理

医患暴力事件后续处理,包含事件后续处理及当事人心理干预。事件后续处理包含及时疏散围观人群,现场保存及取证,受伤人员的救助,以及个人的维权。医护人员如缺失有效制止暴力的对策、暴力发生后也没有有效的倾诉途径、对职业的恐惧感等均可导致其承受能力下降,影响生活和工作。医院管理层应注重暴力发生后心理干预,如进行紧急事件应急晤谈、相关人员焦虑或抑郁情绪识别与处理、创伤后应激障碍的识别处理等。

五、团队冷暴力

（一）团队冷暴力概述

1. 概念　冷暴力（tacit violence）是暴力的一种，其表现形式多为冷淡、轻视、放任、疏远和漠不关心，致使他人精神上和心理上受到侵犯和伤害。冷暴力实际上是一种精神伤害。团队冷暴力以各种形式普遍存在于大部分护士群体之中，特别是低年资护士和实习护士更容易受到危害。研究显示超过半数的护士被其他护士轻视，她们因为经常被忽视而感到十分沮丧。部分管理者对工作中有过错护士施以冷暴力，如安排不可能完成的任务、让其在群体中被孤立等。

2. 团队冷暴力发生原因　团队冷暴力形成的主要原因是护士间缺少支持，护士经常被教育如何为病人服务，然而却忽视相互支持、相互关心，部分护士沟通能力欠缺致使沟通不融洽。护士间利益冲突，如进修学习、晋升和提薪等问题常引起同事间的竞争，继而引发内部矛盾。冷暴力会对护士的身心造成不良影响，如不同程度的焦虑、悲伤、抑郁、不信任他人、神经质、低自信和自尊心、低斗志、自杀倾向、体重减轻、疲劳、头痛、胃痛、背痛、心绞痛、睡眠紊乱等，还会使护理队伍人际关系氛围紧张，护士离职率增加。

（二）团队冷暴力的应对技巧

1. 护士个体　首先需要护士自身努力，正确认识团队冷暴力，当遭受到冷暴力时寻求帮助，不能以"冷"制"冷"，向护士长、家人、朋友或同事倾诉并获得建议与帮助，努力寻求解决问题的方法，而不应逃避。其次，自我反省，找出自己的不足。遇到问题要积极主动与领导沟通，而不是背后抱怨与责骂。工作中注重自己的工作成效而不是过分的注重领导对自己的喜恶。当做错事情受到批评时，不能消极应对，而应主动承认错误并承担责任，付诸行动进行改正。最后，调整好自己的心态，做好每一项工作。

2. 团队　通过建立员工心理援助及疏导小组，减弱职场冷暴力带来的负面效果，培育阳光、包容、互助的团队文化，增加员工职业韧性培训，引导建立正确的职业生涯管理。

（范晓婷）

学习小结

本章阐述了病人愤怒、投诉的原因、类型及与其沟通方式，阐述了医院暴力的概念、不同阶段医院暴力的应对技巧和注意事项。通过学习，学生应能够知晓面对愤怒、投诉、医院暴力等不同病人的心理特点，熟练应用沟通要点和注意事项。

复习题

1. 与愤怒病人的沟通技巧有哪些？

2. 医院暴力事件的应对技巧有哪些？

第二十章　与老年病人的沟通

第一节　与老年病人沟通的非语言技巧

问题与思考

九十岁的陈奶奶，因晚期肺癌入院，三天前做了气管切开。每次一看到护士拿出吸痰管准备吸痰，立即把头转到背向护士的一侧。每当家人探视后离开，常常连续几个小时都不搭理任何人，有时连饭也不吃。

思考：作为责任护士，你应该如何与病人进行沟通？

非语言沟通对于越来越无法表达和理解谈话内容的老年病人来说极其重要。虽然老年病人可能较为依赖非语言交流，但并非意味着其心理认知状态也退回孩童阶段。因此，护士在与老年病人沟通的过程中，应该关注和分析老年病人的生理和心理需求，观察何种沟通模式是老年病人反应良好的特定方式，并予以强化和多加运用。

一、触摸

人出生后就是靠不断地触摸以了解与探索这个世界。每当伤心、生病、害怕时，特别需要温暖和关爱的触摸，尤其是老年人生病、丧失重要的亲人或感觉死亡即将来临时，更需要触摸。适当的触摸可表达触摸者对老年病人的关爱。触摸他人或事物则可帮助老年病人了解周围环境。但触摸并非万能，如果使用不当，可能会增加老年病人躁动、诱发性爱感受、刺激原始反射，或触犯老年病人的尊严等。因此在使用触摸的过程中要掌握以下注意事项：

（一）触摸的态度

1. 尊重老年病人的尊严与其社会文化背景　不同社会文化背景下的触摸礼仪存在一定差异，护士应了解和尊重老年病人的社会文化背景，特别是因护理而需要进行的触摸，涉及老年病人的隐私部位时，应事先得到老年病人的允许。

2. 充分地运用触摸以表达关怀　护士要善于把握工作中与老年病人握手的机会，不要吝啬给予关怀的触摸。

3. 接受老年病人反馈性的触摸　护士要学习接受老年病人用抚摸其头发、手臂或脸颊来表达谢意，从中体会护理工作的成就感。

（二）触摸的情景

1. 事先确定老年病人知道护士的存在方可触摸　部分老年病人因为视力、听力的渐进性丧失，常容易被惊吓，所以应尽量选择从功能良好的一侧接触老年病人，绝不要突然从背后或暗侧给予触摸。

2. 渐进地开始触摸并持续性观察老年病人的反应　例如：从单手握老年病人的手到双手合握；询问病情或一般交谈时，可以从 90～120cm 的距离开始，渐渐拉近彼此距离，到确认其能听到的距离即可。在触摸过程中观察老年病人面部表情和被触摸的部位是松弛（表示接受且舒适）或是紧绷（表示不舒适），身体姿势是退缩的向后靠或是接受的前倾，都可为下一步措施的选择提供依据。

3. 预防可能会造成性爱联想的触摸　掌握触摸的力度，切忌"轻触"，当察觉老年病人有可能出现性爱联想时，就需立即终止该触摸方式。

（三）触摸的技巧

1. 触摸表达情绪　触摸要温柔但不犹豫，要能传递热情与关爱，要有伴随关爱的眼神和语言。

2. 确定适宜的触摸位置　最易被接受的部位是手，其他适宜触摸的部位有手臂、背部与肩膀，头部则一般不宜触摸。

3. 抚摸的力度　给老年病人一个稳定的、有适当停留时间和适宜压力的触摸会有较好的安抚效果，如双手合握。应注意保护老年病人易脆破的皮肤，可适当涂抹乳液，尤其避免拉扯或摩擦。

二、身体姿势

当语言无法清楚表达时，身体姿势能有效地加强沟通的效果。护士沉着、冷静、敏捷、娴熟的工作态度和技术，可给老年病人留下安全、信任之感，也能使老年病人的情绪得以平静。与老年病人沟通时，可以采取面对面，用缓和、明显的肢体动作来辅助表达信息。以下身体姿势可以有效强化沟通内容，提升沟通效果。

1. 用招手、挥手表示问好或再见。

2. 伸手指出物品所在位置、或伸手指认自己或他人。

3. 模仿和加大动作以指出日常功能活动，如洗手、刷牙、梳头、喝水、吃饭等。

4. 听力或判断能力下降的老年病人需要护士搀扶同行时，护士可以把手臂放在老年病人肘下给予扶托的动作，或让老年病人的手轻挽工作人员的手肘，协助老年病人确定同行的方位。

三、物理环境的设计

适当环境的设计与安排可促进沟通，可设计个性化的触摸物件以提供正性刺激，并诱发沟通的话题：

1. 设计适合病区环境放置的观赏宠物　如鱼缸等，制造鲜活的触摸反应经验，也提供老年病人表达情感和分享心得的机会。

2. 摆放适当的无毒性又具有"耐养性"的植物　如万年青、有香味的天竺葵等绿色植物。

3. 提供适合与老年病人沟通的室内环境和室外活动的区域，沟通时使其处于舒适的位置。

4. 提供方便老年病人阅读的纸质书籍、刊物或电子读物。

5. 设计供老年病人摆放其喜爱饰品的室内装饰区，如家庭成员的照片、字画及其个人喜爱的、安全的室内装饰品等。

6. 必要时，使用适合老年病人智能状态的高质量填充动物玩具，或老年病人自己及其所疼爱的人喜爱的玩偶，以提供触摸或谈话的机会，但要注意是否会伤害到老年病人的自尊心。

四、无障碍的信息传达

由于老年病人身体功能的衰退，如视力下降、听力衰退、记忆功能弱化等，有弱化信息沟通的可能，因此保持无障碍的沟通应该做到以下几点：

（一）保持耐心的倾听

有些老年病人喜欢一直说话的原因，是当他们能听到自己的声音时，他们会感到安全。虽然沟通的另一方会因此无法满足双向有效沟通的需要，但是，保持对老年病人所讲的话有兴趣，可以助于增加老年病人的专注与记忆力，增加沟通的热情。因此，护士要善于听老年病人讲话，要注意其讲话的声音、声调、流畅程度及选用的语句，观察其面部表情、身体姿势及动作，尽量理解其想表达的内在含义。在倾听过程中，要全神贯注、集中精力，要注意保持眼神的接触，做到"心领神会"。要使用能传递信息的举动，如点头、微笑等。用心倾听，不仅表达了对老年病人的关心，还表达了对话题的兴趣，以鼓励老年病人继续说下去。

（二）适宜的沟通环境

移除环境中的噪音、强光或有陌生人在场等其他干扰因素，必要时可转移到利于沟通的场所，如小花园等。

（三）适当的面部表情和身体姿势

护患沟通时，应保持面部表情平和、不紧绷或皱眉，说话声音要略低沉、平缓且带有欢迎的热情，可适时夸大面部表情以传达惊喜、欢乐、担心、关怀等情绪。微笑是人际交往的"润滑剂"，在微笑中为老年病人创造出一种愉悦的、安全的、可信赖的氛围。沟通过程中保持眼神的接触，双方的距离应根据说话的内容而调整，以自然为主，双方身体处于同一高度，护士稍向病人倾斜，可以增加沟通的效果。与坐轮椅的老年病人沟通时，护士不要俯身或利用轮椅支撑自己的身体与老年病人进行沟通，应坐或蹲在旁边，面对老年病人，维持双方眼睛于同一水平线，以利于没有压迫感的沟通。

案例 20-1

我们没有遗憾了

何爷爷是个坚强的老红军，家人只能从他的表情中观察和判断他是否疼痛或不舒服。日渐虚弱的身体和不断加重的癌痛让爷爷和家人常常表情凝重，一家人坐在病房无言以对。护士组长小陶接手了何爷爷的护理，她每天在给爷爷做护理前，都先给爷爷梳梳不多的头发，再握着他的手，看着他笑道："爷爷真的好帅呢！"每天下班前都来病房来跟爷爷道别。此外，她让家庭成员做好合理安排，尽量延长何爷爷每天家人陪伴的时间；建议其儿子把家里的照片扫描存到平板电脑里，在爷爷精神好的时候，由家人陪着一起翻看；又让其孙子带来一个迷你小鱼缸放在病房，还教其孙女每天探视时，用润手霜给爷爷按摩双手和双脚……渐渐地，何爷爷及其家人脸上都有了笑容。一天下班前，小陶照例来到病房，爷爷微笑道"我正想你该来了，果然你就来了！"小陶离开病房时，何爷爷的女儿追出病房，双眼噙泪、握着小陶的手说："谢谢你所做的一切，我们没有遗憾了！"

第二节　与老年病人沟通的语言技巧

问题与思考

段爷爷在村里是德高望重的老村主任，最近来省城与企业家儿子同住，因肺部感染刚收入院。护士小王来到病房,对段爷爷说:"段××你好,我来给你测血压。"叫了第二次,他才看了小王一眼,不情愿地伸出手臂给小王测血压。小王边测血压边很快地把明天早上要留尿标本、空腹抽血、做腹部B超等各种检查的要求和注意都告诉了他。结果,段爷爷严肃地用家乡方言对小王讲了几句话,小王完全听不懂,一脸的尴尬……

思考: 小王与段爷爷的这一次沟通,有哪些需要改进之处?

一、与老年病人的口头沟通

良好的语言沟通可以正确地表达情感、意念、信仰与态度,促使沟通双方能够互相理解和接受。护士要以对老年病人真诚相助的态度,了解老年病人的教育程度、理解能力、社会文化背景和沟通习惯,以便选择合适的语言表达。一般来说,在与老年病人口头沟通的实践中应该注意以下几个方面。

(一)语速与声音

在与老年病人交谈的过程中,语速不可过快,在重点强调处应该提高语气、放慢语速,使老年病人有一个接受的过程。同时,大多数老年病人的听力或多或少都存在一定的减弱,在与老年病人说话时,说话的声音要比与年轻人说话的声音稍高一些、洪亮一些,但需要在大声说话中加入委婉的音调、关切和接受的元素。说话的时候要注意伴随温和的面部表情、柔和的肢体语言,这样就不会让说话显得生硬、有拒人千里之外的感觉。

(二)称呼与距离

老年人有丰富的人生阅历,有的人曾经可能在权力的核心位置,有的人可能是高级知识分子、专家、教授,也有的人是普通老百姓。无论他们过去有过什么身份和经历,昔日经历的风雨仍是他们的美好回忆。当护士在与老年病人说话的时候,适宜的称呼可能会唤醒老年病人对过去的美好回忆,激发沟通的热情。

在与老年病人语言沟通的过程中,与老年病人的距离要视其状况而定,当其听力、视力正常的情况下,可以像与年轻人说话一样保持适当的社交距离。但是当其听力、视力有损伤的时候,交谈则要尽量地靠近老年病人,有时可能还要俯在其耳朵边上说话。在情况允许的情况下,要尽量面对老年病人,让其同时看清楚和读懂护士唇语和笑容。交谈时缩短与老年病人的空间距离但并不是没有距离,没有距离的说话容易引起老年病人的误解。另外在交谈结束后,需要保持一定的空间距离。

如果有可能出现躁动的老年病人处在站立状态时,护士在与其沟通时尽可能站在他的斜对面或身旁。护士与可能出现攻击行为的老年病人相距约60cm(约稍大于老年病人手臂长度)的距离为宜,以预防其出现直接的攻击性行为。

(三)用心倾听,找对话题

老年病人的人生经历中,既可能有引以为豪的成就和经历,也可能有难以忘怀的往事或难以解开的心结。护士在与老年病人沟通过程中应该用心倾听,小心地尝试沟通的最佳话题,有些老年病人也许愿意与护士分享过去的引以为豪的个人或家庭成员的成就,也有老年病人愿意向护士倾诉难以解决的困境或难以向他人启齿的心结。找到老年病人愿意交谈的话题,就是口头沟通成功的开始。

(四)简洁与重复

由于逐渐衰老,老年病人听力、记忆力、思维能力和理解能力都有不同程度的减退。因此在与老年病人说话时,护士要尽量使用简洁的语言,注意给予适当和必要的重复,尽量使其能听清楚,并有助老年病人理解与记忆。

(五)与使用非本地方言及普通话的老年病人沟通

了解病人对普通话或医院所在地方言的理解和表达程度,及时请求懂老年病人方言的同事帮助,及时与其家属或监护人沟通,决定是否需要家属协助沟通。同时增加用手势等身体语言协助表达简单的词或句子,及时为老年病人提供纸和笔,随时关注其反馈的信息。

（六）鼓励老年病人表达自我状态和感受

随着年纪渐增，不管老年病人原先的人格特质如何，都可能变得较少参与社会活动、比较退缩，从而影响其语言表达能力，甚至可能会产生寂寞和沮丧情绪。口头沟通对外向的老年病人而言，是抒发情感和维护社交互动的良好途径，而书面语言沟通则更适合内向的老年病人。护士应该注意提供多种途径，鼓励其自我表达但不勉强，不管老年病人是选择接受还是拒绝都予以尊重。同时，护士应该尊重和认可老年病人对其身体状态和心理感受的表达，及时识别老年病人口头表达内容的含义，及时为其身心问题提供帮助。

二、与老年病人的书面沟通

（一）传统的书面沟通

书面沟通也是与老年病人沟通的重要途径。只要老年病人识字，结合书面语言方式进行沟通，可针对其记忆减退的特点而起到提示的作用。利用书面沟通，可提示和记录老年病人治疗护理方案的执行情况，如饮食和饮水计划、康复锻炼计划的实施记录等，还可记录其身体功能状态，如排尿日记、血糖和血压监测记录等，从而提高其参与健康管理的积极性和成就感，提高其对健康教育的依从性。但在与老年病人进行书面沟通时要注意以下几点：①为便于看清，应选择较大的字体，且注意文字颜色应与背景色对比度较高；②对关键的词句应加以强调和重点说明（如选用不同的字体、颜色等）；③用词浅显易懂，尽可能使用非专业术语；④运用简明的图表或图片来解释需要配合实施的过程；⑤合理运用提示标签，如在卡片上列出每日健康流程该做的事，并且贴于常见的地方以防记错或遗忘；⑥用"应该与不应该"等清楚的文字，提醒老年病人在配合治疗或住院安全等方面的注意事项和健康维护行为。

（二）社交软件

社交软件，是指通过网络来实现交际往来的软件。在中国，微信是一款基于熟人之间即时沟通的社交软件。可以发送语音短信、视频、图片和文字，可以群聊，适合大部分智能手机。使用微信与家人及外界沟通形式正在快速被老年人群所接受，并呈现普及化和高龄化的趋势。对有使用微信能力的老年病人，可以将微信作为护患沟通的辅助工具。因此，护士应该鼓励和帮助老年病人学习和使用微信，利用微信沟通可减少人际间的时空距离，还能有效追踪老年病人的现况，甚至还可以进行健康咨询、心理疏导及指导老年病人配合治疗、自我照顾及健康管理等。使用时注意错开老年病人外出、用餐与睡眠时间，最好能与老年病人建立相对固定的习惯性的联系，这样会使他们觉得有与外界沟通的喜悦。

案例 20-2

刘教授的心事

80岁的刘爷爷是医学院教授，退休后一直工作至两年前。一周前因抑郁症住院，入院后食欲缺乏，不爱讲话、不愿走出病房。三天前护士小林从他与家人通电话中得知他很挂念家中患老年期痴呆的妻子。于是小林坐在床边，主动问起了他妻子的情况，平时沉默寡言的刘教授居然讲了一个多小时，最后他很激动地握住了小林的手表示感谢。其实整个谈话的过程，小林并没有说太多，她只是找到了一个刘教授想要倾诉的话题，然后耐心地倾听，不断点头肯定对方的想法并鼓励他讲下去，即使刘教授多次提到自己的抑郁症是被误诊的，小林也表示理解，没有对这个话题进行纠正和讨论。护士们知道刘教授妻子的情况后，常主动问起他妻子的情况，有时还向刘教授请教护理心得，他也乐意与大家分享。现在，刘教授开始愿意主动与护士们聊天了。

第三节 促进与老年病人有效沟通的方法

问题与思考

75 岁的张大妈因为食管狭窄经胃管管饲已经半年了,考虑到需要长期鼻饲,医生建议张大妈改成放置胃造瘘,但张大妈一直没答应。

思考:作为责任护士,可以用哪些沟通技巧与张大妈做进一步的沟通?

一、增进语言沟通效果

除了前面所述的沟通技巧,护士与老年病人沟通时,可以使用以下方法,以促进沟通的效果。

1. 态度诚恳自然,保持适度的幽默感。

2. 有效控制自我情绪的反应,并留意自己与老年病人的面部表情与身体语言。

3. 提供充分的时间与耐心,老年病人未完全表达时避免作片面或匆促的回复。

4. 不完全了解谈话内容时,应坦言澄清,并勿妄作回答。

5. 沟通过程中,多运用非语言回馈老年病人,如点点头或拍拍对方肩膀以表示认同或支持,并能适时吸引老年病人的专注力。

6. 适当运用肢体语言或实物,如日历、报刊等,以强化沟通内容。

7. 不要在老年病人视线范围内,与工作人员或其亲友轻声耳语,以避免老年病人产生不适当的联想。

8. 护士要经常向老年病人作自我介绍,说明彼此的关系和其他相关的信息,以增强老年病人对环境的认识。

9. 语句简短、扼要,尽量使用全名或增加相关说明,避免使用代名词、抽象语句或专业术语。必要时,使用相同的语词适时重复,倘若重复 2～3 次仍不能理解,适时改变话题,稍后再尝试不同的词语沟通。

10. 降低说话音调,可稍增加声量,但不要变成叫嚷,而被误认为生气或躁怒,反而诱发老年病人的不悦与反弹。

11. 说话速度和缓且清楚,提供老年病人足够的时间理解信息和反应。沟通过程中,护士亦应学习适应"治疗性沉默"。

12. 沟通过程中,应确认老年病人所传达的情绪内容,如遇极度沮丧,可适当转移注意力。

13. 当老年病人表达出不适宜或不正确的信息与意见时,不可与其争辩或当场使其困窘,不要坚持必须把沟通信息传达清楚才罢休。

14. 强化老年病人的认知而非回忆能力,适时提示其努力却回想不起的句子,若因此而不悦,则结束或改变话题。

15. 基于程序性记忆,使用具体线索(如实物或照片)和肢体语言的说明,以强化要其学习的行为。例如:站在刚洗好衣服的旁边,引导其要晾衣服的行为记忆。

16. 一次只给一个口令或提示,尽量把动作解析为数个步骤,如"咖啡—糖—奶精—搅拌"。

17. 同一时间最多给两个选择,既不增加困扰,又可维护自主权。

18. 若需要其他专业协助时,应适时予以联系并转介。

二、促进正向沟通的技巧

在与老年病人沟通过程中,护士应注意使用正向沟通的技巧,以提高护士与老年病人沟通的有效性。

(一)展开会谈的话题

1. 您有没有想过上次所讨论的事?

2. 您今天想谈些什么呢？由您做主好吗？

3. 您可以告诉我，您现在想什么吗？

（二）鼓励进一步沟通的话题

1. 您对这件事的看法为何？为什么您会这样想？

2. 这件事其实是怎么回事？我不太明白，您可否再讲详细点？

3. 非常好的见解，您打算怎么去做呢？

4. 您以前会这样做吗？以后您打算怎样去做呢？

5. 您觉得，他为何要这样对您？您的感受是什么？

6. 假设我是您女儿，您试着告诉我，您想说的话，好吗？

7. 您好像很生气，可不可以告诉我是怎么回事呢？

8. 您再多讲一点好吗？……对呀！然后呢？

（三）应对沟通时的沉默

1. 鼓励的眼神、表示了解地点头或握住老年人的手。

2. 当老年病人讲完时，回答"是""我理解""还有呢?""嗯""但是"等，引导老年病人再说话。

3. 适时重复老年病人最后说的话或其中几个字，表示还要继续下去。

（四）妨碍沟通的应对

护士与老年病人的沟通应该避免以下的沟通方式。

1. 劝告或建议式 "我认为您最好先打电话给他"——养成老年病人依赖他人的决定。

2. 争论式 "事实明摆在眼前，您还……"——令老年病人反感或不敢说出自己的主张。

3. 说教式 "明理的老人是不会这样做的"——令老年病人感到羞愧、不悦。

4. 分析式 "您这是怕丈夫遗弃您"——令老年病人不安、愤怒。

5. 批判式 "您总是偷吃，所以血糖才这么高"——令老年病人自卑、无望。

6. 命令式 "时间到了，快去洗澡"——令老年病人抗拒、反感。

7. 警告式 "再这样吵，就关掉电视"——老年病人可能会更捣蛋或不合作。

8. 责问式 "您怎么又不按时服药"——令老年病人觉得无能力、不被信任。

9. 转移话题 "没时间了，我要忙别的病人。"——令老年病人感到被忽略或忧虑。

上述的负面情境看似不太可能发生，但日常工作中，这些情境确实有可能发生在不经意之中。所以，护士需要不断地演练与修正沟通技巧，提升效沟通效果。

案例 20-3

吴大叔的担心

78 岁吴大叔是村里的养鱼专业户，性格开朗。拟明天行心脏起搏器植入术。我在走廊上看见他扶着栏杆怔怔地站着，透过天井看天空。我停下脚步，笑问道："大叔，有没有看到星星啊！您好像有心事，对吗？"以下是我与他在走廊的对话。

吴大叔："实际上，我对这个心脏手术很担心，但是生死有命，想也没用！"

我："吴大叔，我能理解你的担忧。你特别担心的是什么？"

吴大叔："我最担心下不了手术床，也担心以后要别人照顾，我是不是想太多了？"

我："其实很多人都有这个担忧。"

吴大叔："你能理解我，让我心里好受多了。"

我："其实安装心脏起搏器，手术并不在心脏做，只是在胸部皮肤下面装一个帮您心脏正常跳动的高级电池而已。现在手术技术很成熟，您也很快能下地走路，以后您不但可以照顾自己，还能回家养鱼呢！"

吴大叔："看来我还真的想多了。谢谢你！那我回房间休息啦！"

第四节　与认知障碍的老年病人沟通

问题与思考

张奶奶 79 岁，两年前家人发现她的记忆力明显减退，诊断为老年期痴呆，平时由家人照顾。上周因肺部感染入院，目前不能读写，识物错误，生活不能自理，连丈夫和孩子都不认识，经常无缘无故发脾气、哭泣，易怒。家属抱怨疲惫不堪、无法与张奶奶沟通。

思考：作为责任护士，应该运用哪些技巧与病人沟通？

没有两位痴呆老人是一模一样的，必须尊重每一位痴呆老人的独特性。由于痴呆老人的状况会随病程而改变，照顾者需要随其状态来调整照护方式。用接纳的态度面对痴呆老人，只要护士愿意像对待健康智能的正常人一样关爱他们、保持接触、亲近他们、倾听他们的诉说，就会发现他们仍有许多话要说。尽管有时痴呆老人的情感表达很直接，这对周围人来讲，有时是痛苦和尴尬的，但这使护士知道他们内心的体验，虽然有时候不知道他们在说什么，但只要细致地观察，从他们的言语、表情、动作等方面，还是可以了解到一些信息，感受到他们的需求，使护士更快找到适合的照顾方式，陪伴老人继续走下去。

一、痴呆对沟通的影响

（一）病人的因素

记忆力衰退使痴呆老人判断能力和理解能力降低，致使不能执行较复杂的指示；集中精神的能力降低，情绪较易波动，易发怒。

（二）照顾者的因素

说话太快、声调太高，会对老人构成压力。说话内容过多，令信息变得太复杂。过多不必要的动作，使老人分心或误会。由于身心疲累，产生沮丧失望或不耐烦的情绪。不适当的语调，如突然大声讲话，也会使老人误会受到责备和遭受不礼貌对待。

（三）环境的因素

陌生环境、噪音、拥挤、光线不足等，会令痴呆老人感到不安。

二、与痴呆老人的沟通方式

（一）口头沟通

口头沟通是与痴呆老人沟通的重要方式，采取不同的方法、角度、频率与其进行沟通，能不同程度增强其战胜疾病的信心，以尽量维持和保留原有的能力，延缓衰退的速度。

（二）书面沟通

对有识字能力的痴呆老人，结合书写方式沟通能比较好地克服痴呆老人记忆减退，起到提醒的作用。如果痴呆老人出现表达混乱时，也可以尝试让其写下想要表达的内容。

（三）沟通技巧

由于痴呆老人的语言表达能力、理解能力、判断力、适应能力等均有所减退，人格也发生了一些变化，故可能使其变得退缩、寂寞和沮丧。此时，最好的解决方法是提供足够的社交与自我表达的机会，予以正向鼓励。与痴呆老年人的沟通，包括非语言沟通和语言沟通两大类。沟通者应掌握其特点和方法及注意事项,更好地帮助痴呆老人通过沟通表达感情和要求,得到安全感,提高生活质量。除了一般与老年病人沟通的技巧外,还应掌握以下技巧:

1. 提供适当的环境　应该提供一个适合与痴呆老人沟通、安全、安静、相对固定和独立的环境。在房间里走动的人、电视、收音机,甚至是电扇的噪音,都可能会分散老人的注意力,使他们在谈话中忘了所说的内容。安静的环境能让交流更加容易。应尽量减少环境中造成老人分心的因素,以使老人在与护士沟通时能集中注意力。

2. 交流前先确定痴呆老人听觉及视觉是否正常　例如:老人的眼镜度数是否仍然合适、助听器的功能是否正常。必要时可进行一次全面的检查,需要时给予配备或更换。

3. 尽可能保持痴呆老人沟通过程的注意力　谈话时间不宜过长,沟通开始前,应用其惯用的称呼亲切地称呼老人,这不仅是礼貌问题,也可以帮助老人进入沟通状态。必要时直接碰触其肩膀、手臂或手掌,有助于吸引其注意力,但碰触时必须小心观察其反应。同时,老人在交谈过程中容易走神,保持眼神的接触,对沟通非常重要,尽量用正面与老年人进行眼神交流,以吸引其注意力回到沟通的情境中来,也可以通过喝水或变换身体姿势等,使其精神缓和恢复注意力。

4. 向痴呆老人做自我介绍　要从老人的正面走近,告诉他你是谁。说明你和他的关系,要以缓慢、温和、不仓促的速度接近老人,因为老人对于快速移动很敏感。如手势的改变,容易因此受到过度刺激和焦虑,而误会他人,出现攻击他人或伤害自己的行为。对痴呆老人而言,每个新的场合可能都需要重新解释,再一次进行自我介绍。

5. 一对一交流　说话的人越多,内容会越复杂,同一时间不要多个人同时与痴呆老人交流;旁人不要随意插话和代替回答问题,以免老人目不暇接或感到回答不及时而产生焦虑和挫折感,一对一的交流能够有效减轻老人的思维负担。

6. 合适的语速和语调　讲话速度要慢,语调要平和,语气要温和、轻松,吐字要清楚。尽可能用他熟悉的方言、俗语。不要对痴呆老人高声说话,一个尖锐或过于响亮的声音会使痴呆老人害怕,甚者可能发生过激反应,除非老人有听力问题。

7. 注意讲话时的口吻　应避免用对幼儿的语气对痴呆老人说话,这样会伤害老人的自尊心,助长老人的孩童心智和依赖心理。

8. 适当的开始话题　尝试以当日发生的事情、人物、地点、天气等作为谈话的开始。谈论一些具体的事情而不是抽象的想法,找出痴呆老人感兴趣的话题,用其熟悉的方式交谈。选择老人熟悉的话题,保持对话流畅。

9. 使用简短易懂的句子　与痴呆老人交谈时,避免使用复杂的长句子。一次只给老人一个建议或想法,每句话尽量只带有一个信息。问题要简单,每次只提出一个问题,还要避免向老人提出有多种答案可选的问题,答案不宜多于两个。例如:"你吃苹果还是梨?"比"你喜欢吃什么水果?"好。询问其问题时,应该是一些以"是"或"否"作为回答的问题,而不是思考性问题,如"你想出去走走吗?"而不是"你想做些什么?"问题可附带一些选择,如"您是在北京还是在天津出生的?"可以把问题变成答案,试着向老人提供解决问题的方法,而不是提出问题。例如:您可以直接告诉他们厕所在这里,而不是问他们是不是需要使用厕所。把否定句变成肯定句,试着说"我们来这儿吧",而不是"不要去那儿"。强调一个句子里你最想引起老人注意的关键词,如"这是您的茶"。避免用代名词如"他""他们""这里""那个"等,应以人名、地名或物件名称作直接沟通。减少用抽象的概念,如"饥饿""口渴"是抽象的,"吃饭""喝水"是具体的。

10. 避免不清楚的表达　给痴呆老人简单的解释,避免使用复杂的逻辑和过多的理由解释问题,仅提供给老人一个完整的、明确的、简洁的解释。

11. 从远期记忆谈起　沟通近期记忆障碍是痴呆老人另一常见的问题。如果时常跟老人直截了当地谈他近期记忆障碍,常会造成老人很大的挫折感。所以与老人谈话时应由老人选择主题,或是由他远期记忆的事情开始谈起,沟通会进行得比较顺利,老人也常可由谈到过去而获得愉悦。但是不要问老人这样的问题:"您还记得那个时候……?"也不要说"你不应该忘了啊!"不要考验老人的记忆力,老人会因回答不了而感到受挫。

12. 个体化的沟通方式 关注每个痴呆老人表达或沟通的特殊用语及非语言沟通特点,以提高下一次交流的质量。对部分老人,可以用唱歌和听音乐来促进护患之间的交流,让音乐成为超越语言的交流。

13. 对痴呆老人知觉障碍的适当反应 当老人坚信错的或不存在的事情时,不要与之争论,可针对老人的情绪给予安慰。例如:当一位丧偶的老人说,她盼望着丈夫不久能回家,护士适当的反应为"*您一定很爱您丈夫,有时甚至觉得他仍在这里。*"如果护士明确或暗示性表示同意她丈夫会"回家",则会增强老人错误的期待或导致老人的失望;但若断然地告诉她:"*您丈夫已经不在了*",则可能增加老人的焦虑。

14. 听不懂痴呆老人说话的适当反应 假如听不懂老人所说的,可以请老人再重复说一次,如果这会引起老人的不高兴,则可以用猜测的方式,重述所听到的内容,然后问老人"对"或"不对",直到了解为止。不要假装听懂了,却又不能按老人的要求做,这样反会使老人失望。

15. 不要打断痴呆老人的讲话 不要去纠正老人的错误,不与其争论,必要时可给予适当解释和安慰。同时把老人的妄想看作其思想和愿望的表达,可以适当与之交流他妄想出来的事物,接受妄想是目前老人正常表达状态的事实。

16. 耐心聆听与重复提问 有时痴呆老人说话找不到适当用语或应对出现困难,努力地寻找一个字或一个词来表达自己的意思,不宜马上纠正,以免令其难堪。护士要尝试弄懂老人一些语意不清的语句,试着将病人说话中重要的字句加以串联组合起来,以帮助彼此沟通。可提示或转换话题。例如:"*您刚刚说以前去过……*"可让老人填补未完成的句子。当老人忘记整句句子时,可以重复句子最后部分,以作提示。如果老人感到疲劳或挫折感,可以暂停下,过一会儿再试试。如果老人对护士提出的问题没有回应,要耐心地等待,给老人一些反应的时间,让他们能够有充裕的时间思考问题。如果护士表现出心急,老人就容易烦躁不安。可以适当等待后再问一遍。重复提问时应该使用同样的方式和同样的语言。

17. 关注痴呆老人重复表达的含义 当老人一遍又一遍重复问相同的问题或发表相同的评论时,不要不耐烦。那些让他们不断重复的东西,可能恰恰反映他们关注的特殊事物。护士要注意到这种可能性并作出合理分析,那些重复的话语可以成为与老人相互交流的起点。如果必要,可以用别的事适当转移其注意力。例如:引导老人看有意义的照片、图片、报刊书籍等,以建立联系并勾起回忆。

18. 关注沟通过程中痴呆老人的情绪反应 当老人情绪愤怒、拒绝合理解释时,可以使用老人感兴趣的话题转移老人的注意力。例如:给他最喜欢的食物或饮料,利用食物去唤醒记忆,并产生愉快的情感。

19. 给痴呆老人做事指令的技巧 给老人分步指示,把要做的事分解成简单、清楚的步骤,一步步地引导老人完成,以增加老人的成就感。把注意力集中在他还能做什么,而不是他已经不能做什么了。设置相同的情境,如安排座位时,每次都坐在相同的位置,有利于唤起记忆。

20. 充分利用痴呆老人残存的社交能力 老人残存的基本的社会礼节如"你好"和"谢谢"等,可以成为彼此交流的桥梁。留心观察老人的表情、音调及动作,以便做出适当反应及提示。老人回答时,给予适时鼓励,如微笑、点头、口头赞赏等。要表现出对老人的话语很感兴趣,并鼓励其继续说下去。

21. 与后期痴呆老人的沟通 老年痴呆病人在病程的最后阶段,病人仍然能感受到触觉刺激,触觉持续的时间最长。通过抚触和拥抱与后期病人进行接触,依然能增加病人的安全感。

案例20-4

"喜脉"

86岁的郭老先生退休前是中医,三年前被诊断为老年期痴呆,平时居家请保姆照顾。因体重明显下降入院。目前已经不认识家人，不能读写，入院后不愿意与人交谈，食欲差，不肯散步，郭太太希望我们能尽快帮助郭老先生改善食欲。上午十点，我带着实习生来到郭先生的前面坐下来，微笑着称呼他"郭医生"，他抬了一下头。接着我指着实习生说"郭医生，她是小王，她有点不舒服，您能不能给她把把脉？"他果真伸出手来给她把脉，然后笑了一下说："是喜脉。"小王连声道谢。看到郭老先生笑了，我趁机告诉他，外面还有几位同事也想请他把脉，他欣然答应并跟随我走出病房，当我带着他走在病房的回廊路时，路上碰到的医生和护士在我暗示下都主动请他把脉，他对每一个人都说"是喜脉。"大家都向他道谢。在小王的继续带领下他又在回廊上走了好几圈。那天中午，他的胃口明显改善。从那天开始，每天上下午各一次由护士到病房请他把脉，再由保姆带着他在病区回廊走几圈，每次路上碰到的医护人员都会请他把脉，直到他出院。小王在实习日记中写道：老师的"把脉"沟通法是我学到的最特别的沟通方法……

第五节　与失语症的老年病人沟通

问题与思考

　　78岁的刘先生退休前是一位中学教师，卒中后十余天，昨天从神经科转来康复科。目前仍处于右侧肢体肌力偏瘫和失语状态，经常不肯配合治疗和护理，常常对家人怒目相向，有时用不理睬别人来表达情绪，对亲友来探望表现出不耐烦的表情……

　　思考：护士可以应用哪些沟通技巧与刘先生沟通？

一、失语症的定义

　　失语症是一种中枢神经系统损伤后常见的综合征，如卒中、头部外伤、脑瘤、脑退化性疾病（如阿尔茨海默病）及脑部感染都有可能出现失语症。由于脑部病变使得中枢神经处理语言信息的能力丧失或受损，造成语言沟通能力丧失或减弱，包括听、说、读、写其中一项或多项的丧失。如果是因为其他因素而造成的语言问题，就不属于失语症，如先天性语言发展迟缓等。

二、失语症的分类

　　失语症根据障碍程度的差异可分为：表达性失语症、接受性失语症、传导性失语症、命名不能失语症及完全性失语症。

　　（一）表达性或运动性失语症

　　病变多位于左脑额叶的布罗卡区（Broca's area）。此类病人理解话语的能力和阅读能力正常，但无法正常说话、写出文字，严重时完全无法说出字，说话十分吃力，常使用一两个字或用手势来代表他的意念。病人明白自己患有说话障碍，因而变得烦躁沮丧，常伴有右侧偏瘫。

　　（二）接受性失语症

　　病变位于左脑颞叶的韦尼克区（Wernicke area）。病人阅读能力和了解别人谈话内容的能力有障碍，说话平顺且流畅，但内容却不知所云，没有意义，不能重复对方的谈话字句。病人不明白其本身有语言异常，故常常显得烦躁不安。此类病人一般没有偏瘫现象，但有时有同侧偏盲或象限盲（四分之一盲）等视觉障碍。

　　（三）传导性失语症

　　病变位于左脑颞叶或顶叶，波及上纵束。病人可了解对方的谈话和书报杂志的内容，说话平顺流畅，但措辞不当且会语无伦次，无法与对方交谈，也无法按照文字出声朗诵，重复对方话语的障碍十分严重。

　　（四）命名不能失语症

　　病变通常位于左脑角回。除了不能指出物件名称之外，其他语言能力正常，说话平顺流畅，病人可了解书写和谈话内容，重复对方话语的能力亦属正常。

（五）完全性失语症

因大脑中动脉发生梗死，使左侧大脑半球发生病变，且波及韦尼克区和布罗卡区，因此除了有上述四种失语症的综合症状外，还有右侧瘫痪现象。

三、失语症的护理要点

失语症的复原程度因人而异，与病变的位置及大小也有关系。目前，临床上并没有药物来治疗失语症。临床观察认为，发病后的 2 ~ 6 个月内是恢复关键期，若能及早治疗，则可推动自发性恢复，降低损伤影响程度。失语症老人应该接受语言治疗，通常语言治疗包括：语言训练、听力训练、发声练习、口语训练、认知能力训练、触觉刺激及吞咽训练。而语言治疗师可以帮助老人将其仅存的语言功能发挥到淋漓尽致，可以教导其用各种不同的方法来增进彼此的沟通。

老年人失语情况的改善是渐进而缓慢的，当老人因疾病无法理解语言及口语沟通时，所引起的焦虑、不安的情绪，将会对身心造成很大的冲击，严重时可能会因缺乏与他人的互动而造成社交困难。当受到忽视时，会大大地降低老年人的认知沟通功能表现，进而影响到治疗的成果。护士除了应该注意其生理方面的问题，更应注重其心理方面的影响，给予以下适当的护理措施，降低疾病对老人的身体和心理的伤害，提高其正向情绪。

1. 提供适当的刺激，如电视、收音机、家人间的交谈等。

2. 选择老人感兴趣的事物进行沟通，有助于提高其口语能力。

3. 认同其挫折及困难，给予支持性的行为，让老人感受到护士给予的关怀。

4. 赞赏老人的进步，以协助其正向思考和建立自信心，增进自我照护及独立的机会。

5. 个体化护理。根据失语症类型和个体差异不同，采取不同重点的护理措施。例如：及时识别是否存在抑郁状态并进行护理干预；对表达性失语症的护理重点在于帮助其练习口语表达，提高老人以口语沟通的意愿，适时运用手势及其他辅助方法来与老人沟通；用图片法帮助运动性失语、命名性失语、感觉性失语、混合性失语的老人（存在四肢瘫痪的病人除外）；用书面沟通法加强与运动性失语、命名性失语、气管切开引起语言障碍的老人沟通。

四、沟通技巧

护士在与失语症的老人进行沟通时，要根据老人不同的失语类型，采取不同的沟通技术，了解并满足老人的身心需要。在与失语老人沟通时，护士要做到言语得体。对紧张、焦虑的老人可以适当向其适当介绍病情、诱发因素、治疗成功的例子，使老人消除焦虑情绪。对于消极抑郁的老人，在条件允许的情况下，可以有计划地安排老人到户外活动，接触大自然，转移其注意力，使老人恢复对生活的热爱和康复的信心。对依赖性强的老人，护士要多给予宣教和鼓励，调动其主观能动性，帮助其树立自信心，使老人认识到自己有克服困难的能力。护士在与老人的沟通过程中，要根据不同老人不同的失语类型，应用适当的沟通技术，使老人能够表达自己的身心需要，可以与护士、家属，甚至外界进行沟通，有利于老人的身心健康。

（一）无压力沟通

失语症的老人对与陌生人谈话常常会有焦虑或压力感。因此在谈话之前，护士用亲切的眼神看着老人、对他微笑，适当称呼和问候老人，用握手和抚触等肢体语言安抚他，以引起他的注意并使其感到亲切友善，使其尽量在无压力的状态下，放松地与护士沟通。

（二）面对面的清晰沟通

与失语症的老人说话时必须面对面，处在与其同等的高度与之沟通，说话速度放慢，语音清晰、有视觉的接触。使老人从护士的面部表情、肢体动作，得到非口语的线索，帮助老人理解沟通的内容。

（三）谈论老人感兴趣的具体话题

尽量设定老人感兴趣的具体的话题，谈话内容以现实环境中常出现的人、事、物为主，避免抽象概念。

（四）使用简短完整的句子

使用简单且语法完整的句子，句子之间有适当停顿，让老人有足够时间去理解。使用问句时，应该使用只需老人做出简短的反应，或可用手势回应的问句。

（五）非口语的辅助沟通

沟通时多用口语的辅助沟通技巧，如表情、手势、图片、照片、文字等，同时关注老人是否理解相关信息，必要时需要重讲几次或调整方式，帮助其理解。也应该鼓励和帮助老人用各种不同方式来表达，例如：身体姿势、眼神、图片、文字等。

1. 手势法　这种方法除双侧肢体瘫痪的老人和听、理解障碍的老人不能应用外，其他失语老人都可以应用。确定一套不同手势所表达的意思，向老人讲解示范使用方法，直至掌握为止。例如：伸大拇指表示大便、伸小指表示小便、手拍头表示头痛、手指嘴唇表示口渴、张口表示吃饭、手掌上下翻动表示想翻身、手掌在胸部来回移动表示胸闷、手掌在腹部来回移动表示腹胀等，使老人能准确表达需求，能与护士及家属顺利沟通，从而满足其身心需求。手势法对老人非口语沟通有积极的作用。

2. 图片法　与手势法类似，护士也可以利用一些实物图片让失语老人与他人进行简单的沟通交流，以满足生理需要，解决实际生活困难，甚至表达情绪。例如：制作一些常用物品图片，可以是茶杯、食物、便盆、便壶、人头像、病床等图片，讲解示范。如茶杯图片表示要喝水、食物图片表示想吃该食物、病床图片是表示要翻身、女性病人手拿便盆图片是要大便或小便，男性病人拿便盆图片是要大便、尿壶图片是要小便；用人体不同部位的图片表示该部位的不适，如头痛、胃痛、肩痛、腰痛等；用笑脸或哭脸表示开心或不开心；用脸谱法表示疼痛的程度等。

3. 面部表情法　此法最适用于四肢瘫痪的失语老人。护士与老人及家属共同讨论面部表情表达的内容，并教会老人，使其基本掌握。如舌头舔唇表示口渴、口唇微开似吹口哨状表示小便、口唇紧闭后拉似"嗯"状表示大便、半张口表示饥饿、皱眉表示头痛、闭眼表示睡觉等。护士及老人家属通过观察病人的面部表情，能掌握病人的基本所需。

4. 文字书写法　对于可以用文字表达需求或思想的老人，当他们无书写障碍时，应鼓励其以书写的形式与人交流。

（六）适当重复

当老年人语音不清晰时，请其再说1~2次，以尝试了解其要表达的意思，次数不可多于3次，也不要勉强老人说出正确清晰的字句，以免引起挫折感。必要时可重复其说过的话或做的选择，以确定老人的意思。

（七）真诚与接纳

当老人因无法沟通而产生挫折时，不要假装理解，护士可以逐渐地、坦诚地与其讨论目前的困难和现实，有助于彼此接纳老人现状。必要时适当转换话题，以减轻老人的焦虑。

案例20-5

柯大爷的牵挂

79岁的柯大爷卒中后右侧偏瘫伴失语症六年，是我们科的老病号，平时只能用简单和不清晰的单词回答别人的提问，但脸上经常挂着微笑，对医生护士很信任。本次因高血压、心律失常入院，入院后却常见他对着窗外发呆，对医护人员的提问也经常没有反应。一天中午，我来到病房，坐在柯大爷的左侧对面，微笑着对他说"柯大爷，我们来握握手，看看你最近有没有进步好吗？"他毫无表情地跟我握了握手。

接着我又问"怎么没见大妈来看你？"他的眼眶马上湿润了，并且用左手紧紧拉住我的手。此刻我明白，一定是大妈出事了。我轻轻抚摸了一下他的左肩说"您别着急，让我来帮帮你。"我马上拨通了他女儿电话，得知大妈因跌倒骨折，正住在另一家医院，就对他女儿说"柯大爷很担心大妈，以后你每天发一条关于大妈的信息给我，我把信息给大爷看，好让他放心，好吗？"此后他女儿每天发来信息，我都第一时间拿给大爷看。看信息时，大爷还能"呵、呵"地发出浑浊的笑声。大爷恢复了往日的笑容，并用他特有的方式与我们沟通，我们也顺利地帮大爷安装了心脏起搏器。

第六节　与视觉或听觉障碍的老年病人沟通

问题与思考

　　李奶奶是个患严重糖尿病伴有多种慢性病的老病号，责任护士小林经过李奶奶的病房，发现她的保姆张阿姨正在扯着大嗓门对奶奶说话，要她配合更换衣服，李奶奶则显得无所适从，俩人看上去都很着急。

　　思考：如果你是小林，你会怎么做？

一、老年人常见的视觉障碍及对沟通的影响

　　视觉障碍是指由于先天或后天原因，导致视力器官的构造或功能发生部分或全部障碍，经治疗仍对外界事物无法（或较难）做视力之辨识。老年人视觉障碍主要指由于年龄增长而引起的视力下降、眼花或患有眼疾，如青光眼、白内障、老年黄斑病变、糖尿病视网膜病变及外伤性脑损伤等。视觉障碍问题是老年人群最常见的问题之一，它造成老年人阅读困难、识别人脸或物体困难、不能进行正常家务劳动和休闲活动、不能与他人共享信息，甚至会影响自理能力和行动的安全，增加了老年人与他人沟通的困难，从而导致老人不愿意参加社交活动，给老年人的身心健康造成不同程度的影响。老年人常见的视觉障碍类型如下：

　　（一）年龄相关性黄斑变性

　　病理性视觉损害的人有密集的中心暗点，中心视野的丧失会导致视力及对比敏感度的缺失。黄斑变性对于日常生活的影响包括：阅读书报困难、看不清别人的面容、难以辨别距离和深度标记、色觉和对比敏感度丢失。

　　（二）糖尿病视网膜病变

　　在视网膜病变的初期，一般无眼部自觉症状，随着病情发展，可有不同表现。常见的视功能减退的表现有：视力下降、散在视野丢失、视物变形、闪光感、眼前有黑影飘动等。糖尿病视网膜病变对于日常生活的影响包括：阅读书报困难，看不清别人的面容，明、暗适应困难，难以辨别距离和深度标记，色觉及对比敏感度缺失，视力波动等。

　　（三）白内障

　　年龄相关性白内障是晶状体逐渐浑浊，妨碍了光线的通过，导致视力下降、散光、易眩光、色觉改变及视物变形（直线看起来是波浪状的）。白内障病人常常受眩光、对比敏感度下降、视力下降的困扰，反映局灶性的视物变形或视野中的小暗点。当白内障妨碍到生活起居时，就需要手术摘除整个晶状体或后囊部分。矫正晶状体摘除后的屈光问题可通过植入人工晶状体、配戴眼镜或接触镜来解决。

　　（四）青光眼

　　青光眼是由于房水从前房角流出异常引起眼压升高，可导致视神经萎缩、视野缺失及严重的视觉障碍。如果不治疗或治疗不理想，青光眼可致周边视野丢失甚至致盲。周边视野丢失对于日常生活的最大威胁是行走安全问题，由于视野受限，病人看不见路上的物体，可能会撞上视野范围外的任何物体（如路

标、树枝等）。此外，病人视野范围外的人的出现可能会使他们受到惊吓。周边视野丢失会导致读写困难，因为病人一次仅能看到一页中的一部分。

（五）外伤性脑损伤

老年人意外跌倒、车祸引起的脑外伤都可导致视觉损伤。20%～40%的卒中可引起视觉障碍。视路损伤多位于视网膜至视皮质层间，常常引起视野异常。视野的缺损需要视野计的检测才能发现，部分老人没有意识到也没有述说这个缺陷，但会受到其困扰，如撞上物体、绊倒、跌倒、不能正常阅读等。在缺失的视野范围里，视力会完全丧失，但一些视功能如光感等会保留。最常见的视野缺失是偏盲（半侧视野丢失），其次是象限盲（一个象限的视野丢失）和旁中心暗点（中心凹旁岛状视野缺损），比较少见的是中心暗点。一些外伤引起的视野缺损可自行修复。视野的缺损还伴发视疏忽，伴有视疏忽的老年病人无法本能地留意被忽略的部分。外伤性脑损伤还会导致视空间觉障碍，使得取物困难（取物时够不着或伸手过度，碰倒物品）、驾驶困难（由于无法判断距离和深度引发事故）、阅读困难（无法进行精确的眼球运动）。

二、与视觉障碍老年病人的沟通技巧

由于老年病人视力障碍的类型和对视力的影响各有特点，对老年病人在日常生活及对人际沟通所造成的影响也不尽相同。因此，护士在与其交往时，应该先评估老人视力障碍的类型和严重程度，根据实际需要，适当运用以下沟通技巧。

（一）与有视力障碍的老年病人交谈

在距离有视力障碍的老年病人一至两米远时，首先应有一个声音的提示，让其知道有人在其附近，然后护士应该用平和亲切的语调，告诉老人自己的身份和角色，然后再进行交谈和帮助。对有视力障碍的老人，切勿大声招呼或突然向其握手和拥抱，以免其受到惊吓。如果护士和多位有视力障碍的老人在一起时，要告诉大家自己的身份和姓名，与其中一位有视力障碍的老人交谈时，要使对方明确谈话指向，表明自己正在与谁说话，当要离开时，应告知有视力障碍的老年人。与多位有视力障碍的老人相遇时，不仅要与相识的老人打招呼，对不相识的老人也要主动打招呼，离开时，应该向所有有视力障碍的老人告别。

（二）与有视力障碍的老年病人握手

在握手前，应首先进行语言提示；有视力障碍的老年病人伸出手时，护士应主动相迎；当两位有视力障碍的老年病人需要握手时，护士要及时引导他们的手接触。

（三）为有视力障碍的老年病人引路

护士在为有视力障碍的老年病人引路时，需要先征得老人的同意。引路时，要让老人挽扶住护士的胳膊肘部，引领其自己行走。要注意有视力障碍的老人的习惯，先询问其习惯挽扶的是左边还是右边。其次，为有视力障碍的老人引路时，使用描述性的语言，把能看到的一切都尽量多地讲给老人听。引领有视力障碍的老人运动时，应有避险意识，如地上有电缆或电线及小小的凸起物等，都要及时提醒注意，防止绊倒。为有视力障碍的老人开门要完全打开，半开的门、弹簧门很容易碰伤有视力障碍的老人。一些有视力障碍的老人的眼睛需要特别防护，要避免磕碰到其的头部。

有视力障碍的老人对方向、位置难以把握，引领就座时要明确地告知老人，请其坐在你的左边或右边、前面或后面的位置等，要给老人一个十分明确的指示，注意避免使用您坐这儿、坐那儿这类的语言。如果给有视力障碍的老人让座，要将老人的手轻轻放在座椅的靠背或扶手上，让其能够确定座椅的位置。

（四）帮助有视力障碍的老年病人适应新环境

护士应及时向有视力障碍的老年病人介绍其所在病房或养老机构的环境，引领老人触摸或用描述性的语言告知其所在新环境的情况，根据老人的习惯、喜好和实际需求，提供基本生活和精神生活所需求的用品，如老人平常习惯使用的眼镜、放大镜、拐杖、闹钟、收音机、日常生活用品等。在新的环境中，根据安全和便利的原则，与老人一起决定日常生活用品的摆放位置，并尽快熟悉和习惯新的环境。在保障安全的前提下,鼓励老人日常生活自理。医护人员每次进、出病房前要先与老人打招呼,在每次医疗护理活动前对老人进行尽量清楚的语言描述,需要老人配合时,耐心做好解释工作,必要时可以让老人触摸相关的器具和物品。同时应特别关注老人住院期间的安全。例如:协助老人服药,确保老人知晓在新环境中如何预防跌倒、烫伤、用药错误等。

(五)在医疗场所中与有视力障碍的老年病人互动

在医疗场所中与有视力障碍的老年病人互动,常常不止一名医务人员,老人也可能要变换不同的环境接触不同的医务人员或其他病友等。只要有视力障碍的老人在场,要请在场的主要医务人员或病友等做个简单的自我介绍,使有视力障碍的老人可依据声音来"认识"现场的人员,尽最大可能将现场情况和面对的主要人员进行描述和介绍。有视力障碍的老人在场,其他人不要窃窃私语或用手势交流,应当大方地告诉有视力障碍的老人,或转移到另外的场地交谈。

(六)协助有视力障碍的老年病人进餐

在协助有视力障碍的老年病人进餐时,要特别注意以下几点:①先帮他们触摸到自己的碗、筷、杯、盘在什么位置。②要根据其需要准备餐具,如准备碗和勺子等,这样饭菜不容易掉到桌子上。③询问有视力障碍的老人有什么忌口,先帮其夹一两种菜、菜量少一些,待其吃完后,再换另一种,各种菜尽量不要搅在一起,影响口感。④为有视力障碍的老人布餐,可采用形象化布菜法,将餐桌上的盘子想象为一个钟表,告诉其各种菜所摆放的位置,如米饭在 6 点钟的位置上,汤在 12 点钟的位置,菜在 3 点和 9 点钟的位置上等。这样,有视力障碍的老人只要触摸到盘子的位置,便很容易地取到各式菜肴。⑤有视力障碍的老人就餐时,工作人员要站在稍远处,不要让有视力障碍的老人感到有人在旁观餐,令其不舒服。⑥有视力障碍的老人需要与人敬酒碰杯时,应及时给予帮助。

三、老年人常见的听觉障碍分类

老年人听力障碍在 70 岁以上的人群中发生率达 66%,在 80 岁以上的人群中达 90%。老年人常见的听觉障碍分类如下:

(一)感音性聋

听力曲线上仅表现为高频听力异常,大部分老年性耳聋有这种高频听力的损害。

(二)血管纹性聋

或称代谢性聋,表现为低频听力损失曲线。

(三)混合性聋

多种原因所导致的听力损害,约占到老年性耳聋的25%。

很高频率听力的受损不会对日常的交流产生影响,而老年性耳聋的特点是最初的听力受损出现在高频率,因而很多人在发病后的很长一段时间都没有发觉。对于老年性耳聋的老人而言,最常见也最早出现的症状就是"晚会效应",也就是他们不能很好地在喧闹的环境中,如饭店、晚宴、会议,进行一对一的单独交流。

四、与听觉障碍老年病人的沟通技巧

老年病人听觉障碍的渐进性和高发生率的特点,常常导致人们对老人听觉障碍带来的是生理、精神、心理和社交方面带来的影响并未给予足够的重视。实际上有听觉障碍的老人对他人的依赖性明显增强,护士应该学习和掌握与听觉障碍的老人的沟通技巧,经常与老人亲切交谈、传递信息、保持友谊,以防止其感觉与社会隔离,产生各种退缩行为。

(一)确认眼镜和助听器适合需求

听觉障碍的老人比普通的老人更需要佩戴合适的眼镜和助听器,因此首先要确认老人是否需要眼镜和助听器，其功能是否适合老人目前的需求。如不合适，首先要动员老人或其监护人更换合适的眼镜和合适的助听器。

（二）尽量缩短谈话距离

护士与有听力障碍的老人交谈最好是面对面，不要在另一房间或听者看不见护士的地方讲话。尽量缩短谈话的距离，使有听力障碍的老人更清楚地听到。并且让老人清楚看见护士的面部表情及其他非言语信息，能帮助老人更好地了解谈话内容。

（三）适当语速与音调

护士与有听力障碍的老人交谈语速不要太快。不需要特别大声讲话，用平常和适中的语调讲话即可，尤其是已佩戴了助听器或人工耳蜗植入者，大声讲话不但扭曲语音，令语音难以辨认，还令老人感到不适。

（四）在安静的环境中沟通

尽量减少在人多的场所与听力障碍老人沟通，他们需要在安静的环境下沟通，需要非常专注地聆听别人的讲话，如果交流时间太长，交流内容过多，老人的精神上和体力上都难以承受，沟通效果将会受到影响。因此，与老人沟通时应慢慢地表达清楚，不要将太多信息匆匆地在很短时间内表达。

（五）确认沟通效果

当听力障碍老人听不清楚某些语句时，有时会假装听懂来避免尴尬。因此，护士应注意老人的反应，尤其是一些关键的沟通，必要时可以通过请他复述来判断他是否明白你讲话的内容。例如：在核对老人的姓名、血型、用药及治疗护理配合时，应该使用让老人复述的方法来确认沟通效果，保障老人安全。

（六）心理支持及多形式的沟通

鼓励有听力障碍老人的家属和照顾者多主动与病人沟通，在情况允许的前提下，鼓励老人做力所能及的自我照顾，保持适当的室外活动，保持一定程度的社交活动。鼓励老人多阅读和多书写，并给老人创造相应的便利条件，使其能够保持与外界的沟通与交流，减少因听力障碍带来的孤独感和退缩行为。

案例 20-6

闷闷不乐的老红军

姚爷爷是个老红军，经常来住院。虽然他听力下降已经二十余年，但性格外向，喜欢到小区的老年活动中心参加集体活动。这次住院，我明显感觉到姚爷爷变得沉默寡言了。原来，最近小区老年活动中心的工作人员因为姚爷爷说话特别大声，常常答非所问，就不安排爷爷参加集体活动了，姚爷爷感到人被嫌弃，所以闷闷不乐。那天，我像以前一样，坐在爷爷的床边，拉着他的手，靠近他的耳边，用缓慢的语速、平和的语调，微笑着对他说"爷爷，以前您总是舍不得换这个助听器，这次我们就顺便换个更好的助听器好不好？"姚爷爷接受了我的建议。更换了新的助听器后，姚爷爷听力有了明显的改善，讲话的声音也小了很多。我建议他的家人尽快将爷爷的现况告诉老年活动中心的负责人。第二天下午，老年活动中心的领导来到病房，对爷爷说，希望他早日出院，中心安排了一个关于抗日战争的主题活动，等着他回去主讲故事。晚上爷爷见到我时，拉着我的手，兴奋地告诉我下午发生的一切。看到爷爷脸上熟悉的笑容和兴奋的眼神，我很欣慰。

（方海云）

学习小结

老年病人是一个特殊的群体，是护士的重要服务对象。护士需要充分理解老年病人因为身体功能退化带来的沟通困难，从内心接纳其因为增龄所带来的一系列身心及行为方式的变化，把每一位老人当成独特的个体来对待和尊重。因此护士需要学习和掌握适合与老年病人沟通的特殊技巧,才能与其进行有效沟通。在临床实践中,护士要尽量营造与老年人沟通的理想环境,掌握语言沟通和非语言沟通的技巧,熟练运用促进与老年病人有效沟通的方法,理解并掌握老年病人听力、视力障碍的特点和沟通技巧,注重学习和应用与失语症及老年期痴呆症老年病人沟通的特殊方法,并在实践中不断总结和改进与老年病人沟通的技巧,才能够做到与老年病人进行高质量的良好沟通。

复习参考题

1. 试述增进与老年病人语言沟通的方法。

2. 举例说明与老年病人沟通时,可以应用的非语言沟通方法。

3. 请至少说出十项与老年期痴呆症病人的沟通技巧。

4. 请至少说出三项与失语症老年病人非口语的辅助沟通方法。

第二十一章　与患儿及家长的沟通

学习目标	
掌握	治疗过程中与患儿及家长的沟通。
熟悉	特殊情境下的儿科护患沟通。
了解	患儿的心理特点; 患儿家长的心理特点。

第一节　患儿及家长的心理特点

问题与思考

某儿童医院病房, 一名10岁患儿因支气管肺炎入院治疗。

思考:

1. 该时期的患儿的心理特点有哪些?

2. 患儿家长的心理特点有哪些?

一、概述

联合国《儿童权利公约》和我国《中华人民共和国未成年人保护法》规定儿童的年龄范围是 0～18 岁。在我国临床工作中, 0～14 岁的儿童是儿科的就诊对象, 按照年龄可分为新生儿期(出生～生后 28 天)、婴儿期(出生后 28 天～1 周岁)、幼儿期(1～3 周岁)、学龄前期(3～6 或 7 岁); 学龄期(6 或 7 岁～14 或 15 岁)。儿童处于生长发育期, 其心理行为和个性是不断发展和成熟的。在临床护理工作中, 应根据儿童不同年龄阶段的心理行为特征和需求采取有针对性的护理措施, 同时应将家庭作为一个整体, 采用"小儿及其家庭为中心"的身心整体护理模式, 在护理过程中考虑家长的心理和需求, 为家长提供支持。

二、患儿的心理特点

在不同的生长发育阶段, 儿童发育水平和认知能力有明显的差别。根据儿童心理、生理的特点, 住院患儿分为: 新生儿期、婴儿期、幼儿期、学龄前期、学龄期 5 个阶段。

(一)新生儿期患儿的心理特点

新生儿出生后已具备一些原始反射, 如觅食、拥抱、吸吮、握持等; 新生儿期的患儿已经具备了一些人的基本认知功能, 如视、听、嗅、触等本体感觉。但是他们的大脑发育还不完善, 大脑皮质大部分时间处于保护性抑制状态, 每日睡眠长达 20～22 小时。新生儿已经具有了与生理需求是否得到满足相关的愉快和不愉快的情绪体验,在饥饿、疼痛或其他强烈刺激后会感到不适而表现出哭闹。虽然新生儿没有具体的患病意识,但是其脱离母体独立生存,所处的内外环境发生变化,在患病时往往表现出不安、哭啼等消极情绪,而哺乳、抚摸、抱、去除疼痛等不良刺激可使其情绪愉快。

(二)婴儿期患儿的心理特点

婴儿期小儿各种身心发展非常迅速,是一生中最快的时期,其中神经系统发育指数直线上升。该时期的婴儿逐渐学会翻身、坐起、站立、行走、手眼协调玩玩具以及用简单的语言、动作与人交流和表达自己的需求和情感,由于一切生理需求的满足均需要依赖建立,婴儿逐渐建立起对亲人的依赖感和信任感,特别是与母亲建立了亲密的依恋关系。1~6个月的婴儿对住院反应较平静,满足生理需求后较少哭闹;6个月以后的婴儿开始认生,对住院反应较强烈,以分离性焦虑为主,表现出较多的哭闹。

(三)幼儿期患儿的心理特点

幼儿期小儿的体格生长发育速度较婴儿期稍减慢,智能发育迅速,活动范围及接触社会事务逐渐增多,语言、思维和社会交往能力的发育速度较快,该时期是社会心理发育最为迅速的时期。该阶段的幼儿学会走路、说话,出现表象思维、想象等心理活动,是真正形成人类心理特点的时期。由于其神经兴奋和抑制过程不平衡,常表现为易激动、哭闹、情绪不稳定,同时表现出独立自主的愿望。这个年龄段的患儿仍受分离性焦虑的影响,较婴儿期程度轻,同时由于独立性的出现,他们能够忍受与家长的短暂分离。由于对患病住院的认识不足,患儿会因父母的不陪伴、住院对活动的限制等产生不满,表现出反抗、失望、否认,甚至出现退行性行为。这个阶段的患儿对疾病有了一定认识,能够说出哪里不舒服,对医院和医护人员有一定的认知,可根据记忆产生联想而出现恐惧、对立的情绪。住院期间携带喜爱的玩具和游戏可以帮助缓解因陌生住院环境引起的紧张和忧虑,同时也丰富了住院生活。

(四)学龄前期患儿的心理特点

学龄前期的体格生长发育处于稳步增长状态,智能发育进入高速发展阶段,神经兴奋和抑制趋于平衡,语言发展出现了质的变化,从幼儿期应答式的外部语言发展成连贯的、自陈式语言。该时期的患儿以具体的形象思维为主,对外界事物有浓厚的探索兴趣。此阶段儿童的个性初步形成,自我意识发展、独立意愿较强,进入"第一反抗期",同时他们已经能够有意识地控制自己,使情绪逐渐趋向稳定。学龄前期患儿对疾病有一些认识,能够表达具体不舒服,住院期间心理活动开始复杂,会出现害怕打针、吃药等治疗及担心父母遗弃等恐惧、焦虑心理,甚至出现退行性或攻击行为。

(五)学龄期患儿的心理特点

学龄期儿童的大脑发育以趋成熟,行为自控管理能力增强。此阶段为小学阶段,儿童由原来的以游戏为主的活动转变到以学习为主的活动,老师、同学伙伴关系对他们非常重要。儿童的智力在该阶段飞速发展,具有极强的求知欲和想象力,注意力稳定增长,语言能力迅速发展,形象思维向抽象思维过渡,对事物有自己的判断能力,但容易受他人影响,情绪体验的深度和强度更深刻。这个年龄段的患儿住院的情绪体验更加丰富,不仅限于离开父母,更多的是脱离了校园生活产生的与老师同学的分离性焦虑及担心学业;会因陌生的住院环境产生孤独感;因对疾病缺乏了解产生担心疾病带来的残疾或死亡;因为身体的不适产生恐惧、悲伤等情绪。慢性病患儿因长期治疗、学业中断、家长保护等因素会出现更复杂的不良心理反应,甚至会出现心理偏差,影响其正常的心理发育。

三、患儿家长的心理特点

家长是患儿的监护人,承担着照顾、抚养、治疗患儿的责任。孩子患病往往导致家长出现不良的情绪反应或负性心理感受,对其工作、生活产生不良影响,同时家长的态度、行为、情绪也会影响患儿的心理。及时观察、识别患儿家长的不良心理反应,有助于患儿的治疗与康复。患儿家长主要有焦虑与紧张、恐惧与缺乏安全感、抑郁、犹豫、怀疑与不信任、过分容忍等心理。

（一）焦虑与紧张

由于对住院环境陌生、缺乏疾病知识、担心孩子健康及治疗过程中病情的变化会，患儿家长通常会有紧张的情绪反应。同时家长也会因为担忧医护技术水平、检查和治疗的副作用及治疗带来的经济负担、缺乏治愈信心而产生焦虑。患儿家长的焦虑、紧张心理比较普遍，也在所难免，主要表现为反复询问病情，希望得到肯定答案或不断打听医护人员的情况，希望转到经验丰富的医护人员的床位。高度的焦虑在增加家长心理、生理上痛苦的同时，也会影响患儿的情绪，对整个治疗产生不利的影响。

（二）恐惧与缺乏安全感

患儿的病情牵动家长的心情，当病情发生变化，治疗效果不明显时，家长会对疾病的预后产生恐惧，感到无助与束手无策，尤其是急重危患儿的家长会表现得很悲观。这主要是由于家长在患儿治疗过程中往往对困难估计过高，过分关注患儿，对病情变化过于敏感。主要表现为不停呼叫医护人员检查患儿，甚至要求医护人员一直陪护，家长的情绪起伏强烈，如要求未得到满足，甚至会出现过激行为。也有部分家长也会因为不了解各种诊疗技术，在患儿面对各种注射和侵袭性的检查产生恐惧，表现为患儿在接受检查、治疗时家长不忍直视或直接躲开的行为。

（三）抑郁

部分危重或有严重后遗症患儿的家长会产生抑郁的情绪。如一些白血病、癫痫、脑瘫、实体瘤等疾病患儿的家长，在陪伴患儿长期的治疗过程中，生活以患儿的治疗为中心，脱离了原来的工作或生活环境，心情随着病情的变化而起伏，在这个过程中家长心理经受焦虑、担忧、孤独、无助、恐惧等各种折磨，渐渐对患儿愈后不自信，产生了悲观、忧郁的心理，甚至出现抑郁。患儿家长抑郁情绪的出现还与其自身的性格有关，性格内向、悲观、缺乏自信的家长在患儿久病不愈的情况下容易产生忧郁。家长出现抑郁情绪时会对患儿的情绪和治疗产生不利影响。

（四）犹豫

部分患有严重复杂疾病患儿的家长会在治疗过程中出现犹豫的心理。考虑疾病的复杂性、治疗的费用及家庭经济条件，一些家庭经济不好的家长在面临患儿治疗方案的选择时会出现患得患失、犹豫的心理，担心人财两空。家长一方面不愿意放弃任何治疗希望，但对最终结果没把握，昂贵的治疗费用给家庭带来沉重的经济负担，他们必须权衡得失，这是一个残酷的过程、家长往往痛苦万分又无可奈何。医护人员此时应详细告知家长病情，在病情允许的情况下留给家长考虑的时间，尊重家长的决定。

（五）怀疑和不信任

慢性病或诊断不明确患儿的家长容易产生怀疑心理。部分家长对疾病不了解、对治疗方案怀疑，表现为拒绝配合治疗，擅自使用道听途说的方法；部分家长由医护人员的年龄、性别、语言、着装等外在条件和表现引起的对医护人员及其技术水平的不信任；部分家长对医疗设施、治疗环境的局限引起的对治疗能力和条件的怀疑，挑剔住院环境设施。这些家长既想了解疾病的信息，但对他人给予的解释抱有怀疑，甚至曲解，常关注医护人员的细微表现，进而猜测患儿的病情，怀疑医护人员诊断、治疗不当，有时候会记录或录音与医护人员的谈话，会有更换主治医生等要求。在怀疑和不信任的心理影响下，同意造成家长对医院和医护人员的过分挑剔，医患关系、护患关系紧张，医护人员及时的沟通非常重要。

（六）过分容忍

许多家长都存在对患儿不正确行为的纵容和过分容忍。家长往往认为自己照顾不周导致的孩子患病，对患儿有愧疚感，经常会溺爱正在生病的孩子，甚至会容忍患儿种种不正确的任性行为，满足患儿不合理要求，如不去制止孩子进行的随意破坏公物等恶劣行径。患儿会从家长过分地容忍和溺爱中得到正性反馈，可能会不断加强自己的不良行为，对患儿的教育产生不良影响。同时，部分患儿会因得到的过分关注夸大病情，不利于疾病的诊治。

第二节　在患儿治疗过程中的护患沟通

问题与思考

某儿童医院病房，5 岁患儿因害怕输液哭闹。

思考：

1. 如何与该患儿进行沟通？

2. 如何与患儿家长解释并取得配合？

一、与患儿及家长解释护理相关问题

在疾病的诊疗过程中，护士需要及时向患儿及家长进行护理相关的解释和沟通。

（一）与学龄前患儿解释

学龄前儿童对自身的病情、预后等情况无法理解，护士应重点给予情感安慰，用通俗易懂的话解释护理操作的目的，如静脉输液前可以这样跟患儿解释："宝贝今天有点不舒服是吧？医生要给宝贝输液治疗，这样药物就能在我们的血液中打倒病菌，帮助我们把不舒服赶走。阿姨会选择一根又直又粗的血管，轻轻地给你扎，争取一针见血，阿姨需要勇敢的宝贝配合一下，好吗？"在做各种护理操作前尽可能争取患儿的配合。

（二）与学龄期患儿解释

学龄期的患儿已具有一定程度的自我意识和判断能力，探索问题的需求较强，会主动询问护士一些关于治疗、护理的问题。护士在进行护理相关问题解释时要更多的说明为什么，提前告诉护理操作的影响，取得患儿的配合，如更换输液时可以这样跟患儿解释："小朋友，我们再来核对一下名字，你叫××，对吗？现在给你换第二瓶液体了，这是××药，它能起到××的作用，这一瓶大概需要××小时输完，输完这瓶液体我们今天的液体就没有了。如果在输液过程中有任何不舒服的情况一定要告诉家长或按铃呼叫护士，我会经常来看你的。"

（三）与患儿家长解释

在进行各种护理工作前，护士应主动向家长解释目的、需要他们配合的要点。解释的过程中注意避免医学术语，注意语气温和而坚定，取得家长的信任。如进行肌内注射前可以这样跟家长解释："×× 妈妈 / 爸爸，现在医生给孩子开了一针注射的药物，这个药有××的作用，为了防止注射过程中孩子扭动，请你配合好我固定好孩子（示教如何固定孩子），现在你按照我的方法把孩子抱着，我尽可能轻一点，谢谢你的配合。"有一些家长会向护士询问医疗方面的疾病诊断、治疗的信息，护士应明确自己的职责，可以选择根据自己的医学知识给予解释，也可以选择以委婉的方式指引家长去询问主治医生。

二、入院时与患儿及家长的沟通

护士在接诊入院患儿及家长前应了解患儿的年龄、病情，熟悉患儿及家属的心理和文化程度。由于进入陌生的环境，加上对疾病的担心，患儿及家长往往会出现紧张的情绪。在接诊时，护士应注意语言和非语言沟通技巧的应用，主动招呼和介绍自己，及时安置病床，介绍主治医生和责任护士，做好入院介绍和健康教育，带领家长熟悉病房，同时介绍安全防护装置，住院期间注意事项、规章制度及疾病相关知识，尽可能消除住院患儿和家长的陌生焦虑情绪，建立信任的关系，以利于患儿在住院期间护理工作的配合。例如：在接诊时，护士微笑站立，走到家长面前，抚摸患儿的头并亲切地问："您好，我是主班护士××，小朋友住院，是吗？小朋友哪里不舒服？请先把入院的资料交给我，我先带你们找到病床。这是小朋友的病床,请先休息一下,负责的医生和护士马上过来看小朋友。"微笑着跟患儿挥手告别,跟家长示意,然后离开病房。

三、出院时与患儿及家长的沟通

出院分为完全治愈、好转、未变化或恶化四类情况,大部分患儿能治愈或好转出院,未变化或恶化的占极少数。住院期间,主治医生和责任护士需要对出院的情况与家长做好沟通,如大概的住院时间及在什么情况下可以出院。护士在接到出院医嘱后,应及时评估家长对出院流程的了解情况,指导并协助其办理出院手续,同时评估和了解患儿及家长对出院后健康知识的知晓程度,并给予指导。例如:在指导家长办理出院手续时,责任护士携带出院通知单走进病房,微笑着面对患儿和家长,说:"×× 小朋友,恭喜你,经过这段时间的治疗,疾病被你勇敢的打败了,医生认为你今天就可以出院回家了。×× 爸爸 / 妈妈,孩子的病情基本痊愈,医生已经开了出院通知单,您先拿着这个通知单到住院处办理结账手续,然后再去药房取出院带药,药房在 ××(具体的路线和位置)。您先去办理出院手续,办完出院手续后,我再给您和孩子做服药、复查、休息、饮食等方面的指导。小朋友,待会我们在一起学习如何保持健康的知识,好吗?"护士微笑着跟患儿挥手告别,跟家长示意,然后离开病房。

四、随访时与患儿家长的沟通

患儿出院后,一般情况下都需要随诊。目前医院主要通过电话进行随访,因此在出院时要保证每个患儿的通信方式有效,并向家长发放科室的出院联系卡。大部分医院要求医生或护士在患儿出院 7 天内进行电话沟通,在电话随访时,首先要确认对方是否是患儿的家长,然后介绍自己和此次电话的目的,就出院带药、计量、用法、伤口情况、特殊注意情况跟家属沟通与核实,最后告知家长按时复诊,患儿有不舒服时及时电话咨询或复诊。在电话沟通时注意语气要温和、音量要适中,语速要适当放缓。

第三节　特殊场景下的儿科护患沟通

问题与思考

某儿童医院重症监护病房,一名 8 岁的心脏手术后的患儿哭着要妈妈陪伴。

思考:

1. 在与该患儿沟通时应注意什么?

2. 如何做好患儿和家长的沟通桥梁?

由于儿科的服务对象年龄小,自我表达能力受到年龄的限制,同时患儿对疾病的防御能力较成人弱,疾病的发生、变化、转归均较快。因此,许多特殊场景下的护患沟通尤其重要。

一、与重症患儿及家长的沟通

入住儿科重症监护病房的患儿无父母陪伴,面对严重的疾病、陌生的环境及与父母的分离,患儿心理时常充满紧张、恐惧、分离性焦虑。护士在与患儿沟通前可以了解孩子的喜好,通过患儿关注的话题开始护理操作和心理护理,建立信任的护患关系。对于由于疾病限制无法沟通的患儿,也要注意在护理时给予解释,同时应用非语言沟通,通过抚摸、握手、关爱的眼神等减轻患儿的焦虑与不安,取得患儿的配合。

面对重症却无法陪伴的患儿,家长普遍存在不同程度的焦虑、抑郁、过度关注等心理。护士应该理解和体谅家长的各种反应,这是进行有效护患沟通的前提。护士陪同医生与患儿家长沟通病情时,应耐心倾听,帮助家长表达已说过的事实,提高沟通的效率。治疗期间,尽可能为家长提供探视的机会,使家长更多地了解儿科重症监护病房的模式和疾病相关的知识,消除其紧张、焦虑、抑郁等负性情绪,促进患儿和家长的配合。在患儿独自治疗期间,护士应做好家长和患儿沟通的桥梁,及时准确地向家长传达患儿的病情和治疗表现。

二、与新生儿家长的沟通

新生儿疾病特点是起病急、病情重、易反复、预后难预测,患儿家长常伴有严重的焦虑、抑郁。家长不良的心理状态不但影响自身的健康,还会产生对医护人员的不信任和敌对情绪,甚至发生暴力侵袭行为。与新生儿家长有效的沟通能够缓解其焦虑状况,促进信任护患关系的建立。一般情况下,由具有丰富新生儿专科护理经验、善于沟通的护士与家长沟通,沟通的主要内容是健康教育。对于家长关心的错抱孩子的问题,在入院时护士应当面收集新生儿脚印,并向家长解释避免错抱孩子的措施,如腕带、床头卡、交接班制度等,解除家长的顾虑。入院时向家长解释科室的规章制度和探视时间,取得家长的理解和配合。在新生儿喂养及生活护理方面,护士应与家长沟通保持母乳通畅的方法,鼓励母乳喂养。不能母乳喂养的,向家长解释人工喂养的原理,同时介绍新生儿每天生活护理的内容,打消家长在喂养和生活照顾方面的疑虑。对于病情危重的新生儿,护士应及时与家长沟通治疗、护理情况,理解和体谅家长的各种情绪反应,当家长情绪激动时,应先安抚、鼓励,待其平静后在进行护理、健康教育的沟通。

三、与青春期患儿的沟通

青春期的年龄范围在 10～20 岁,女孩的青春期开始和结束较男孩早 2 年。青春期儿童有比较完善的思维和判断能力,自我意识增强,注重隐私权,对事物有了自己的判断。患病后他们会产生与成人相似的心理,会从大人的表现及查阅疾病信息了解疾病的严重程度和预后,会评估疾病给自己学习和生活带来的影响,会考虑治疗给家庭带来的经济负担。因此,青春期患儿容易产生生理和心理问题。护士在与青春期患儿沟通时,首先要把他们作为成人一样尊重、信任他们,同时与其父母沟通疾病告知情况,鼓励父母循序渐进的告知,减轻患病对他们心理的冲击,同时引导患儿接受事实并积极配合治疗。护士在做护理相关工作时要及时地解释和征求青春期患儿的意见,在做健康教育时要用通俗易懂的语言介绍疾病相关知识及饮食、护理的注意事项,取得患儿的理解和配合。在日常护理工作中,护士应鼓励患儿说出自己的顾虑、感受,与他们一起讨论所关注的话题,促进信任关系的建立。

四、儿童临终关怀与沟通

2004 年临终儿童的生命质量得到国际关注,发达国家建立了各具特色的儿童临终关怀机构。2010 年,湖南长沙成立了国内第一所儿童临终关怀中心,儿童临终关怀在国内引起了重视,并逐步展开了儿童临终关怀各方面的研究和探讨。

临终儿童的主要症状有疲乏、疼痛、呼吸困难、食欲减退、抑郁、焦虑等。研究表明,10 岁以上的临终患儿能够认识到自己生命即将结束,他们会提问令人难以回答的有关疾病和预后的问题,但医护人员要意识到临终儿童的这些提问不是目的,他们需要一个能与他们坦诚谈话、值得信赖的人。护理人员应明确告诉患儿,只要他们愿意随时可以提问;同时,护士应主动与患儿交流,态度要和蔼,给他们以最大的舒适感和亲近感,并通过抚摸、讲故事等方式缓解患儿的心理压力,减少临终期的孤独感。临终儿童会希望在剩余的时间做一些有意义的事或与所爱的人一起,护士应与其父母沟通,协助父母统筹安排好临终儿童的时间。

临终儿童多表现为烦躁不安,护士要谅解和呵护患儿,在执行各项医嘱的同时,要注意在患儿面前的言语表达,要轻声细语,也可以抚摸患儿的头部,给予最后的心理支持。如果家长陪伴在身边,护士应给予家长情感疏泄的空间和时间,同时注意应用非语言给予患儿家长心理支持,如拥抱、沉默、握手等。

医生宣布患儿死亡后,在患儿家长情绪平稳同意进行尸体料理时,护士为患儿进行尸体护理。尸体料理时,护士态度要庄重、诚恳,动作要轻柔。研究发现,儿童去世后会给整个家庭带来巨大的冲击,护士或心理专业人员可以为家长提供持续的心理支持和安慰,促进家长面对并接受现实,回归正常的生活。

（韩　静）

学习小结

本章从各年龄段患儿及家长的心理、住院治疗过程中及特殊情境下的儿科护患沟通单方面阐述了儿科护患沟通存在的特殊性,以及沟通时的要点和注意事项。通过学习,学生应能够知晓住院患儿及家长的心理特点,熟练应用儿科不同临床情境中的护患沟通要点和注意事项。

复习参考题

1. 患儿家长的心理特点有哪些?
2. 护士向患儿家长解释护理相关问题时应注意什么?

第二十二章 与急危重症病人及家属的沟通

学习目标	
掌握	与急危重症病人及家属的语言与非语言沟通；与机械通气病人沟通的方法与技巧。
熟悉	急危重症病人及家属的特点；影响急危重症护患沟通障碍的原因。
了解	危重症机械通气病人的特点。

问题与思考

有学者指出危重症科是一个"高科技，少关注"的地方，意思是指护士用很多的时间去照顾病人的生理功能及操作高科技的护理仪器，而忽略了对病人的心理护理和人文关怀。

思考：面对危重症科的特点，如何促进护士与病人及家属的沟通？

第一节 急危重症病人及家属的特点

医院急诊和重症监护病房（intensive care unit，ICU）是急危重症的集中区，病人面临生命威胁，常处于高度应激状态。这要求医护人员除了具有丰富的专业理论知识和过硬的操作技能外，还必须具备良好的沟通技巧和人文关怀，给予病人及家属及时的沟通、充分的尊重和安慰。医护人员应通过恰当的言行去影响病人，帮助其接受并适应突然改变的角色。

一、急危重症病人及家属的特点

（一）急危重症病人的特点

1. 急危重症病人的疾病及诊治特点 急诊病人多突然起病，或遭受意外，来势凶猛，存在病情紧急危重、病种复杂、病情变化快、需持续生命支持等特点。ICU病人存在病情危重、复杂、不稳，管道多、用药多、仪器设备多、治疗手段多等特征。这些特点均需要医护人员争分夺秒，给予准确及时的最佳救治和信息沟通。

2. 急危重症病人的心理特点 急危重症病人的心理有一定的共性。初期，病人因急诊入院后紧张的抢救经历、突然进入复杂的病房环境、陌生的治疗设备、各种监测治疗措施及离开亲人，极易产生焦虑和恐惧情绪。随后，在进入监护室的2～5天内则会先后产生否认、孤独及忧郁情绪。意外受伤者容易愤怒。

一些病人还会对撤离 ICU 缺乏足够心理准备，害怕离开监护室后不安全，从而产生撤离焦虑，表现出对 ICU 的依赖心理。了解了危重病人的心理特点后便可"对症下药"，使沟通达到事半功倍的良好效果。

（二）急危重症家属的特点

1. 强烈的情绪反应　面对急危重症病人患病或突发状况，家属大多措手不及，毫无心理准备，对可能发生的后果缺乏思想准备，常表现出强烈的情绪反应，如严重焦虑、烦躁、发怒，甚至出现情感和行为失控。

2. 渴望与医护人员的沟通　由于多数家属缺乏对疾病相关知识的了解，加之病人病情急、危重、变化快等特点，其渴望知道的内容颇多。例如：病人的病情、治疗情况、医疗护理水平、疾病相关知识、工作人员对病人及家属的尊重、费用清单、医护人员工作态度，以及对疾病的解释工作等。家属是 ICU 急危重症病人最有力的社会支持来源，其良好的情绪和积极的心态有助于增强病人战胜疾病的信心，护士了解急危重症病人家属的特点，对实施针对性护理非常重要。

二、与急危重症病人及家属有效沟通的重要性

（一）提高病人和家属的满意度

一项关于急危重症病人家属需求及满意度的调查结果显示，家属需求程度高且满意度高的项目有：医疗护理水平、病人相关知识的指导、每日了解病人的病情进展。家属需求程度高但满意度低的项目有：每日费用清单、与医护人员的沟通、医护人员对病人的尊重。这提示急危重症病人及家属的沟通需求高但得不到满足，告诫医护人员在确保病人得到最佳救治的基础上，应给予家属及时准确的救治信息，实现医患双方的有效沟通。通过沟通，使家属及时了解病人动态变化，促进护患、医患合作，提高病人及家属的满意度。

（二）提高病人的心理支持，有助于疾病的救治

急危重症病人大多需要生命体征的持续监测、机械通气、抗感染、营养支持和器官功能支持等各种治疗。同时，医护人员工作繁忙，病人无家属陪护，以及陌生、封闭、光线无变化的特殊环境等因素，引起大量影响护患沟通的障碍，加大了护患沟通的难度。如果沟通缺乏或不及时、不到位，病人极易产生焦虑、恐惧、孤独、忧郁等情绪。而有效的沟通能给予病人心理支持，缓解精神压力，促进疾病的康复。

（三）防止医疗纠纷的发生

及时有效地与病人沟通，既可以满足病人的生理、心理、社会等方面的需要，促进病人的康复，又有利于防止医疗纠纷的发生。随着生活水平的提高，病人和家属的自我保护意识不断增强，要建立良好的护患关系，沟通就显得非常重要和迫切。目前临床推行的"全人护理""以人为中心的责任制整体护理""优质护理""人文关怀"等，都是强调对人的呵护，强调施行护理时，应更多专注病人生理及心理的需求，而不是把时间全放在操作护理仪器设备上。

三、与急危重症病人及家属沟通障碍的原因

（一）从主体上，影响急危重症病人护患沟通障碍的原因

1. 病人因素　病人入院时病情危重且变化快，因而会出现恐惧、焦虑、慌乱、烦躁、情绪不稳，导致护士几乎不能与之交流。不同的信仰、价值观、道德修养及文化差异等都从不同角度影响着沟通的质量。

2. 家属因素　病人入院时病情危重，随时需要抢救，家属对疾病缺乏了解，对医疗效果期望值过高，一旦面临失去亲人的情况，家属难以接受，常把一切不满撒在护士身上。急危重症病人治疗费用高，当护士向家属发催款单时，家属会产生反感，特别是病人还处于危重时期，家属受经济与病人病情的双重压力，以致会产生特别不满情绪，甚至情绪失控。

3. 护士因素　护患沟通的直接影响因素主要包括护士的工作责任心、护理知识的掌握程度及操作水平。若护士操作水平不高、沟通不到位，加之知识面狭窄，则难以得到病人及家属的信任，不利良性沟通。

同时,情绪不稳、心理健康不良、处于亚健康状态的护士则很难与病人进行有效沟通。另外,由于护士人员不足,多忙于病人的抢救与护理,则无暇与病人及家属进行很好的沟通。

(二)从机制上,影响急危重症病人护患沟通障碍的原因

1. 沟通渠道不畅   护士和病人之间要相互很好地配合,就必须建立起良好的沟通机制来进行交流,但是对于使用呼吸机和昏迷的病人,客观上增加了沟通的难度。

2. 沟通"位差效应"   沟通的"位差效应"是由于护患所处地位的不同,形成上位心理与下位心理,具有上位心理的护士因处在比病人高的层次而有某种优势感,具有下位心理的病人因处在比护士低的层次而有某种依从感。位差效应在沟通过程中,产生着极大的负面影响。护士在与病人沟通时,由于定位不一样,经常站在管理者的角度上,认为病人就是服从或被动接受医护人员的指导;而病人处于被管理者的角度,一旦上下沟通不畅,就难以达到沟通的目的。

3. 护患之间存在的认知偏差   由于受个体生活经历、文化背景的影响,尤其是不同时代社会阅历的不同,护士和病人之间会存在认知上的差别。

4. 忽视非语言形式沟通的特殊作用   在面对面的沟通中,有65%是以非语言的信息如眼神、姿态等传递的,而这些非语言的细微表现恰恰是人的本能,它能很好地反映一个人的真实想法。可见,非言语交流在人际沟通中具有不可替代的作用。

第二节　与急危重症病人及家属的沟通

语言是人与人之间沟通的工具。公元前,希腊医学之父希波克拉底曾说过:有两件东西能够治病,一是药物,二是语言。温暖的语言,可以提高病人战胜疾病的信心;不良的语言可以引起病人精神性创伤,诱发医源性疾病。

一、与危重病人及家属的语言沟通

(一)尊重病人

尊重病人是沟通的基础,多使用"您""谢谢""请""对不起"等最重要的尊重词汇。

(二)应用保护性语言,忌用刺激性语言

当一个人生病后,感情变得异常脆弱,对医护人员语言、态度特别敏感,急危重症病人更是如此。与急危重症病人沟通时,护士要注意选择合适的词语,多运用保护性语言。语言表达时要注意语调、语速,针对病人的年龄、性格选择不同的谈话方式和内容。特别是针对恐惧、焦虑、孤独等负性情绪病人,要避免在其面前谈论病情,当病人极为痛苦时,忌用*"无药可救""慌什么""烦死了""没希望"*等恶性语言来刺激病人和家属。态度粗暴、出言不逊的护士,对病人是一种心理灾难。

(三)及时沟通,多加安慰和鼓励

急危重症病人本身病情重、变化快,护士要及时跟病人及家属沟通,尽可能对病人提供足够多的信息,善于劝慰病人,这对于病人增强抗病的信心和战胜恐惧都有着很大的作用。在与意识清醒的危重病人沟通时应尽量安慰,特别注意使用"善意的谎言",可消除病人部分焦虑情绪。

(四)理解发怒病人的过激行为

面对发怒的病人,护士应充分理解其过激行为,切不可训斥;反之,应鼓励其合理宣泄。与发怒病人沟通时应给予充分的精神支持,尽力消除"意外事故"产生的不平衡心理,对其倾诉烦恼表示充分理解、感同身受,让病人感受到医院的温暖、安全,同时,也可加深病人对护士的信任。

(五)做好与急危重症病人家属的沟通

护士与急危重症病人家属沟通时要态度和蔼,耐心回答家属的疑问,向家属介绍探视制度及配合措施,并建立人性化的探视制度,满足家属不同的探视需求。关于家属是否陪护,护士要谨记一条法则:"护士不能完全代替病人家属满足病人对情感的需求。"探视前护士应指导病人家属不要在病人面前流露出悲伤情绪,强调在病人面前要保持镇定,探视时嘱咐家属对病人讲一些有利于疾病康复的话,促进与病人之间的情感交流。

同时,如何面对家属的质疑和愤怒。对于家属的质疑,护士应该真诚的表示理解,沟通时要以病人为中心,相互讨论,告知家属病人病情的转归,以及下一步的治疗措施,并诚恳邀请病人家属提意见,并予以改正。对于家属的愤怒,应及时找出其愤怒的原因,不急于与其辩解和争论,也不要急于否认,等待其情绪宣泄,找好时机介入,勇于承认自身错误。

(六)注意倾听与交流

交流中全神贯注地倾听,眼睛要看着病人的面部,不能左顾右盼,视线上下游离不定。对老年病人,交流时可握住对方的双手,用共同探讨的语气进行交流,使病人乐意接受护士传递的信息,主动参与全程。要重视反馈信息,让病人感到对他的关心。同时,重视引导病人用开放式谈话,不要采用封闭式谈话,对理解的内容及时反馈给病人,适时做相应的对答,表示自己在仔细听并且能够理解。

(七)尊重病人与家属的知情权

急诊科是抢救急危重症病人的主要场所,医护人员往往只重视抢救而忽略了告知的义务,极易导致医患纠纷。护士应及时将疾病的转归过程、并发症、药物反应及医疗措施可能带来的后果,尽可能地告知病人或其家属,使其对治疗结果的期望值不要过高,对可能出现的不良后果在心理上要有所准备。在案例22-1中,李护士对病人及其家属在"劝慰"和"告知"方面做得很到位。

案例 22-1

请救救我父亲

急诊室的座椅上,一位老年男性病人身体缩成一团,侧躺在家属怀里,呼吸急促,李护士急忙前来询问。

护士:"这位老大爷哪里不舒服?"

家属:"他说喘不过气来,憋得难受,现在好像神志不清了。"

李护士迅速为其接上氧气,然后呼叫医生来诊治。

家属:"护士,他有危险吗?请你们务必救救我的老父亲。"

为不干扰治疗,李护士特意把家属请到抢救室外,向其交代了一番:"老人家这次发病较急,加之年纪大、体质弱,治疗起来需要一个过程。请您相信,我们一定会尽全力治疗的,待会儿医生会向您详细介绍病情,请您安心在室外等待,不要走远。"

试分析:

1. 李护士与该病人家属的沟通是否有效?

2. 李护士有效沟通的经验表现在哪里?

二、与急危重症病人及家属的非语言沟通

(一)与急危重症病人非语言沟通的技巧

非语言沟通是指运用一切非语言信号所进行的人际沟通,如身体动作、体态、语气语调、空间距离等。人际沟通中65%的社会意义由非语言来传递,而在急危重症病人的医患关系中更需要掌握良好的非语言沟通技巧。

1. 创造良好的科室环境,减少病人的不良情绪反应　环境包括物理环境和人文环境。其中,物理环境包括建筑结构、空间的位置、光线、噪音的控制等;人文环境包括是否需要他人在场、环境是否符合沟

通者的社会文化背景、能否满足隐私的需求、是否能让病人感到放松愉悦等。危重症科的环境应该整洁、安静、舒适,呼吸机、监护仪等仪器设备发出的声音调至合适大小,及时消除各种噪音。工作人员说话声音尽量减小,尽量避免在病人床边讨论病情,大声喧哗。光线柔和,避免病人看到其他危重病人的抢救现场,当抢救时屏风遮挡,必要时给予应用镇静药物。

2. 合理使用及观察面部表情　面部表情可以反映出一个人的内心状态和习惯过程。弗洛伊德说:"没有人可以守住秘密,即使他缄默不语,他的手指尖都会说话,他身体的每个汗孔都泄露他的秘密。在人际沟通中,来自面部表情的信息,更容易为人们所理解和察觉"。护士的面部表情是护士的仪表、行为、举止及思想情感在面部的集中体现,对病人的心理影响较大。危重症科护士应善于合理运用与观察面部表情,当面对危重症病人时,必须控制其有关惊慌、紧张、厌恶、害怕接触的表情,以避免本来病情已危重的病人,更加将这些表情与自己病情恶化情况相联系。同样,护士更应细心观察危重症病人面部表情的变化,根据面部表情帮助观察病人的身心状况。危重病人常产生恐惧、焦虑、绝望、抑郁、猜疑等心理反应,若病人紧锁眉头、满脸愁容则表示怀疑、忧愁、烦闷、紧张或焦虑,病人会表现为痛苦、悲伤、无奈、愤怒等。另外,危重症护士要教会并鼓励病人通过面部表情表达疼痛情况及内心感受。

3. 巧用微笑　微笑是人间最美好的语言,自然而真诚的微笑具有多方面的魅力,能使病人消除陌生感,增加信任感、安全感。尤其是对一些失语的病人,护士应营造出安全和可信赖的氛围,从而达到有效交流的目的。护士面对危重病人的微笑,可以唤起自信,增加其战胜疾病的信心。

4. 善用眼神　在人际交往中,目光接触是一种最常见的非语言沟通方式,能反映双方的内心意向。若病人总是盯住一个地方,是被某事所困扰;若病人环顾左右,眼神不定时,则是心神不宁、焦虑的表现。ICU医护人员经常戴口罩,交流过程中眼神接触更加重要。护士在与病人谈话时,要保持与病人目光接触,认真倾听对方谈话,用眼神表达对对方尊重并愿意与对方交流。坚定自信的目光,让病人看到希望,缓解不良情绪;认真专注的目光,使其感受到尊重与信任。

5. 注重衣着及动作姿势的含义　护士的衣着及各种动作姿势也是一种"无声的语言"。护士衣着气质大方得体,可稍作面部修饰,整体效果显得干练、精神,可给病人带来安全感和信任感。ICU病人更渴望得到尊重,有时可能一个极细小的动作便可对其造成心理伤害,甚至延误病情。例如:医务人员倾听时频繁改变姿势,会让病人觉得漫不经心和不耐烦,从而伤害病人的自尊心。若病人因发热、呕吐或大便将床单弄脏,护士要不厌其烦地给其更换。护士要熟练掌握各种急救技术,做到动作敏捷、准确无误地配合医生抢救病人。又如:护士能够在急危重症病人面前表现出勇敢、坚毅、镇定、当机立断等非语言行为,无疑能使病人的情绪由焦虑、恐惧转为平静、稳定,从而达到护患之间的默契与配合。病人和护士交谈时,护士对所理解的内容等要及时反馈,灵活运用手势、点头等动作,以维持和调节交流的进行。护士要充分认识到身体语言在沟通交流中的重要作用,尤其对ICU中用语言交流有困难的病人。

6. 恰当触摸　触摸是一种无声的语言,是表示关心、体贴、理解、安慰和支持等情感的一种重要方式。触摸包括抚摸、握手、依偎、搀扶、拥抱等,如给小儿做治疗护理时触摸小儿的头、手等能满足他们的爱心,转移其注意力,能给他们安全感、信任感,消除其恐惧心理。急危重症病人身上留置多根管道、仪器设备多,既遭受痛苦,又有经济负担,心理压力很大,易产生悲观情绪,护士轻拍病人肩部或握住病人的手,给予鼓励和安慰,可缓解病人的紧张、恐惧情绪等。但触摸也应得当,它是一种非常个体化的表达行为,其影响因素有性别、社会文化背景、触摸的形式、双方的关系及不同国家、民族的礼节规范和交往习惯等。因此,医护人员在运用触摸的问题上应保持敏感与谨慎,应尊重习俗、注意分寸,尤其是同年异性应避免误会。

（二）与急危重症病人非语言沟通的方法

1. 手势语　手势语是一种特殊的语言,也是人类交流的基本方式之一,它是由手形动作辅之以表情姿势而构成的比较稳定的表达系统。它以手势动作来表示语言文字的含义,其特点主要是模拟象征物的形状。根据文献,ICU危重症病人常用的手势语,见表22-1。

表 22-1　机械通气病人常用手势语及代表意义

序号	手势语	代表意义
1	伸示指或手指咽喉部	有痰
2	握空心拳（杯状）	想喝水
3	握实心拳（锤状）	疼痛
4	手贴胸部作憋气状	胸闷、气急
5	伸小指	想小便或导尿管不舒服
6	伸大拇指	想大便
7	手指胃部（剑突下）	肚子饿
8	手心手背替换	想翻身
9	手擦脸颊	热
10	双手交叉抱肩	冷
11	手指嘴唇	口干
12	握笔写字状	想写字
13	看手表状	问时间
14	双手合并，头斜靠于手	想睡觉
15	眨眼睛	想见亲人
16	用手拍床	想交流
17	双手放耳塞状	想听音乐

2. 图片　选用幼儿识字图片、自制的简易图片卡或图片手册，便于病人识别。

3. 写字板　应用写字板让病人书写自己的要求。在临床中写字板的应用效果较好，有研究报道，病人对写字板法的临床满意率可高达 80%，而且能够明显改善病人相关预后。但是，写字板对病人的文化基础与体力有不同程度的要求。

4. 摇铃　应用摇铃的声音表示想交流。

5. 其他　现阶段临床中常用的护患非语言沟通方法有图片法、写字板等。但是，图片法、写字板等辅助工具对病人的文化基础与体力有不同程度的要求。可以创新和应用一些电子科技产品，如使用有关护患沟通 APP、体态语言机等。

总之，护士要深入了解病人文化程度、家庭背景、民族信仰等，综合运用非语言沟通的技巧和方法，对语言障碍病人，采用手或纸笔手写方式，使病人正确认识疾病。同时，护士应细心观察和了解病人的手势、口型、眼神等，通过点头、微笑、抬头等方式表达自己的简单想法，使病人感受到被尊重及关爱，使其积极配合治疗。在诊治过程中，护士应握住病人双手，通过表情、眼神及适当触摸，向病人传达积极的态度。在进行相关操作时，护士要动作轻柔、举止稳重，遇到突发事件从容淡定，表现出专业性与权威性，帮助病人树立战胜疾病的勇气，减少病人的疑问与误会。

第三节　与机械通气病人的沟通

随着危重症医学的发展，机械通气不仅作为麻醉和急救的重要手段，而且成为危重病人呼吸支持的一种常用治疗手段。有调查显示，ICU 中 38% 的病人接受机械通气治疗。护士掌握与机械通气病人的沟通技巧与方法尤为重要。

一、机械通气病人的特点

（一）缺乏相关知识

病人及家属对机械辅助通气、气管插管、气管切开机械辅助通气的目的、注意事项不了解，对应用约束带的不理解等。

（二）无法用语言表达

机械通气病人常存在意识障碍、舒适度改变、无法用语言表达、各种管道固定、应用约束带、仪器设备多等问题，增加了沟通的难度。护士与机械通气病人，主要是与有创通气病人之间存在沟通障碍，如病人不能写字、护士缺乏沟通相关培训、病人不能正确识别手势而增加护士工作量等。因此，即使护士知道护患沟通的重要性，也经常无法做到有效沟通。

（三）病人多存在焦虑、悲观、失望的情绪

危重病人本身病情重，在 ICU 特殊的治疗环境中，没有家属在身边，缺少沟通交流或沟通困难，这使有创通气病人倍感压力，导致精神痛苦，包括焦虑、抑郁、挫败、恐惧、愤怒、睡眠障碍、降低自尊、失控、放弃等，不利于疾病的康复，也会引起意外拔管，护士要多加观察，稳定病人的情绪。

二、与机械辅助通气病人沟通的方法与技巧

（一）建立充分的信任

信任是沟通的基础和前提。护士应针对气管插管、气管切开病人的焦虑、恐惧等心理特点，多陪伴病人，及时将相关问题解决或解释清楚。该类病人极度不适，护士要具有高度的同情心，感知生命，用心守护，用爱触摸，使护患双方始终保持在融洽的气氛中。此外，优秀的护理人员还需具备熟练的护理操作技能及过硬的理论知识，具有观察、分析问题及解决问题的能力，才能高质量、高效率地完成护理工作，获得病人的信任，使护患关系更加密切，增加护患之间的亲和力。

（二）熟悉不同阶段的主要沟通内容

机械通气早期，注意稳定术后刚清醒病人的情绪，确认手术做完了，现在是安全的，向病人解释管道的重要性，告知病人不要将管道拔出，解释应用约束带的目的等事宜。撤离呼吸机前要做好心理护理，长时间应用呼吸机，病人对呼吸机产生了依赖，对撤离呼吸机存有恐惧心理，告诉病人病情已经好转，放松心情，像平时一样呼吸，打消其顾虑。恢复期拔管后，指导病人有效咳嗽、合理饮食，调节心情，注意休息。

（三）综合运用各种方法和手段，达到有效沟通

对于清醒病人，护理人员应解释气管插管的目的、意义及可能出现的不适及自行拔管危害，叮嘱病人活动时应避免意外拔管。教会并鼓励病人使用非语言性交流手段，如手势、图片、眼神、书写、点头等，让病人充分表达需求与愿望，使病人感受到医护人员的关爱，稳定病人情绪，提高配合度。

（四）注意沟通的程序

1. 在了解病人实际沟通需求之前，护士必须评估病人的已知信息，要知晓病人对自己病情的了解程度。

2. 判断病人想知道什么。

3. 护士在提供信息时要刻意放慢速度，以利于病人充分理解。

4. 沟通做到通俗易懂，即把复杂话题简明扼要地说清楚。

5. 观察病人的身体及面部表情，无论是护士还是病人，肢体语言和面部表情比任何口头语言留下的印象都更为深刻而持久。

6. 对病人的反应做好准备。不同的病人对信息的了解、愿望和能力不同，而且对于护士告知情况的反应也大为不同，护士需要长期实践才能对此积累丰富的经验。

（五）运用 APP 等新媒体技术方法

为了解决有创通气病人沟通困难的问题，国内外研究者采用了很多方法，如对护士进行非语言交流的培训、护患沟通 APP、体态语言机等。这些新技术用于有创机械通气病人中，结果显示能降低 ICU 病人沟通困难程度、降低焦虑抑郁及谵妄发生率，具有良好的应用前景。

无障碍沟通指示牌

某医院呼吸重症监护病房（RICU）主要收治呼吸科的危重症病人，护士通过共情体验、换位思考，对使用有创呼吸机的危重病人常规运用手势、书写等方法来与病人进行沟通交流，推出了护理服务新举措——RICU危重病人无障碍沟通指示牌。

护士从气管插管或气管切开后无法使用言语、交流困难的病人入手，自行设计制作的指示牌以图片为主，简单易懂，基本囊括了病人卧床期间基本的生活需要、心理需求及一些主观感受。它主要针对一些年老、不识字、镇静清醒初期无力写字的病人及语言不通的病人。当病人有需求时，只要指出相对应的图片，医务人员就可以了解病人的需要，同时可以通过指示牌，再配以病人的表情、手势等达到与病人双向交流的目的。如病人需要喝水时，只需指出指示牌上的水杯图案即可。自从危重病人使用沟通指示牌后，气管插管病人的医患、护患及亲情交流的有效性有了较大提高，气管插管后病人对各种不适的耐受性及对治疗的依从性也有了一定程度提高，从而提高了抢救成功率，家属对治疗和护理的满意度也提高了。

试分析：该案例对使用有创呼吸机的危重病人应用了哪些非语言沟通的技巧与方法？

（孟庆慧）

学习小结

本章首先从急危重症病人及家属的特征、沟通的重要性、急危重症护患沟通障碍的原因、与急危重症病人及家属的沟通技巧等方面详细阐述了如何做好急危重症病人及家属的沟通工作；学生通过本部分学习，能初步认识急危重症病人及家属的特征，知晓与急危重症病人及家属进行语言沟通与非语言沟通的重要性和技巧。其次从危重症机械辅助通气病人的特点、与机械辅助通气病人沟通的方法与技巧等方面分析了如何与机械辅助通气病人进行沟通；通过学习，学生能够阐述危重症机械通气病人的特点，掌握与机械辅助通气病人沟通的方法与技巧。

复习参考题

1. 阐释影响急危重症病人护患沟通障碍的原因。
2. 阐述与急危重症病人及家属语言沟通的技巧。
3. 阐述与急危重症病人非语言沟通的技巧。

第二十三章　与癌症病人及照顾者的沟通

23章

学习目标	
掌握	癌症病人的心理反应；癌症病人愿意 / 不愿意听的话；癌症病人敏感或难以回答的问题的沟通原则。
熟悉	坏消息告知的方法和原则。
了解	癌症病人积极感受及希望水平的改善方法。

第一节　癌症病人的特点与沟通技巧

问题与思考

　　一位护士在巡查病房时，看到一位诊断为乳腺癌的中年女性病人似乎很悲伤地坐在床边。她轻轻地走过去，问病人有什么需要帮助的，病人说刚去做骨扫描的时候，医生说已经有骨转移了……说着便流下了眼泪。这位护士注视着病人，并轻轻抚摸着她的手。两人默默坐了几分钟后有人叫这位护士。病人感激地说："你去吧！我已经好过很多了！真的谢谢你！"

　　思考：请问此场景中，护士与癌症病人沟通时采用了哪种技巧？

　　癌症是威胁人类健康的严重疾病之一。对于癌症，人们有一种根深蒂固的恐惧感和无助感。在我国，假如一个人罹患了癌症，全体家庭成员的内心都会经历一场风暴。在疾病的诊疗康复过程中，由于家属担心告诉病人真相可能会加重病人心理负担，70% ~ 80% 的家属会要求医护人员对病人隐瞒病情。因此，护士与癌症病人及其家属沟通时，需要一定的技巧与策略。

一、癌症病人一般的心理反应与调适

（一）癌症病人正常的心理反应

　　病人在得知自己的癌症诊断后，不可避免地会经历心理上的震惊、恐惧、焦虑、悲痛和抑郁等强烈的情绪反应和心理上的痛苦，大致可分为以下 3 个阶段：

　　1. 第一阶段　最初反应期（<1 周）。

　　由于对癌症的错误认知——罹患癌症相当于"判处死刑"，得知癌症诊断后，病人最初反应一般是感觉"天要塌下来了""我真的要死了吗""是不是医院结果弄错了"等，出现震惊、怀疑、否认、绝望的心理。

　　2. 第二阶段　情绪障碍期（1~2 周）。

最初反应期结束后,病人已经确认自己癌症的诊断,同时对于治疗及预后的不确定,病人表现为焦虑、抑郁、无助、无望、自责、悲伤、失眠、食欲缺乏、无法集中注意力、日常生活被打乱等。

3. 第三阶段　适应期(2 周~3 个月)。

经历过前 2 个阶段后,病人能冷静地面对现实,接受新信息,配合治疗,会利用不同的应对方式和应对策略处理面临的问题。

(二)癌症病人的心理反应与心理调适

1. 适应性反应　约有 50% 的病人会出现适应性反应,如关心与其诊断有关的信息、担心患癌后可能出现的疼痛或死亡、害怕诊断或治疗带来的副作用、担心复发或转移、轻度焦虑和抑郁、积极寻求新的治疗信息等。

2. 适应不良性反应　约有 30% 的病人会出现适应不良性反应,主要表现为:

(1)类癌症状:怀疑任何一种症状或体征都是癌症复发或转移的表现。

(2)认为自己必死无疑而放弃治疗。

(3)严重的治疗后焦虑、易激惹和抑郁。

(4)拖延手术而去寻找医学以外的其他治疗手段等。

3. 情感障碍　约有 20% 的病人会出现情感障碍,完全否认自己的癌症诊断而拒绝治疗,出现严重的焦虑或抑郁、人格障碍,甚至在诊断后的 2 ~ 3 个月内逐渐发展为情感障碍。

(三)癌症病人常见的心理问题

1. 角色紊乱　病人患病后,其平常的社会角色会转换为病人,此时易发生角色冲突。对于此类病人,护士应把握好倾听的技巧,帮助病人尽快接受现实的健康状况,适应角色要求,配合治疗。

2. 退化与依赖　出于对疾病的担心,病人在行为上产生退化,心理上产生对家人和朋友的依赖。护士应鼓励此类病人恢复自信和自尊,让病人做一些力所能及的事情。

3. 焦虑、抑郁　对于焦虑、抑郁的病人,必须首先创造安静舒适的环境,协助病人用适宜的方式发泄此类负性情绪。

4. 恐惧　在病人感到恐惧的时候,留在病人身边能够增加其安全感。同时,经常给予病人能减轻其恐惧的言语和非语言性安慰,如握住病人的手、抚摸病人等。也可以适当鼓励病人表达自己的感受,说话速度要慢。为病人提供有关医院常规、治疗、护理方面的信息,满足病人的信息需求,以降低其恐惧感。

5. 预感性悲哀　对于此类病人,应确认悲哀的不同阶段,采取合适的护理措施,告诉其随着医学的发展,癌症已经不是不治之症,通过手术放化疗可以延长人的寿命,甚至可以完全治愈。经常与病人交流,了解病人的想法;经常与病人一起回顾已经取得的进步,增强其自信。

6. 绝望　由于罹患癌症及不良预后而产生的无法达到生存目的时的一种悲观体验。应帮助病人正确评价目前面临的情况,对病人表示同情和理解,采用态度温和、尊重病人的方式为其提供护理;尽可能满足病人的合理要求;鼓励病人进行生命回顾,肯定过去的成就,证明其能力和价值。

相关链接

心理痛苦管理筛查工具

美国综合癌症网络(National Comprehensive Cancer Network, NCCN)将癌症病人可能出现的一系列心理问题归纳为癌症相关心理痛苦,建议使用心理痛苦管理筛查工具(distress management screening measure, DMSM)对癌症病人进行心理痛苦程度及相关因素的筛检,以便为后期疼痛管理、心理治疗和社会支持提供依据。

DMSM 问卷包括两部分:①心理痛苦温度计(distress thermometer, DT),0 ~ 10 分表示心理痛苦的程度。

0分代表无痛苦；0<DT<4分表示轻度心理痛苦；DT≥4分表示中重度心理痛苦。②心理痛苦相关因素调查表（problem List，PL），引起痛苦的原因有5个方面共40个条目，分别是实际问题（6个）、交往问题（4个）、情绪问题（9个）、身体问题（20个）、信仰/宗教问题（1个）。DT信效度较好，重测信度为0.77；以医院焦虑抑郁量表为参照，DT的敏感度和特异度分别为80%和70%。

二、与癌症病人的沟通技巧

与不同阶段癌症病人的沟通技巧

1. 确诊阶段　在确诊阶段，病人会出现恐慌的心理，医护人员与病人的沟通主要包括病情的告知及各种检查前的健康宣教。

不同文化背景下，人们对于告知癌症病人病情有着不同的看法。在西方国家，医生认为癌症一旦确诊，就应将真实病情、治疗计划和预后告知病人，使病人能有充分的心理准备；告知病人病情能促进病人参与医疗决策，积极体验生活，有助于构建和谐的医患关系。但在临床实践中，如果将所有情况均告知病人，会增加病人的心理负担，可能加重病情，甚至导致部分病人拒绝治疗，所以在我国保护性医疗更为常见。

家庭是病人社会支持最主要的来源，家属或多或少地参与病人的首诊、治疗及随访复查等过程。我国是以家庭为中心的伦理为主导的社会，这种家庭成员的参与感更为明显。因此，在对病人癌症告知中应注意个体化原则，尊重病人和家属的意见和建议（选择权），病人既有知道病情的权利，也有不想知道病情的权利。若病人希望知道病情，则在诊断过程中尽早让病人做好接受坏消息的准备，告知时应注意：①多数病人对其癌症诊断特别敏感，潜意识里不想知道或承认自己的癌症诊断，希望以一种间接的、委婉的、非语言的方式告知；②缓慢渗透和脱敏法，给病人反应的时间。例如：肿瘤不像预想的那么好、良性和恶性的可能性各占一半、我们会尽力把它切干净……③告知时应有家属在场，以提供情感支持，并帮助病人记忆信息；④告知后应该留有时间讨论和回答病人的问题。

癌症病人对不同方面的临床决策，倾向性有所不同。有研究显示，与生活习惯相关的决策，病人倾向于自己决策并参考医生和家属的意见；与求医行为相关的决策，病人倾向于家属的建议；在常规检查、总体治疗方案、手术、化疗和放疗方面相关的决策，病人倾向于医生决策，较少参考自己和家属意见。

2. 治疗阶段

（1）消除病人的恐惧和焦虑：治疗前和治疗过程中，护士需要向病人讲解治疗的目的、可能出现的副作用和解决方法，有助于解除病人的恐惧和焦虑，顺利完成治疗计划。

（2）保护病人的希望：希望是病人产生应对疾病内在力量的源泉，护士在与癌症病人沟通时，应详细了解病人的心理需求，运用有效的语言沟通策略来激励和保护病人的希望。

（3）促进病人的创伤后成长：遭受创伤事件（如罹患癌症、丧失亲人、遭受自然灾害和战争等）的个体在经历负性心理的同时，也会出现一系列正性心理成长，即创伤后成长（posttraumatic growth，PTG）。多项研究表明，创伤后成长在癌症病人中较为普遍，它可以改善病人的心理状况，提高病人的生活质量。目前已有多种成熟的干预模式，应用于癌症病人的主要包括认知行为压力管理疗法、正念认知疗法和情感宣泄法等。在一项关于乳腺癌的研究中，要求病人记录患癌后最深刻的感受、对癌症经历的积极认识，或如何面对癌症这段经历，结果发现情感宣泄可以较好地缓解病人的消极情绪，促进病人的心理成长。所以，护士在治疗阶段要积极从正面引导病人，促进病人的创伤后成长，最大限度提高其生活质量。

3. 康复阶段　护士可以与病人及其家属制订切实可行的康复计划，鼓励病人参加社会活动。同时做好随访，及时询问病情，增加病人的安全感和康复的自信。

4. 临终阶段　护士应当积极主动解决病人的疼痛、躯体移动障碍等问题，不能对病人表现出厌烦和冷漠，满足病人的愿望和需求，尊重病人的个人习惯。不同病人的信仰不同，对待死亡的态度也不同，护士应尊重病人的信仰，使病人和家属都能得到精神上的满足。具体详见第二十四章。

三、癌症病人的护患沟通与支持需求

在临床护理实践中，护士对病人的关心是通过护患沟通过程表现在护理活动中的。沟通是一个基本的工具，通过有效的沟通，护士能够表达对病人的关心，建立护患信任关系，有利于病人的疾病治疗和尽早康复。缺乏有效的护患沟通会影响病人的心理健康和疾病恢复，而且也影响临床护士的心理压力水平，容易导致护士产生与心理压力有关的身心疲惫和离职。因此，对护士进行护患沟通技巧的教育和培训非常重要。

癌症病人认为具有良好的护患沟通技巧、能够表达关心病人的好护士的典型特征是：护士具有肿瘤专业知识、关心病人的态度及熟练的专业技能，并且能够为病人提供所需的信息支持、情感支持与实际的支持和帮助。

（一）护士具有关心病人的态度和提供情感支持的专业责任

癌症病人面对威胁生命的疾病，承受着巨大的心理压力，他们需要情感上的支持。护士关心病人的态度是这种情感支持的有效来源。而且，情感支持可以直接通过护士的工作态度和行为来体现。

1. 具有关心病人的态度　关心病人的态度分为两个层次。最基本的态度包括主动跟病人打招呼、态度和蔼可亲、语气温和、面带微笑等。病人在判断护士的工作态度时，他们对护士的非语言沟通行为很敏感。而且，护士的态度可以直接影响病人的心情。护士面带微笑能够给病人带来一种愉快的心情，有助于他们减轻心理压力、缓解紧张的情绪和压抑的氛围。相反，如果护士整天以一种严肃的面孔出现在病人面前，会使病人感到心里压抑和不舒服。更高水平的关心病人的态度是：护士能够积极、主动、热情地护理病人。在这种氛围下，护士为病人做各种护理措施，病人都会感到心情愉快，并心存感激，从而减轻心理压力。因为病人认为护士是发自内心地愿意为他们提供帮助。所以，当护士观察和评估病人的时候，病人也在观察和评价我们的护士。护士所表现出的行为，包括其言谈举止和面部表情，将在病人脑子里留下印象。然后，病人将判断护士的态度是关心病人还是不关心病人。

2. 具有共情能力　癌症病人在心理上很脆弱、很敏感，期望能够保持"人"的尊严，能够被尊重、被同情、被理解和被接纳。所以，护士要能够设身处地采用换位思考的方式，理解和体谅病人的心理挫折和压力，并且提供相应的情感支持，满足他们的心理需求。

3. 提供情感支持　提供情感支持的行为包括：安慰、开导、激励信心、鼓励、多给病人介绍成功康复的例子、关心每一个病人等。为了给情绪低落的病人以情感支持，需要护士善于发现和提供正面的信息。这种积极的鼓励能够给病人提供坚持治疗的信心和勇气。而且，护士需要关注每一个病人，因为每一个病人都需要心理上的支持。有的人表面上看特别开朗、乐观，但这些病人可能是因为比较注重别人对他的评价而硬撑着；也有些病人隐藏了他们的真实感受以避免家人替他们担心。所以，其实这些病人也需要内心的释放。当病人能够得到情感支持时，他们会有一种安全和放心的感觉，有助于缓解心理压力。

4. 建立一个友好和支持性的病房气氛　病人在疾病治疗过程中期望拥有一个友好、关爱和积极的病房气氛。因为疾病本身会使病人感到心里很压抑，如果病房氛围很沉闷、很压抑，病人的心情会更压抑。而且，病人认为"不是得了癌症就得整天板着脸（哭丧着脸）"，并期望"即使疾病本身不能治愈，但是大家的心情都很好"。可见，病人希望能够通过人际沟通、社会支持和环境调节等各种措施，转移对疾病的注意力，忘却疾病的烦恼，缓解郁闷的心情。所以，护士要主动为病人营造一种轻松、愉快的病房氛围，调动病人的积极性，以减轻他们的心理压力。

（二）护士具有肿瘤专业知识和提供信息支持的专业责任

癌症病人的信息需求包括三个层面。①疾病的知识层面：知道和了解他们得了什么疾病？为什么会出现这些不舒服？这些不舒服是从哪里来的？②疾病与个人相关的层面：我能完全康复吗？我会很疼吗？③整合疾病对他的影响：了解疾病对他们到底意味着什么？在他们身上到底发生着什么？等。

从病人的角度看，他们需要两种类型的信息。①需要知道和了解（the need to know and understand）：所患的疾病是什么？不舒服是从哪里来的？是否能够康复？上述三个层面的信息需求，护士可以通过解释或病人教育加以满足；②需要感受到被知道和被了解（the need to feel known and understood）：医务人员是否接纳了他们？是否认真对待了他们？即情感支持的需求。护士可以通过有效的护患沟通行为，如表现出对病人的理解、同情、关爱、尊重、信任等措施，满足其被理解和被接纳的情感支持需求。

1. 满足病人的知识和信息的需求及满意地回答病人的问题　癌症病人普遍感受到疾病知识方面的信息缺乏，渴望得到有关疾病、治疗和护理方面的信息。护士能够通过多种途径为病人提供相应的知识和信息，包括：通过病人教育给病人讲解疾病治疗和护理方面的知识、解释病情的动态变化、提供建议、在操作之前给予说明和解释、清楚地回答病人的问题等。因为知识和信息能够使病人产生一种内在的控制感，从而降低恐惧和焦虑。

2. 具有不同文化程度的病人对信息需求的详细程度不同　具有较高文化程度的病人通常想得到比较详细的信息。护士的解释对于他们理解和接受医务人员的建议非常重要。通过解释也有助于建立护患信任关系。而且，当护士指导或告诉病人应该怎么做的时候，既要告诉他要怎么做，还要告诉他为什么要这样做，多做一些解释，让病人在理解的基础上配合治疗和护理。

在疾病治疗过程中，病人非常关注他们的各项检查结果是否正常，以判断治疗的效果、病情的进展和预后。所以，当病人的检查结果出来以后，护士要及时对检查结果和新出现的病情进行解释，有助于缓解他们的紧张和焦虑。否则，由于对检查结果的误解和猜疑，病人可能误以为是疾病转移了、病情进展了或复发了等，而出现情绪波动，影响他们的心情，增加挫折感，容易丧失信心。

（三）护士具有熟练的技术操作能力和提供实际支持的专业责任

1. 具有娴熟的技术操作能力　护士应该具有熟练的技术操作能力，在病人身上无论做各项技术操作，技术都要过关、过硬，以减轻病人的躯体疼痛和不适。

2. 护士主动接触病人，并提供帮助和指导　护士需要经常巡视病房，评估病人的需求，帮助他们解决各种实际的问题和困难，尤其是在他们遭受疼痛或不舒适时，护士的巡视和关心及各种切实有效的措施解决病人的身体不适，能够使病人切实感受到被关心和被支持。

3. 提供高质量的护理　护士应该关心病人的各种需求，包括生理上的、心理上的和日常生活上的，尤其对于没有家属陪床的重症病人更要提供细致周到的护理服务。

总之，护士应该意识到，护士对病人的关心是在护患沟通过程中体现在护理活动中的。癌症病人由于面对疾病的挫折和压力使得他们在心理上很脆弱、很敏感，他们对于护士的非语言沟通行为非常敏感。因此，护士需要努力营造一种工作积极主动、热情接纳病人的病房气氛。如果护士表现出了具有关心病人的专业知识、态度和熟练的技能，能够给病人提供信息的、情感的和实际的支持和帮助，病人就会切身感受到护士对他们的关心和照顾，以及他们正在接受高质量的护理。这样，病人就能保持一种愉快的心情，从而减轻心理压力，而且有助于建立良好的护患信任关系。

四、与癌症病人的语言沟通技巧

语言是一种直接和有效的沟通方式，可以给癌症病人提供情感支持。下面介绍如何通过恰当的语言给予病人最大限度地支持和鼓励，并尽量减少语言沟通上的失误。

（一）癌症病人愿意听的话

癌症病人愿意听的比较顺耳的话，是那些能够激励和保护病人的希望（hope）的话。因为即使是最听天由命和最具现实主义的癌症病人也希望自己的病能够治愈；即使客观上不可能完全治愈，即使不可能再有康复的可能，至少延长生命将成为他们的希望。癌症病人的目标和希望包括：长期目标是希望能够治愈疾病或延长生命；短期目标是希望不被癌症吓倒，手术后身体能够尽早恢复，并能够比较顺利地完成化疗和／或放疗的疗程。所以，病人能够忍受治疗的严重副作用，以最大限度地增加治疗成功和延长生命的机会。因此，运用有助于满足病人心理需求的语言沟通技巧，即多说病人愿意听的比较顺耳的话，包括夸奖与肯定病人的身体状态和精神状态、鼓励和安慰、介绍成功的病例、介绍先进的医学科学技术和医学发展的信息、给予切合实际的指导、家属持之以恒地表达情感支持、肯定以前在家庭和事业上的成绩、聊天以转移注意力等。

1. 夸奖与肯定病人的身体状态和精神状态　积极接受治疗的癌症病人的普遍信念是"癌症不是不治之症，而是难治之症。"病人在治疗过程中最现实的期望是：疾病进展被控制，病情没有发生进一步的恶化，身体状况得到改善。所以，病人希望自己手术以后身体能够尽早恢复，在化疗过程中能够保持比较好的身体状况和精神状态，并期望听到医务人员肯定他们的身体状况正在从手术和治疗中恢复。这种夸奖和肯定病人的身体状况和精神状态迎合了病人的心理需求，对病人是一种积极的暗示，能够增强他们康复的希望和信心。

2. 鼓励和安慰　通过自我安慰以减轻疾病的威胁对病人是一种自我保护。病人也希望他们的家属、亲戚、朋友、医务人员等能够通过安慰和鼓励以强化他们康复的信心。所以，通过语言对病人进行安慰和鼓励，能够满足他们减轻恐惧的心理需求。

3. 介绍治疗效果好的例子　癌症的 5 年生存率越高，病人的生存希望也越高。抗癌明星或治疗效果比较好的案例会成为病人学习的榜样，强化他们的信心，激励他们的抗争精神。

4. 介绍先进的医学技术和医学发展的信息　在本能的求生欲的心理需求下，癌症病人通常愿意听信所有正面的信息，如先进的医学科学技术、医学技术的突飞猛进或重大突破、中国传统的中医中药等，介绍这些的目的是保护病人的希望，照亮其前途，激励病人不要放弃希望。

5. 给予切合实际的指导　在激励病人康复的信心和斗志的同时，更要根据病人的实际情况，脚踏实地地给病人以切合实际的劝说、安慰、建议和指导，让病人知道如何配合治疗、护理和康复。

6. 家属持之以恒地表达情感支持　病人的爱人和孩子始终不渝地照顾和爱是病人情感支持最重要的来源和生存的力量。家属的爱和本能地想要维持一个"完整的家"的心理，能够成为病人需要顽强生存下去的精神支柱。所以，医务人员要有意识地观察和发现家属对病人的情感支持，通过对家属的称赞以鼓励家属的行为，同时强化病人被爱和被家属需要的心理，以体现生存的意义和价值，激发抗病的斗志。

7. 肯定病人以前在家庭和事业上的成绩　当病人回顾自己的一生时，如果他在家庭和事业上取得过成绩，会对自己的一生感到满意。所以，用语言肯定病人在家庭和事业上的成绩和贡献，是对病人的一生给予了积极的评价，使人不至于感到失落。

8. 聊天以转移注意力　癌症病人经历着身体上和精神上的痛苦，他们希望能够通过转移注意力以减轻痛苦。所以，在日常生活中，有些病人不愿意谈与疾病有关的话题，而希望能够与别人一起聊天，通过分散注意力，暂时忘却疾病的烦恼。

（二）癌症病人不愿意听的话

癌症病人的信念是："希望"是应对疾病的内在力量。所以，他们应该保持多往积极的方面想，有意识地避免负性的信息，其目的是保护他们自己的希望，减少会动摇他们意志的情形。所以，有可能会削弱病人的希望，或有损病人自尊心的话是病人不愿意听到的话，其中包括：负性的信息和悲观的态度、压抑的情绪低落的话、被家属过度保护、被同情和怜悯、被劝说、他人不能设身处地地体谅病人的痛苦等。

1. 负性的信息和悲观的态度　病人不想听那些化疗副作用大、治不好、复发、苦恼等这类话。因为这些负性的信息会对病人产生消极的影响，使病人感到恐惧和威胁，于是病人会有意识地回避这些信息，以达到"眼不见，心不烦；耳不听，心不想"的境界。所以，护士在对病人进行疾病知识的教育时，有关化疗药物副作用的信息既要告诉病人，让病人有心理准备，但是对这些信息的解释限于了解即可。同时，要注意尽量避免病友们在一起唉声叹气地交谈这些负性的信息和传递悲观的态度，因为大多数病人都不愿意反复听到这些语言的恶性刺激,以免产生悲观的态度。而且,面对具有潜在生命威胁的疾病,病人最经常使用的防卫机制是否认,他们在潜意识里试图否认疾病的严重性,以减轻心理压力。所以,病人对于自己病情的严重性非常敏感,他们不愿意承认或被别人暗示自己的病情比别人严重。

2. 压抑的情绪低落的话　病人期望他们的家人、亲戚和朋友们对他们的病情保持比较乐观的态度,压抑的、情绪低落的和悲观的态度和语言会使他们感到心理更压抑。

3. 被家属过度保护　在康复过程中,有些独立性比较强的病人希望能够尽最大努力恢复到生病以前的生活,能够做到带癌生存,而不愿意过多地依赖别人。如果被家属过度保护,被家里人当作重病人看待,处处被保护,什么家务活儿都不让做,可能反而会让病人产生心理压力,觉得自己成了家庭的负担,也不利于病人分散注意力。

4. 被同情和怜悯　癌症病人无论在身体上还是精神上都很脆弱,但是越是心理脆弱的人越有强烈和敏感的自尊心,而且每一个人都不希望成为被别人可怜的人。所以,病人希望被理解、被体谅、被接纳,但是不希望被同情和怜悯。例如:"你想开点儿,爱怎么着就怎么着吧;你想吃什么就吃点什么,想吃点好的就吃点好的,想干嘛就干嘛吧。"病人会认为这对他们是一种消极的同情和怜悯。

5. 被劝说　面对生命威胁的疾病,病人的应对策略是使用行为和认知方法管理心理上的压力。病人一方面会在行为上积极配合治疗,另一方面会依赖认知的改变,多往积极的好的方面想,以坚定自己的信念,顽强地与命运抗争。但是,认知的改变和心理调适是一个逐渐的过程,要靠自己静下心来冷静思考,厘清头绪,做出选择。有些独立性比较强的病人在得知病情的初期,尤其是在烦躁不安期,他们不喜欢别人那些拙笨的劝说。

6. 虚伪的不切实际的话　有些文化层次不高的人善意地说出类似"没事儿,别当回事儿;这不叫个病,这哪叫个病呀?"之类的话,显示出这些人没有设身处地地体谅病人的痛苦,对病人的遭遇没有表现出同情心,会使病人感到生气和反感。

总之,希望是病人产生生存力量的资源。护理的目的就是帮助病人在病程中的每个阶段都能够使用各种认知方式进行心理调适,以达到能够基本上了解病情的严重性,但又不至于陷入抑郁状态,从而产生和保护希望,激励抗争精神,能够带癌生存。所以,医务人员要详细了解病人的心理需求,并通过有效的语言沟通策略以激励和保护病人的希望。

五、告诉病人"坏消息"的原则与技巧

大多数西方国家的癌症病人想要知道他们的癌症诊断、预后、可能的治疗及其有关的副作用。这种告知病人真实的病情和所需的信息能够减轻病人由于"不确定感"而引起的焦虑,有助于病人更好地进行心理调适和主动地参与疾病的治疗决策。而且,从医学伦理学的观点看,知道疾病的真相是病人应有的权利,有助于病人更主动地适应今后的生活和环境。但是,告诉病人坏消息的方式会影响病人对疾病的情绪反应和应对能力。例如:不考虑病人的心理反应和承受能力,以一种直截了当的方式告诉病人坏消息,会增加这种负性信息所产生的负面影响。所以,告诉坏消息需要医务人员与病人进行敏感和谨慎的沟通,以达到既能满足病人对疾病的知情权,又不会导致病人出现突然和严重的心理应激。

一般地,国际上比较通用的病情告知时应该遵循的基本原则是:①在疾病诊断的过程中,诊断结果一旦确定以后,应尽早让病人有面对坏消息的心理准备。②由一名高年资的有癌症病情告知经验的医生与一名护士一起,告知病人坏消息。有护士在场的目的是因为护士能够提供病人所需的情感支持和必要的信息,并且能够对病人的心理反应进行随访。③以一种缓慢的渐进性的方式告诉病人病情,并实时评估病人的心理反应、心理承受能力和应对方式,即以病人自己能够接受的速度告诉病人,给病人时间让病人做出反应,询问病人的想法和顾虑,让病人有权自主选择需要对病情完全告知或部分告知。医务人员要认识到,不是每一个病人都希望知道自己的真实病情或知道全部病情。④告知病情时应该在一个充满情感支

持的环境氛围中进行,这种情感支持既应该来自医务人员也应该来自病人家属,所以病情告知时建议病人家属应该在场,以方便给病人提供情感支持,并帮助记忆有关信息。⑤医务人员通过给病人提供专业支持和安慰,向病人传递一种治疗疾病的信心和保证。⑥与病人讨论和回答他们的疑问。

在我国,有关癌症病人的病情告知一直沿用着以家庭为中心的决策制订过程。家属是病人的重要支持网络和代言人。一旦癌症被确诊,医生将会首先将病人的病情、治疗和预后清楚地告知家属,尤其是在家庭中能够起主导作用的核心成员。如果家属要求医务人员不要告诉病人癌症诊断,医务人员将答应尽量保守秘密;否则,医生将准备在合适的时间用一种合适的方式告诉病人疾病诊断。通常,医生将间接地使用类似"肿瘤""结果不像预期的那么好""但是我们会尽最大努力切除它"或"我们已经尽了最大努力"等。采用这种比较间接的和含糊的方式进行沟通的目的是让病人有接受坏消息的心理准备,并保持治疗疾病的信心和希望。而且,癌症病人对这种间接的信息沟通方式能够很好地理解和领会,事实上,许多癌症病人也希望慢慢地或间接地知道自己的病情。

我国许多病人对于癌症诊断的线索是很敏感的。例如:他们会把自己的疾病治疗方案与同屋的病友进行比较,如果他们用药的治疗方案相同,他们会通过推断间接地知道自己得的是同一种疾病(癌症)。但是,有些病人会保持沉默并且假装不知道自己的真实病情。因此,有些有经验的医生认为或许那些病人潜意识里不想知道他们的癌症诊断,并且认为延迟知道诊断可以使病人不至于突然陷入心理危机状态,可能会对他们具有心理保护作用。

可见,病情告知不只是简单地告诉或不告诉的问题,而是一件涉及伦理原则和工作方式方法的比较复杂的事情,它包括应该告诉谁以及如何告诉的问题。而且,不同的病人及其家属对病情告知持有不同的态度。即使有的病人不想直接被告知癌症诊断,他也可能希望通过其他间接的途径得知诊断。例如:通过一种间接的、委婉的或非语言的暗示方式得知诊断。因此,医务人员应该尊重病人及其家属对病情告知的意愿,以减轻病人的心理压力,增加病人的治疗依从性,力求获得比较满意的治疗效果和病人满意度。

(一)回答敏感或难以回答的问题

敏感或难以回答的问题通常是与诊断、治疗效果和预后有关的一些问题,尤其是当这些问题被间接询问时更难回答。因为医务人员需要探讨线索以确认病人到底在问什么问题,病人想知道什么。例如:很少病人会直接问:"护士,我快要死了吗?"而是问:"我觉得我的情况不太好,是不是呀?""我姐姐也得了这种病,她已经去世了",或更直接一点地问:"我觉得我过不了这一关了,你说是吗?"这些相似的问题清楚地表明病人想到了死亡。

有关诊断和治疗的问题同样是很难回答的,因为人们通常在潜意识里仍然认为癌症等于死亡,甚至癌症的治疗会引起一系列更复杂的问题。

遇到难以回答的问题时,一个合适的方法是不直接回答病人的问题,实际上,病人也并不想知道这个答案。有些病人一旦问了某个问题以后,也会心里后悔不应该问这个问题,因为他自己并不想真正知道问题的答案。

总之,处理难以回答的问题时,远不是简单地决定"告诉或不告诉"病人的问题,而应该是基于满足病人表达的想要得到信息的需求。主要目的是仔细地确定病人需要什么样的信息,然后根据病人目前的知识水平和想法满足病人的需要。

回答敏感或难以回答的问题的沟通原则是:

(1)首先确定病人在问什么问题,为什么他要问这个问题,病人是否真的想知道答案?

(2)对于病人目前的病情或现状,他有什么想法?

(3)过早的安慰、虚假的保证,或指责病人对于所接受的医疗和护理缺乏信任都是没有用的。

【举例】 回答一位肝癌病人的问题

病人:"我的皮肤再有多长时间就会变黄啊?"

护士："你为什么会问这个问题呢？你在想什么？"

病人："奥，我有一个好朋友，像我一样也得了这种病，他的皮肤很黄，后来不久就走（死）了。"

护士："是吗？你接着说下去。"

病人："我猜想我也可能快不行（死）了。"

护士："那你为什么会有这种感觉呢？"

病人："我觉得我有一个幸福的家，我不想死，但是，我知道我这次是逃不过去了。"

很明显，病人想要证实他的病情在怎么变化，护士给病人提供了机会探讨病人的感觉，他在想些什么？进一步的交谈是基于病人在想些什么，而不是护士根据自己的工作经验觉得应该告诉病人什么。

（二）其他技巧

1. 避免阻断沟通的行为   研究发现，护士在面对癌症病人时会变得沉默寡言，回避给病人提供信息，或回避与病人讨论问题。例如：不直接回答病人的问题，而是转介给其他医务人员；改变谈话主题；或通过保持沉默而忽略或不理睬病人的问题；讲一些敷衍搪塞的话想办法脱身。这些行为都属于阻断沟通的行为，在沟通的时候应该注意减少此类行为，采取一些沟通策略正面引导病人。

2. 适时沉默和打破沉默   当病人话说到一半的时候突然停下来，护士可以说："还有呢？"或"后来呢？"或重复其前面所说的最后一句话，帮助病人继续说下去。

3. 非语言沟通   相对于语言沟通而言，非语言沟通是通过沟通者的身体动作、体态、语气语调、空间距离等方式交流信息。与癌症病人沟通的过程中，恰当的非语言沟通对病人而言感受更好。例如：在病人倾诉的时候静静倾听，在病人需要安慰的时候给予其轻轻拥抱，都可以给病人温暖。

第二节　癌症病人照顾者的特点与沟通技巧

癌症病人家庭照顾者是一特殊群体。在癌症病人的治疗和疾病进展过程中，家庭照顾者在支持和维持病人健康方面起着关键的作用。一方面承担繁重的照顾任务，另一方面也承受着巨大的心理和精神负担。然而，现实是一般大众只关心癌症病人，很少关心家庭照顾者这一群体，其辛苦、挫折、孤单和无助种种问题亟待解决。家庭照顾者也需要关怀，如何与家庭照顾者进行有效沟通，需要护理人员了解癌症病人家庭照顾者的特点，给予关心与指导。

一、癌症病人照顾者的特点

（一）癌患家庭照顾者

家庭照顾者主要是指与病人生活在一起、照顾其生活起居、进行决策并对病人负有主要责任的家属，包括病人配偶、父母、子女、兄弟姐妹及其他亲属。

（二）癌患照顾者负担

1. 照顾者负担的定义   照顾者负担主要用来描述照顾者在整个护理病人过程中所经历的多方面的负面效应。"负担"的定义是，照顾者在照顾病人过程中，感知到的多方面的变化，如身体、情感、家庭社会、或经济地位等。双维度负担概念包括主观负担和客观负担两个方面。主观负担指的是家庭照顾者在照护病人过程中的态度、体验或情绪等方面的主观感受或反应；客观负担则是指诸如照顾病人所耗费的时间或经济花费等可以从客观上测量的照顾工作量。

2. 照顾者负担的影响   照顾者负担不仅影响照顾者自身的状况，诸如限制其健康促进行为；同时也会通过影响其对病人的照护过程或与病人相互影响，而导致病人负担的加重。

3. 照顾者负担的特点   癌患照顾者的照顾负担具有超负荷、动态变化和主观感受等特点。相关研究结果表明，癌症病人家庭照顾者最常见的身体负担为睡眠障碍、疲乏、体力下降、疼痛、食欲缺乏、体重降低等。癌症的诊断及治疗对病人及整个家庭来说,都是一个严重的压力事件,尤其对主要家庭照顾者更是如此。一项对于癌症病人家庭照顾者心理负担的 Meta 分析表明,家庭照顾者所经历的心理负担如焦虑、抑郁程度等同,甚至高于癌症病人本身。

(三)照顾者的积极感受与干预

长期的照顾工作会给照顾者带来沉重的负担,同时,照顾者在照顾病人的过程中,逐渐接纳病人身患癌症的事实,能够感受到生命的意义与价值,更加珍惜与病人在一起的时光。同时,也可能与照顾者在照顾病人的过程中,感受到自己的付出能够给病人带来舒适,体验到自己付出的价值,这种价值感会给其带来积极感受。照顾者的积极感受会影响病人的情绪和态度,而良好的情绪与态度,可以帮助病人做出正确的决策,不至于乱投医;同时,还可以鼓励病人树立坚定的治疗信念,而坚定的信念对癌症病人病情的控制与治疗均起着极其重要的作用。国外较早即有对癌症病人照顾者的干预研究,干预方法包括心理教育干预、认知行为干预及喘息护理干预等。

二、与濒临死亡的癌症病人照顾者的沟通

许多濒临死亡的病人诉说他们最大的恐惧是害怕孤独地死去,他们想要家属的陪伴。因此,在病人濒临死亡时,让家属陪伴着病人有助于病人平静地接受死亡。对于家属,在病人的最后阶段能够陪伴在病人床旁,将有助于他们度过丧失亲人后的悲伤阶段。但是,医院的探视制度一般不允许有太多的家属探视或陪伴,这样,家属可能会失去与临终病人在一起的最后机会。所以,鼓励最亲密的家属与病人待在一起,在病人的死亡过程中,即使病人处于昏睡状态,也可以鼓励家属尽可能多地给病人一些触摸和谈话。如果家属愿意的话,也可以让家属尽可能多地亲自给病人一些照顾,以尽孝道。

医务人员能做的最重要的事情是沟通。使用主动地倾听和鼓励病人表达他们的感受,让病人和家属知道护士对他们很关心,可以随时提供帮助。允许病人对某些事情做出选择,尽量提供措施保持病人身体上的舒适,减轻病人临终状态时的躯体痛苦,让病人尽量平静而安详地去世。同时,也应该尽量为家属照顾和陪伴病人提供方便,并给家属一些心理支持。

相关链接

生活希望计划

生活希望计划(living with hope,LWHP)干预包括观看一个 17 分钟的视频及记录当下体会(2 周希望日志)两个内容。视频是由加拿大阿尔伯塔大学护理学院副院长 Wendy Duggleby 博士和其临终关怀研究团队,根据晚期癌症病人家庭照顾者对希望的体验采访拍摄而得,描述了照顾者对希望的理解及如何保持并提升希望水平。该视频曾两次获国际奖,时长仅有 17 分钟,短小而非常适合照顾者人群的使用。付菊芳教授团队将其引入国内,并对其对晚期肺癌病人照顾者的希望水平提升效果进行了探索,发现生活希望计划干预即时效果自我评价有效率为 76.6%,干预 3 个月后,干预组的希望水平、自我效能和生活质量均高于对照组,焦虑抑郁水平低于对照组,且随着时间的推移呈现下降趋势。由此可见,LWHP 应用于我国住院晚期癌症病人家庭照顾者人群,具有一定的可行性且短期效果较为显著,但中长期效果尚待进一步验证。

(付菊芳)

学习小结

本章首先从病人罹患癌症后的心理反应、常见的心理问题等方面详细阐述了病人罹患癌症后的各种变化;学生通过本章的学习,能够初步了解癌症病人的需求,知晓回答敏感或难以回答的问题的原则。其

次,从癌症病人照顾者的负担、积极感受及沟通技巧等方面分析了与病人照顾者沟通的原则;通过学习,学生应能够阐述癌症病人的心理反应及常见的心理问题,知晓告知癌症病人坏消息的原则,并学会回答癌症病人提出的敏感或难以回答的问题,指导癌患照顾者如何应对繁重的照护工作。

复习参考题

1. 简述如何告知癌症病人坏消息。

2. 陈女士,68 岁,离异,一儿一女。胃癌术后 2 年,出现骨转移及肝转移,将不久于人世。鉴于病人目前的身体状况,家人没有选择告知病人实情。作为其责任护士,你在给病人输液时,病人突然问你:"护士,我还能活多久?"此时,你应怎样和病人交流,解决病人的问题呢?

第二十四章　与临终病人及丧亲者的沟通

学习目标

掌握	临终的概念及临终期判定标准；与不同阶段临终病人的沟通策略；向丧亲者传达病人死亡信息的方法。
熟悉	临终病人的特点；丧亲者的应激反应；遗体料理的沟通技巧。
了解	丧亲者的哀伤辅导。

第一节　临终病人的特点与沟通技巧

问题与思考

　　张某，男，60岁，胃痛十余年，反复发作。此次再次入院，经检查发现癌肿已扩散至肝、结肠、直肠等处。腹部包块逐日增大，白细胞计数下降至 $0.5 \times 10^9/L$ 以下，病人不能进食，极度衰竭，全靠输血、输液维持。病人不堪忍受病痛折磨，要求告诉真实病情，如不可治愈就放弃治疗，早日解脱病痛之苦。而妻子也陷入难以决断境地。医务人员意见也不一。

　　思考：

　　1. 该病人的心理反应处于哪一期？

　　2. 怎样协助家属选择临终期的救助措施？

　　3. 什么是临终关怀？结合临终关怀的护理要求，对本案例提出一些建议。

　　每个人都会经历生、老、病、死的过程。对于死亡，不少人会感到悲痛与恐惧，不愿意主动提及，病人、家属及医务人员也都不例外。因为死亡是一个逐渐发生、发展的过程，多数病人会在医院渡过一段时间长短不一的临终阶段，所以，护理人员在照顾临终者的过程中，不得不面对与死亡相关的话题。如何与这类病人进行有效沟通，需要护理人员了解临终病人生理、心理和精神的变化特点，掌握与其沟通的策略与技巧。

一、临终及死亡的概念

（一）临终的概念及临终期判定标准

　　1. 定义　临终（dying）是接近死亡的阶段，濒死是临终的一种状态。临终阶段是指病人在接受治病性或姑息性医疗后，病情仍继续恶化，尽管意识还清醒，但主要生命器官极度衰弱，逐渐趋向停止的时期。

2. 临终期判定标准　关于临终的时限范围,世界上目前没有统一的界定标准。在美国,将临终定义为已无治疗意义,存活时间小于 6 个月;日本将只有 2~6 个月存活时间的病人定为临终病人;英国以预后≤1 年为临终期;我国不少学者提出,当病人处于疾病末期,短期内(存活时间为 2~3 个月)不可避免地会死亡,即处于临终阶段。

3. 临终病人的生理特点　①肌张力丧失;②胃肠道蠕动逐渐减弱:表现为恶心呕吐、食欲缺乏、腹胀及便秘等;③循环功能减退:表现为心跳减弱,血压下降,四肢发绀,皮肤湿冷;④呼吸功能减退:表现为呼吸微弱,出现潮式呼吸或间断呼吸;⑤感知觉、意识改变:视觉减退到消失,眼睑干燥,分泌物增多;听觉常为最后消失;意识可为嗜睡、意识模糊、昏睡、昏迷等。以上各种迹象表明生命即将终结,是死亡过程的开始阶段。但某些猝死病人可不经过临终期而直接进入临床死亡期。

（二）死亡的概念及分类

死亡(death)是指生物个体生命的终止,表现为循环、呼吸、脉搏等生命功能的丧失。一般认为死亡是机体作为一个整体,其功能永久停止,但这并不意味各器官组织均同时死亡。按照心博、呼吸和脑功能停止的先后顺序不同,死亡可分为心性死亡、呼吸性死亡和脑死亡。

1. 心性死亡　是指心跳先于呼吸停止的死亡,一般见于心脏原发性疾病。临床上以心性死亡多见。医学技术的发展(如呼吸机、心脏起搏器)可使已停止的心肺复苏。因此,个体心跳和呼吸停止并不表明其必然死亡,只要未发生脑死亡,完全可能复苏成功。

2. 呼吸性死亡　是指呼吸先停而后心跳停止的死亡,一般见于肺脏的原发性疾病,如肺水肿、肺实变、肺栓塞等,及各种原因引起的呼吸麻痹、机械性窒息(如溺水)等。

3. 脑死亡　只有脑死亡才是个体的实质性死亡。20 世纪 90 年代末,中华医学会组织召开了我国脑死亡(草案)专家研讨会,提出了脑死亡的判断标准,一般应符合以下 6 条标准:

（1）自主呼吸停止,需要不间断地进行人工呼吸:由于脑干是心跳呼吸的中枢,脑干死亡以心跳呼吸停止为标准。但脑干死亡后的一段时间里还有微弱心跳,而呼吸必须依靠人工维持。

（2）不可逆性深昏迷:无自主性肌肉活动;对外界刺激毫无反应,但此时脊髓反射仍可存在。

（3）脑反射全部消失:包括瞳孔对光反射、角膜反射、咳嗽反射及吞咽反射等均消失。

（4）脑电图呈平直线。

（5）脑血液循环完全停止:经脑血管造影或经颅脑多普勒超声诊断呈脑死亡图形。

（6）脑死亡的诊断必须持续 12 小时以上。

如果符合以上各项标准,且以上这种状态经过 12 小时的反复检查都相同,即可诊断为脑死亡。

（三）死亡观

所谓死亡观,主要是指人们对死亡及生命的看法,它既是活着的人的一种信念,又深刻影响着人们对生活的态度。道家的死亡观——视死如归,生死一体;佛教的死亡观——不畏死亡,死后往生西方极乐之"再生观";儒家的死亡观——不知生,焉知死。对大部分人来说,死亡是个沉重的话题,很多人甚至忌讳提到死亡。从生命的角度来讲,有生有死才是圆满的生命,所以"人生观、世界观、价值观"这样的三观是不完整的。当死亡观介入后,原本三观中的世界观和价值观会开始发生相应的变化,开始介入"从生以来,向死而生"的思考。我们越了解死亡,就越了解生命和自己。从某种程度上来讲,死亡教育能让人更清晰地看待人的整个生命历程,从而能活得更淡泊从容,走得更宁静安详。所以,对临终病人的死亡教育就尤为重要。

（四）临终关怀

临终关怀又称安宁疗护(hospice care),是为疾病终末期病人在临终前通过控制痛苦和不适症状,提供身体、心理、精神等方面的照护和人文关怀等服务,以提高生命质量,帮助病人舒适、安详、有尊严地离世。安宁疗护是姑息治疗或缓和医疗(palliative care)的一部分,是指社会各层次(护士、医生、社会工作者、志愿者和政府、慈善机构团体人士等人员)组成的团队向临终病人及家属提供的包括生理、心理、社会等方面的一种全面支持和照料。临终关怀的目的是尽可能减轻临终病人生理、心理的痛苦,提高生活质量,使其能够安详、舒适、有尊严而无憾地度过人生的最后旅途。

缓和医疗用于缓解痛苦症状,包括心理痛苦和躯体痛苦。支持治疗比安宁疗护和缓和医疗的适用范围更大,所有病人在治疗过程中都需要支持治疗,包括躯体、心理、社会和精神层面的支持。支持治疗、缓和医疗和安宁疗护,构建了对病人的科学治疗,以及对病人及其家属照顾者的全面关心和照顾。

二、临终病人的特点

(一)心理反应

临终病人接近死亡时心理反应复杂。美国医学博士库布勒·罗斯(Dr.Kubler Ross)1969 年在其所著的 *on Dealth and Dying* 一书中,将癌症病人从获知病情到临终时的心理反应分为 5 个阶段:

1. 否认期 多数病人得知自己患不治之症时,最初多持否认的态度。例如:面对诊断为癌症的病理报告时,他们会说:"这不是真的,不可能是我,你们搞错了。"病人不承认自己患了绝症或病情恶化,认为可能是医生的误诊,即便经过复查证明最初的诊断是对的,仍希望找到更有力的证据来否定最初的判断。事实上,病人对于疾病和死亡的否定,是一种暂时的心理防卫反应,是个人对令人震惊的坏消息的缓冲。通常这一阶段通常比较短暂,会随着时间的推移慢慢削弱,极少数病人直至迫近死亡仍持否认态度。

2. 愤怒期 当临终病人对死亡的态度无法保持下去,有关自身疾病的坏消息被证实时,病人的心理反应即转为气愤、暴怒和嫉妒。此阶段的病人想不通为什么是自己而不是别人,往往怨天尤人,对除自己以外的人(如家属、医护人员)、事、物发脾气,无缘无故摔东西,甚至无端指责或辱骂他人。

3. 协议期 愤怒的心理消失后,病人开始接受自己患绝症的现实。他们常常会表示,"若能医好我,我以后一定循规蹈矩地做事。"心中祈求奇迹出现;也可能会与医护人员"讨价还价",乞求医护人员给自己用好药,请权威专家给自己治疗,目的在于能够延长自己的生命,完成未尽的事业。处于此阶段的病人对生存还抱有希望,也肯努力配合治疗,是一种延缓死亡的乞求,是人的生命本能和生存欲望的体现,但持续时间不如前两个阶段明显。

4. 忧郁期 经历了前三个阶段后,临终病人的身体更加虚弱,病情更加恶化,这时其气愤和暴怒都会被一种巨大的失落感所取代,如"好吧,就是我……"。疾病的恶化、身体功能的丧失、频繁的治疗、地位的失去及亲人的厌烦等,都会成为病人失落的原因。此阶段的病人主要表现为对周围事物的淡漠、语言减少、反应迟钝、对任何东西均不感兴趣。临终病人的抑郁心理表现,对于其实现在安详和宁静中逝去是必要的,只有经历过内心剧痛和抑郁的人,才能达到接纳死亡的境界。

5. 接受期 经历上述 4 个阶段后,病人的愤怒、讨价还价、沉闷不语等均不能发挥作用,疾病仍在恶化,身体每况愈下,病人会感到自己已竭尽全力,失去了一切希望与挣扎的力量,于是不得不接受死亡即将到来的事实,出现"好吧,既然是我,那我就去面对吧。""我已准备好。"的心理。在此阶段中,病人相当平静,表现出惊人的坦然,不再抱怨命运,睡眠时间增加,情感减退。病人对死亡的接纳代表了人心理发展过程中的最后一次对自我的超越,是生命阶段的升华。

库布勒·罗斯认为,临终病人心理发展的个体差异很大,并不是所有的临终病人心理发展都表现为上述 5 个阶段。即使临终病人心理发展的 5 个阶段都存在,也并非完全按照顺序发生和发展。因此在实际工作中,护士应根据病人的实际情况进行具体分析和处理。

(二)临终病人的需求

当一个人走到生命的最后旅程,护士及家属充分了解其需求,能够更好地为病人提供临终关怀服务。

1. 生理需求 国内有研究显示,临终病人的各项需求中占第 1 位的是受疾病折磨、生活无法自理而出现的各种生理需求。临终关怀需要建立"身-心-灵"的模式,首先满足的就是生理需求。护士应从生活照料、疼痛护理、提高病人的舒适感等方面来满足病人的生理需求。

2. 心理需求　临终病人的心理大致经历了否认期、愤怒期、协议期、忧郁期和接受期这5个阶段，变化莫测，令人难以琢磨。无论病人有无宗教信仰，在生命结束前的精神慰藉都是其深层次需求。适当的文娱活动、满足临终病人的心愿可以帮助病人提升其自我价值感，在死亡面前更加坦然和安详。

3. 社会支持　社会支持需要家庭、亲友、政府和社会各界人士多方面的配合。主要包括给予病人灵性关怀(尊严死、提供居丧服务和做好尸体料理)、减少经济负担及帮助病人建立和谐的人际关系。

三、与临终病人沟通的原则与技巧

(一)与临终病人沟通的原则

临终护理沟通是通过相互影响、交流而建立一种关系的过程，包括语言和非语言的交流，是思想、观点和情感上的一种交换。护士在与临终病人沟通时，应把握以下原则：

1. 关心病人　与病人相处时，让病人感受到护士关心的是自己而不是疾病。

2. 注意倾听　当病人说话时，护士应对病人微笑或静静地倾听。富有同情心地倾听，意味着护士将自身的不舒适和无意识的、确信的回答藏于心中，不以自己的主观感受判断病人的需求，这样更有利于让病人以他们需要的任何方式倾诉。

3. 非语言性安慰　通过温和的接触，护士可握住病人的手或给病人一个靠背来显示自己的同情心。

4. 创造安静和谐的环境　调暗灯光或拉开窗帘让光线进来，可以营造一种气氛，在这样的氛围中有利于公开自由地分享想法和情感。

(二)与不同阶段临终病人的沟通策略

1. 否认期　不将病人病情全部揭穿，以保持病人心中的一点希望，逐步适应现实。同时争取家属的合作，密切观察以防不幸事件发生。

2. 愤怒期　提供时间和空间让病人自由表达和发泄内心痛苦与不满。

3. 协议期　对病人的种种"协议"或"乞求"，可采取适度"欺骗"方法，做出积极治疗与护理的姿态，在生活上给予更多的关心与体贴。

4. 抑郁期　鼓励和关心病人，解决实际问题，尽量带去快乐，提升其希望水平。

5. 接受期　提供安静、整洁、舒适的环境和气氛，和病人一起回忆愉快的往事，总结一生的经历，帮助病人了却未尽的心愿，让家属多陪伴病人和参与护理，使病人心灵得到慰藉。

(三)临终期救助措施的选择

当一个人大限将至时，是选择全身插满医疗器械的管道，忍受心脏按压、器官插管、心脏电击等全力抢救措施，还是放弃有创性的检查和治疗，用医疗手段缓和病人的痛苦，让其有尊严、无痛苦地死亡？从家属角度，出于外界及自己内心的压力，通常会通过要求医务人员积极抢救病人来表达对亲人的情感及仁义。

但是，当医疗只能推迟死亡而非拯救生命时，对生命的善待应该回归到对人本身的关怀。一般来说，对于威胁生命，现有的医学条件不可能治愈的疾病，不主张采用令人痛苦的有创救治方法，而是采取一些方法缓解病人的疼痛和不适，如吗啡、心理疏导等。除了解除病人的生理需求，还要关注其精神层面的需求，尊重生命规律，敬畏包括死亡在内的一切生命进程，让病人平静地走完人生最后旅途。

死亡对于每个人来说都是不可避免的。当死亡已经来临或病情不可逆转时，主动和部分放弃治疗是对大自然客观规律的尊重，也是对人生命的尊重。对身患绝症、无法治疗的临终病人，终止维持其生命的行为即放弃治疗；对于濒死及采取任何医疗手段都无法阻挡死亡降临的病人，就可以放弃所有治疗，任其自然死亡。

第二节　治疗性沟通技巧解决临终病人的心理问题

在护理临终病人的过程中,尤其在疾病不可逆转的姑息治疗情况下,减轻病人的躯体不适、关心病人的心理问题、满足病人的心理需求、尽可能让病人平静而安详地没有遗憾地离开人世已经成为广大护士和病人家属所追求的目标。要达到这一目标,治疗性沟通是一项行之有效的护理措施。然而,在实际工作中,许多护士对如何解决好病人的心理问题没有自信心,因而对病人的心理问题采取搪塞或回避的方式;有的护士认为病人产生心理问题的原因太复杂,大多涉及家庭、人际关系、经济困难等一系列问题,护士无能为力,而且似乎超越了护士工作的职责范围;有的护士对病人的心理问题司空见惯,虽然她们有帮助病人解决心理问题的愿望,但是想管又怕管不好。所有这些现象都妨碍了护士关心病人心理问题的积极性和主动性,并影响了整体护理质量的提高。下面这个例子介绍了护士运用治疗性沟通技巧成功地解决了一位临终病人的心理问题。

（一）与临终病人的沟通过程

与临终病人沟通的过程,有以下几个相辅相成的步骤、技巧和应注意的问题。

1. 了解主要问题　伊根的帮助关系模式强调了与病人沟通应先明白病人的需要及其感受。有些病人的心理反应和行为表现非常复杂,甚至病人自己也往往未必了解自身的问题,说不清自己的内心感受,只是控制不住自己的情绪,如表现为愤怒、怨恨、迁怒于他人、家属如何表现都不合病人的心意。此时,护士需要尽量探求病人行为的导因和问题的症结。护士可从询问病人的生活和家庭状况、人际关系和成长背景开始,采用开放性问题提问。

2. 建立信任的关系　与病人沟通最重要的是建立彼此信任的关系,这是护士与病人建立治疗性沟通最重要的一个环节。在彼此信任的基础上,通过护士的主动询问,病人会很自然地向护士讲述他们的故事和心理感受。护士与病人一起探讨他们的思维及感受,并通过疏导使病人的情绪和内心感受表达出来,这对于病人的心理问题有治疗作用,而护士也能从交谈中了解病人的心理问题和症结。

3. 鼓励病人表达内心感受并给予心理支持　当病人感到无助和失败时护士的关怀和支持可以稳定病人的情绪并可获取病人的信任。这种支持性的沟通对病人非常重要。此时,护士可以趁机了解病人的期望和需要。病人通常愿意向护士表达自己的心理感受,很在乎护士对他的问题是否感兴趣。而护士恰好能够创造安全和接纳的环境,以鼓励病人表达内心的情绪。接着,护士要协助病人了解自己的情绪及其背后的原因,并且要让病人看到问题背后的曙光,以鼓励他解决问题或克服困难。

4. 帮助病人对事情有新的认识和体验　在病人处于困境中时,需要他们对不可改变的遭遇或现状有新的看法和洞察力,以帮助他们从不同的角度去看问题和产生新的体验。

（1）促进反应(facilitate response):促进反应是指帮助病人及其家属从不同的角度去思考问题,对事件产生不同的想法,从而改变以前固有的消极态度,并向积极的情绪反应方向转变。在病人临终的时候,他们对人生有不同的理解和感受,对死亡也有不同程度的焦虑、恐惧和人生期望。所谓当局者迷,旁观者清。在帮助处理病人的情绪和人际关系时,护士除了倾听病人的心理需求,更需要适时向病人提出不同的观点,给予他们意见和建议,帮助病人将心理困扰重新思考,协助他们重新面对死亡和重订人生计划,以更积极的态度处理问题。

（2）提供保证和肯定(reassurance):提供肯定和保证可以减轻病人和家属的压力,增强他们面对现实解决困难的信心。这类措施包括:①提供现实的保证(factual assurance),根据事实给病人提供信息和保证。护士给病人的保证一定要真实和有据可循,不要向病人提供虚假的保证和希望。否则,会妨碍病人对护士的信任。②预测结果(predicting outcome),护士需要帮助病人和家属对将来可能发生的事情有心理准备,有勇气面对不良的预后和接受负面的感受。③表达赞许及肯定(show appreciation),善于发现病人的优点,并及时给予表扬,会强化病人的积极行为,增强他们的自尊心和自信心。

5. 解决问题　研究切实可行的方案并制订护理计划。

（1）提供多种选择：研究切实可行的解决问题的方案。首先，病人要有机会表达内心的感受和了解自身所处的状况，这样可以稳定病人的情绪。其次，护士要协助病人选择解决问题的方法。护士要鼓励病人发掘可以解决问题的方法。例如：询问病人以往能够成功地解决问题的方法，留意病人的经验和发掘病人的优势。然后，护士也可以向病人提供一些解决问题的建议，但最终的选择应该由病人自己决定。

（2）制订计划应遵循几个原则：①病人的参与。除了病人当时的状态使他无法参与外（如情绪不稳定、极度沮丧），护士应尽量与病人一同制订计划。这样可以减少病人的依赖性和无助感，使病人重拾自尊和自我价值。②关注病人的需要。计划应集中处理病人当时最关心的问题，如处理与家人的关系。③符合病人的生活方式和文化背景。生活在不同的文化、宗教背景与生活方式下的人对事情的看法会有所不同。护士不但要了解病人的看法，也要意识到自己在某些方面的看法可能与病人不同，不要把自己的价值观强加于病人身上。④充分利用病人自身的能力和发挥家庭成员及社会资源的力量解决问题。经验表明，联络病人家属或社会关系，并不像想象中那样困难，而且护士的热心尝试和帮助，可以增强病人的信心和解决问题的决心。⑤护理计划有具体的措施和时间性。护士应向病人或家属交代计划、行动和预期结果，以取得他们的合作。

（二）与临终病人及其家属的治疗性沟通实例分析

1. 案例描述　陈某，男，48岁，肺癌晚期，从事服务行业，结婚、离婚数次，独居。儿子20多岁，已参加工作。病人自2年前生病后，不知什么原因，拒绝接受香港公立医院的医治，独自去内地求医，直至不能负担医疗费后重返香港，在某肿瘤医院接受化疗。化疗期间转入善终服务医院（临终关怀医院）休养和缓解疼痛。入院初期，病人生活能够自理，但因脊椎突然受压而致下肢瘫痪，转送急症医院施行脊椎减压术，但手术效果欠佳，再送回善终服务医院。医生随后决定给他停止化疗。他的妹夫与他关系很好，经常到医院来探视。其他家属也偶尔来探视。入院初期他对医护人员很客气，当他得知医院不再为他进行化疗后，加上下肢瘫痪，脾气变得很暴躁，对护士很不礼貌。

2. 治疗性沟通过程　病人对医护人员的不礼貌行为维持了数天。护士判断这是病人愤怒的表现，而隐藏在愤怒背后的通常是深刻的心理伤痕。有一天，护士特意与他详谈，了解他的家庭和生活状况。他说家人对他好并不是真心的，说话时面带忧愁却没有半点伤感。于是，护士尝试着了解了他的成长过程和家庭关系。原来，病人有一个痛苦的童年。4岁时，他妈妈离家出走，留下他们4个兄弟姐妹由大妈照顾。他从小在街上捡废品贴补家用，由于得不到大妈的疼爱经常露宿街头。他很小就开始打工，挣了钱还要供他大哥读书，而自己却一直没有机会读书。本来他与大哥和妹妹的关系不错，但后来没有再来往。他埋怨生病后在香港没有住的地方，而兄妹知道了也没有接他到家里去住。他又谈到他的儿子，他与妻子离婚多年，儿子与母亲和继父一起生活。他说儿子每天晚上下班后都来探望他，只是每次陪他的时间不长，谈话不多，他很想与儿子重建失落的父子关系。

处理行为背后的问题：护士相信病人的心理问题只是冰山外露的一角。要处理他行为背后的问题，应先满足他的需要。护士立刻与他的儿子联络，说病人渴望儿子的陪伴并需要与他交谈。两天后，其子来电话表示想与护士倾谈，相约第二天见面。想不到当天下午，病人的妹夫也来找护士，说病人告诉他昨晚儿子惹他很生气，并请妹夫替他教训儿子。

第二天，护士见到病人的儿子，直截了当地询问他父亲发怒一事。下面是护士与病人儿子的谈话内容。

护士："你昨晚探视你爸爸怎样？"

病人儿子："爸爸骂我，还说要打我。从来没有见过他发那么大脾气。"

护士："你怎么理解你爸爸的这种反应呢？"

病人儿子："他病了这样久，可能是神经错乱。"

护士："我理解他，他发脾气是有原因的。"

病人儿子不明白。

护士继续说："他一生失去好多，积压了好多怨恨，要发泄出来。"

病人儿子好像有点明白护士的话。

护士："你是他信任的人，他向你发脾气是最安全的。"

病人儿子："那我明白了。"

护士告诉他，往后父亲还会有两、三天向他发脾气。

护士问："他骂你，你会怎么反应呢？"

病人儿子："如果他无理取闹，我会反骂他。"

护士："那可能不是最好的方法。"随之建议他："你可以同他讲，我知道你愤怒，但是不知道你发脾气的原因，你可以讲给我听吗？"

病人儿子迫不及待地接着说："那就是引导他讲。"

护士称赞他的明智，并提醒他，承载父亲的愤怒是不容易的。若不能忍受，可尝试深呼吸或暂时离开现场，切忌反唇相讥，待自己冷静下来的时候，可坐下来，请他谈谈他的愤怒，这有助于他处理人生的缺憾。病人儿子明白和愿意帮助父亲。

护士还转达了姑夫对他的关爱。他说自从父亲得病后，他才又开始与伯父、姑妈和姑夫有接触，而他的感觉和记忆都是正面的。小时候长辈们对他的爱惜，他还历历在目。护士指出他与其父恰好是两个极端的对比，他的父亲在人生中汲取了负面的记忆和对人的态度；而他却汲取了正面的人生观和记忆，不介意过去的恩恩怨怨。护士对他的赞扬和鼓励，增强了他照顾父亲的动力。他肯定地说，他对父亲是不离不弃的，以免将来后悔。

隔了数天，护士再约见病人儿子。他主动提及，昨晚，他第一次经历了人生的喜怒哀乐。护士留心地听。原来昨晚病人儿子来探视，父亲对他很挑剔，嫌他吸烟、回电话，连倒水给他都有很多不顺眼。病人儿子说，要是以前他肯定会与父亲吵翻，落个不欢而散。幸好他牢记护士的忠告。他说想不到自己可以与父亲平心静气地谈了一个半小时，这是他从来没有过的。父子俩谈到姑夫、姑妈和伯父；他也谈到不同意父亲的某些行为和决定。在交谈过程中，他了解了父亲，父亲也了解了他。后来连后事的安排也谈了。病人儿子很认真地说，如果不是得到了护士的帮忙和指导，他肯定做不了这些事。

一个多星期以后，病人安然离世。他去世的那天早上，情绪非常不稳定，他叫着："妈妈不要我！妈妈不要我！"护士问他，哪个妈妈不要他。他说大妈把他赶出门，自己妈妈又离弃他。当时，病人儿子在场，护士悄悄问他，是否有可能请老人家到访。他说这事他和长辈讨论过，他们不赞成惊动老人家。病人儿子明白父亲的渴求，他跟父亲说："昨晚大妈打过电话问候你。她说住得太远，不能来看你，叫你保重。她很关心你。"病人认真地听着，高兴地问："她打电话问过我？"原来，病人从来没有参加过大妈的生日聚会，他渴求大妈的爱护已转为愤恨。现在听到大妈的问候，他的心竟然得到了满足。至于他自己的亲生母亲，因年老多病，病人也知道她不能到访。余下来的大半天时间，病人很安然地睡了，像一个无牵无挂的小孩，很满足地睡了。这一睡，他没有再醒来。

相关链接

生前预嘱

医疗高科技使死亡的自然状态受到侵扰。从前，人们大多在家中自然死亡。20世纪60年代以来，随着心肺复苏等急救技术的日臻成熟和监护病房的普及，越来越多临终病人依赖生命支持系统维持着毫无质量的植物状态生命，虽然延长了生存时间，但在耗费了巨额钱财之后，并没有提高临终者的生命质量。只是让临终者滞留在死亡过程之中不能安详离开，往往也不能真正摆脱死亡。

生前预嘱(living will)是指人们在健康或意识清楚时签署的,说明在不可治愈的伤病末期或临终时是否选择哪种医疗护理的指示文件。生前预嘱源于美国,先后在新加坡、日本及中国台湾地区、中国香港特别行政区和中国大陆/内地得到发展。详细内容见其他数字资源。

第三节　丧亲者的特点与沟通技巧

丧亲者主要指失去父母、配偶及子女的人,通常称为死者家属。失去亲人,是一次非常痛苦的经历,因此家属的感情、心理会发生显著变化,以致影响身心健康。有研究表明,一般情况下,约有四分之一的家人在失去亲人后,会出现"创伤后应激障碍"。医院是死亡发生较多的场所,医护人员是丧亲者最先接触的人,也是接触最频繁的人。如何传达病人死亡的信息、进行尸体护理、指导办理相关手续、评估丧亲者悲伤反应、筛选高危者并提供个体化的心理支持等居丧服务,都需要护士与丧亲者进行沟通。要做到与这一特殊群体的有效沟通,须了解丧亲者的心理反应,了解不同民族、地区丧葬习俗,学习掌握与其沟通的技巧,才能达到理想的沟通效果。

一、丧亲者的应激反应

丧亲者的心理应激反应包括情绪反应、认知反应、生理反应和行为反应。

(一)情绪反应

悲伤通常发生在亲人去世后,是所有人都会经历的一个过程。预感性悲伤是指发生在实际丧失之前的一种悲伤,通常发生在病人疾病晚期阶段。

丧亲者常见的情绪反应有不知有何感受、欲哭无泪、担心、焦虑、愤怒、恐惧、内疚和孤寂等。丧亲者与逝者关系越密切,产生的情绪反应就越强烈。如果亲人是猝死或意外去世,引起的情绪反应最强烈。

(二)认知反应

强烈的情绪反应及对死亡缺乏正确的态度和认识,使丧亲者认知功能损害,以致影响对问题的逻辑分析和合理决策,表现为无法接受死亡现实、思维混乱等。

(三)生理反应

丧亲者强烈的心理应激反应,必然同时引起体内的生理反应,如心跳加快、血压升高、肾上腺素和去甲肾上腺素水平升高、血糖和游离脂肪酸升高、肾上腺皮质激素与甲状腺激素水平升高等,同时出现胃肠蠕动功能紊乱。

(四)行为反应

丧亲者常见的行为反应有哭泣、失眠和惊醒、恍惚,愿意停留在逝者常去的地方或保留逝者的遗物;有的避开逝者的遗物,避免提及逝者,回避熟悉的社会人群中,拒绝他人帮助等。

丧亲者在失去亲人的前期,出现心理应激反应是正常和有益的,只有当心理应激反应过于强烈、持久或不当的时候,才会形成心理问题且需加以干预。

二、向丧亲者传达病人死亡的信息

病人死亡是一种特殊的医疗信息,病人死亡信息的传达是医务人员经常碰到的难题。如果语言表达不当,这种令人痛苦、恐惧的信息常使死者亲属痛不欲生,甚至出现"祸不单行"的惨剧。因此,医务人员在把病人死亡的不幸信息告知其亲属时,应格外讲究方式方法和语言艺术,尽可能减轻或减缓噩耗对家属的刺激。

(一)传达病人死亡信息前的评估

1. 死者与亲属的关系　死者与亲属若有血缘关系,需判断是直系亲属还是旁系亲属;若是直系亲属,死者是上一代老人还是后代小辈；如无血缘关系，则应考虑死者与亲属的感情如何。

2. 死亡的原因　死亡的原因主要是指病人因疾病久治不愈或衰老而死亡，还是突遇意外或在治疗过程中突发并发症而引起的死亡。一般而言，前者因亲属对病人去世的可能性有一定的了解，已有一定的思想准备，故得知噩耗时的反应会相对较轻；后者则不同，因死者亲属对死亡毫无准备，对噩耗的反应会强烈，承受能力会相对较低。

3. 死亡的地点　死亡除了发生在普通病房外，还有可能在手术室、监护室或急诊室等家属不易陪伴的地方。一般情况下，在普通病房，因亲属可以随时了解救治的过程，对死亡的接受程度较高，反应较小；反之，在手术室、监护室或急诊室多半为意外死亡多，加之亲属不在现场，因此对死亡的接受程度会较低，反应会较大。

4. 死亡的责任　死亡的责任一种是由于自身疾病发展的必然趋势，另一种是由于医院的过错导致的医疗事故，第三种情况是第三方肇事致伤致死后逃离现场。后两种情况，亲属对噩耗反应较大，沟通困难。有时，医患双方由于认识的不同，对死亡责任存在有异议时，沟通会更加困难。

5. 被告知人的心理承受能力　对于噩耗的心理承受能力不仅与血缘、情感、受教育程度等因素有关，更主要的是与被告之人的心理素质、意志强弱有关，意志坚强者承受打击的能力较强，反之较弱。

6. 死亡信息的传达者　一般来说，除了医疗事故造成的非正常死亡不宜由当事医生传达信息外，其余都应由主管医生来传达，因主管医生对病人的病情了解全面，必要时可做解释工作。但是不去直接传达噩耗并不等于护士不需要掌握与丧亲者沟通的技巧，因主管医生只负责传达死亡信息，后续工作几乎全部由护士承担。

（二）传达病人死亡信息的常用方法

1. 直接告知法　是指以直接或较为委婉的语言把病人死亡的消息告知其亲属。适用于死者的旁系亲属、同事、朋友或意志坚强、自控能力较强、身体健康的直系亲属，还适用于病人长期受病痛折磨，久治不愈，其亲属已有心理准备的。使用此法时，必须掌握好语言的感情色彩，要悲痛、低沉、语速较慢地去传达噩耗。

2. 暗示法　对于与死者感情深厚或年迈体弱、感情脆弱、身体有严重疾病人，不幸消息可能会给他们带来极大刺激，甚至造成新的伤害。对这类人员不宜用直接告知法，可采用事先或事后暗示法。事先暗示法，就是医务人员对濒临死亡、正在抢救的病人亲属，用暗示的语言提醒其亲属有可能发生不幸事件，希望思想上有所准备，如*"病人的病情或伤势太重，救治效果可能不好。""这种疾病比较凶险，能挽救过来的极少，我们正在全力抢救，不过救活的可能性不大。"*等。事先暗示法是医务人员常用的传达噩耗的方法。事后暗示法就是死亡已经发生，采用死亡的同义词向被传达者暗示病人已经过世。如*"我们尽了最大的努力，也没有留住他。""他离开了我们。""他走了。""他到天堂去了。"*等。

3. 分层分步告知法　这种方法适用于死者亲属聚集较多时，若当众传达噩耗，可能会出现难以控制的局面。此时，医务人员应在死者亲属中选择与死者关系亲近、在亲属中威信较高的一两个代表单独交谈，用较委婉的语言把不幸消息告知对方，再由对方向其他亲属转达噩耗。这是处理问题较理想的方法。另外，病人亲属不在抢救现场这种特殊情况下，护士不宜采取直接告知法，只能分步告知，即先用暗示法，打电话告知亲属病人病情危重需亲属到场，再告知真实消息。

4. 非正常死亡信息告知　由于医院管理不善或技术原因造成病人非正常死亡时，传达噩耗是一个难题。此时医患关系处于危机状态，处理得好，能够得到病人亲属的谅解；处理不好，可能酿成医疗纠纷甚至成为公共事件，影响正常的医疗秩序，最后不得不借助法律手段来解决问题。非正常死亡信息告知一般是组织行为，由科室领导指定专人或相关机构按照一定程序向死者亲属告知并解释。语言表达要求实事求是，应承担的责任应坦然承担，责任不明确的应由事故鉴定委员会评鉴，除了做好切实可行的整改措施外，还要虚心接受公众批评，哪怕是尖刻的语言，对过激行动一定不能正面冲突。

三、遗体料理的沟通技巧

（一）遗体料理前

在医务人员向死者家属传达噩耗后，护士首先要创造一个安静的环境，转移其他病友，让亲属到死者床边，表达感情，宣泄内心痛苦，允许其哭泣、诉说等。护士真正要做的不是急于完成尸体护理或劝说、安慰家属，而是给亲属一段时间独处的机会，但时间不能太长，以免影响其他病人。

（二）遗体料理时

1. 做好尸体护理　这是与死者亲属建立信任关系的基础。一方面，由于死亡的不可逆性，家属对待死亡是非常重视的。护士必须把死亡看成人的死亡，对死者的护理仍然是对人的护理，是对人整体护理的继续和最后完成，应以严肃认真的态度，完成诸如尸体清洗、整容、穿殓衣及完成死者遗愿，维持死者的尊严。另一方面，护士要树立正确的死亡观，死亡是生命的结束，不能认为处理尸体是一件倒霉晦气的工作，只有这样才能克服恐惧心理，平静有序完成任务。

2. 鼓励亲属观瞻和触摸遗体　丧亲者在亲人死亡后，最初的心理反应是否定，不能面对亲人逝去的事实，往往拒绝观瞻和触摸死者遗体及做尸体护理。作为帮助丧亲者有效应对失去和悲伤，接受亲人死去的现实的第一步，医护人员应鼓励家属触摸和观瞻遗体，做尸体护理，鼓励丧亲者利用最后和亲人独处的机会，向所爱的人表达没有机会说的话，如对死者的爱、感谢或歉疚等，使丧亲者减少内疚感。研究显示，如果家庭成员失去和亲人最后独处及表达感情的机会，其经历恶性悲伤的危险性增加。在具体实施过程中，要注意语言技巧，让家属明白这是最后为亲人做点事情的机会，而不是护士不愿尽职。可以这样说："他生前最爱干净，我们一起为他清洗全身，让他干干净净上路好吗？"也可以这样说："请您用一只手扶他的下巴颏，另一只手按摩他的眼皮，这样他看起来会更安详一些。"

对悲伤过度、哭泣不止的亲属，护士可以利用丧葬习俗劝慰。例如："据说当地有这样的习俗，即逝者身上和衣服上是不能留有泪水的。要不我们忍一忍，一起为他做点有益的事情。"这一习俗即使亲属以前不知晓，也会遵从护士的劝慰，慢慢停止哭泣并参与料理尸体的，这是因为护士是在为亲属考虑的。

（三）指导家属办理殡葬相关手续

一般情况下，尸体料理后就可以送往太平间存放。护士可以协助其亲属整理遗物，告知其办理遗体存放、结账、联系火化等殡葬手续。这期间有一些特殊情况需要护士与死者亲属进一步沟通。一是不能及时将尸体送入太平间。这种情况多为死者是突然死亡，主要亲属不在场，或身边没有合适的衣物，习俗要求死者必须穿戴整洁才能送至太平间。遇有这种特殊情况时，护士一方面将家属分成几组，一部分外出购置必要的衣物，一部分通知至亲好友，一部分留在床边参与尸体料理。如果情况不允许，护士应劝慰死者家属，及时将尸体送至太平间，因尸体在病房放置过久，非低温条件会使尸体出现渗液等现象，也会影响其他病友情绪，同时要告诉死者亲属，太平间可提供整容、化妆、穿殓衣等服务。二是将死者尸体直接运走。这种情况多见于偏远农村，村民认为人死后是不能进村的，但亲属又不愿意让死者的灵魂在外飘荡，因此，亲属可能要求护士将死者装扮成仍然活着的危重病人而离开病房，这时护士要理解死者家属需求，对于欠费的，要留够足够的押金，在不违背医院规章制度的情况下，办理签字手续后，尽量协助处理。

相关链接

殡葬风俗

中国是一个多民族国家，各民族的宗教与殡葬风俗不尽相同，但丧葬的各种仪式都对逝者家属有慰藉情感的功能。在丧葬民俗中，细致的程序、肃穆的气氛、纵情的悲伤、亲朋好友的安慰对死者是一种尊重，对于活着的人来说更是一种慰藉。

四、哀伤辅导

(一)流程

1. 对丧亲者家庭的评估 许多学者认为,家属在病人尚未死亡之前就和病人一样,开始出现预感性悲伤,悲伤在死亡之时达到高峰,一直持续到病人死亡之后很长时间。这段时间是护士与病人家属的最初接触时间并建立良好关系的开始。对丧亲家庭的评估包括病人逝去产生的影响,对个体和家庭功能可能造成的障碍、愤怒、否定及可能的后果,健康并发症等。通过评估,识别和筛选高危人群。例如:突然丧亲者没有思想准备,难以接受,适应困难会增加;与死者的关系密切程度,关系越密切,危险性越高;既往无丧亲经历者;年龄 14 岁以下,65 岁以上者危险性高。仔细观察病人亲属的精神行为反应,对具有高危因素的家属提前进行悲伤抚慰工作,提高其对悲伤的应对能力,避免不正常的悲伤反应,并为以后干预提供依据和基础。

2. 对高危者提供个体化的心理支持辅导 发放有效应对失去和悲伤的宣传小册子;动员丧亲者社会支持系统,如通知亲戚、朋友、单位同事等;提供丧亲者参与居丧互助小组的机会。医院可组织由护理人员领导的居丧互助小组,这是解决居丧期悲伤最有效的方法之一。

3. 有效转诊制度,保证护理延续 对于突然或无法预料死亡的病人家属,建议对丧亲者进行 2 周随访,让丧亲者有机会提问,也是提供安慰与支持的途径。如果丧亲者需要更长期的干预,向社区卫生服务中心介绍情况,由社区护士提供进一步的长期随访服务。有资料显示,突然丧亲者由于恶性悲伤反应而需要寻求心理医生的帮助,所以居丧支持服务人员应具有相关知识和技能,识别严重的不能缓解的悲伤反应,向心理咨询治疗机构推荐转诊,接受正规心理治疗。

(二)与丧亲者沟通技巧

1. 普通丧亲者

(1)陪伴与聆听 获知亲人死亡消息后,丧亲者最初的反应是麻木和不知所措。在其重复回忆的时候,护士应静静地陪伴,鼓励其宣泄情感,紧握其双手,劝导其无所保留地宣泄内心的痛苦,让对方有一个反复的倾诉过程。

(2)协助丧亲者表达内心的悲痛情绪

1)哭出来:家属可能对于失去的亲人感到悲痛,这种丧失感不可避免地会导致哭泣和落泪。流泪是一种很自然和有效的方式,在悲伤的早期阶段,流着泪与已故者哭诉最后这几天的日子和回顾那些好的和不好的记忆,对悲伤者可能是具有治疗性的,可以缓解伴随着悲哀、悲痛、愤怒和恐惧而产生的压力。

2)表达愤怒:对于紧急意外事件,家属可能产生巨大的愤怒感。看到各种各样坏人仍然健康地活着,未受到应有的惩处。而自己的亲人一生勤勤恳恳,本是风华正茂或该颐养天年,无奈命运坎坷,一生竟也匆匆了事。心中愤恨,问苍天为何如此不公,不将绝症赐给那些应受到惩罚之人。

3)表达罪恶感:丧亲者觉得是自己没能照顾好亲人,对其离世负有责任。死者的年龄越轻、病程越短、在家庭中的地位越高,家人对突发事件毫无思想准备,越易产生惋惜和不舍,增加其内疚和罪恶感。罪恶感对于生者来说是一把自裁的刀,刀刀都戳向自己的心口。所以,护士要协助家属不要忽视自己的负面心理暗示,将此情感表达出来,并给予积极的劝慰,如"这不是你的错,你已经尽力了。"等,对其丧亲后的心理调适尤为重要。

2. 特殊丧亲者

(1)丧子者:丧子群体是丧亲群体中比较特殊的一类。生育后代被认为是中国传统孝道之一,子女是家庭延续和情感交流的纽带,在家庭中有不可替代的作用,丧失子女使家庭结构的完整性遭到巨大破坏。相对其他丧亲者,丧子者遭受的创伤和压力更大。由于失去延续生命希望的子辈,丧子者更易出现孤独感、抑郁和其他负性心理。

（2）急诊丧亲者：急诊死亡，大多数情况下，病人家属来不及赶到现场参与抢救过程，亲人就已经死亡。家属突闻噩耗，猝然承受巨大精神打击，非常容易出现一系列心理症状，严重者可出现急性应激障碍。急性应激障碍又称为急性应激反应，是指以急剧、严重的精神打击作为直接原因，病人在受刺激后立即（1h之内）发病，表现有强烈恐惧体验的精神运动性兴奋，行为有一定的盲目性，或为精神运动性抑制，甚至木僵。

（3）自杀丧亲者：相比于其他的死亡形式，自杀死亡给亲友造成的丧亲之痛会有更严重的被抛弃感和愧疚感。对亲友自杀产生自责自罪是最常见而有害的心理反应。

总而言之，经历丧亲之痛的哀伤情绪是正常的需要，适度适时的情感宣泄与表达，更是迈向心灵健康的必要条件。一般来说，丧亲者需通过两道历程：首先，是从世俗世界进入临终者/亡者的超世俗世界中。其次，则是从临终者或亡者的超世俗世界中，再次融入原本与社会脉络层层关联的世俗世界中。

相关链接

《温暖消逝》

《温暖消逝》是一本关于临终、死亡与丧亲关怀的书。书中提到，每个人在面对丧亲之痛时，都需要经历下面4个阶段才能够真正走出悲伤：接受失去了某人的现实；感受悲伤带来的痛苦；适应死者已经无法出现的新环境；撤回情感能量，将其重新投入到一段新的关系中。

3. 大灾难中的丧亲者　地震、火灾、水灾、大爆炸、交通事故等灾难或意外事件，会让丧亲者产生一系列的心理反应，如恐惧感、无助感、愧疚感、罪恶感、愤怒等。突然经历意外事件的人们一般都会经历重复回忆、重生期望、失望、重燃希望的过程。重复回忆经历的事件过程能够让丧亲者逐渐接受事实，在回忆的过程中，会产生期望亲人还在的幻觉，每一次重生的期望过后，都会伴随着失望的痛苦。如此循环，最终走向接受事实，重燃对生活和生命的希望。当一个人失去所爱时，最不适宜说客套话。我们可以做的就是走过去，握着对方的手，无言地陪伴，积极引导，帮助其重燃希望。

相关链接

抚慰时不要对灾难中的丧亲者说的话

（1）我知道你的感觉是什么。

（2）你能活下来就是幸运的了。

（3）你能抢出这些东西算是幸运的了。

（4）你还年轻，能够继续自己的生活。

（5）你爱的人在死的时候并没有受太多痛苦。

（6）他/她现在去了一个更好/更快乐的地方了。

（7）你会走出来的。

（8）不会有事的，所有的事都不会有问题的。

（9）你不应该有这种感觉。

（10）时间会治疗一切的创伤。

（11）你应该要回到你的生活继续过下去。

（12）坚强点，想开点，面向未来吧。

（13）过两天我再来看你。

（三）宗教与殡葬风俗对哀伤的作用

对于亲人的死亡，人们一般都会举办悼念仪式。悼念仪式给人们提供了哀伤的心理修复过程。例如：追悼时的哭泣，民间葬礼上亲人的戴孝、跪拜、烧纸钱等仪式，可以使个人因亲人死亡所带来的各种情感用社会和文化所能接受的方式得以表达。

我国有些地方有"守七"一说，即亲人去世后，以后每一个七天的日子都要纪念，尤其是第一个七天，直至"七七"四十九天。"守七"这种纪念方式，为丧亲者与逝去的亲人们提供了一种连接方式，给人们提供了一条在宣泄心中悲痛情绪的途径，在心理上跟痛苦的过去和逝去的亲人告别。这些具有特殊意义的时刻，能够抚慰丧亲者的心灵，在经历了四十九天纪念后，丧亲者的心理创伤都会有所修复和调整。

（付菊芳）

学习小结

本章首先从临终、死亡病人的生理特点和心理反应等方面详细阐述了病人处于临终期的各种变化；学生通过学习能够初步认识临终病人的整体特点，知晓与临终病人沟通的原则。其次，通过对本章的学习，学生能进一步从丧亲者的应激反应、传达死亡信息、遗体料理时的沟通技巧、哀伤辅导等方面分析护士在与丧亲者沟通时的方法及技巧。

复习参考题

1. 简述临终病人的生理特点和心理反应。

2. 简述与不同阶段临终病人的沟通策略。

3. 简述向丧亲者传达病人死亡信息的方法。

推荐阅读

<<<<< 1　陈桃源，朱晓荣.职场沟通与交流能力训练教程.2版.北京：高等教育出版社，2014.

<<<<< 2　阐玉英，许志玉，姚文英.儿科护患沟通指南.北京：人民卫生出版社，2015.

<<<<< 3　黄建萍.现代护士实用礼仪.北京：人民军医出版社，2015.

<<<<< 4　李功迎.医患行为与医患沟通技巧.北京：人民卫生出版社，2015.

<<<<< 5　李小妹，冯先琼.护理学导论.4版.北京：人民卫生出版社，2017.

<<<<< 6　李占文.人际沟通与交往.2版.北京：科学出版社，2016.

<<<<< 7　廖雪梅.护理人际沟通（临床案例版）.武汉：华中科技大学出版社，2016.

<<<<< 8　刘贵瑛.护理礼仪.北京：人民卫生出版社，2017.

<<<<< 9　罗纳德·B.阿德勒，拉塞尔·F.普罗科特.沟通的艺术.黄素菲，李恩，译.北京：世界图书出版公司，2015.

<<<<< 10　迈克尔·R.雷明，乔治·E.迪金森.温暖消逝：关于临终、死亡与丧亲关怀.庞洋，周艳，译.北京：电子工业出版社，2016.

<<<<< 11　钱瑞群.人际沟通技巧.北京：人民卫生出版社，2016.

<<<<< 12　秦东华.护理礼仪与人际沟通.北京：人民卫生出版社，2014.

<<<<< 13　邱萌.护患沟通.南京：南京大学出版社，2015.

<<<<< 14　瑞丽.护理人际沟通.7版.隋树杰，董国忠，译.北京：人民卫生出版社，2015.

<<<<< 15　史瑞芬，史宝欣.护士人文修养.2版.北京：人民卫生出版社，2017.

<<<<< 16　史瑞芬.护理人际学.5版.北京：科学出版社，2016.

<<<<< 17　王丽.老年人沟通技巧.北京：海洋出版社，2015.

<<<<< 18　王维利.治疗性沟通系统.北京：人民卫生出版社，2013.

<<<<< 19　王燕.护士人文修养.北京：人民卫生出版社，2015.

<<<<< 20　威廉 J 瑟勒，玛丽莎 L 贝尔，约瑟夫 P 梅译.沟通力.丁郡瑜，赵宇，杨亚杰，译.北京：机械工业出版社，2014.

<<<<< 21　吴玉伦.跨文化交流与沟通.北京：中国社会科学出版社，2013.

<<<<< 22　谢虹.护理人际沟通及礼仪.武汉：华中科技大学出版社，2017.

<<<<< 23　袁慧玲，韩同敏.护理礼仪与美学.北京：人民卫生出版社，2016.

<<<<< 24　张翠娣.护理人文修养与沟通技术.2版.北京：人民卫生出版社，2016.

<<<<< 25　张捷，高祥福.医患沟通技巧.北京：人民卫生出版社，2015.

<<<<< 26　张志钢.人际沟通.3版.北京：人民卫生出版社，2015.

<<<<< 27　周文浩，李秋.儿科人文与医患沟通.北京：人民卫生出版社，2016.

<<<<< 28　朱金富，李功迎.医患沟通学.北京：高等教育出版社，2016.

<<<<< 29　HALTER J B.哈兹德老年医学.李小鹰，王建业，译.北京：人民军医出版社，2015.

<<<<< 30　SHAFFER D R, KIPP K.发展心理学：儿童与青少年.9版.邹泓，译.北京：中国轻工业出版社出版，2016.

<<<<< 31　WASHER P.临床医患沟通艺术.王岳，译.北京：北京大学医学出版社，2016.

索　引

10杭